Terapia Intensiva
ENFERMAGEM
no Contexto Multidisciplinar

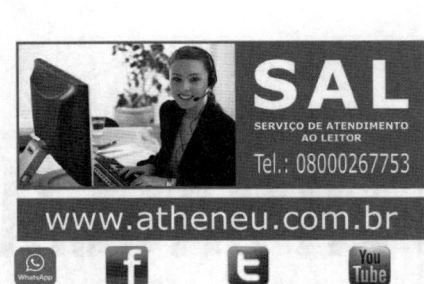

Terapia Intensiva
ENFERMAGEM
no Contexto Multidisciplinar

Cássia Maria **Frediani Morsch**
Cristini **Klein**
Odon Melo Soares

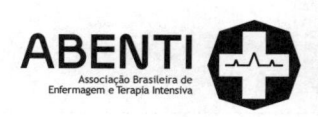

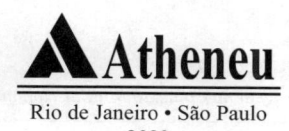

Rio de Janeiro • São Paulo
2023

EDITORA ATHENEU

São Paulo	—	*Rua Maria Paula, 123 – 18º andar* *Tel.: (11) 2858-8750* *E-mail: atheneu@atheneu.com.br*
Rio de Janeiro	—	*Rua Bambina, 74* *Tel.: (21) 3094-1295* *E-mail: atheneu@atheneu.com.br*

PRODUÇÃO EDITORIAL: Equipe Atheneu
CAPA: Equipe Atheneu
DIAGRAMAÇÃO: Know-How Editorial

CIP-BRASIL. CATALOGAÇÃO NA PUBLICAÇÃO
SINDICATO NACIONAL DOS EDITORES DE LIVROS, RJ

T293

Terapia intensiva : enfermagem no contexto multidisciplinar / editores Cássia Maria Frediani Morsch, Cristini Klein, Odon Melo Soares. - 1. ed. - Rio de Janeiro : Atheneu, 2023.
  : il. ; 24 cm.

Inclui bibliografia e índice
ISBN 978-65-5586-599-8

1. Unidade de tratamento intensivo. 2. Tratamento intensivo. I. Morsch, Cássia Maria Frediani. II. Klein, Cristini. III. Soares, Odon Melo.

22-80292   CDD: 618.123028
                                 CDU: 616.028

Gabriela Faray Ferreira Lopes - Bibliotecária - CRB-7/6643

29/09/2022   04/10/2022

"Eu sou parte de uma equipe. Então, quando eu venço, não sou eu apenas quem vence. De certa forma, termino o trabalho de um grupo enorme de pessoas."

Ayrton Senna

É desta forma que nós, organizadores, ***agradecemos a todos***, por concluirmos esta Obra, que faz parte de um sonho de cada um de nós.

Agradecemos primeiramente a Deus, que nos deu saúde e perseverança para superar todos os momentos difíceis e alcançarmos os nossos objetivos.

Aos colaboradores, que com maestria transmitiram sua *expertise* e conhecimento na construção de cada capítulo.

Aos nossos familiares, que apesar de todas as dificuldades, nos ajudaram na realização deste sonho.

Aos nossos amigos e a todas as pessoas que, direta ou indiretamente, contribuíram para a realização desta obra.

Cássia Maria Frediani Morsch
Cristini Klein
Odon Melo Soares

Editores

Cássia Maria Frediani Morsch

Enfermeira. Doutora e Mestre em Ciências Médicas/Nefrologia pela Universidade Federal do Rio Grande do Sul (UFRGS). Especialista em Enfermagem em Nefrologia pela Sociedade Brasileira de Enfermagem em Nefrologia (Soben). Especialista em Enfermagem em Terapia Intensiva pela Associação Brasileira de Enfermagem em Terapia Intensiva (Abenti). Especialista em Administração Hospitalar pelo Instituto de Administração Hospitalar e Ciências da Saúde (IAHCS/PUC). Docente dos Cursos de Especialização em Enfermagem em Nefrologia e de Enfermagem em Terapia Intensiva da Escola de Enfermagem da UFRGS. Enfermeira referência em Nefrointensivismo do Serviço de Enfermagem em Terapia Intensiva do Hospital de Clínicas de Porto Alegre (HCPA). *E-mail*: cmfmorsch@gmail.com

Cristini Klein

Enfermeira. Doutora em Ciências Médicas pela Universidade Federal do Rio Grande do Sul (UFRGS). Mestre em Biologia Celular e Molecular pela UFRGS. Especialista em Cardiologia pelo Instituto de Cardiologia – Fundação Universitária de Cardiologia (IC-FUC). Enfermeira Executiva da Comissão de Controle de Infecção do Hospital de Clínicas de Porto Alegre (HCPA). Preceptora da Residência Integrada Multiprofissional em Saúde: Programa de Controle de Infecção Hospitalar do HCPA. *E-mail*: cristini.klein@gmail.com

Odon Melo Soares

Enfermeiro. Especialista em Terapia Intensiva pela Universidade do Vale do Rio dos Sinos (Unisinos). Enfermeiro do Centro de Tratamento Intensivo. Membro da Comissão Intra-hospitalar de Doação de Órgãos e Transplantes de Tecidos (CIHDOTT) do Hospital de Clínicas de Porto Alegre (HCPA). *E-mail*: odonmelo@gmail.com

Colaboradores

Adriana Meira Guntzel Chiappa

Fisioterapeuta. Mestre em Cardiologia e Ciências Cardiovasculares. Fisioterapeuta do Serviço de Fisioterapia – Centro de Terapia Intensiva do Hospital de Clínicas de Porto Alegre (HCPA). *E-mail*: aguntzel@hcpa.edu.br.

Adriane Nunes Diniz

Enfermeira. Especialista em Enfermagem em Terapia Intensiva pela Universidade do Vale do Rio dos Sinos (Unisinos). Cursando especialização em Enfermagem em Nefrologia. Enfermeira do Centro de Tratamento Intensivo do Hospital de Clínicas de Porto Alegre (HCPA). *E-mail*: adiniz@hcpa.edu.br.

Aline Vieira Kovalski

Enfermeira. Pós-graduanda em Terapia Intensiva, Urgência e Emergência pelo Centro Universitário Internacional (Uninter). Enfermeira da Associação Hospitalar Vila Nova em Emergência e Terapia Intensiva. Preceptora do Sistema de Ensino Gaúcho (SEG) do Curso Técnico de Enfermagem. *E-mail*: allinekovalski4@gmail.com.

Ana Luisa Poersch

Psicóloga. Mestre em Psicologia Social e Institucional pela Universidade Federal do Rio Grande do Sul (UFRGS). Especialista em Psicologia Organizacional e do Trabalho pelo Conselho Federal de Psicologia (CFP). Especialista em Psicologia em Saúde pelo CFP. Especialista em Análise Institucional pela Faculdade de Desenvolvimento do Rio Grande do Sul (FADERGS). Psicóloga do Trabalho formada pela UFRGS – com formação complementar na Facultad de Psicología – Universidad Autónoma de Madrid/España. *E-mail*: apoersch@hcpa.edu.br.

Andréa de Mello Pereira da Cruz

Enfermeira. Mestre em Enfermagem pela Escola de Enfermagem da Universidade Federal do Rio Grande do Sul (UFRGS). Especialização em Controle de Infecção Hospitalar pela Faculdade de Enfermagem Luiza de Marillac (FELM) e em Administração em Serviços de Enfermagem pelo Instituto de Administração Hospitalar e Ciências da Saúde (IAHCS). Habilitação em Enfermagem de Saúde Pública, Licenciatura em Enfermagem pela UFRGS. Enfermeira do Serviço de Educação em Enfermagem do Hospital de Clínicas de Porto Alegre (HCPA). *E-mail*: amcruz@hcpa.edu.br.

Angela Enderle Candaten

Enfermeira. Doutora em Ciências da Saúde pela Pontifícia Universidade Católica do Rio Grande do Sul (PUCRS). Mestre em Enfermagem pela Universidade Federal do Rio Grande do Sul (UFRGS). Enfermeira Especialista em Terapia Intensiva pela Universidade de Caxias do Sul (UCS). Enfermeira do Serviço de Enfermagem em Terapia Intensiva do Hospital de Clínicas de Porto Alegre (HCPA). *E-mail*: aecandaten@hcpa.edu.br.

Ariane Teixeira

Enfermeira. Mestre em Enfermagem pela Escola de Enfermagem da Universidade Federal do Rio Grande do Sul (UFRGS). Especialista em Projetos Assistenciais de Enfermagem pela Universidade Federal de Santa Maria (UFSM) e Humanização da Atenção do SUS pela UFRGS. Instrutora de Simulação Realística. Enfermeira do Programa de Oxigenação por Membrana Extracorpórea do Hospital de Clínicas de Porto Alegre (HCPA). Enfermeira Assistencial do Centro de Terapia Intensiva do HCPA. *E-mail*: ateixeira@hcpa.edu.br.

Bibiana de Almeida Rubin Rovati

Nutricionista. Mestre em Saúde Coletiva pela Universidade Luterana do Brasil (Ulbra). Nutricionista Clínica e Preceptora do Programa Adulto Crítico da Residência Integrada Multiprofissional e em Área Profissional da Saúde do Hospital de Clínicas de Porto Alegre (HCPA). *E-mail*: brubin@hcpa.edu.br.

Carmen Maria Lazzari

Enfermeira e Odontóloga. Doutora em Ciências Cardiológicas e Cardiovasculares e Mestre em Ciências Médicas pela Universidade Federal do Rio Grande do Sul (UFRGS). Titulada pela Associação Brasileira de Enfermagem em Terapia Intensiva (Abenti). Especialista em Assistência de Enfermagem em Terapia Intensiva pela UFRGS e Enfermagem do Trabalho pela Universidade do Vale do Rio dos Sinos (Unisinos). Docente no Curso de Especialização em Enfermagem em Terapia Intensiva da UFRGS. Enfermeira Assistencial no Centro de Tratamento Intensivo do Hospital de Clínicas de Porto Alegre (HCPA). *E-mail*: clazzari@hcpa.edu.br.

Cassiano Teixeira

Médico Intensivista titulado pela Associação de Medicina Intensiva Brasileira (Amib). Docente Assistente de Clínica Médica da Universidade Federal de Ciências da Saúde de Porto Alegre (UFCSPA). Docente do Programa de Pós-graduação em Ciências da Reabilitação da UFCSPA. Médico Preceptor da Clínica Médica do Hospital Moinhos de Vento. Médico Plantonista do Centro de Tratamento Intensivo do Hospital de Clínicas de Porto Alegre (HCPA). Membro da Rede Brasileira de Pesquisas em Terapia Intensiva (BricNet) e do Instituto Latino-Americano de Sepse (ILAS). *E-mail*: cassianoteixeira@hcpa.edu.br.

Christian Brandão Kliemann

Médico formado pela Faculdade de Medicina da Pontifícia Universidade Católica do Rio Grande do Sul (PUCRS). Residente em Oftalmologia no Hospital Banco de Olhos. *E-mail*: christian_kliemann@hotmail.com.

Claudir Pirovano

Administrador. MBA em Auditoria em Saúde pelo Instituto de Administração Hospitalar e Ciências da Saúde/Porto Alegre/RS. Especialista em Gestão em Saúde pela Fundação Oswaldo Cruz. Gerente Administrativo do Centro de Tratamento Intensivo Adulto do Hospital de Clínicas de Porto Alegre (HCPA). *E-mail*: claudirpirovano@gmail.com.

Cleocir Marta Tecchio

Enfermeira. Especialista em Enfermagem Oncológica pelo Centro Universitário São Camilo – Porto Alegre/RS. Especialista em Enfermagem em Nefrologia pela Universidade do Vale do Rio dos Sinos (Unisinos). Enfermeira Assistencial no Transplante de Medula Óssea do Hospital de Clínicas de Porto Alegre (HCPA). *E-mail*: ctecchio@hcpa.edu.br.

Cristiane Olmos Grings

Psicóloga. Especialista em Psicoterapia da Infância e Adolescência pelo Centro de Estudos, Atendimento e Pesquisa da Infância e Adolescência (CEAPIA). Psicóloga Especialista em Cardiologia pelo Instituto de Cardiologia do Rio Grande do Sul (IC/FUC). Especialista em Saúde da Família pelo Instituto de Educação e Pesquisa/ Hospital Moinhos de Vento. Especialista em Psicologia da Saúde pelo Conselho Federal de Psicologia (CFP). Especialista em Psicologia Hospitalar pelo CFP. Psicóloga do Serviço de Psicologia do Hospital de Clínicas de Porto Alegre (HCPA). Preceptora da Residência Integrada Multiprofissional em Saúde: Onco-hematologia do HCPA. *E-mail*: cgrings@hcpa.edu.br.

Cristófer Farias da Silva

Farmacêutico graduado pela Universidade Federal do Rio Grande do Sul (UFRGS). Mestre em Ciências Pneumológicas pela UFRGS. Residência em Controle de Infecção Hospitalar realizada no Centro de Tratamento Intensivo do Hospital de Clínicas de Porto Alegre (HCPA). Farmacêutico Executivo da Comissão de Controle de Infecção Hospitalar. Preceptor do Programa de Controle de Infecção Hospitalar da Residência Integrada Multiprofissional em Saúde. Membro do Comitê de Ética e Pesquisa e do Programa de Controle da Tuberculose Hospitalar no HCPA. *E-mail*: crfsilva@hcpa.edu.br.

Daiandy da Silva

Farmacêutica. Mestre em Ciências Médicas pela Universidade Federal do Rio Grande do Sul (UFRGS). Especialista em Gestão em Saúde pela Fundação Oswaldo Cruz (Fiocruz). Farmacêutica Clínica do Centro de Tratamento Intensivo (CTI) Adulto do Hospital de Clínicas de Porto Alegre (HCPA). Membro da Subcomissão de Segurança e Qualidade do CTI/HCPA. Preceptora do Programa de Residência Integrada Multiprofissional em Saúde HCPA. *E-mail*: dasilva@hcpa.edu.br.

Daniela Marona Borba

Enfermeira. Mestre em Enfermagem pela Universidade Federal do Rio Grande do Sul (UFRGS). Titulada em Terapia Intensiva pela Associação Brasileira de Enfermagem em Terapia Intensiva (Abenti). Especialista em Terapia Intensiva pela Universidade Luterana do Brasil (Ulbra). Especialista em Gestão Hospitalar: Formando Gestores para o SUS pela Fundação Oswaldo Cruz (Fiocruz)/Grupo Hospitalar Conceição. Membro da Diretoria da Abenti (2018-2020). Gestora do Centro de Tratamento Intensivo do Hospital de Clínicas de Porto Alegre (HCPA) (2006-2019). Assessora da Coordenação de Enfermagem do HCPA. *E-mail*: dmarona@hcpa.edu.br.

Daniela Silva dos Santos Schneider

Enfermeira. Doutoranda em Enfermagem pela Universidade Federal do Rio Grande do Sul (UFRGS). Mestre em Toxicologia pela Universidade Luterana do Brasil (Ulbra). Especialista em Gestão de Operações em Saúde pela UFRGS. Curso Técnico em Esterilização Nível I pela Academia Aesculap. Enfermeira Coordenadora da Enfermagem do Centro de Materiais Esterilizáveis do Hospital de Clínicas de Porto Alegre (HCPA).Docente do Programa de Pós-graduação em Enfermagem em Centro Cirúrgico, Recuperação Anestésica e Centro de Materiais e Esterilização da Faculdade de Ciências da Saúde – Hospital Moinhos de Vento. *E-mail*: danielassantos@hcpa.edu.br.

Daniele Martins Piekala

Fisioterapeuta. Especialista em Fisioterapia em Terapia Intensiva Adulto pela Associação Brasileira em Fisioterapia Respiratória e Terapia Intensiva (Assobrafir). Fisioterapeuta do Centro de Tratamento Intensivo Adulto do Hospital de Clínicas de Porto Alegre (HCPA). *E-mail*: dpiekala@hcpa.edu.br.

Danusa Cassiana Rigo Batista

Especialista em Enfermagem em Cardiologia pelo Instituto de Cardiologia do Rio Grande do Sul/Fundação Universitária de Cardiologia (IC-FUC). Especialista em Atenção ao Paciente Crítico: Urgência, Emergência e Unidade de Terapia Intensiva pelo Centro Universitário Internacional (Uninter). Enfermeira do Centro de Terapia Intensiva do Hospital de Clínicas de Porto Alegre (HCPA). *E-mail*: dcbatista@hcpa.edu.br.

Débora Feijó Villas Boas Vieira

Doutora em Epidemiologia pelo Programa de Pós-graduação em Epidemiologia da Faculdade de Medicina da Universidade Federal do Rio Grande do Sul (UFRGS). Mestre em Administração pelo Programa de Pós-graduação em Administração da UFRGS. Título de Enfermeira Especialista em Terapia Intensiva pela Associação Brasileira de Enfermagem em Terapia Intensiva (Abenti). Docente Associada da Escola de Enfermagem da UFRGS. *E-mail*: dvieira@hcpa.edu.br.

Deise Maria Bassegio

Enfermeira. Especialista em Terapia Intensiva pelo Instituto de Educação e Pesquisa do Hospital Moinhos de Vento. Enfermeira do Serviço de Enfermagem em Terapia Intensiva do Hospital de Clínicas de Porto Alegre (HCPA). *E-mail*: dbassegio@hcpa.edu.br.

Denise Espindola Castro

Enfermeira. Mestranda em Ciências Cirúrgicas pela Universidade Federal do Rio Grande do Sul (UFRGS). Especialista em Auditoria em Saúde pela Escola Superior de Gestão e Ciências da Saúde, Gestão em Saúde pela Escola Nacional de Saúde Pública – Fundação Oswaldo Cruz (Fiocruz) e em Urgência e Emergência pela Uniasselvi. Título de Especialista em Enfermagem em Terapia Intensiva pela Associação Brasileira de Enfermagem em Terapia Intensiva (Abenti). Enfermeira do Serviço de Terapia Intensiva e da Comissão de Doação de Órgãos e Tecidos para Transplantes do Hospital de Clínicas de Porto Alegre (HCPA). *E-mail*: decastro@hcpa.edu.br.

Denise Pereira Neto Stasiak

Enfermeira. Mestre pelo Programa de Pós-graduação em Ciências Médicas da Universidade Federal do Rio Grande do Sul (UFRGS). Especialista em Gestão de Pessoas em Saúde pela Faculdade Factum. Enfermeira Assistencial no Transplante de Medula Óssea do Hospital de Clínicas de Porto Alegre (HCPA). Perita Judicial. *E-mail*: denisepneto@gmail.com.

Desirée Luzardo Cardozo

Psicóloga. Mestre em Psicologia Social e Institucional pela Universidade Federal do Rio Grande do Sul (UFRGS). Especialista em Psicologia Hospitalar e em Psicologia do Trabalho e Organizacional pelo Conselho Federal de Psicologia (CFP), com formação em Psicologia Social pelo Instituto Pichon-Rivière de Porto Alegre. *E-mail*: dbianchessi@hcpa.edu.br.

Dulce Inês Welter

Enfermeira. Mestre em Ciências da Saúde – Cardiologia pelo Instituto de Cardiologia de Porto Alegre. Especialista em Educação para Enfermagem de Nível Médio pela Fundação Oswaldo Cruz (Fiocruz). Especialista em Segurança do Paciente e Gestão de Riscos Assistenciais pela Faculdade Dom Alberto. Docente do Curso de Pós-graduação em Terapia Intensiva da Universidade La Salle e da Universidade Federal do Rio Grande do Sul (UFRGS). Enfermeira do Serviço de Enfermagem em Terapia Intensiva (SETI) e do Programa de Ensino e Pesquisa em Prona do Hospital de Clínicas de Porto Alegre (HCPA). *E-mail*: dwelter@hcpa.edu.br.

Eliziane Ferranti

Farmacêutica. Mestre em Avaliação de Tecnologias de Saúde pela Escola Grupo Hospitalar Conceição. Especialista em Gestão em Saúde pela Universidade Federal do Rio Grande do Sul (UFRGS). Especialista em Farmácia Hospitalar pelo Instituto de Administração Hospitalar e Ciências da Saúde (IAHCS). Chefe do Serviço Administrativo de Urgência e Emergência do Hospital de Clínicas de Porto Alegre (HCPA). *E-mail*: eferranti@hcpa.edu.br.

Eloni Terezinha Rotta

Farmacêutica. Mestre em Ciências Médicas/Farmacologia pela Universidade Federal de Ciências da Saúde de Porto Alegre (UFCSPA). Especialista em Qualidade em Saúde e Segurança do Paciente pela Fundação Oswaldo Cruz (Fiocruz). Farmacêutica da Comissão de Gerência de Risco Sanitário Hospitalar do Hospital de Clínicas de Porto Alegre (HCPA). *E-mail*: elonirotta@hcpa.edu.br.

Emanuel Burck dos Santos

Médico. Doutor e Mestre em Cirurgia pela Universidade Federal do Rio Grande do Sul (UFRGS). Especialista em Urologia e em Cirurgia pelo Hospital de Clínicas de Porto Alegre (HCPA) e pela Escola Superior de Urologia da Sociedade Brasileira de Urologia (SBU). *Fellow* em Uro-oncologia pela Wayne State University School of Medicine, EUA. Médico do Serviço de Urologia e Cirurgião do Serviço de Transplantes de Órgãos Sólidos do HCPA. Membro do Núcleo de Estudos Interdisciplinares em Saúde e Espiritualidade (Neise) do HCPA. *E-mail*: emanuelburck@gmail.com.

Enaura Helena Brandão Chaves

Enfermeira. Doutora em Ciências pela Universidade Federal de São Paulo (Unifesp). Mestre em Administração pelo Programa de Pós-graduação da Universidade Federal do Rio Grande do Sul (UFRGS). Docente Associada da Escola de Enfermagem da UFRGS. Membro da Comissão de Graduação da Escola de Enfermagem da UFRGS. Chefe do Serviço de Enfermagem Clínica – SECLIN do Hospital de Clínicas de Porto Alegre (HCPA). Membro da Subcomissão de Segurança e Qualidade dos Processos de Aprendizagem do HCPA – sCOMSEQ – Ensino. *E-mail*: ehchaves@hcpa.edu.br.

Eneida Rejane Rabelo da Silva

Enfermeira. Mestre e Doutora em Ciências Biológicas: Fisiologia Cardiovascular pela Universidade Federal do Rio Grande do Sul (UFRGS). Especialista em Enfermagem Cardiovascular pela Sociedade Brasileira de Enfermagem Cardiovascular. Coordenadora Adjunta do Programa de Acessos Vasculares do Hospital de Clínicas de Porto Alegre (HCPA). Docente Associada da Escola de Enfermagem da Universidade Federal do Rio Grande do Sul (UFRGS). Pesquisadora 1D do Conselho Nacional de Desenvolvimento Científico e Tecnológico (CNPq). Líder dos Grupos de Pesquisa em Enfermagem no Cuidado ao Adulto e Idoso (Gepecadi) e do PICC – Brazil Research Group. *E-mails*: esilva@hcpa.edu.br; eneidarabelo@gmail.com.

Érica Batassini

Enfermeira. Mestre e Doutoranda em Enfermagem pela Universidade Federal do Rio Grande do Sul (UFRGS). Especialista em Pacientes Críticos – Residência Integrada Multiprofissional em Saúde do Hospital de Clínicas de Porto Alegre (RIMS-HCPA). Enfermeira Assistencial do Centro de Tratamento Intensivo do Hospital de Clínicas de Porto Alegre (HCPA). *E-mail*: ebatassini@hcpa.edu.br.

Everson Rafael Wagner

Enfermeiro. Especialista em Terapia Intensiva pela Universidade do Rio dos Sinos (Unisinos). Especialista em Cardiologia para Enfermeiros pela Faculdade Unyleya. Enfermeiro no Centro de Tratamento Intensivo do Hospital de Clínicas de Porto Alegre (HCPA). *E-mail*: ewagner@hcpa.edu.br.

Fabiano Nagel

Médico. Especialista em Terapia Intensiva pela Associação de Medicina Intensiva Brasileira (Amib). Médico Executivo da Comissão de Controle de Infecção e do Centro de Tratamento Intensivo do Hospital de Clínicas de Porto Alegre (HCPA). Presidente do Comitê de Infecção da Amib (biênio 2018-2019). *E-mail*: fnagel@hcpa.edu.br.

Fernanda Bandeira Domingues

Enfermeira. Mestre em Ciências Cardiovasculares pelo Programa de Pós-graduação em Ciências da Saúde: Cardiologia e Ciências Cardiovasculares da Faculdade de Medicina da Universidade Federal do Rio Grande do Sul (UFRGS). Especialização em Enfermagem em Terapia Intensiva pela Universidade Luterana do Brasil (Ulbra). Enfermeira do Serviço de Enfermagem em Terapia Intensiva do Hospital de Clínicas de Porto Alegre (HCPA). Enfermeira do Grupo de Trabalho de Suporte Cardiocirculatório de Curta e Longa Duração do HCPA. *E-mail*: fbandeira@hcpa.edu.br.

Fernanda Lourega Chieza

Enfermeira. Mestranda em Medicina e Ciências da Saúde pela Pontifícia Universidade Católica do Rio Grande do Sul (PUCRS). Especialista em Terapia Intensiva pela PUCRS. Especialista em Cardiologia pelo Instituto de Cardiologia do Rio Grande do Sul. Enfermeira do Centro de Tratamento Intensivo do Hospital de Clínicas de Porto Alegre (HCPA). *E-mail*: flchieza@hcpa.edu.br.

Fernanda Silva dos Santos

Enfermeira. Mestre em Enfermagem pela Universidade do Vale do Rio dos Sinos (Unisinos). Especialista em Terapia Intensiva pelo Programa de Residência Multiprofissional em Saúde da Pontifícia Universidade Católica do Rio Grande do Sul (PUCRS). Estomaterapeuta pela Unisinos. Enfermeira da Unidade de Terapia Intensiva de Queimados do Hospital de Pronto Socorro de Porto Alegre. *E-mail*: fesspoa@gmail.com.

Fernando Saldanha Thomé

Médico Nefrologista. Doutor em Nefrologia pela Universidade Federal do Rio Grande do Sul (UFRGS). *Fellow* pela Université de Montréal e pela University of Toronto. Docente Adjunto do Departamento de Medicina Interna da UFRGS. Médico do Serviço de Nefrologia do Hospital de Clínicas de Porto Alegre (HCPA). *E-mail*: fthome@hcpa.edu.br.

Gisele Baldez Piccoli

Enfermeira. Especialista em Terapia Intensiva pela Universidade do Vale dos Sinos (Unisinos). Especialista em Gestão em Saúde pela Fundação Oswaldo Cruz (Fiocruz). Enfermeira do Serviço de Enfermagem em Terapia Intensiva do Hospital de Clínicas de Porto Alegre (HCPA). Consultora em Gestão em Saúde da Improve Desenvolvimento Gerencial e Profissional. *E-mail*: giselepiccoli@yahoo.com.br.

Gracieli Nadalon Deponti

Fisioterapeuta. Mestre em Ciências Pneumológicas pela Faculdade de Medicina da Universidade Federal do Rio Grande do Sul (UFRGS). Especialista em Fisioterapia em Terapia Intensiva Adulto pela Associação Brasileira de Fisioterapia Cardiorrespiratória (Assobrafir) e Conselho Federal de Fisioterapia e Terapia Ocupacional (Coffito). Residência Integrada em Saúde com Ênfase em Terapia Intensiva pelo Grupo Hospitalar Conceição. Fisioterapeuta do Centro de Terapia Intensiva Adulto do Hospital de Clínicas de Porto Alegre (HCPA). *E-mail*: gdeponti@hcpa.edu.br.

Graziella Badin Aliti

Enfermeira. Doutora em Ciências Cardiovasculares – Cardiologia pelo Programa de Pós-graduação em Cardiologia da Universidade Federal do Rio Grande do Sul (UFRGS). Especialista em Assistência de Enfermagem ao Adulto em Situação Crítica de Saúde pela UFRGS. Docente do Departamento de Enfermagem Médico-cirúrgica da Escola de Enfermagem da UFRGS. Membro do Grupo de Estudo e Pesquisa em Enfermagem no Cuidado ao Adulto e Idoso (Gepecadi-CNPq). *E-mail*: galiti@hcpa.edu.br.

Grazziela Torres

Médica. Residência Médica em Medicina Interna e Medicina Intensiva pelo Hospital de Clínicas de Porto Alegre (HCPA). Especialista em Medicina Intensiva e Terapia Intensiva pela Associação de Medicina Intensiva Brasileira (Amib). Intensivista do Serviço de Medicina Intensiva do Hospital das Clínicas de Porto Alegre (HCPA). Instrutora do Programa de Reanimação Cardiorrespiratória do HCPA. Coordenadora do Grupo de Suporte Cardiocirculatório de Curta e de Longa Duração do HCPA. *E-mail*: grtorres@hcpa.edu.br.

Ingrid Trommer Rey

Enfermeira. Especialista em Enfermagem em Terapia Intensiva pela Universidade Luterana do Brasil (Ulbra). Enfermeira Assistencial da Unidade de Terapia Intensiva do Hospital de Clínicas de Porto Alegre (HCPA). *E-mail*: irey@hcpa.edu.br.

Isis Marques Severo

Enfermeira. Doutora em Enfermagem no Programa de Pós-graduação em Enfermagem pela Universidade Federal do Rio Grande do Sul (UFRGS). Docente e Preceptora do Programa Adulto Crítico da Residência Integrada Multiprofissional e em Área Profissional da Saúde do Hospital de Clínicas de Porto Alegre (HCPA). *E-mail*: isevero@hcpa.edu.br.

Jaqueline Sangiogo Haas

Enfermeira. Mestre em Medicina pela Universidade Federal do Rio Grande do Sul (UFRGS). Especialista em Terapia Intensiva pela Pontifícia Universidade Católica do Rio Grande do Sul (PUCRS) e titulada em Terapia Intensiva pela Associação de Medicina Intensiva Brasileira (Amib). Enfermeira do Programa Intra-hospitalar de Combate a Sepse do Hospital de Clínicas de Porto Alegre (HCPA). *E-mail*: jaqhaas@hcpa.edu.br.

Juliana Teixeira da Silveira

Enfermeira. Mestre em Enfermagem pela Fundação Universidade Federal do Rio Grande (UFRG). Especialista em Terapia Intensiva pela Faculdade Unyleya. Especialista em Enfermagem em Nefrologia pela Faculdade Unyleya. Enfermeira Assistencial do Centro de Tratamento Intensivo do Hospital de Clínicas de Porto Alegre (HCPA). *E-mail*: jtsilveira@hcpa.edu.br.

Junara Nascentes Ferreira

Enfermeira. Mestra e Doutoranda em Sociologia pela Universidade Federal do Rio Grande do Sul (UFRGS). Especialização em Enfermagem em Terapia Intensiva pela Unyleya. Enfermeira Assistencial da Unidade de Terapia Intensiva do Hospital Fêmina. *E-mail*: junaraferreira@gmail.com.

Karen Fontoura Prado

Médica. Doutora em Cardiologia pela Universidade Federal do Rio Grande do Sul (UFRGS). Mestre em Clínica Médica pela UFRGS. Especialista em Terapia Intensiva pela Associação de Medicina Intensiva Brasileira (Amib). Médica Rotineira da Unidade de Terapia Intensiva do Hospital de Clínicas de Porto Alegre (HCPA). *E-mail*: kprado@hcpa.edu.br.

Karina de Oliveira Azzolin

Enfermeira. Doutora em Enfermagem pela Escola de Enfermagem da Universidade Federal do Rio Grande do Sul (UFRGS). Mestre em Ciências da Saúde pela Fundação Universitária de Cardiologia do Rio Grande do Sul. Docente Adjunta IV do Departamento Médico-cirúrgico da Escola de Enfermagem da UFRGS. Chefe do Serviço de Enfermagem em Terapia Intensiva do Hospital de Clínicas de Porto Alegre (HCPA). *E-mail*: kazzolin@hcpa.edu.br.

Karina Mesquita Teixeira

Enfermeira. Especialista em Enfermagem em Terapia Intensiva pela Universidade do Vale do Rio dos Sinos (Unisinos). Especialista em Segurança do Paciente e Qualidade em Serviços de Saúde pela Faculdade Unyleya. Enfermeira Assistencial do Centro de Tratamento Intensivo do Hospital de Clínicas de Porto Alegre (HCPA). *E-mail*: kmteixeira@hcpa.edu.br.

Karine de Abreu Martins Pretto

Enfermeira. Especialista em Enfermagem em Nefrologia pela Escola de Enfermagem da Universidade Federal do Rio Grande do Sul (UFRGS). Enfermeira Assistencial da Unidade de Terapia Intensiva do Hospital de Clínicas de Porto Alegre (HCPA). *E-mail*: kamartins@hcpa.edu.br.

Karla Cusinato Hermann

Enfermeira. Doutora em Saúde da Criança e do Adolescente da Faculdade de Medicina da Universidade Federal do Rio Grande do Sul (UFRGS). Mestre em Medicina e Ciências da Saúde na Pontifícia Universidade Católica do Rio Grande do Sul (PUCRS) com Ênfase em Nefrologia. Especialista em Docência Superior pela Universidade Gama Filho (UGF). Enfermeira da Comissão de Doação de Órgãos e Tecidos para Transplantes do Hospital de Clínicas de Porto Alegre (HCPA). *E-mail*: khermann@hcpa.edu.br.

Karolinny Borinelli de Aquino Moura

Médica. Doutoranda do Programa de Pós-graduação em Cardiologia da Universidade Federal do Rio Grande do Sul (UFRGS). Residência em Medicina Intensiva no Hospital de Clínicas de Porto Alegre (HCPA). Médica Intensivista do Hospital de Clínicas de Porto Alegre (HCPA), Hospital Independência e Hospital Santa Ana, Porto Alegre. *E-mail*: kmoura@hcpa.edu.br.

Katia Kosciuk Lima

Enfermeira. Especialista em Enfermagem Pediátrica, Enfermagem em Hematologia, Hemoterapia e Terapia de Suporte e Enfermagem Oncológica. Enfermeira da Unidade de Ambiente Protegido e do Programa de Acessos Vasculares do Hospital de Clínicas de Porto Alegre (HCPA). *E-mail*: kklima@hcpa.edu.br.

Kely Regina da Luz

Enfermeira. Doutora em Enfermagem e Mestre em Enfermagem pela Universidade Federal de Santa Catarina (UFSC). Especialista em Enfermagem em Terapia Intensiva pela Universidade do Vale dos Sinos (Unisinos) e em Nefrologia pela Universidade Federal do Rio Grande do Sul (UFRGS). Chefe da Unidade de Terapia Intensiva Coronariana do Hospital de Clínicas de Porto Alegre (HCPA). *E-mail*: kluz@hcpa.edu.br.

Leandro Augusto Hansel

Enfermeiro. Especialista em Docência para Educação Profissional (Facisa), Enfermagem em Terapia Intensiva (Cesda-PPROV), Controle de Infecção Hospitalar (Cesda-PPROV) e Enfermagem em CME/CC/RPA (Cesda-PPROV). Mestrando pelo Programa de Pós-graduação em Enfermagem da Universidade Federal do Rio Grande do Sul (UFRGS). Enfermeiro do Programa de Acesso Vascular do Hospital de Clínicas de Porto Alegre (HCPA). *E-mail*: lhansel@hcpa.edu.br.

Letícia Orlandin

Enfermeira. Mestre em Ciências da Saúde – Cardiologia e Ciências Cardiovasculares pela Universidade Federal do Rio Grande do Sul (UFRGS). Especialista em Enfermagem em Cardiologia pelo Instituto de Cardiologia da Fundação Universitária de Cardiologia (IC-FUC). Enfermeira do Grupo de Transplante Cardíaco do Hospital de Clínicas de Porto Alegre (HCPA). *E-mail*: lorlandin@hcpa.edu.br.

Lídia Einsfeld

Farmacêutica. Mestre em Assistência Farmacêutica pelo Programa de Pós-graduação em Assistência Farmacêutica da Universidade Federal do Rio Grande do Sul (PPGASFAR/UFRGS). Especialista em Farmácia Clínica e em Farmácia Hospitalar pela Sociedade Brasileira de Farmácia Hospitalar (SBRAFH) e pela Universidad de Chile. Residência em Saúde da Família e Comunidade pelo Grupo Hospitalar Conceição (GHC). Farmacêutica Clínica nas Equipes de Transplante Cardíaco e Insuficiência Cardíaca Avançada do Hospital de Clínicas de Porto Alegre (HCPA). *E-mail*: leinsfeld@hcpa.edu.br.

Lilian Josiane da Rosa Soares

Enfermeira. Especialista em Urgência e Emergência pela Universidade do Vale do Rio dos Sinos (Unisinos). Titulação de Enfermagem em Terapia Intensiva Adulto pela Associação Brasileira de Enfermagem em Terapia Intensiva (Abenti). Enfermeira do Centro de Terapia Intensiva do Hospital de Clínicas de Porto Alegre (HCPA). *E-mail*: ljsoares@hcpa.edu.br.

Lilian Osterkamp

Enfermeira. Especialista *Lato Sensu* em Enfermagem: Ênfase em Terapia Intensiva pela Universidade Luterana do Brasil (Ulbra). Enfermeira da Unidade de Terapia Intensiva do Hospital de Clínicas de Porto Alegre (HCPA). *E-mail*: losterkamp@hcpa.edu.br.

Luana Cristina Berwig

Fonoaudióloga. Doutora e Mestre em Distúrbios da Comunicação Humana pela Universidade Federal de Santa Maria (UFSM). Mestre em Ciências da Saúde pela UFSM. Especialista com Residência em Gestão e Atenção Hospitalar no Sistema Público de Saúde – Ênfase Mãe-bebê. Fonoaudióloga da Área de Disfagia do Hospital de Clínicas de Porto Alegre (HCPA). Preceptora do Programa de Residência Integrada Multiprofissional em Saúde – Adulto Crítico do HCPA. *E-mail*: lberwig@hcpa.edu.br.

Luciana Nabarros Soares

Assistente Social do Centro de Terapia Intensiva do Hospital de Clínicas de Porto Alegre (HCPA). Especialista em Onco-hematologia pela RIMS-HCPA. Preceptora do Programa Adulto Crítico da Residência Integrada Multiprofissional em Saúde do HCPA. *E-mail*: lnsoares@hcpa.edu.br.

Luciana Ramos Corrêa Pinto

Enfermeira. Mestre em Enfermagem pela Universidade Federal do Rio Grande do Sul (UFRGS). Especialista em Terapia Intensiva pela Universidade do Estado do Rio de Janeiro (UERJ). Residência em Clínica e Cirurgia Geral pela Universidade Federal do Estado do Rio de Janeiro (UNIRIO). Enfermeira Assistencial da Unidade de Terapia Intensiva e Executiva da Comissão do Processo de Enfermagem do Hospital de Clínicas de Porto Alegre (HCPA). *E-mail*: lrcpinto@hcpa.edu.br.

Luciana Winterkorn Dezorzi

Enfermeira. Doutora em Ciências Médicas e Mestre em Enfermagem pela Universidade Federal do Rio Grande do Sul (UFRGS). Assessora da Coordenação de Enfermagem do Hospital de Clínicas de Porto Alegre (HCPA) e Coordenadora do Núcleo de Estudos Interdisciplinares de Espiritualidade e Saúde do HCPA. *E-mail*: ldezorzi@hcpa.edu.br.

Luisa Gonçalves Bardini Birriel

Enfermeira. Especialista em Terapia Intensiva pela Universidade Luterana do Brasil (Ulbra). Enfermeira Assistencial do Centro de Terapia Intensiva do Hospital de Clínicas de Porto Alegre (HCPA), responsável pela Educação Permanente do Centro de Tratamento Intensivo. *E-mail*: lbardini@hcpa.edu.br.

Luiz Fernando Calage Alvarenga

Fisioterapeuta. Mestre e Doutor em Educação pela Universidade Federal do Rio Grande do Sul (UFRGS). Docente do Curso de Fisioterapia da UFRGS. Tutor e Docente no Programa de Residência Integrada Multiprofissional Adulto Crítico do Hospital de Clínicas de Porto Alegre (HCPA). Docente do Programa de Pós-graduação em Ensino na Saúde – Mestrado Profissional da Faculdade de Medicina da UFRGS. *E-mail*: lalvarenga@hcpa.edu.br.

Lutiane Margiã Schneider Lautert Vaz

Enfermeira. Especialista em Enfermagem em Terapia Intensiva pela Universidade Luterana do Brasil (Ulbra). Especialista em Atenção ao Paciente Crítico: Urgência, Emergência e Unidade de Terapia Intensiva pelo Centro Universitário Internacional (Uninter). Enfermeira da Unidade de Terapia Intensiva do Hospital de Clínicas de Porto Alegre (HCPA). *E-mail*: llautert@hcpa.edu.br.

Mara Lucia Drey de Oliveira

Enfermeira. Especialização em Nefrologia pela Centro Universitário São Camilo e em Terapia Intensiva e Emergência pelo Sistema Educacional Galileu (SEG). Enfermeira do Centro de Tratamento Intensivo do Hospital de Clínicas de Porto Alegre (HCPA). *E-mail*: mldoliveira@hcpa.edu.br.

Márcia Weissheimer

Enfermeira. Especialista em Enfermagem Psiquiátrica pela Universidade Federal do Rio Grande do Sul (UFRGS). Enfermeira da Unidade de Bloco Cirúrgico do Serviço de Enfermagem do Centro Cirúrgico do Hospital de Clínicas de Porto Alegre (HCPA). Membro do Programa de Gestão da Qualidade e da Informação em Saúde (Qualis) e do Núcleo de Estudos Interdisciplinares em Saúde e Espiritualidade (Neise) do HCPA. *E-mail*: marciawe12@gmail.com.

Márcia Ziebell Ramos

Psicóloga. Mestre em Psicologia Social e Institucional pela Universidade Federal do Rio Grande do Sul (UFRGS). Especialista em Psicologia Hospitalar e em Psicologia do Trabalho e Organizacional pelo Conselho Federal de Psicologia (CFP), com formação em Psicologia Social pelo Instituto Pichon-Rivière de Porto Alegre. Pós-graduada em Administração Hospitalar pelo Instituto de Administração Hospitalar e Ciências da Saúde/Pontifícia Universidade Católica do Rio Grande do Sul (PUCRS). Psicóloga do Trabalho do Serviço de Psicologia com atuação no Serviço de Medicina Ocupacional do Hospital de Clínicas de Porto Alegre (HCPA). *E-mail*: mramos@hcpa.edu.br.

Márcio Manozzo Boniatti

Médico. Doutor em Medicina: Ciências Médicas pela Universidade Federal do Rio Grande do Sul (UFRGS). Especialista em Terapia Intensiva pela Associação de Medicina Intensiva Brasileira (Amib). Docente do Programa de Pós-graduação em Cardiologia e Ciências Cardiovasculares da UFRGS. Docente do Programa de Pós-graduação em Saúde e Desenvolvimento Humano da Universidade La Salle. Médico Intensivista do Centro de Tratamento Intensivo do Hospital de Clínicas de Porto Alegre (HCPA). *E-mail*: mboniatti@hcpa.edu.br.

Marina Verçoza Viana

Médica. Pós-doutorado em Metabolismo em Medicina Intensiva pela Universidade de Lausanne, Suíça. Doutora em Endocrinologia, Metabolismo e Nutrição pela Universidade Federal do Rio Grande do Sul (UFRGS). Mestre em Endocrinologia, Metabolismo e Nutrição pela UFRGS. Médica Intensivista do Hospital de Clínicas de Porto Alegre (HCPA). *E-mail*: maviana@hcpa.edu.br.

Mário Reis Álvares da Silva

Médico. Docente Associado Pós-doutor do Departamento de Medicina Interna (Hepatologia) da Universidade Federal do Rio Grande do Sul (UFRGS). Livre-docente em Gastroenterologia pela Universidade de São Paulo (USP). Chefe do Serviço de Gastroenterologia do Hospital de Clínicas de Porto Alegre (HCPA). Coordenador do Programa de Pós-graduação Ciências em Gastroenterologia e Hepatologia da UFRGS. *E-mail*: mrsilva@hcpa.edu.br.

Marta Georgina Oliveira de Góes

Enfermeira. Doutora e Mestre em Enfermagem pela Universidade Federal do Rio Grande do Sul (UFRGS). Enfermeira da Unidade de Diagnóstico e Terapia Cardiovascular do Hospital de Clínicas de Porto Alegre (HCPA). Membro do Núcleo de Estudos Interdisciplinares em Saúde e Espiritualidade (Neise) do HCPA. *E-mail*: mgogoes@gmail.com.

Mauren Porto Haeffner

Fisioterapeuta. Mestre em Cardiologia/Universidade Federal do Rio Grande do Sul (UFRGS). Fisioterapeuta da Unidade Coronariana e Centro de Tratamento Intensivo Cardíaco do Hospital de Clínicas de Porto Alegre (HCPA). Preceptora do Programa de Residência Multiprofissional – Programa Atenção Cardiovascular. *E-mail*: mhaeffner@hcpa.edu.br.

Melissa Prade Hemesath

Enfermeira. Mestre em Ciências da Saúde: Cardiologia e Ciências Cardiovasculares pela Universidade Federal do Rio Grande do Sul (UFRGS). Especialista em Gestão de Operações para a Saúde pela Engenharia de Produção da UFRGS. Assessora de Planejamento e Avaliação no Programa de Gestão da Qualidade e da Informação em Saúde (Qualis) do Hospital de Clínicas de Porto Alegre (HCPA). Coordenadora do Programa Permanente de Monitoramento da Qualidade (eQualisação). *E-mail*: mhemesath@hcpa.edu.br.

Michele Elisa Weschenfelder Hervé

Enfermeira. Mestrado em Enfermagem pela Universidade Federal do Rio Grande do Sul (UFRGS). Especialista em Gerenciamento dos Serviços de Enfermagem pela Universidade Federal do Rio Grande do Sul (UFRGS). Enfermeira do Centro de Tratamento Intensivo do Hospital de Clínicas de Porto Alegre (HCPA). *E-mail*: mweschenfelder@hcpa.edu.br.

Michele Sbaraini Savaris

Administradora. Especialista em Gestão Hospitalar e Negócios em Saúde pelo Instituto de Administração Hospitalar e Ciências em Saúde (IAHCS). Assessora de Planejamento do Hospital de Clínicas de Porto Alegre (HCPA). *E-mail*: msavaris@hcpa.edu.br.

Miriane Melo Silveira Moretti

Enfermeira. Mestre em Enfermagem pela Universidade do Vale do Rio dos Sinos (Unisinos). Especialista em Terapia Intensiva (Unisinos) e em Nefrologia pela Escola de Enfermagem da Universidade Federal do Rio Grande do Sul (UFRGS). Enfermeira Assistencial do Centro de Terapia Intensiva do Hospital de Clínicas de Porto Alegre (HCPA). Enfermeira do Programa Intra-hospitalar de Combate a Sepse e do Programa Multidisciplinar de Ensino e Pesquisa em Prona do HCPA. *E-mail*: mmoretti@hcpa.edu.br.

Mônica Echeverria de Oliveira

Psicóloga. Especialista em Psicologia Clínica pelo Contemporâneo Instituto de Psicanálise e Transdisciplinaridade e pelo Conselho Federal de Psicologia (CFP). Especialista em Psicologia Hospitalar pelo Hospital de Clínicas de Porto Alegre (HCPA) e CFP. Especialista em Cuidados Paliativos pela Faculdade Venda Nova do Imigrante (Faveni). Certificação em Psico-oncologia pela Sociedade Brasileira de Psico-oncologia (SBPO). Mestranda no Programa de Pós-graduação em Ciências da Saúde: Ginecologia e Obstetrícia (PPGGO). Psicóloga do Serviço de Psicologia do HCPA – Mastologia, Oncologia Adulto e Programa de Cuidados Paliativos. *E-mail*: mecheverria@hcpa.edu.br.

Mônica Ochôa da Silva Nagel

Enfermeira. Mestre em Enfermagem pela Universidade Federal de Ciências da Saúde de Porto Alegre (UFCSPA). Especialista em Terapia Intensiva pela Universidade do Vale do Rio dos Sinos (Unisinos). Enfermeira do Serviço de Enfermagem em Terapia Intensiva do Hospital de Clínicas de Porto Alegre (HCPA). *E-mail*: mnagel@hcpa. edu.br.

Nádia Mora Kuplich

Enfermeira. Mestre em Epidemiologia pela Universidade Federal do Rio Grande do Sul (UFRGS). Especialista em Enfermagem Médico-cirúrgica pela Universidade do Vale do Rio dos Sinos (Unisinos). Enfermeira Executiva da Comissão de Controle de Infecção do Hospital de Clínicas de Porto Alegre (HCPA). *E-mail*: nkuplich@ hcpa.edu.br.

Oellen Stuani Franzosi

Nutricionista. Mestre e Doutoranda em Ciências Médicas pela Universidade Federal do Rio Grande do Sul (UFRGS). Especialista em Nutrição Clínica pela Associação Brasileira de Nutrição (Asbran). Especialista em Nutrição Parenteral e Enteral pela Sociedade Brasileira de Nutrição Parenteral e Enteral (Braspen). Especialista em Pacientes Críticos – Residência Integrada Multiprofissional em Saúde do Hospital de Clínicas de Porto Alegre (RIMS-HCPA). Nutricionista do HCPA. *E-mail*: ofranzosi@ hcpa.edu.br.

Paola Hoff Alves

Farmacêutica. Mestre em Ciências Médicas pela Universidade Federal do Rio Grande do Sul (UFRGS). Docente e Preceptora da Residência Integrada Multiprofissional em Saúde – Campo Adulto Cirúrgico do Hospital de Clínicas de Porto Alegre (HCPA). Farmacêutica Clínica em Transplantes de Órgãos Sólidos – Ênfase Fígado/Pulmão do HCPA. *E-mail*: phoffalves@hcpa.edu.br.

Patrícia Cristina Cardoso

Enfermeira. Doutoranda em Cardiologia e Ciências Cardiovasculares pela Universidade Federal do Rio Grande do Sul (UFRGS). Especialista em Terapia Intensiva pela Universidade do Vale do Rio dos Sinos (Unisinos). Especialista em Cardiologia pelo Instituto de Cardiologia da Fundação Universitária de Cardiologia (IC-FUC). Enfermeira Assistencial do Centro de Tratamento Intensivo do Hospital de Clínicas de Porto Alegre (HCPA). *E-mail*: patriciacardoso@hcpa.edu.br.

Patrícia Maurello Neves Bairros

Enfermeira. Especialista em Terapia Intensiva pelo Centro Universitário São Camilo. Especialista em Educação Profissional na Área da Saúde em Enfermagem pela Fundação Oswaldo Cruz (Fiocruz). Enfermeira do Centro de Tratamento Intensivo Adulto do Hospital de Clínicas de Porto Alegre (HCPA). Enfermeira do Programa de Acessos Vasculares do HCPA. *E-mail*: pbairros@hcpa.edu.br.

Patricia Schwarz

Médica. Mestre em Endocrinologia pela Universidade Federal do Rio Grande do Sul (UFRGS). Médica Intensivista do Centro de Tratamento Intensivo do Hospital de Clínicas de Porto Alegre (HCPA) e do Programa de Transplante Pulmonar do HCPA. Coordenadora do Programa de ECMO do HCPA. *E-mail*: pschwarz@hcpa.edu.br.

Paula Pinheiro Berto

Médica. Mestre em Pneumologia pela Universidade Federal do Rio Grande do Sul (UFRGS). Médica Intensivista do Centro de Tratamento Intensivo do Hospital de Clínicas de Porto Alegre (HCPA). *E-mail*: pberto@hcpa.edu.br.

Paulo Ricardo Cerveira Cardoso

Médico. Mestre em Filosofia pela Pontifícia Universidade Católica do Rio Grande do Sul (PUCRS). Especialista em Medicina Intensiva pela Associação de Medicina Intensiva Brasileira (Amib). Médico do Serviço de Medicina Intensiva e do Programa de Cuidados Paliativos do Hospital de Clínicas de Porto Alegre (HCPA). *E-mail*: pcardoso@hcpa.edu.br.

Rafael Barberena Moraes

Médico. Doutor e Mestre em Ciências Médicas: Endocrinologia pela Universidade Federal do Rio Grande do Sul (UFRGS). Especialista em Medicina Intensiva pela Associação de Medicina Intensiva Brasileira (Amib). Residência em Medicina Intensiva no Hospital de Clínicas de Porto Alegre (HCPA). Médico Intensivista do HCPA e do Hospital Fêmina do Grupo Hospitalar Conceição, Porto Alegre. Médico do Programa Intra-hospitalar de Combate à Sepse do HCPA. Docente do Programa de Pós-graduação em Pneumologia da UFRGS. *E-mail*: rbmoraes@hcpa.edu.br.

Rani Simões de Resende

Enfermeira. Especialista no Cuidado ao Adulto Crítico – Residência Multiprofissional do Hospital de Clínicas de Porto Alegre (HCPA). Enfermeira do Centro de Tratamento Intensivo. Membro da Comissão Intra-hospitalar de Doação de Órgãos e Transplantes de Tecidos (CIHDOTT) do HCPA. *E-mail*: rresende@hcpa.edu.br.

Régis Bueno Albuquerque

Médico. Médico Intensivista titulado pela Associação de Medicina Intensiva Brasileira (Amib). Residência Médica em Terapia Intensiva no Grupo Hospital Nossa Senhora da Conceição (GHC). Residência Médica em Clínica Médica pela Faculdade Federal de Ciências Médicas de Porto Alegre (FFCMPA). Médico Intensivista do Hospital de Clínicas de Porto Alegre (HCPA). *E-mail*: ralbuquerque@hcpa.edu.br.

Rita Gigliola Gomes Prieb

Psicóloga. Mestre em Ciências Médicas pela Universidade Federal do Rio Grande do Sul (UFRGS). Especialista em Psicologia Hospitalar pelo Conselho Federal de Psicologia (CFP). Preceptora do Programa Adulto Crítico da Residência Integrada Multiprofissional e em Área Profissional da Saúde do Hospital de Clínicas de Porto Alegre (HCPA). *E-mail*: rprieb@hcpa.edu.br.

Rodrigo do Nascimento Ceratti

Enfermeiro. Mestre em Enfermagem pela Universidade Federal do Rio Grande do Sul (UFRGS). Especialista em Terapia Intensiva pela Universidade do Vale do Rio dos Sinos (Unisinos). Enfermeiro do Programa de Acesso Vascular do Hospital de Clínicas de Porto Alegre (HCPA). *E-mail*: rceratti@hcpa.edu.br.

Rogério Daroncho da Silva

Enfermeiro. Especialista em Terapia Intensiva pela Associação de Medicina Intensiva Brasileira (Amib). Especialista em Nefrologia pela Universidade Federal do Rio Grande do Sul (UFRGS). Especialista em Gestão de Operações em Saúde pela UFRGS. Enfermeiro Intensivista do Centro de Tratamento Intensivo do Hospital de Clínicas (HCPA). *E-mail*: rodsilva@hcpa.edu.br.

Rose Plotnik

Médica. Especialista em Medicina Intensiva pela Associação de Medicina Intensiva Brasileira (Amib). Preceptora do Programa de Residência Médica de Medicina Intensiva do Hospital de Clínicas de Porto Alegre (HCPA). *E-mail*: rplotnik@hcpa.edu.br.

Ruy de Almeida Barcellos

Enfermeiro. Pós-doutorado em Ciências da Saúde pela Pontifícia Universidade Católica do Rio Grande do Sul (PUCRS). Doutor em Ciências da Saúde/PUCRS. Enfermeiro Chefe de Unidade do Centro de Tratamento Intensivo do Hospital de Clínicas de Porto Alegre (HCPA). Docente do Curso de Pós-graduação *Lato Sensu* em Enfermagem em Terapia Intensiva da Universidade Federal do Rio Grande do Sul (UFRGS). *E-mail*: rbarcellos@hcpa.edu.br.

Sérgio Henrique Loss

Médico. Mestre em Ciências Médicas pela Universidade Federal do Rio Grande do Sul (UFRGS). Especialista em Medicina Intensiva pela Associação de Medicina Intensiva Brasileira (Amib) e Terapia Nutricional pela Sociedade Brasileira de Nutrição Parenteral e Enteral (BRASPEN). Nutrólogo pela Associação Brasileira de Nutrologia (Abran/CFM). MBA em Gestão em Negócios da Saúde pela Escola Superior de Propaganda e Marketing (ESPM). Coordenador Técnico da Comissão de Terapia Nutricional do Hospital de Clínicas de Porto Alegre (HCPA). Coordenador do Serviço de Nutrologia do Hospital Moinhos de Vento. Coordenador da Unidade de Terapia Intensiva do Hospital Independência. *E-mail*: sloss@hcpa.edu.br.

Shana Marques

Enfermeira. Especialista em Saúde Cardiometabólica do Adulto – Residência Hospitalar Integrada Multiprofissional com Ênfase na Atenção à Saúde Cardiometabólica do Adulto pela Universidade Federal do Rio Grande do Sul (UFRGS). Enfermeira do Centro de Tratamento Intensivo do Hospital de Clínicas de Porto Alegre (HCPA). *E-mail*: shamarques@hcpa.edu.br.

Sílvia Daniela Minossi

Enfermeira. Especialista em Enfermagem em Nefrologia pela Universidade Federal do Rio Grande do Sul (UFRGS). Enfermeira do Centro de Terapia Intensiva Adulto do Hospital de Clínicas de Porto Alegre (HCPA). Enfermeira do Grupo de Ensino e Pesquisa em Prona do HCPA. *E-mail*: sminossi@hcpa.edu.br.

Solange Heckler

Enfermeira. Especialista em Assistência de Enfermagem ao Adulto Crítico pela Universidade Federal do Rio Grande do Sul (UFRGS). Especialista em Terapia Intensiva pela Associação Brasileira de Enfermagem em Terapia Intensiva (Abenti). Enfermeira Assistencial no Centro de Tratamento Intensivo do Hospital de Clínicas de Porto Alegre (HCPA). Membro da Comissão de Prevenção e Tratamento de Feridas do HCPA. *E-mail*: sheckler@hcpa.edu.br.

Soraia Arruda

Enfermeira. Mestre pelo Programa de Pós-graduação em Gastroenterologia e Hepatologia da Faculdade de Medicina da Universidade Federal do Rio Grande do Sul (UFRGS). Especialista em Enfermagem em Nefrologia pela UFRGS. Enfermeira do Programa de Transplante Hepático (Adulto) do Hospital de Clínicas de Porto Alegre (HCPA). *E-mail*: sarruda@hcpa.edu.br.

Stefania Giotti Cioato

Enfermeira. Doutora em Ciências Biológicas: Farmacologia e Terapêutica pelo Programa de Pós-graduação em Ciências Biológicas: Farmacologia e Terapêutica do Instituto de Ciências Básicas da Saúde da Universidade Federal do Rio Grande do Sul (UFRGS). Mestre em Medicina: Ciências Médicas pelo Programa de Pós-graduação em Ciências Médicas da Faculdade de Medicina da UFRGS. *E-mail*: stefaniagcioato@gmail.com.

Taciana de Castilhos Cavalcanti

Enfermeira. Mestre em Enfermagem pelo Programa de Pós-graduação em Enfermagem da Universidade Federal do Rio Grande do Sul (PPGENF/UFRGS). Especialista em Administração em Serviços de Enfermagem pelo Instituto de Administração Hospitalar e Ciências da Saúde e Enfermagem em Cardiologia pelo Instituto de Cardiologia da Fundação Universitária de Cardiologia (IC-FUC). Enfermeira do Serviço de Terapia Intensiva do Hospital de Clínicas de Porto Alegre (HCPA). *E-mail*: tacicavalcanti@hotmail.com.

Tais Hochegger

Enfermeira. Especialista em Terapia Intensiva pelo Hospital Moinhos de Vento. Especialista em Nefrologia pela Universidade Federal do Rio Grande do Sul (UFRGS). Especialista em Gestão de Equipe e Liderança pela Pontifícia Universidade Católica do Rio Grande do Sul (PUCRS). Gestora do Centro de Tratamento Intensivo do Hospital de Clínicas de Porto Alegre (HCPA). *E-mail*: thochegger@hcpa.edu.br.

Tatiana Pilger

Enfermeira. Especialista em Enfermagem em Terapia Intensiva pela Universidade do Vale do Rio dos Sinos (Unisinos). Enfermeira do Centro de Terapia Intensiva do Hospital de Clínicas de Porto Alegre (HCPA). *E-mail*: tpilger@hcpa.edu.br.

Thais dos Santos Donato Schmitz

Enfermeira. Especialista em Enfermagem em Terapia Intensiva pela Universidade do Vale do Rio dos Sinos (Unisinos). Especialista em Qualidade em Saúde e Segurança do Paciente pela Fundação Oswaldo Cruz (Fiocruz). Enfermeira Coordenadora da Enfermagem da Unidade de Terapia Intensiva do Hospital de Clínicas de Porto Alegre (HCPA). *E-mail*: tschmitz@hcpa.edu.br.

Thiago Costa Lisboa

Médico. Doutor em Ciências Pneumológicas pela Universidade Federal do Rio Grande do Sul (UFRGS). Médico Intensivista titulado pela Associação de Medicina Intensiva Brasileira (Amib). Residência Médica no Hospital de Clínicas de Porto Alegre (HCPA). Docente do Programa de Pós-graduação (PPG) em Ciências Pneumológicas da UFRGS e do PPG Saúde e Desenvolvimento Humano da Unilasalle. Médico Intensivista e Executivo do Controle de Infecção no HCPA. *E-mail*: tlisboa@hcpa.edu.br.

Valéria de Sá Sottomaior

Enfermeira. Especialista em Enfermagem em Terapia Intensiva pela Associação de Medicina Intensiva Brasileira (Amib). Especialista em Administração dos Serviços de Enfermagem pela Universidade Federal do Rio Grande do Sul (UFRGS). Especialista em Segurança do Paciente pela Fundação Oswaldo Cruz (Fiocruz). *E-mail*: valeriasotto@terra.com.br.

Vanelise Zortéa

Farmacêutica. Mestranda do Programa de Pós-graduação em Epidemiologia da Universidade Federal do Rio Grande do Sul (UFRGS). Especialista em Economia da Saúde pela Universidade Federal de Goiás (UFG). Especialista em Avaliação de Tecnologia de Saúde pela UFRGS. Especialista em Farmácia Hospitalar pelo Hospital Moinhos de Vento. Farmacêutica Clínica do Centro de Tratamento Intensivo Adulto do Hospital de Clínicas de Porto Alegre (HCPA). *E-mail*: vzortea@hcpa.edu.br.

Vanessa Kenne Longaray

Enfermeira. Mestre em Psiquiatria pela Faculdade de Medicina da Universidade Federal do Rio Grande do Sul (UFRGS). MBA em Auditoria em Saúde pelo Instituto de Administração Hospitalar e Ciências da Saúde (IAHCS). Enfermeira de Internação Cirúrgica Adulto e Enfermeira do Programa de Acessos Vasculares do Hospital de Clínicas de Porto Alegre (HCPA). *E-mail*: vlongaray@hcpa.edu.br.

Vanessa Martins de Oliveira

Médica. Mestre em Ciências Médicas pela Universidade Federal do Rio Grande do Sul (UFRGS). Doutora em Epidemiologia pela UFRGS. Médica Intensivista do Hospital de Clínicas de Porto Alegre (HCPA). Docente do Mestrado de Avaliação e Tecnologia em Saúde da Escola do Grupo Hospitalar Conceição (GHC). Consultora Médica do Instituto de Ensino e Pesquisa do Hospital Moinhos de Vento. Instrutora do Curso de Ventilação Mecânica em Unidade de Terapia Intensiva (Venuti) da Associação de Medicina Intensiva Brasileira (Amib). Coordenadora Médica do Grupo de Ensino e Pesquisa em Prona do Hospital de Clínicas de Porto Alegre (HCPA). *E-mail*: vmoliveira@hcpa.edu.br.

Vera Maria Bruxel

Enfermeira. Especialista em Enfermagem Médico-cirúrgica pela Universidade do Vale do Rio dos Sinos (Unisinos). Membro do Setor de Ouvidoria do Hospital de Clínicas de Porto Alegre (HCPA), do Programa de Gestão da Qualidade e da Informação em Saúde (Qualis) e do Núcleo de Estudos Interdisciplinares em Saúde e Espiritualidade (Neise) do HCPA. *E-mail*: vbruxel@hcpa.edu.br.

Verônica Verleine Horbe Antunes

Médica. Mestre em Nefrologia pela Universidade Federal do Rio Grande do Sul (UFRGS). Médica do Serviço de Nefrologia do Hospital de Clínicas de Porto Alegre (HCPA). *E-mail*: vantunes@hcpa.edu.br.

Viviane Rodrigues Bernardi

Enfermeira. Especialista em Enfermagem em Terapia Intensiva pela Universidade Luterana do Brasil (Ulbra). Enfermeira do Grupo de Transplante Pulmonar/Programa de Extracorporeal Membrane Oxygenation (ECMO) do Hospital de Clínicas de Porto Alegre (HCPA). *E-mail*: vivibernardi@hcpa.edu.br.

Wagner da Silva Naue

Fisioterapeuta. Mestre e Doutor em Ciências Médicas pela Universidade Federal do Rio Grande do Sul (UFRGS). Fisioterapeuta na Área de Terapia Intensiva do Hospital de Clínicas de Porto Alegre (HCPA) e da Força Área Brasileira (FAB). *E-mail:* wnaue@hcpa.edu.br.

Prefácio

A ideia de escrever um livro organizado pelos enfermeiros do Serviço de Enfermagem em Terapia Intensiva (SETI) já vinha há longos anos, mas a realização desse livro nasceu da inquietação dos colegas Cássia Maria Frediani Morsch, Cristini Klein e Odon Melo Soares, editores e organizadores deste livro *Terapia Intensiva – Enfermagem no Contexto Multidisciplinar*. Concretizar uma ideia, uma vontade nem sempre é fácil, mas eles o fizeram de maneira notável congregando não somente os colegas enfermeiros, mas em conjunto com a equipe multiprofissional que trabalha diariamente garantindo uma assistência segura e de excelência no Centro de Tratamento Intensivo do Hospital de Clínicas de Porto Alegre (HCPA). Foram convidados profissionais renomados que compõem a Equipe Multiprofissional, como Enfermeiros, Médicos, Psicólogos, Farmacêuticos, Nutricionistas, Fisioterapeutas, Fonoaudiólogos, Assistentes Social e Administrativo, refletindo o verdadeiro espírito do trabalho multiprofissional existente no Centro de Tratamento Intensivo (CTI).

O Centro de Tratamento Intensivo Adulto do Hospital de Clínicas de Porto Alegre possui 40 anos de existência e tem como missão institucional "ser um referencial público em saúde prestando assistência de excelência, gerando conhecimento, formando e agregando pessoas de alta qualificação". No início, tinha 11 leitos, mas como surgiu a necessidade de mais leitos, esse número aumentou para 28, depois para 34, depois para 39 e agora, com a ampliação no prédio novo, para 105 leitos. Na época da pandemia da Covid-19, chegou a ter 147 leitos em funcionamento, incluindo os semi-intensivos. Muitos desafios e conquistas foram enfrentados durante esse período do desenvolvimento dessa missão.Trabalharam no CTI profissionais de alta qualificação responsáveis pela formação de outros profissionais que ali chegam como acadêmicos e profissionais em busca de qualificação na modalidade de residência e especialização, mestrado e doutorado através do seu vínculo acadêmico com a Universidade Federal do Rio Grande do Sul (UFRGS). Ao longo desses anos foram incorporados outros profissionais intensivistas exclusivos da UTI além do médico, enfermeiro, técnico de enfermagem (antes atendentes e auxiliares de enfermagem). O primeiro foi gerente administrativo, após veio o farmacêutico, nutricionista, fisioterapeuta, psicólogo, assistente social, fonoaudiólogo e a Comissão de Controle de Infecção, que trabalha em conjunto com o CTI. Temos ainda todo pessoal de apoio do CTI, secretários, técnicos de farmácia, nutrição, higienização, como também todo corpo clínico, enfermeiros, profissionais da saúde, serviços de diagnóstico e tecnologia, engenharia, demais profissionais e serviços do hospital e administração central.

O livro compreende 43 capítulos, incluindo assuntos de gestão, educação em saúde, qualidade de vida no trabalho, comunicação com pacientes e familiares, espiritualidade, vigilância e prevenção de infecções, cuidados assistenciais por sistemas e cuidados de alta complexidade, de maneira a trazer para o leitor a nossa experiência vivenciada no CTI baseada nas evidências científicas.

Ao todo foram 117 autores que participaram dessa construção, trazendo para vocês as suas *expertises* que tenho certeza que vai apreender a atenção de vocês, leitores. Foi um trabalho realizado com profissionalismo e muito carinho para vocês.

Tenho muito orgulho desses colegas que fazem parte dessa equipe, que se qualificam para poder prestar um cuidado de excelência aos pacientes e familiares e serem modelos na formação e qualificação de novos profissionais e que quando um novo desafio surge como da implantação de tecnologias inovadoras de alta complexidade (novas técnicas de ventilação mecânica, hemodiálise, ECMO, cateter de PICC, ultrassom e outros), novos protocolos, desafios como os GMRs, o incêndio da boate Kiss em Santa Maria, a Gripe A e agora o COVID-19 demonstram a capacidade de organização, inovação, reinvenção, criação de protocolos, doação do seu tempo para o enfrentamento da crise, mesmo tendo que deixar seus familiares, capacitação de novos profissionais, mas acima de tudo união, doação ao próximo, companheirismo, superação, coragem, esperança e resiliência.

Participei como enfermeira da instalação do CTI na sua criação, como docente da Escola de Enfermagem fui Chefe de Serviço de Enfermagem em Terapia Intensiva por 15 anos e Assessora por oito anos, cresci, me desenvolvi, desabrochei profissionalmente e sinto que o SETI faz parte do meu DNA. Por isso, prefaciar este livro é um imenso orgulho e agradeço aos colegas por me darem essa honra.

Profa. Dra. Débora Feijó Vieira
Mestre em Administração pelo PPGA/UFRGS.
Doutora em Epidemiologia pela PPGEPID/FAMED/UFRGS.
Professora Associada da Escola de Enfermagem da UFRGS.
Professora no Curso de Especialização da Enfermagem em
Terapia Intensiva da UFRGS.

Sumário

1

Unidades de Terapia Intensiva – Definição, Tipos de Unidade de Terapia Intensiva e *Design* Inovador

Daniela Marona Borba
Rani Simões de Resende
Shana Marques
Fernanda Lourega Chieza
Adriane Nunes Diniz

Nas últimas décadas, a criação de Unidades de Terapia Intensiva (UTI) avança em conjunto com o surgimento de novas tecnologias diagnósticas e terapêuticas. São unidades que contam com acompanhamento de equipe multidisciplinar especializada, apoiada por equipamentos para monitorização e intervenções. Esses avanços demonstram uma mudança na característica de saúde e adoecimento da população brasileira.[1]

Unidades de terapia intensiva – definição

As UTIs são as unidades mais complexas do sistema de saúde. A Portaria n. 3.432 (1998) define:

> "As UTIs são unidades hospitalares destinadas ao atendimento de pacientes graves ou de risco que dispõem de assistência médica e de enfermagem ininterruptas, com equipamentos específicos próprios, recursos humanos especializados e que tenham acesso a outras tecnologias destinadas a diagnósticos e terapêutica".[2]

De acordo com a RDC n. 07, de 24 de fevereiro de 2010, as UTIs são o principal componente do ambiente de atendimento à saúde, na medida em que os hospitais têm recebido cada vez mais pessoas em condição de alta gravidade.[3]

Classificação e requisitos

A RDC n. 07, de 24 de fevereiro de 2010, dispõe que as UTIs devem ser classificadas segundo faixa etária em: neonatal, pediátrica e adulta, e dividem-se nos níveis I, II e III.[3] Todo hospital terciário com 100 leitos ou mais deve dispor de leitos de UTI correspondente a, pelo menos, 6% da capacidade total.[3]

Segundo a RDC n. 07/2010 e complementada pela RDC n. 26/2012, as UTIs devem contar com uma equipe multiprofissional, legalmente habilitada, a qual deve ser dimensionada, quantitativamente e qualitativamente, de acordo com o perfil assistencial, à demanda da unidade e legislação vigente. A Tabela 1.1 descreve a lista mínima de profissionais para atuação exclusiva na UTI.[3,4]

Tabela 1.1 – Equipe profissional mínima para UTI.

Profissional	Quantitativo	Requisito legal
Médico diarista/rotineiro	1 para cada 10 leitos ou fração, nos turnos matutino e vespertino	Título de especialista em medicina intensiva para atuação em UTI adulto
Médicos plantonistas	No mínimo 1 para cada 10 leitos ou fração em cada turno	–
Enfermeiros assistenciais	1 para cada 10 leitos ou fração, em cada turno	–
Fisioterapeutas	1 para cada 10 leitos ou fração, nos turnos matutino, vespertino e noturno – 18 horas diárias de atuação	–
Técnicos de enfermagem	No mínimo 1 para cada 2 leitos/turno	–
Funcionários exclusivos para a limpeza	Em cada turno	–
Auxiliares administrativos	No mínimo 1 exclusivo para a unidade	–

Fonte: Adaptada de Agência Nacional de Vigilância Sanitária (ANVISA), 2010 e Halpern NA, 2014.

O Art. 17 desta mesma resolução dispõe, ainda, sobre a necessidade de programa de educação continuada que vise o aprimoramento das competências, habilidades e atitudes para profissionais que atuam na terapia intensiva.[3,4]

O programa de educação continuada deve contemplar, no mínimo: normas e rotinas técnicas desenvolvidas na unidade, incorporação de novas tecnologias, gerenciamento dos riscos, segurança de pacientes e profissionais e prevenção e controle de infecções relacionadas à assistência à saúde.

Estrutura física e funcional

A organização da UTI é extremamente complexa e, por isso, necessita de serviços de apoio. Devem estar localizadas em uma área física bem planejada, próxima de unidades de emergência, bloco cirúrgico, serviços diagnósticos, o que facilita o deslocamento de pacientes críticos, de modo a torná-lo mais seguro.[5]

Estrutura funcional

O Institute of Medicine (IOM) estabelece seis princípios práticos que são imprescindíveis para a busca da qualidade: assistência com foco no paciente, assistência no tempo adequado, equidade, eficiência, efetividade e segurança do paciente.[6]

Pacientes críticos requerem assistência ininterrupta por 24 horas e devem ter acesso a recursos assistenciais das mais variadas especialidades clínicas e cirúrgicas. Outros recursos necessários estão listados no Quadro 1.1.

A equipe da UTI deve realizar medidas de controle e biossegurança, por meio de medidas e assistência segura tanto para o paciente quanto para familiares e para os profissionais que integram a equipe multidisciplinar.[3]

Quadro 1.1 – Recursos e requisitos necessários à UTI.

Serviço diagnóstico	Integração assistencial	Ações obrigatórias
• Laboratório • Serviço radiológico • Ecodopplercardiografia • Eletroencefalografia • Tomografia computadorizada	• Farmacêutica • Psicológica • Fonoaudiológica • Social • Nutricional: terapia enteral e parenteral • Odontológica • Terapia ocupacional	• Farmacovigilância • Tecnovigilância • Hemovigilância • Vigilância e controle de infecção – colaboração com serviço de controle de infecções hospitalares • Vigilância e controle de eventos adversos • Investigação epidemiológica – colaboração com a Agência Nacional de Vigilância Sanitária

Fonte: Adaptado de Agência Nacional de Vigilância Sanitária, 2010 e Ministério da Saúde, 2017.

Todos os cuidados prestados, assim como a evolução do estado clínico do paciente e as intercorrências, devem ser registrados pela equipe multiprofissional no prontuário do paciente, em cada turno, o que atende as regulamentações dos conselhos de classe e normas institucionais.[3,7]

A existência de protocolos assistenciais, de treinamentos especializados, o acompanhamento de indicadores assistenciais, um sistema de avaliação da gravidade e tratamento dos pacientes são requisitos essenciais para a prestação de cuidados à saúde do paciente crítico.[3,4,8]

Estrutura física

No Brasil, a RDC n. 50, de 2002,[9] regulamenta a organização estrutural obrigatória para a organização dos leitos de UTI, conforme Tabela 1.2.

Tabela 1.2 – Organização estrutural da UTI.

Área	Requisito
Quarto	Área mínima: 10 m² (9 m² – para área coletiva; 1 m² – entre paredes e leitos)
Quarto de isolamento	1 para cada 10 leitos ou fração
Posto de enfermagem	1 de 6 m² para cada área coletiva ou conjunto de quartos
Área de prescrição médica	1,5 m²
Sala de entrevistas	6 m²
Área de higienização e preparo de equipamentos e materiais	Sugere 4 m²; mínimo de 1,5 m²

Fonte: Agência Nacional de Vigilância Sanitária, 2002.

Design inovador para unidade de terapia intensiva do futuro

O projeto de uma UTI é complexo e demorado. É imprescindível projetar um ambiente de cuidado que promova segurança para pacientes, familiares e funcionários. O *design* deve ter foco no processo de trabalho da equipe, fluxos do paciente, privacidade, controle de infecção, funcionalidades tecnológicas e interação com o restante do hospital. Devem ser considerados: número de leitos, característica da UTI (clínica, cirúrgica ou mista), espaço para área assistencial e de apoio, incorporação de sistemas de informática e telemedicina.[10]

As UTIs devem possuir ambiente climatizado, gerador, central de monitorização, iluminação adequada, paredes laváveis, lavatórios e poltronas para acompanhante, além de possibilitar a visualização contínua dos pacientes.[9]

O projeto deve contar com área para futura expansão (previsão de médio e longo prazos) para a incorporação de tecnologias avançadas e atualização do parque tecnológico. Os equipamentos (ventiladores, bombas de infusão etc.) devem ser padronizados entre as UTIs, pois permite melhor operacionalização pela equipe e facilita a formação de pessoal.[10-12]

O quarto do paciente necessita ser provido com equipamentos e materiais necessários ao tratamento e pronto atendimento do paciente crítico (Quadro 1.2).[3]

Quadro 1.2 – Dispositivos essenciais para o quarto do paciente.
1. Monitor multiparâmetros
2. Ventilador mecânico invasivo e não invasivo
3. Bombas de infusão
4. Bombas de infusão para alimentação
5. Compressor pneumático
6. Computadores
7. Cadeiras para pacientes e visitantes
8. Impressora de etiqueta
9. Estação de trabalho da equipe
10. Estação para chamada da enfermeira
11. *Webcam*
12. Sistema de entretenimento
13. Testes *point of care*
14. Ultrassonografia
15. Áreas de armazenamento/eliminação de resíduos
16. Plataformas de informática/conectividade

Fonte: Agência Nacional de Vigilância Sanitária, 2010.

As Figuras 1.1 e 1.2 mostram leitos de duas UTIs brasileiras.

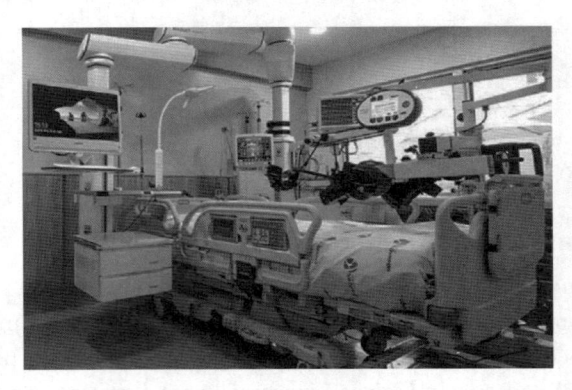

Figura 1.1 – CTI do Hospital São Domingos, Maranhão. Sistema de conectividade permite a integração de informações provenientes de todos os sistemas de vigilância de parâmetros fisiológicos.
Fonte: Cortesia do Hospital São Domingos.

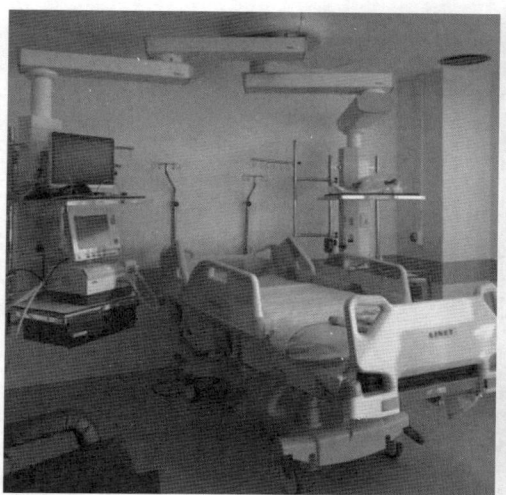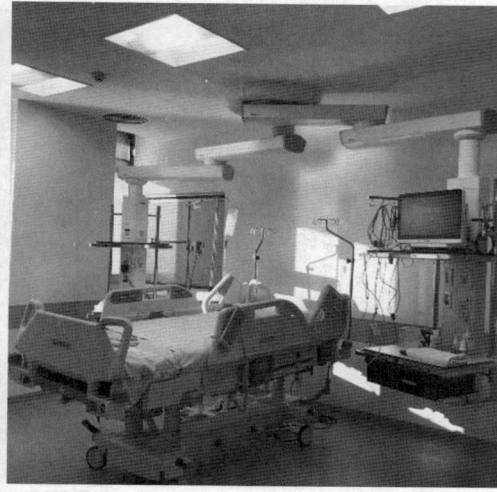

Figura 1.2 – Leitos do CTI, bloco B, do Hospital de Clínicas de Porto Alegre.
Fonte: Acervo da autoria do capítulo.

A série de estudos denominada *"Design* inovador de UTI"[10-12] demonstrou que o ambiente de cuidado pode ser dividido em zonas: do paciente, da equipe assistencial e da família, descritas no Quadro 1.3.

Quadro 1.3 – *Design* inovador de unidade de terapia intensiva – zonas do ambiente de cuidado.	
Zona do paciente	A cama é o ponto central do quarto, o espaço no chão precisa estar livre de equipamentos, a fim de facilitar o acesso ao paciente – equipamentos ligados a sistemas de distribuição de utilidades médicas com braços móveis articulados, como estativa torre ou estativa mono ou biarticulada
Zona da equipe	Deve incluir superfícies para preparo e administração de medicamento e coletas de amostras laboratoriais, locais para execução de procedimentos e armazenagem de suprimentos, medicamentos e roupas de cama
Zona da família	Com cadeiras confortáveis e acesso à internet sem fio, tomadas elétricas e USB. Desejável espaço para sofá-cama, mesa, pia, armário e geladeira

Fonte: Adaptado de Halpern NA, 2014.

A Figura 1.3 apresenta a disposição ideal para o leito do paciente, dividido por áreas.

O bem-estar emocional dos pacientes críticos internados, visitantes e colaboradores é diretamente impactado pelo ambiente do leito. Os elementos considerados importantes neste cenário são som, iluminação, temperatura, tempo-horário, obras de arte nas paredes e entretenimento (Quadro 1.4).

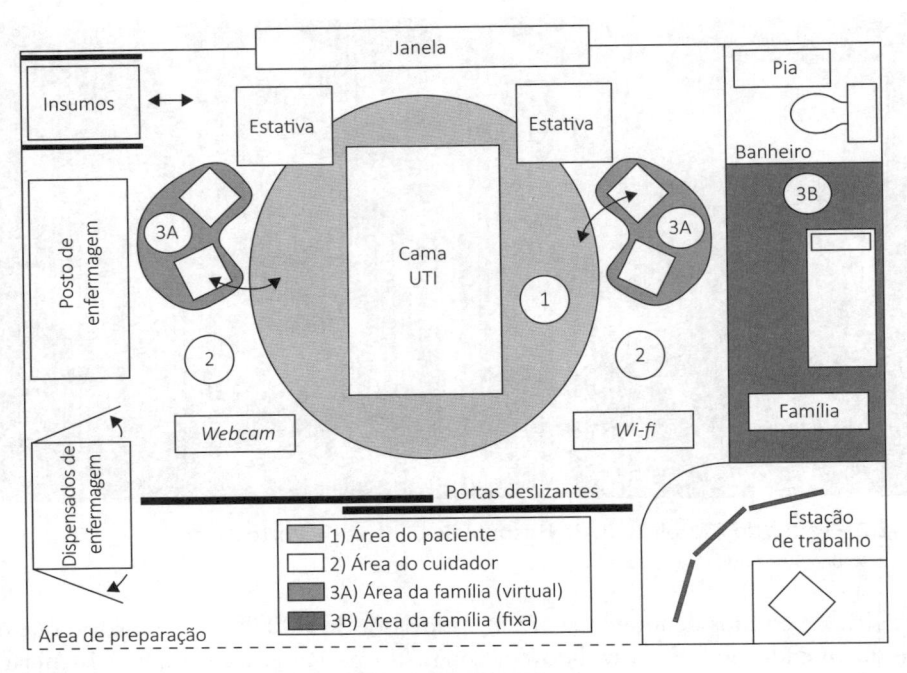

Figura 1.3 – Sugestão de disposição para o leito do paciente.
Fonte: Adaptada de Halpern NA, 2014.

Quadro 1.4 – Ambiente do leito do paciente crítico.	
Som	Ruídos podem ser minimizados por uso de materiais de isolamento acústico nas paredes e janelas, atenuadores de som no sistema de ar-condicionado, controle de alarme de dispositivos, minimização de avisos e alertas de sistemas de comunicação institucional e deslocamento de conversas para áreas mais distantes do paciente
Luz	Leitos com janelas para que os pacientes se beneficiem da luz natural. Uma vista atraente auxilia na manutenção dos ritmos diurnos e estabilidade mental. Vidros antirreflexo, sistema de persianas integradas ao vidro ou vidro eletrônico facilitam o controle da luminosidade. A iluminação deve mesclar luzes diretas para realização de exames e procedimentos, bem como iluminação indireta para os momentos de repouso noturno
Temperatura e tempo	Pacientes críticos podem apresentar desregulação da temperatura ou sensibilidade a alterações. Cada quarto com seu próprio termostato com ajuste individual é desejável. Manter condições térmicas entre 20 e 24 °C. É importante a presença de relógios visíveis, a fim de auxiliar na orientação temporal dos pacientes
Sensores ambientais	A monitorização contínua com controles ambientais (luz, janelas, termostato, som, umidade) por meio de sensores multiparamétricos pode ser integrada, de forma a transmitir alertas quando as normas são violadas
Personalização do quarto	Atmosfera acolhedora com obras de arte incorporadas à estrutura física ou projetadas eletronicamente; um local para exibir cartões de apoio e fotos (quadro de avisos ou monitor eletrônico)
Privacidade	Diversas opções disponíveis, como cortinas, vidros e portas. As portas podem ser emolduradas com vidro transparente e cortinas penduradas atrás delas, ou portas com soluções de privacidade integradas no vidro, como persianas internas ou vidro eletrônico (também chamado de vidro inteligente ou vidro de cristal líquido)

Fonte: Adaptado de Halpern NA, 2014.

As portas dos leitos podem abrir diretamente para o corredor da unidade (amplia o espaço interno) ou para uma antessala (área de preparo com pia). Podem ser moldadas com vidros, de correr ou com acionamento eletrônico.

Deve ser considerada uma estação de trabalho para equipe assistencial que forneça visibilidade direta do paciente e com acesso aos dados de monitorização.[12]

A incorporação de novas tecnologias que guiam os cuidados não exclui o contato dos profissionais com o paciente, pois a prática interpessoal é inerente, essencial e complementar às tecnologias. Além disso, novas concepções se tornaram-se emergentes e, hoje, preconiza-se a presença de acompanhante junto ao paciente, com respostas do paciente ao tratamento mais efetivas.[13]

Referências bibliográficas

1. Gomes AM. Desenvolvimento histórico da prática assistencial em cuidados intensivos no Brasil. In: Viana RAPP, Whitaker IY, Zanei SSV (ed.). Enfermagem em terapia intensiva: práticas e vivências. 2. ed. Porto Alegre: Artmed, 2020. p. 2-5.
2. Brasil. Ministério da Saúde. Portaria n. 3.432, de 12 de agosto de 1998. Estabelece critérios de classificação para as Unidades de Tratamento Intensivo (UTI).
3. Brasil. Agência Nacional de Vigilância Sanitária (ANVISA). Resolução n. 07, de 24 de fevereiro de 2010. Dispõe sobre os requisitos mínimos para funcionamento de Unidades de Terapia Intensiva e dá outras providências.
4. Brasil. Agência Nacional de Vigilância Sanitária (ANVISA). Resolução n. 26, de 11 de maio de 2012. Altera a Resolução RDC n. 07, de 24 de fevereiro de 2010, que dispõe sobre os requisitos mínimos para funcionamento de unidades de terapia intensiva e dá outras providências.
5. Viana RAPP, Torre M. Enfermagem em terapia intensiva: práticas integrativas. São Paulo: Manole, 2017.
6. Institute of Medicine (IOM). Crossing the quality chasm: a new health system for the 21st century. Washington (DC): National Academy Press, 2001.
7. Brasil. Ministério da Saúde. Portaria n. 895, de 31 de março de 2017. Institui o cuidado progressivo ao paciente crítico ou grave com os critérios de elegibilidade para admissão e alta, de classificação e de habilitação de leitos de terapia intensiva adulto, pediátrico, unidade coronariana, queimados e cuidados intermediários adulto e pediátrico no âmbito do Sistema Único de Saúde (SUS).
8. Silva SC, Brito CN. Análise da influência de recursos humanos e materiais e da planta física na UTI: implicações na assistência. In: Viana RAPP, Whitaker IY, Zanei SSV (ed.). Enfermagem em terapia intensiva: práticas e vivências. Porto Alegre: Artmed, 2011. p. 121-8.
9. Brasil. Agência Nacional de Vigilância Sanitária (ANVISA). Resolução n. 50, de 21 de fevereiro de 2002. Dispõe sobre o regulamento técnico para planejamento, programação, elaboração e avaliação de projetos físicos de estabelecimentos assistenciais de saúde.
10. Halpern NA. Innovative designs for the smart ICU – Part I: From initial thoughts to occupancy. Chest. 2014;145(2):399-403.
11. Halpern NA. Innovative designs for the smart ICU – Part II: The ICU. Chest. 2014;145(3):646-58.
12. Halpern NA. Innovative designs for the smart ICU – Part III: Advanced ICU informatics. Chest. 2014;145(4):903-12.
13. Silva RC, Ferreira MA. Clínica do cuidado de enfermagem na terapia intensiva: aliança entre técnica, tecnologia e humanização. Rev da Escola de Enfermagem da USP, São Paulo. 2013;47(6).

Kely Regina da Luz
Gisele Baldez Piccoli

História – o surgimento da UTI

Os cuidados intensivos de enfermagem tiveram início com Florence Nightingale, em 1852, na Guerra da Crimeia. Diante das condições precárias de atendimento aos soldados, ela e mais 38 voluntárias reduziram a mortalidade após manter os soldados mais graves mais próximos, sob maior vigilância e manipulação ambiental para efetuar a cura, o que promoveu a mudança no saneamento.[1]

A herança destas enfermeiras se traduz na tentativa de ordenar o ambiente hospitalar, de modo a hierarquizar o atendimento para agrupar os pacientes de acordo com seu estado clínico e sob vigilância constante. Esta forma de atuação influencia o desenvolvimento do modelo de Unidade de Terapia Intensiva (UTI).

Durante a Segunda Guerra Mundial, desenvolveu-se o conceito de triagem e nasce a primeira UTI (1923), quando o Doutor W. E. Dandy criou três leitos no hospital John Hopkins na cidade de Baltimore, Estados Unidos.[2]

O estabelecimento das *special care units* foi inspirado no sucesso das salas de recuperação pós-operatórias, no final dos anos 1930. Tratava-se de um trabalho desenvolvido por enfermeiras, com conhecimento e treinamento especializados em cuidados pós-operatórios.[3]

Em 1942, um incêndio destruiu a boate Coconut Grove (Boston), o que causou a morte de 491 pessoas, além de inúmeras vítimas gravemente queimadas encaminhadas ao Massachussets General Hospital. Todo um andar foi transformado em uma UTI. Surgia o conceito de terapia intensiva: área física própria, equipe multiprofissional treinada e exclusiva, recursos tecnológicos, critérios de admissão e alta, e acesso restrito aos pacientes.[3]

A primeira UTI respiratória, na qual se realizava ventilação pulmonar artificial, surgiu na Escandinávia, no início dos anos 1950. Essa ventilação artificial ocorria por meio do ventilador tipo tanque de Drinker (pulmão de aço ou *iron lung*), e era utilizada no tratamento do surto de poliomielite[3] (Figura 2.1).

O pulmão de aço realizava ventilação não invasiva, e foi criado por Philip Drinker (1926) em Harvard.[4] As UTIs passam a receber grande demanda desses ventiladores ciclados a vácuo, que salvaram vidas e transformaram o atendimento de urgência e emergência. A evolução da respiração artificial aconteceu após a expansão da técnica utilizada durante as cirurgias para outros tipos de pacientes, que deixou de ser um procedimento restrito ao centro cirúrgico. Em 1951, o respirador Engströn estava disponível para uso, e se mostrou superior ao pulmão de aço.[3]

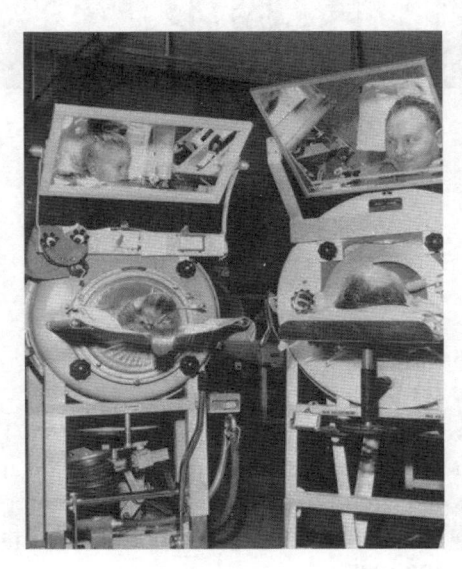

Figura 2.1 – *Iron lung.*
Fonte: Acervo da autoria do capítulo.

As primeiras UTIs criadas ofereciam os mesmos equipamentos e materiais encontrados em outros setores do hospital, porém, instantaneamente disponíveis. O monitoramento era realizado por enfermagem exclusiva, ou seja, a tecnologia era o conhecimento e a dedicação daquelas profissionais.[3]

No final dos anos 1950 houve multiplicação de novas unidades, especialmente na América do Norte. Antes de 1970, aproximadamente 95% dos hospitais de emergência norte-americanos possuíam uma UTI.

No Brasil, os primeiros pulmões de aço desembarcaram em 1955 (São Paulo), e contribuíram para o surgimento das primeiras UTIs brasileiras.[3]

O aumento de UTIs no mundo todo trouxe consigo o culto à tecnologia. Na década de 1960, o desenvolvimento tecnológico aeroespacial com monitorização contínua e a distância fez com que essa tecnologia saltasse para dentro das UTIs.[3]

Na década de 1960, nos Estados Unidos, a pneumologia criou a subespecialidade denominada medicina intensiva. Nos dez anos seguintes foi fundada a Society of Critical Care Medicine (SCCM) em Los Angeles, Califórnia.[3]

No Brasil, após a criação de algumas sociedades de terapia intensiva estaduais, foi criada a Sociedade Brasileira de Terapia Intensiva (1979), transformada em Associação de Medicina Intensiva Brasileira (AMIB) em 1980 e reconhecida como especialidade médica em 1991. Os enfermeiros intensivistas participaram da fundação da AMIB, com a criação, em 1992, do Departamento de Enfermagem. Em 1996, ocorreu a "1ª prova para oficialização da obtenção do título de Especialista em Terapia Intensiva".[3] Em 1978, foi publicado o primeiro livro brasileiro de enfermagem em UTI, sob coordenação da enfermeira Alice Martins Gomes.[5]

Legislação brasileira em terapia intensiva

As principais portarias e resoluções referentes ao tratamento do doente crítico estão descritas no Quadro 2.1.

Quadro 2.1 – Legislação brasileira em terapia intensiva.	
Portaria MS n. 1.071, de 04 de julho de 2005[6]	Institui a Política Nacional de Atenção ao Paciente Crítico. Percebe-se que é fundamental fazer uma análise em relação ao efetivo funcionamento tanto das instalações e equipamentos quanto dos profissionais inseridos nesse contexto, de forma a considerar, assim, o cumprimento dos requisitos estabelecidos pela portaria
Resolução n. 07, de 24 de fevereiro de 2010[7]	Dispõe sobre os requisitos mínimos para o funcionamento de unidades de terapia intensiva e dá outras providências. Porém, é importante ressaltar que essa resolução é a diretriz mínima para o exercício do trabalho dentro das UTIs e, portanto, ao aumentarem a complexidade e a gravidade dos pacientes, esses requisitos devem acompanhar essa demanda, em relação a recursos humanos e materiais O Art. 7 prevê que o provimento de recursos humanos e materiais é de responsabilidade da direção do hospital onde a UTI está inserida. No Art. 49, § 1º e § 2º, é mencionado que os pacientes devem ser avaliados por meio de um Sistema de Classificação de Necessidades de Cuidados do Paciente, ou seja, que irão determinar o quantitativo necessário desses profissionais e dependerão do tipo e complexidade de cada UTI. Dispõe de regras para reduzir riscos aos pacientes, profissionais de saúde e meio ambiente, bem como melhorar a qualidade dos serviços prestados. Torna obrigatórios o monitoramento de indicadores de saúde, o gerenciamento de riscos inerentes às atividades praticadas nas UTIs, o controle de infecção em UTI, a educação continuada focada nas necessidades do setor e a capacitação profissional específica Em relação à equipe multiprofissional e aos recursos humanos, tornaram-se obrigatório um responsável técnico médico, um fisioterapeuta e um enfermeiro coordenadores de suas respectivas equipes, exclusivas de UTI, com a necessidade de que todos tivessem especialização em terapia intensiva e que podem assumir a coordenação de no máximo duas UTIs
RDC n. 26, de 11 de maio de 2012[8]	Aumento na relação de no mínimo 1 enfermeiro para cada 10 leitos ou fração, em cada turno, além de suprimir a exigência de um técnico de enfermagem por UTI para serviços de apoio assistencial em cada turno. Esta súbita alteração acarretou em um notório retrocesso, que favoreceu a redução de custos, em detrimento da qualidade do atendimento e segurança do paciente
Portaria n. 895/2017[9]	Em relação ao quantitativo de enfermagem, institui o cuidado progressivo ao paciente crítico ou grave com os critérios de elegibilidade para admissão e alta, de classificação e de habilitação de leitos de terapia intensiva adulto, pediátrico, unidade coronariana (UCO), queimados e cuidados intermediários adulto e pediátrico no âmbito do SUS. Classifica as UTI-a (adulto) em tipo II e III e UTI-ped II e III, e nas UTI tipo II a relação enfermeiro paciente é 1 para 10, e na UTI tipo III é 1 para 5 pacientes
RDC n. 137, de 08 de fevereiro de 2017[10]	O responsável técnico médico, os coordenadores de enfermagem e de fisioterapia devem ter título de especialista, conforme estabelecido pelos respectivos conselhos de classe e associações reconhecidas por estes grupos para este fim

Fonte: Adaptado de Ministério da Saúde/Agência Nacional de Vigilância Sanitária (ANVISA), 2005, 2010, 2012, 2017 e Conselho Federal de Enfermagem (Cofen), 2017.

A aprovação da RDC n. 07/2010 ocorreu após negociação com entidades de classes, e um dos pontos mais polêmicos nas negociações foi a razão enfermeiro/paciente. A enfermagem exigia a proporção de 1 enfermeiro para 5 pacientes, diante da comprovação de evidências técnicas e científicas, e era apoiada por outros membros da comissão. Na prática, verifica-se que as divergências de parâmetros estabelecidos pela Agência Nacional de Vigilância Sanitária (ANVISA) e pelo Conselho Federal de Enfermagem (Cofen) interferem no estabelecimento de estratégias e políticas que contribuam para a adequação quantitativa e qualitativa de profissionais de enfermagem nas UTIs do país.[11,12]

Certificação do profissional enfermeiro

Para ser coordenador de enfermagem de UTI é exigida a certificação profissional de título de Especialista em Terapia Intensiva concedida pela Associação Brasileira de Terapia Intensiva (ABENTI), reconhecida pela Associação Brasileira de Enfermagem (ABEn) e registrada no Conselho Federal de Enfermagem (Cofen). Já na RCD n. 07/2010, a formação acadêmica exigida é *lato sensu* em terapia intensiva ou áreas afins. Na RDC n. 137, trata-se de uma certificação profissional, em que o enfermeiro é avaliado pelo seu conhecimento e experiência por meio de uma prova escrita e de uma prova prática de habilidades e raciocínio clínico, que atende a rigorosos padrões nacionais. O processo de titulação de enfermeiros especialistas em terapia intensiva é reconhecido pela Resolução Cofen n. 570/2018.[13]

Os cursos de especialização em terapia intensiva *lato sensu* (acadêmico) e o título de enfermeiro em terapia intensiva são processos de certificação de natureza diferente, e são independentes.

Critérios de admissão e alta em terapia intensiva

Os critérios de admissão em UTI que devem ser considerados para tornar o paciente elegível aos cuidados intensivos estão elencados na Tabela 2.1.

Tabela 2.1 – Critérios de admissão na UTI.

Fatores de elegibilidade para admissão na UTI	Patologias que requerem monitoramento intensivo
▪ Diagnóstico e necessidade do paciente ▪ Serviços médicos disponíveis na instituição ▪ Priorização de acordo com a condição do paciente ▪ Disponibilidade de leitos ▪ Paciente com intervenções terapêuticas e prognóstico	▪ Doenças cardiovasculares ▪ Doenças pulmonares ▪ Complicações neurológicas ▪ Complicações renais ▪ Overdoses de fármacos e drogas ▪ Alguns pós-cirúrgicos
Sinais vitais alterados	**Resultados alterados de exames**
▪ Frequência cardíaca (FC) < 40 bpm ou > 150 bpm ▪ Pressão arterial média (PAM) < 60 mmHg ▪ Pressão arterial sistólica (PAS) < 80 mmHg ▪ Pressão arterial diastólica (PAD) > 120 mmHg ▪ Frequência respiratória (FR) > 35 mrpm	▪ Valores laboratoriais extremos: sódio, potássio, cálcio sérico, glicose sérica ▪ PaO_2 < 50 mmHg ou PH sanguíneo < 7,1 ou > 7,7 ▪ Achados radiológicos recentes: hemorragia cerebral, aneurisma dissecante de aorta ▪ Alterações eletrocardiográficas com instabilidades clínicas

Fonte: Adaptada de Irwin RS, Rippe JM, 2007 e Ministério da Saúde, 2017.

Cada centro hospitalar pode estabelecer seus critérios de admissão na UTI, mas existem situações específicas unânimes que precisam da sua tecnologia e infraestrutura,[10] além de pacientes com maior probabilidade de benefício da internação com cuidados intensivos.

Frente à demanda maior que a oferta para os leitos de UTI, muitas instituições criaram alternativas. Uma delas, que vem em crescimento no Brasil, são os times de resposta rápida (TRR). Uma equipe de médicos treinados em terapia intensiva avalia pacientes que podem ter risco de deterioração na enfermaria e dão início a intervenções apropriadas. Os critérios para acionamento do TRR podem ser customizáveis, porém, alterações de sinais vitais e condições neurológicas são as predominantes.[14] Incluir itens como débito urinário e sangramento são possíveis.

Há muito tempo já se utilizam escores que predefinem o risco de deterioração do estado clínico do paciente, mas com a campanha de diagnóstico rápido para sepse, o uso desses escores foram mais disseminados e, atualmente, também utilizados como critério para acionamento dos TRR. Exemplos são o *national early warning score* (NEWS) e o *modificaded early warning score* (MEWS).[15] A recomendação de alta da UTI pode se basear em dois princípios: quando o paciente não necessitar mais de cuidados intensivos com correção ou estabilização do fator que motivou a internação na UTI, e/ou quando não se beneficiar dos cuidados intensivos. É possível utilizar a escala SWIFT (*stability and workload index for transfer*) como critério de alta da UTI pelo risco de reinternação. As readmissões precoces (< 48 horas) e as mortes inesperadas após alta (< 7 dias) são eventos presentes. Apesar do progresso na qualidade assistencial, cerca de 10% dos pacientes de UTI têm risco de readmissão.

Gerenciamento de alta permanência

Visto que a UTI tem grande desequilíbrio financeiro, torna-se um dos campos de maior interesse em reduzir permanência e aumento no giro de leitos. Medidas simples como programação de alta, comunicação efetiva da equipe, participação do paciente e família no cuidado, entre outras, apresentam bons resultados, mas necessitam uma metodologia aplicável à realidade da UTI.[1]

O uso de *rounds*, reuniões ou encontros à beira-leito multidisciplinares, com registros claros e objetivos das metas terapêuticas, é uma forma de manter toda a equipe empenhada na alta do paciente.

Referências bibliográficas

1. Ferreira Junior FH. Gestão de qualidade em terapia intensiva: normas e processos. São Paulo: Abril Educação, 2015.
2. Hamilton DK, Sheply MM. Design for critical care: an evidence-based approach. New York: Architectural Press of Elsevier, 2010.
3. Orlando JMC, Miquelin L. UTIs contemporâneas. Rio de Janeiro: Atheneu, 2008.
4. Drinker P. O pulmão de aço. Disponível em: http://www.medicinaintensiva.com.br/pulmao-aco-historia-fotos.htm. Acesso em: 4 maio 2018.
5. Guimarães HP, Tallo FS, Truffa AAM, Lopes RD, Lopes AC. Manual de bolso de UTI. 3. ed. Rio de Janeiro: Atheneu, 2011.
6. Brasil. Ministério da Saúde. Portaria n. 1.071, de 4 de julho de 2005. Determina que a Secretaria de Atenção à Saúde submeta à consulta pública a minuta da Política Nacional de Atenção ao Paciente

Crítico. Disponível em: https://bvsms.saude.gov.br/bvs/saudelegis/gm/2005/prt1071_04_07_2005. html. Acesso em: 18 jun. 2021.

7. Brasil. Ministério da Saúde, Agência Nacional de Vigilância Sanitária (ANVISA). Resolução n. 07, de 24 de fevereiro de 2010. Dispõe sobre os requisitos mínimos para funcionamento de unidades de terapia intensiva e dá outras providências. Disponível em: https://bvsms.saude.gov.br/bvs/saudelegis/anvisa/2010/res0007_24_02_2010.html. Acesso em 18 jun. 2021.

8. Brasil. Ministério da Saúde, Agência Nacional de Vigilância Sanitária (ANVISA). Resolução RDC n. 26, de 11 de maio de 2012. Altera a Resolução RDC n. 07, de 24 de fevereiro de 2010, que dispõe sobre os requisitos mínimos para funcionamento de unidades de terapia intensiva e dá outras providências. Disponível em: https://bvsms.saude.gov.br/bvs/saudelegis/anvisa/2012/rdc0026_11_05_2012. html. Acesso em: 18 jun. 2021.

9. Brasil. Ministério da Saúde. Portaria n. 895, de 31 de março de 2017. Institui o cuidado progressivo ao paciente crítico ou grave com os critérios de elegibilidade para admissão e alta, de classificação e de habilitação de leitos de terapia intensiva adulto, pediátrico, unidade coronariana, queimados e cuidados intermediários adulto e pediátrico no âmbito do Sistema Único de Saúde (SUS). Disponível em: https://bvsms.saude.gov.br/bvs/saudelegis/gm/2017/prt0895_26_04_2017.html Acesso em: 18 jun. 2021.

10. Brasil. Ministério da Saúde, Agência Nacional de Vigilância Sanitária (ANVISA). Resolução RDC n. 137, de 8 de fevereiro de 2017. Altera a Resolução da Diretoria Colegiada (RDC) n. 07, de 24 de fevereiro de 2010. Disponível em: https://www.in.gov.br/materia/-/asset_publisher/Kujrw0 TZC2Mb/content/id/20794567/do1-2017-02-09-resolucao-rdc-n-137-de-8-de-fevereiro-de-2017-20794500. Acesso em: 18 jun. 2021.

11. Conselho Federal de Enfermagem (Cofen). Resolução n. 543, de 12/05/2017. Estabelece os parâmetros mínimos para dimensionar o quantitativo de profissionais das diferentes categorias de enfermagem. Disponível em: http://www.cofen.gov.br/resolucao-cofen-5432017_51440.html. Acesso em: 18 jun. 2021.

12. Rodrigues MA, Paula RCC, Santana RF. Divergências entre legislações do dimensionamento de enfermagem em unidades de terapia intensiva. Enferm Foco. 2017;8(1):12-6.

13. Morton PG, Fontaine DK. Cuidados críticos de enfermagem: uma abordagem holística. 9. ed. Rio de Janeiro: Guanabara Koogan, 2013.

14. Irwin RS, Rippe JM. Manual de terapia intensiva. Rio de Janeiro: Guanabara Koogan, 2007.

15. Mitsunaga T, Hasegawa I, Uzura M, Okuno K, Otani K, Ohtaki Y et al. Comparison of the national early warning score (NEWS) and the modified early warning score (MEWS) for predicting admission and in-hospital mortality in elderly patients in the pre-hospital setting and in the emergency department. Peerj. 2019;7:16. doi: 10.7717/peerj.6947.

3

Ferramentas de Gerenciamento e Indicadores de Qualidade em Unidade de Terapia Intensiva

Daniela Marona Borba
Karina Mesquita Teixeira
Claudir Pirovano
Eliziane Ferranti

O cenário de saúde que se configura ao longo dos anos traz preocupações crescentes ao segmento de terapia intensiva, devido aos inúmeros desafios que se apresentam. Simultaneamente ao rápido processo de desenvolvimento, principalmente tecnológico, ocorre a internação de pacientes cada vez mais complexos e de difícil manejo. A repercussão desses processos, na prática, são as altas demandas assistenciais e os custos elevados. Desta forma, a sobrevivência dos serviços de saúde vai depender da capacidade de atender às novas demandas do mercado, o que contribui para a redução da mortalidade e das reinternações hospitalares.[1]

A implementação de indicadores no monitoramento da qualidade caracteriza-se como uma ferramenta valiosa de gestão, que facilita a busca da eficiência dos processos de trabalho e dos resultados da assistência prestada.[2]

Indicadores

Os indicadores são considerados uma estratégia de mensuração e de registro de eventos que auxiliam no levantamento de causas, consequências e medidas de prevenção e servem de instrumento para qualificação, avaliação e monitoração da saúde, uma vez que são importantes instrumentos para a melhoria da qualidade dos cuidados prestados aos pacientes.[3]

Tipos de indicadores

Os indicadores estão associados à gestão estratégica da instituição, ou seja, é importante que haja alinhamento com a missão, visão e valores da organização.[4] Eles medem aspectos qualitativos e quantitativos baseados no modelo conceitual criado por Donabedian, que fornece um enquadramento para examinar e avaliar os serviços de saúde. Segundo este modelo, as informações sobre a qualidade dos cuidados são oriundas de três categorias (Quadro 3.1).

Quadro 3.1 – Categorias de informações sobre qualidade dos cuidados.	
Estrutura	Relacionada ao contexto em que os cuidados são realizados: instalação física, recursos humanos e equipamentos
Processo	É a soma de todas as ações que compõem o cuidado. Busca avaliar como o procedimento é realizado, mede seu desempenho e o alcance dos objetivos determinados
Resultado	Mede o saldo de cuidados que envolvem o paciente, o que inclui alterações no estado de saúde, conhecimento, satisfação e comportamento

Fonte: Desenvolvido pela autoria do capítulo.

Elementos essenciais para construção dos indicadores

A utilização dos indicadores, principalmente na área da saúde, proporciona a avaliação do alcance de metas propostas pela organização, ou seja, eles possibilitam que os objetivos sejam transformados em medidas. Para que isto ocorra, é necessário que os indicadores apresentem as seguintes características: confiabilidade, sensibilidade, validade, simplicidade, baixo custo, especificidade, estabilidade, exatidão e disponibilidade.[4]

A construção de um indicador deve ser pautada nas necessidades ou não conformidades presentes nas unidades. O primeiro passo é definir o que se pretende mensurar. A coleta deve ser padronizada para proporcionar fidedignidade dos dados. É necessária a elaboração de uma ficha técnica para nortear esta construção (Tabela 3.1).

Tabela 3.1 – Ficha técnica para construção de um indicador.

Indicador	Conceito	Exemplo
Nome	Escolher nome adequado para o indicador	Incidência de lesão por pressão (LP)
Objetivo	O que se pretende	Medir o número de lesões
Abrangência	Tipo de população a ser alcançada	Pacientes internados na UTI
Unidade de medida	Percentual, número absoluto, índice	Percentual
Tendência	Diminuir ou aumentar	Diminuir
Periodicidade	Mensal, trimestral ou anual	Mensal
Coleta	Responsável pela coleta	Enfermeiro
Análise	Responsável pela análise	Administrador
Meta	Onde se pretende chegar	3%, 5%, 10%
Fórmula de medição	Definir numerador e denominador	Número de casos novos de lesão pressão/ Número de pacientes dia × 100
Critério de inclusão/exclusão	Critérios estabelecidos para seleção da população contemplada	▪ Inclusão: pacientes que desenvolveram LP após internação na UTI ▪ Exclusão: pacientes que internaram com LP prévia
Fonte de informação	Prontuário, banco de dados, busca ativa	Prontuário
Data	Data de elaboração da ficha técnica	Data/mês/ano
Divulgação	Como e onde serão divulgados os resultados	Por e-mail, em reuniões e nos murais da unidade

Fonte: Desenvolvida pela autoria do capítulo.

É importante o conhecimento da realidade local e da factibilidade da elaboração de indicadores que interferem direta ou indiretamente na qualidade da assistência. Estes dados devem ser acompanhados e divulgados para a equipe com planos de ação bem delineados, com vistas à melhoria destes processos.[4]

Indicadores de qualidade assistencial

Inicialmente, a finalidade dos indicadores era determinar quais os conjuntos de medidas em saúde deveriam ser seguidos para diferenciar a boa prática da prática errônea.

Posteriormente, passou-se a acompanhar os eventos adversos que alteravam a qualidade dos serviços; em seguida, foi necessário medi-los a fim de reduzi-los e eliminá-los.[4]

Os indicadores de qualidade assistencial traduzem de forma objetiva os resultados do cuidado ao paciente, de modo a favorecer a gestão de estratégias de melhoria capazes de repercutir na qualidade e segurança da assistência.[5,6]

A American Nurses Association (ANA), bem como o Núcleo de Gerenciamento Hospitalar da Associação Paulista de Medicina (NAGEH), desenharam indicadores relacionados à assistência e à gestão de pessoas, vinculados à assistência de enfermagem, os quais são sistematicamente mensurados pelas instituições de saúde. Exemplos no Quadro 3.2.

Quadro 3.2 – Exemplos de indicadores de processo e gestão de pessoas.	
Indicadores de gestão de processos	**Indicadores de gestão de pessoas**
• Incidência de queda de paciente • Incidência de extubação acidental • Incidência de lesão por pressão • Incidência de erro de medicação • Incidência de perda de sonda nasoenteral	• Taxa de absenteísmo de profissionais de enfermagem • Taxa de rotatividade (*turnover*) de profissionais de enfermagem • Índice de treinamento de profissionais de enfermagem • Taxa de acidente de trabalho de profissionais de enfermagem • Horas de enfermeiro/cuidado intensivo

Fonte: Desenvolvido pela autoria do capítulo.

Indicadores para avaliação de unidades de terapia intensiva

A Agência Nacional de Vigilância Sanitária (ANVISA), na sua Instrução Normativa n. 04, em consonância com o art. 48 da RDC/ANVISA n. 07, dispõe sobre os indicadores que devem ser utilizados para avaliação das unidades de terapia intensiva, bem como o tempo de monitoramento desses indicadores.[7,8]

Esta mensuração deve ser realizada mensalmente e os resultados da sua análise devem ser divulgados para a equipe em local de fácil acesso (Quadro 3.3).

Quadro 3.3 – Indicadores para avaliação de unidades de terapia intensiva.
1. Taxa de mortalidade absoluta e estimada
2. Tempo de permanência na unidade de terapia intensiva
3. Taxa de reinternação em 24 horas
4. Densidade de incidência de pneumonia associada à ventilação mecânica
5. Taxa de utilização de ventilação mecânica
6. Densidade de incidência de infecção primária da corrente sanguínea relacionada ao acesso vascular central
7. Taxa de utilização de cateter venoso central
8. Densidade de incidência de infecções do trato urinário relacionada a cateter vesical

Fonte: Adaptado de Agência Nacional de Vigilância Sanitária (ANVISA), 2010.

Os indicadores relacionados à infecção devem estar de acordo com o preconizado nos critérios nacionais de Infecções Relacionadas à Assistência à Saúde (IRAS),[8] publicados pela ANVISA. A Tabela 3.2 apresenta exemplo de indicador de resultados relacionados à infecção em UTI.

Tabela 3.2 – Indicador de resultado relacionado à infecção em UTI.

Indicadores de pneumonia relacionada à ventilação mecânica		
Definição	A pneumonia associada à ventilação mecânica (PAV) é uma infecção pulmonar relacionada à assistência à saúde que incide em pacientes em ventilação mecânica	
Equação para cálculo	É a relação entre o número de novos casos de PAV e o número de VM/dia, multiplicado por 1.000	Número de casos de PAV × 1.000/Número de VM/dia
Responsável pelo dado	Serviço de controle de IRAS	–
Frequência de levantamento	( ) Diário ( ) Semanal	(x) Mensal ( ) Semestral ( ) Anual
Dimensão da coleta	( ) Em todas as unidades da instituição	(x) Em unidades específicas: UTI adulto e UTI pediátrica
Observações	▪ O diagnóstico de PAV baseia-se em critérios clínicos, radiológicos e laboratoriais ▪ A PAV surge 48 horas após a intubação endotraqueal e instituição de VM invasiva, a PAV precoce ocorre até o 4º dia de intubação e a tardia inicia após o 5º dia ▪ A maioria das pneumonias hospitalares ocorre por aspiração de bactérias colonizantes da orofaringe ou trato gastrointestinal	

Fonte: Adaptada de Núcleo de Gerenciamento Hospitalar da Associação Paulista de Medicina (NAGEH), 2014.

Com estas informações, os gestores podem identificar as oportunidades de melhoria e, também, as potenciais ameaças que emergem do ambiente analisado, bem como o impacto desta realidade no futuro da organização.[1]

Ferramentas para gerenciamento hospitalar[9]

O hospital incorpora traços do modelo organizacional e burocrático comum às empresas, congregando os princípios da eficácia, produtividade, competência, qualidade total, cliente, produto, desempenho e excelência, o que estimula cada vez mais o trabalho de equipes que gerenciam as práticas em saúde e que buscam o processo de acreditação hospitalar.[10] As ferramentas de qualidade surgem como um instrumento relevante para avaliação dos processos de trabalho, para o alcance da qualidade e segurança nos serviços de saúde. Inúmeras são essas ferramentas (Quadro 3.4).[11]

Quadro 3.4 – Ferramentas para gerenciamento hospitalar.	
PDCA	O acrônimo PDCA (*plan, do, check, action*) corresponde a **planejar** (definição de metas e métodos para atingi-las), **executar** (pôr em prática o plano de ação), **controlar** (verificar se os resultados obtidos estão de acordo com o planejado), e **agir** (atuar corretivamente, padronizando o processo). O ciclo PDCA é utilizado para implementar e monitorar os processos em busca da melhoria contínua da qualidade
Brainstorming	Técnica destinada a levantar ideias para discussão em grupo, para melhor conhecer o problema e buscar soluções
Fluxograma do processo	Utilizado para representar a sequência das atividades de um processo em todas as etapas. Permite identificar riscos e melhorias a serem implementadas
5W2H	É o instrumento mais conhecido utilizado para planejar as melhorias. Corresponde à elaboração do plano de ação: *why* (**porque** – justificativa), *what* (**o que** – quais etapas), *how* (**como** – método), *where* (**onde** – local), *when* (**quando** – tempo), *who* (**quem** – responsável), *how much* (**quanto** – custo). Permite identificar os recursos e pessoas responsáveis para execução do projeto

(continua)

Quadro 3.4 – Ferramentas para gerenciamento hospitalar. (continuação)	
Diagrama de Ishikawa (ou espinha de peixe)	Utilizado para identificar as principais causas dos problemas mais relevantes de um processo. É recomendável utilizar juntamente com o Pareto, que analisa as causas mais representativas, o que torna a análise mais objetiva e rápida
Método Kanban	Dispositivo (pode ser cartão) que fornece instruções para produção, retirada ou transporte de itens. Possibilita controle visual, mantém o fluxo contínuo, com reposição na medida da demanda, e que possibilita a melhoria contínua

Fonte: Adaptado de Rosso CB, 2018.

As Figuras 3.1 e 3.2 representam, esquematicamente, algumas das ferramentas para gerenciamento hospitalar.

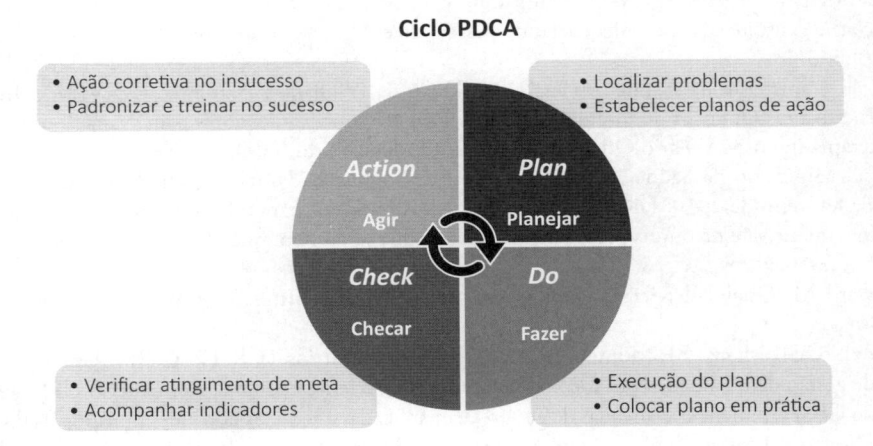

Figura 3.1 – Ciclo PDCA.
Fonte: Adaptada de Periard G, 2011.

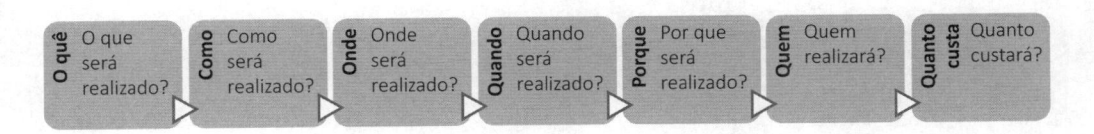

Figura 3.2 – 5W2H.
Fonte: Desenvolvida pela autoria do capítulo.

Por meio de uma gestão focada na segurança e qualidade assistencial, a unidade de terapia intensiva pode oferecer melhores resultados, com a obtenção de índices aceitáveis de complicações decorrentes dos procedimentos. A incorporação de ferramentas de gestão como prática sistemática e efetiva na UTI possibilita a definição de estratégias de intervenção, sem desconsiderar as peculiaridades das organizações.[12]

O grande desafio é, sobretudo, elaborar indicadores próprios que melhor descrevam as necessidades de intervenção na área determinada, de forma a objetivar a otimização de recursos e ampliar a qualidade em saúde.

Referências bibliográficas

1. Azeredo NSG, Aquim EE, Santos AA. Assistência ao paciente crítico: uma abordagem multidisciplinar. Rio de Janeiro: Atheneu, 2019.
2. Melleiro MM, Tronchin DMR, Baptista CMC, Braga AT, Paulino A, Kurcgant P. Indicadores de prevalência de úlcera por pressão e incidência de queda de paciente em hospitais de ensino do município de São Paulo. Rev Esc Enferm USP. 2015;49.
3. Oliveira CAS, Pinto FCC, Vasconcelos TB, Bastos VPD. Análise de indicadores assistenciais em uma unidade de terapia intensiva pediátrica na cidade de Fortaleza/CE. Cad Saúde Colet. 2017;25.
4. Vianna RAPP, Torre M. Enfermagem em terapia intensiva: práticas integrativas. São Paulo: Manole, 2017.
5. Melo GCS, Costa MRA, Rocha FLR, Bernardes A, Miguelaci T, Silva MLP. Utilização de indicadores de desempenho em serviços de enfermagem de hospital público. Rev Latino-Am Enfermagem. 2011;5.
6. Quadros DV, Magalhães AMM, Mantovani VM, Rosa DS, Echer IC. Análise de indicadores gerenciais e assistenciais após adequação de pessoal de enfermagem. Rev Bras Enferm [Online]. 2016; 69(4):638-43.
7. Brasil. Ministério da Saúde, Agência Nacional de Vigilância Sanitária (ANVISA). Instrução Normativa n. 04, de 24 de fevereiro de 2010. Dispões sobre indicadores para avaliação de unidades de terapia intensiva. Diário Oficial da República Federativa do Brasil, Brasília. 24 fev. 2010.
8. Brasil. Ministério da Saúde, Agência Nacional de Vigilância Sanitária (ANVISA). RDC n. 07, de 24 de fevereiro de 2010. Dispõe sobre os requisitos mínimos para o funcionamento de unidades de terapia intensiva e dá outras providências. Diário Oficial da República Federativa do Brasil, Brasília. 24 fev. 2010.
9. Brassard M. Qualidade: ferramentas para uma melhoria contínua. Rio de Janeiro: Qualitymark, 1996.
10. Fioreti FCCF, Manzo BF, Montenegro LC, Corrêa AR, Martins TCR, Costa DM. Uso de ferramentas de gestão da qualidade com foco na segurança do paciente neonatal. Rev Enferm UFPE. 2016.
11. Rosso CB. Ferramentas avançadas de gestão Lean aplicadas a serviços de saúde. In: Apostila do módulo II do curso Lean na saúde – Programa de pós-graduação em Engenharia de produção. 4. ed. Porto Alegre: Universidade Federal do Rio Grande do Sul, 2018.
12. Kurganct P, Lima AFC. Indicadores de qualidade no gerenciamento de recursos humanos em enfermagem. Rev Bras Enferm, Brasília. 2009;62.

Lilian Josiane da Rosa Soares
Michele Elisa Weschenfelder Hervé

A informação em saúde refere-se a um conjunto de dados colocados num determinado contexto útil e de grande significado, os quais, quando fornecidos adequadamente para um propósito, proporcionam orientação, instrução e conhecimento aos profissionais de saúde, o que os torna mais habilitados para desenvolver determinada atividade e/ou para a tomada de decisão na prática clínica.[1]

Na Unidade de Terapia Intensiva (UTI), o uso efetivo da informação torna-se ainda mais relevante, de maneira a contribuir para a qualidade das ações e segurança do paciente. A documentação das informações relacionadas ao paciente, o uso de protocolos assistenciais e uma comunicação efetiva, tanto verbal, quanto escrita, que envolve todos os membros da equipe multiprofissional, favorece uma assistência contínua, sistematizada e segura aos pacientes criticamente enfermos.[2]

Comunicação

A comunicação na área de saúde é muito complexa e dinâmica, pois contém inúmeras informações utilizadas pela equipe multiprofissional. Falhas nesse processo favorecem a ocorrência de erros.[3] A demanda de ações e decisões que precisam ser tomadas de forma rápida ou imediata exige dos profissionais uma comunicação quase ininterrupta, especialmente em unidades críticas.[4]

Em 2004, na 57ª Assembleia Mundial da Saúde, foi criada a Aliança Mundial para a Segurança do Paciente, com o objetivo de promover o desenvolvimento de práticas e políticas de segurança, por meio de seis principais metas. Destaca-se a meta dois, que preconiza a melhoria da comunicação efetiva entre os profissionais da saúde.[5]

A comunicação adequada durante a transferência de responsabilidade do paciente é um dos momentos mais críticos. A transferência ou transição do cuidado consiste na transferência da responsabilidade de algum, ou todos os aspectos do cuidado do paciente, ou grupo de pacientes, para outra pessoa ou grupo de profissionais, de forma temporária ou definitiva.[6]

Passagem de plantão

É um dos momentos mais importantes de troca de informações relacionadas ao processo de cuidar, destinado a transmitir um resumo do estado geral do paciente e informações relevantes para a continuidade da assistência. Na maioria dos hospitais, a passagem de plantão em UTI é diferenciada dos outros setores, uma vez que é realizada à beira-leito. Neste cenário, deve ocorrer da melhor maneira possível, de forma clara, objetiva, concisa, a garantir o entendimento de toda a equipe.[4]

Comunicação das informações na Unidade de Terapia Intensiva (UTI)

O fornecimento de orientações aos familiares e pacientes deve ser com linguagem clara, de modo a abordar o estado de saúde e a assistência prestada da admissão até a alta.[7] É responsabilidade da equipe multidisciplinar e deve preservar a identidade e a privacidade do paciente, para assegurar um ambiente de respeito.

A proposta de assistência multidisciplinar prevê que os profissionais trabalhem de forma coletiva, baseados no contínuo diálogo, que impulsiona a troca de conhecimento entre as diversas áreas de atuação. O sucesso dessa dinâmica depende de diversos fatores interligados suscetíveis a interferências do ambiente, das rotinas, da carga de trabalho diária e das especificidades de cada profissional. A comunicação entre os profissionais da equipe é um ponto bastante frágil da relação.[8] A comunicação ineficaz pode ser causada por fatores como expectativas diferentes entre quem passa e quem recebe a informação, questões culturais (falta de trabalho em equipe e falta de respeito entre os profissionais), tempo inadequado destinado a esta atividade e falta de métodos ou ferramentas padronizados.[9]

Algumas ações estão associadas à melhoria neste processo, como comunicação verbal curta com estrutura clara, utilização de ferramentas padronizadas de comunicação verbal e escrita, interação frente a frente entre os profissionais envolvidos, utilização de *checklists*, adoção do tempo e local ideais e inclusão do paciente e família. Outras estratégias sugeridas estão relacionadas a uma avaliação periódica do processo de comunicação do serviço de saúde, para identificar os pontos críticos e proporcionar condições adequadas para a passagem de plantão, que minimizam interrupções e ruídos.[9]

Para informações críticas, como no caso de comunicação de resultados alarmantes de exames laboratoriais ou orientação verbal para administração de medicamentos de urgência, a comunicação deve ser bidirecional (*read-back*, ler de volta). Todos os procedimentos, transferências, exames ou quaisquer situações que ocorram com o paciente devem ser registrados no prontuário de maneira clara, objetiva e completa e as siglas, símbolos e abreviaturas devem ser evitados.[9]

Rounds

A transição do cuidado também acontece em momentos como os *rounds* multidisciplinares e na transferência de cuidados à beira-leito, quando o cirurgião passa informações sobre o paciente.[10] Pacientes críticos são vistos por múltiplas equipes durante o seu tratamento, o que gera muitas oportunidades para problemas de comunicação, como erros por omissão ou por distorção da informação, com impacto na tomada de decisão e planejamento do cuidado. Erros de omissão podem ocorrer em razão de distrações durante as passagens de plantão, informação desorganizada e excesso de confiança do profissional na sua memória. A distorção da informação pode ocorrer devido à má construção da mensagem (p. ex., utilização de jargões e escolha das palavras), entre outros.[11]

Uma alternativa para qualificar a efetividade dos *rounds* é a implementação de uma lista de verificação de metas diárias (*daily goals checklist*), uma ferramenta rápida e simples, com impacto na comunicação, no atendimento ao paciente e na educação. Promove uma abordagem sistemática que é intradisciplinar e interdisciplinar, facilita a inserção multidisciplinar no plano de cuidados, o que incentiva a participação de todos os membros da equipe no plano terapêutico. Também serve como um repositório centralizado de dados para os profissionais que não participaram do *round*, já que deve ficar em registro escrito à beira-leito. É uma ferramenta de segurança do paciente, que tem repercutido na redução de erros, para concentrar a discussão centrada no paciente, com metas de curto e longo prazos.[12]

Ferramentas que auxiliam na transição do cuidado

Estas ferramentas não seguem uma uniformidade nem um padrão específico, uma vez que podem ser elaboradas conforme as necessidades de cada setor, de cada segmento profissional, com informações alimentadas de forma manual ou em meio eletrônico. Elas têm o objetivo de manter a continuidade da assistência, com informações como o estado geral do paciente, procedimentos, orientações e intercorrências.

Muitas instituições desenvolveram protocolos estruturados de passagem de plantão para minimizar erros na UTI. Essas estratégias têm em comum a padronização dos processos, inclusive com regras claras para os participantes, sequência de tarefas, antecipação de eventos e lista de verificação.[11]

Uma equipe norte-americana do Institute for Healthcare Improvement desenvolveu, no ano de 2007, a técnica de comunicação denominada *situation, background, assessment, recommendation* (SBAR), que busca redesenhar a comunicação em saúde e objetivar um sistema isento de erros, desperdícios, atrasos e com custos sustentáveis.[5] É recomendada para organizar o processo de passagem de plantão, com técnica estruturada, clara e precisa de fornecimento e registro de informações, por meio de quatro questões,[5] conforme mostra o Quadro 4.1.

Quadro 4.1 – Ferramenta SBAR.	
S (*situation*)	Descreve a situação do paciente no momento
B (*background*)	Fatores que levaram aos atuais problemas identificados
A (*assessment*)	A opinião do profissional sobre a situação do paciente
R (*recommendation*)	Conduta sugerida para corrigir os problemas identificados

Fonte: Adaptado de Nascimento JSG, Rodrigues RR, Pires FC, Gomes BF, 2018.

O uso desta ferramenta proporciona reflexão no processo de passagem de plantão, o que evita o esquecimento e prevê uma sequência de informações.[5] O Quadro 4.2 apresenta um exemplo de sua aplicação em uma passagem de plantão.

Quadro 4.2 – Exemplo de aplicação da ferramenta SBAR.	
S	I. M. P., 50 anos, no 3º pós-operatório de cirurgia de revascularização do miocárdio (CRM), e que apresenta dor torácica intensa e taquiarritmia
B	Teve dor torácica importante previamente, encaminhada à emergência, onde se deu o diagnóstico de infarto agudo do miocárdio (IAM), e realizou cateterismo cardíaco com indicação de CRM

(continua)

Quadro 4.2 – Exemplo de aplicação da ferramenta SBAR. (continuação)	
A	Risco de apresentar novo IAM pós-operatório
R	Solicitado eletrocardiograma (ECG) de 12 derivações e coletado enzimas cardíacas, caso confirme hipótese diagnóstica, encaminhar a novo cateterismo cardíaco

Fonte: Desenvolvido pela autoria do capítulo.

Sistemas de informação e registros na terapia intensiva

O prontuário do paciente é um documento em que são registradas todas as informações de saúde e doença do paciente pelos profissionais de saúde, e que evolui para o formato informatizado. No Brasil, o desenvolvimento de sistemas de informação na área da saúde surgiu a partir da Constituição de 1988 e da Lei n. 8.080 de 1990, que levou à criação da Área de Informação e Informática no Ministério da Saúde, com o objetivo de coordenar o processo de informatização e obter informações de maior confiabilidade para a gestão ou geração de conhecimento epidemiológico e de controle social.[13]

Observa-se na terapia intensiva um enorme volume de dados e informação heterogêneos e pouco estruturados. Um dos grandes desafios é a realização efetiva e qualificada do registro clínico, o que o torna mais completo, detalhado e integrado aos registros/sistemas de compartilhamento de informações dos demais profissionais da saúde. Os sistemas de informação auxiliam na organização e gerenciamento dessas informações. Faz-se necessária a padronização dos termos clínicos da prática assistencial, para atender critérios como validade, especificidade, recuperação dos dados e facilidade de comunicação e, ainda, possuir fácil entendimento, codificação e ser intuitivo aos profissionais.[1]

Os registros clínicos em uma UTI são regulamentados de acordo com a RDC n. 07 que determina:

> "A evolução do estado clínico, as intercorrências e os cuidados prestados devem ser registrados pelas equipes médica, de enfermagem e de fisioterapia no prontuário do paciente, em cada turno, e atendendo as regulamentações dos respectivos conselhos de classe profissional e normas institucionais".

Além disso, o mesmo documento orienta que as assistências farmacêutica, psicológica, fonoaudiológica, social, odontológica, nutricional, de terapia nutricional enteral e parenteral e de terapia ocupacional devem estar integradas às demais atividades assistenciais, para serem discutidas conjuntamente pela equipe multiprofissional.[7]

A importância de registros acurados torna-se ainda mais relevante nos processos de transição do cuidado nos diversos níveis. Em caso de transferência temporária do paciente, os dados do prontuário devem estar disponíveis para consulta dos profissionais do setor de destino.[7]

As Tecnologias de Informação e Comunicação (TICs) operam de maneira a aperfeiçoar os registros clínicos em saúde, uma vez que apoiam o desenvolvimento do processo de enfermagem (PE) informatizado. A integração entre o PE e as TICs pode propiciar a melhoria do pensamento crítico, o desenvolvimento do raciocínio investigativo e o fomento da busca contínua de informações que visam a obter evidência científica.[13]

Processo de enfermagem em terapia intensiva

O modelo de assistência de enfermagem orientado pelo PE promove o planejamento das ações, as intervenções, a avaliação e as metas específicas traçadas para cada paciente. No Brasil, a Resolução do Conselho Federal de Enfermagem (Cofen) n. 358/2009 regulamenta a Sistematização da Assistência de Enfermagem (SAE) e a operacionalização do PE, e dispõe sobre sua obrigatoriedade em todos os ambientes públicos ou privados onde ocorre o cuidado profissional de enfermagem.[14]

O PE torna-se eficiente e viabiliza a autonomia da assistência de enfermagem a partir de sua execução completa, a se respeitar a sequência de suas etapas. Os problemas e necessidades identificados culminam no levantamento de diagnósticos, na elaboração da prescrição dos cuidados e possibilita a continuidade do trabalho e documentação da assistência de enfermagem prestada.[15]

As cinco etapas do PE estão resumidas no Quadro 4.3.

Quadro 4.3 – Etapas do PE na UTI.

Etapa	Ação
Coleta de dados	Anamnese e exame físico direcionados às especificidades do paciente crítico
Diagnóstico de enfermagem	Tomada de decisão clínica e identificação das necessidades (NANDA-I, CIPE)
Planejamento	Identificação das metas e resultados esperados (NOC) e escolha das ações ou intervenções de enfermagem (NIC)
Implementação	Realização das ações ou intervenções (NIC)
Avaliação	Avaliação das respostas do paciente às intervenções de acordo com as metas estabelecidas (NOC)

Fonte: Desenvolvido pela autoria do capítulo.

A documentação formal de todas as etapas do PE a cada 24 horas é obrigatória, e deve envolver um resumo dos dados coletados, os DE prioritários, as ações ou intervenções de enfermagem realizadas e os resultados alcançados.[14]

Referências bibliográficas

1. Sousa PAF, Sasso GTMD, Barra DCC. Contribuições dos registros eletrônicos para a segurança do paciente em terapia intensiva: uma revisão integrativa. Texto & Contexto Enferm. 2012 Out.-Dez.;21(4):971-9.
2. Massaroli R, Martini JG, Massaroli A, Lazzari DD, Oliveira SN, Canever BP. Trabalho de enfermagem em unidade de terapia intensiva e sua interface com a sistematização da assistência. Esc A Nery Rev Enferm. 2015 Abr.-Jun.;19(2):252-8.
3. Bueno BRM, Moraes SS, Suzuki K, Gonçalves FAF, Barreto RASS, Gebrim CFL. Caracterização da passagem de plantão entre o centro cirúrgico e a unidade de terapia intensiva. Cogitare Enferm. 2015 Jul.-Set.;20(3):512-8.
4. Beccaria LM, Meneguesso B, Barbosa TP, Pereira RAM. Interferências na passagem de plantão de enfermagem em unidade de terapia intensiva. Cuid Art Enferm. 2017 Jan.-Jun.;11(1):86-92.
5. Nascimento JSG, Rodrigues RR, Pires FC, Gomes BF. Passagem de plantão como ferramenta de gestão para segurança do paciente. Rev Enferm UFSM. 2018 Abr.-Jun.;8(2):544-59.
6. Melo CL. The importance of the "handoff" in patient safety. J Nurs UFPE [Online]. 2013 Oct;7(10):1-3.

7. Brasil. Agência Nacional de Vigilância Sanitária (ANVISA). Resolução n. 07, de 24 de fevereiro de 2010. Dispõe sobre os requisitos mínimos para o funcionamento de unidade de terapia intensiva e dá outras providências. Disponível em: http://bvsms.saude.gov.br/bvs/saudelegis/anvisa/2010/res0007_24_02_2010.html. Acesso em: 23 fev. 2019.

8. Evangelista VC, Domingos TS, Siqueira FPC, Braga EM. Multidisciplinary team of intensive therapy: humanization and fragmentation of the work process. Rev Bras Enferm. 2016;69(6):1037-44.

9. Brasil. Rede Brasileira de Enfermagem e Segurança do Paciente (REBRAENSP). Estratégias para a segurança do paciente: manual para profissionais da saúde. Porto Alegre: EDIPUCRS, 2013.

10. Santos GRS, Campos JF, Silva RC. Comunicação no handoff na terapia intensiva: nexos com a segurança do paciente. Esc Anna Nery Rev Enferm. 2018;22(2):1-12.

11. D'Empaire PP, Amaral AC. O que todo intensivista deveria saber sobre a passagem de plantão na unidade de terapia intensiva. Rev Bras Ter Intensiva. 2017;29(2):121-3.

12. Centofanti JE, Duan EH, Hoad NC, Swinton ME, Perri D, Waugh L et al. Use of a daily goals checklist for morning ICU rounds: a mixed-methods study. Crit Care Med. 2014;42:1797-803.

13. Barra DCC, Dal Sasso GTM, Almeida SRW. Usabilidade do processo de enfermagem informatizado a partir da CIPE® em unidades de terapia intensiva. Rev Esc Enferm USP. 2015;49(2):326-34.

14. Brasil. Conselho Federal de Enfermagem (Cofen). Resolução Cofen n. 358, de 15 de outubro de 2009. Dispõe sobre a sistematização da assistência de enfermagem e a implementação do processo de enfermagem em ambientes, públicos ou privados, em que ocorre o cuidado profissional de enfermagem, e dá outras providências. Disponível em: http://www.cofen.gov.br/resoluo-cofen-3582009_4384.html. Acesso em: 12 mar. 2019.

15. Santos MG, Bitencourt JVOV, Silva TG, Frizon G, Quinto AS. Etapas do processo de enfermagem: uma revisão narrativa. Enferm Foco. 2017;8(4):49-53.

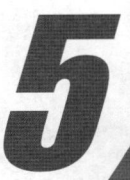

Sistemas de Classificação do Paciente Crítico – Gravidade, Prognóstico e Necessidade de Cuidados em Unidade de Terapia Intensiva

Juliana Teixeira da Silveira
Patrícia Cristina Cardoso
Tais Hochegger
Márcio Manozzo Boniatti
Karina de Oliveira Azzolin

A quantificação da gravidade da doença para fins prognósticos e da necessidade de cuidados à beira leito fazem parte da rotina diária dos profissionais nas Unidades de Terapia Intensiva (UTI). O direcionamento de intervenções adequadas para um número cada vez mais diversificado de enfermidades críticas resultaram no desenvolvimento e refinamento de escores prognósticos específicos para UTI.[1]

Os sistemas de escore dividem-se em genéricos ou específicos; podem se basear em desarranjos fisiológicos ou na alocação de recursos. Na prática clínica em UTI, duas principais categorias de sistemas de escore são as mais utilizadas: os escores de disfunção orgânica, que descrevem os desarranjos fisiológicos por sistema de órgãos, e o modelo prognóstico de gravidade da doença, que utiliza dados fisiológicos, comorbidades prévias e informações relativas à natureza da doença atual para prever a probabilidade de óbito.[2]

No que tange a necessidade de cuidados desses pacientes críticos, são utilizadas informações referentes ao tempo despendido pela equipe de enfermagem para realizar as atividades sob sua responsabilidade; no entanto, a literatura não apresenta evidências sólidas de que pacientes mais graves requerem maior carga de trabalho.[3]

Sistemas de escore prognóstico

Os estudos iniciais de estratificação de risco incluíram pacientes com uma única doença, como os critérios de Ranson para pancreatite ou a classificação de Killip para infarto agudo do miocárdio.[4]

O primeiro modelo prognóstico utilizado na UTI para avaliar a gravidade dos pacientes foi o *therapeutic intervention scoring system* (TISS). Este escore foi descrito como um índice de gravidade baseado na intensidade do tratamento.[5] E substituído por escores mais específicos, como o *acute physiology and chronic health evaluation* (APACHE) e o *simplified acute physiology score* (SAPS).

A primeira geração destes sistemas de pontuação foi introduzida em cuidados intensivos durante a década de 1980 e foi rapidamente incorporada na prática clínica (Tabela 5.1).[1,6-15]

Tabela 5.1 – Modelos para avaliar a gravidade dos pacientes em UTI.

APACHE*	I	O primeiro modelo projetado para avaliar desfecho em UTI foi o APACHE-I, publicado nos Estados Unidos (1981), com 34 variáveis no modelo final
	II	Em 1985, o APACHE-II refinou o modelo original com pontuação baseada em 12 medições fisiológicas de rotina, mais a idade e estado de saúde prévio. Não considera o manejo pré-UTI, cirurgia de revascularização miocárdica, queimaduras e pacientes pediátricos, além de ser calibrado para os desfechos da assistência ao paciente nos anos 1980
	III	Publicado em 1991, e abordava as limitações do APACHE-II, como local do tratamento antes da admissão na UTI, além de expandir o número de categorias diagnósticas para 94. Um fator limitador é que o sistema APACHE III é privado, logo, não é de domínio público
	IV	Seu desenvolvimento (2003) baseou-se em admissões em 104 UTIs de 45 hospitais dos Estados Unidos. Utiliza os piores valores das variáveis fisiológicas durante as primeiras 24 horas na UTI. Possui discriminação e calibração satisfatórias, embora a discriminação não tenha mudado muito do APACHE-III. A mortalidade agregada é superestimada de forma significativa pelo APACHE-III em comparação com o APACHE-IV, o que talvez signifique que há melhora nos desfechos de cuidados de saúde ajustados ao risco
SAPS**	I	Foi desenvolvido a partir de pacientes internados em 8 UTIs da França (1984), com um menor número de variáveis fisiológicas do que o APACHE
	II	Em 1993, o SAPS foi modificado para SAPS-II, validado em 137 UTIs da Europa e Estados Unidos, composto por 12 variáveis fisiológicas, idade, tipo de admissão (cirurgia eletiva, não eletiva ou internação clínica) e presença de doença crônica. O pior valor de todas as variáveis coletadas durante as primeiras 24 horas, após a admissão na UTI, e a soma desses pontos formam o escore
	III	Resultou de estudo multicêntrico (307 UTIs de 35 países). Utiliza dados obtidos na 1ª hora da admissão na UTI. A carga de coleta de dados do APACHE-IV é substancialmente maior que a do SAPS-III, o que torna este escore mais adequado para UTIs cuja coleta de dados é manual. Equações personalizadas para sete diferentes regiões geográficas em todo o mundo foram desenvolvidas, de modo a permitir que os resultados relativos do paciente sejam considerados independentes das diferenças regionais. No Brasil, é recomendado como escore de gravidade preferencial pela Associação de Medicina Intensiva Brasileira (AMIB) desde 2009
SOFA***	–	O seu desenvolvimento foi uma tentativa de descrever objetiva e quantitativamente o grau de disfunção orgânica ao longo do tempo e avaliar a morbidade em pacientes sépticos em UTI. Mais tarde, passou a ser aplicado igualmente em pacientes não sépticos. O esquema de pontuação atribui diariamente 1 a 4 pontos a cada um dos seis sistemas de órgãos, a depender do nível de disfunção: respiratória, circulatória, renal, hematológica, hepática e sistema nervoso central. O escore também tem sido usado para predizer mortalidade, embora não tenha sido desenvolvido para este propósito. Escores derivados: SOFA na admissão; SOFA máximo durante toda a permanência na UTI. O SOFA é baseado em menos parâmetros fisiológicos e que não inclui informações sobre o motivo da admissão ou comorbidade
Quick SOFA	–	Possibilita a identificação rápida de pacientes com sepse e início precoce de tratamento com fluidos e antibióticos e têm sido associados a melhores resultados. A Força-Tarefa para a Terceira Definição Internacional de Consenso para Sepse e Choque Séptico (Sepsis-3) eliminou a SIRS da definição de sepse. Para estratificar rapidamente o risco de pacientes com suspeita de infecção, os pesquisadores da Sepsis-3 propuseram o novo quick SOFA (qSOFA), que utiliza 3 critérios: pressão arterial baixa (sistólica $\leq$ 100 mmHg), aumento da frequência respiratória ($\geq$ 22 ciclos/min) e estado mental alterado (Glasgow $\leq$ 14). O qSOFA foi concebido para estratificação de risco de alerta precoce para identificação e encaminhamento de cuidados em pacientes com alto risco de morte

*Acute physiology and chronic health evaluation; **Simplified acute physiology score; ***Sequential organ failure assessment.

Fonte: Adaptada de Knaus WA, Zimmerman JE, Wagner DP, Draper EA, Kramer AA, McNair DS et al., 1981, 1985, 1991, 2006; Le Gall JR, Loirat P, Alperovitch A, Lemeshow S, Saulnier F et al., 1984, 1993; Metnitz PG, Moreno RP, Almeida E et al., 2005; Minne L, Abu-Hanna A, De Jonge E, 2008; Singer M, Deutschman CS, Seymour CW, Shankar-Hari M, Annane D, Bauer M et al., 2016 e Fernando SM, Tran A, Taljaard M, Cheng W, Perry JJ, 2018.

Mortalidade ajustada ao risco em terapia intensiva

A razão da mortalidade observada em relação à mortalidade prevista pelo escore prognóstico é chamada de razão padronizada de mortalidade (SMR – *standardized mortality ratio*) e deve ser relatada com um intervalo de confiança de 95%. A SMR é amplamente utilizada para avaliar o desempenho, uma vez que a mortalidade é a medida de desfecho mais objetiva.[5]

Outras medidas de desfecho, como duração da ventilação mecânica e tempo de permanência na UTI, também são apropriadas para cálculo das razões entre valores observados sobre previstos. O tempo de permanência na UTI tem sido usado como um *proxy* do uso de recursos em terapia intensiva. O APACHE-IV fornece equações de predição para estimar o tempo de internação na UTI. Embora não esteja presente no seu escopo original, o SAPS-3 também foi usado para avaliar a variabilidade no uso de recursos entre UTIs. Neste caso, o uso de recurso ajustado à gravidade estima a média de recursos utilizados por paciente sobrevivente em uma UTI.[5]

Necessidade de cuidados de enfermagem em UTI

A quantificação do trabalho desenvolvido pela equipe de enfermagem, que pondera toda sua complexidade e demanda do paciente crítico, tem se mostrado como prática essencial do contexto do trabalho em UTIs. O dimensionamento adequado da equipe de enfermagem se torna primordial para o cuidar de forma integral, não só do paciente como de sua família, pois promove boas condições de trabalho, o que melhora a qualidade de vida do trabalhador e garante a segurança e qualidade do serviço prestado.[16]

A utilização de indicadores para subsidiar a quantificação de pessoal é fundamental para assegurar qualidade e segurança da assistência prestada em UTI. A Resolução n. 543, de 2017, do Conselho Federal de Enfermagem estabelece que deva ser mensurado o grau de dependência dos pacientes em relação à equipe de enfermagem, por meio de um sistema de classificação de pacientes e da realidade sociocultural.[17] A Resolução de Diretoria Colegiada n. 07, de 2010, da Agência Nacional de Vigilância Sanitária (ANVISA), preconiza que os pacientes internados na UTI devem ser avaliados por meio de um Sistema de Classificação de Necessidades de Cuidados de Enfermagem recomendado por literatura científica especializada.[18]

Dentre os instrumentos utilizados para mensurar carga de trabalho em enfermagem e o grau de necessidade de cuidados de enfermagem, destacamos o *therapeutic intervention scoring system* (TISS) e o *nursing activities score* (NAS), descritos na Tabela 5.2.[19-21]

O NAS está entre os instrumentos mais utilizados nas UTIs. Apresenta a limitação de utilizar dados retrospectivos, o que pode não refletir as demandas futuras, pois limita seu uso na elaboração de escalas de trabalho. Também fornece somente o número de profissionais necessários para realizar os cuidados de enfermagem para os pacientes internados na UTI, sem contemplar a divisão do processo de trabalho entre os membros da equipe.

A pontuação média do NAS é semelhante quando ele é avaliado em três aferições diárias ou apenas uma vez nas 24 horas anteriores. Assim, cada UTI pode adotar como rotina o método que mais condiz com sua realidade.[22]

Tabela 5.2 – Instrumentos utilizados para mensurar carga de trabalho em enfermagem.

TISS (1974)	Pioneiro. Com objetivo de mensurar a gravidade dos pacientes e calcular a carga de trabalho da enfermagem. Composto por 57 intervenções terapêuticas, com pontuações de um a quatro, de acordo com o tempo necessário para desempenho da atividade. Em 1983, foi revisto e atualizado para 76 itens de intervenções terapêuticas. Em 1996, passou a conter 28 intervenções terapêuticas (TISS-28), divididas em sete categorias: atividades básicas, suporte ventilatório, suporte cardiovascular, suporte renal, suporte neurológico, suporte metabólico e intervenções específicas, com uma pontuação que varia de 1 a 8. O escore total, com variação de 1 a 78 pontos, permite a determinação da carga de trabalho de enfermagem: 1 ponto = 10,6 minutos do tempo de trabalho de um enfermeiro/turno de trabalho em UTI. Contempla somente 43,3% das atividades desenvolvidas pela equipe de enfermagem
NAS (2003)	Elaborado para suprir lacunas do TISS, explica 81% do tempo de enfermagem com sete categorias: atividades básicas, suporte ventilatório, cardiovascular, renal, neurológico, metabólico e intervenções específicas. Cada categoria é composta por 23 itens. O escore resulta da soma das pontuações dos itens que correspondem às necessidades de assistência dos pacientes. Cada ponto corresponde a 14,4 minutos. Esse escore representa quanto tempo de um profissional de enfermagem o paciente demandou nas últimas 24 horas. Se a pontuação for 100, interpreta-se que o paciente requereu 100% do tempo de um profissional de enfermagem em 24 horas

Fonte: Adaptada de Cullen DJ, Civetta JM, Briggs BA, Ferrara LC, 1974 e Miranda DR, De Rijk A, Schaufeli W, Nap R, Iapichino G et al., 1996, 2003.

Embora os instrumentos de classificação de pacientes críticos sejam de pouco auxílio no manejo individual, eles são utilizados por profissionais da saúde, pesquisadores e administradores para caracterizar pacientes em termos de gravidade da doença, para a avaliação do desempenho na UTI, em iniciativas de melhoria de qualidade e para *benchmarking*.[1]

Referências bibliográficas

1. Salluh JI, Soares M. ICU severity of illness scores: APACHE, SAPS and MPM. Curr Opin Crit Care. 2014;20(5):557-65.
2. Keegan MT, Soares M. O que todo intensivista deveria saber sobre os sistemas de escore prognóstico e mortalidade ajustada ao risco. Rev Bras Ter Intensiva. 2016;28(3):264-9.
3. Nassiff A, Araújo TR, Menegueti MG, Bellissimo RF, Basile-Filho A, Laus AM. Carga de trabalho de enfermagem e a mortalidade dos pacientes em unidade de terapia intensiva. Texto & Contexto Enferm. 2018;27(4):e0390017.
4. Higgins TL. Quantifying risk and benchmarking performance in the adult intensive care unit. J Intensive Care Med. 2007;22:141-56.
5. Keegan MT, Gajic O, Afessa B. Severity of illness scoring systems in the intensive care unit. Crit Care Med. 2011;39:163-9.
6. Knaus WA, Zimmerman JE, Wagner DP et al. APACHE – acute physiology and chronic health evaluation: a physiologically based classification system. Crit Care Med. 1981;9:591-7.
7. Knaus WA, Draper EA, Wagner DP et al. APACHE-II: a severity of disease classification system. Crit Care Med. 1985;13:818-29.
8. Knaus WA, Wagner DP, Draper EA et al. The APACHE-III prognostic system: risk prediction of hospital mortality for critically ill hospitalized adults. Chest. 1991;100:1619-36.
9. Zimmerman JE, Kramer AA, McNair DS, Malila FM. Acute physiology and chronic health evaluation (APACHE-IV): hospital mortality assessment for today's critically ill patients. Crit Care Med. 2006;34:1297-1310.
10. Le Gall JR, Loirat P, Alperovitch A et al. A simplified acute physiology score for ICU patients. Crit Care Med. 1984;12:975-7.
11. Le Gall JR, Lemeshow S, Saulnier F. A new simplified acute physiology score (SAPS-II) based on a European/North American multicenter study. JAMA. 1993;270:2957-63.

12. Metnitz PG, Moreno RP, Almeida E et al. SAPS-3: from evaluation of the patient to evaluation of the intensive care unit – Part I: Objectives, methods and cohort description. Intensive Care Med. 2005;31:1336-44.
13. Minne L, Abu-Hanna A, De Jonge E. Evaluation of SOFA-based models for predicting mortality in the ICU: a systematic review. Crit Care. 2008;12:R161.
14. Singer M, Deutschman CS, Seymour CW, Shankar-Hari M, Annane D, Bauer M et al. The Third International Consensus Definitions for Sepsis and Septic Shock (Sepsis-3). JAMA. 2016;315:801-10.
15. Fernando SM, Tran A, Taljaard M, Cheng W, Perry JJ. Prognostic accuracy of the quick sequential organ failure assessment for mortality in patients with suspected infection. Ann Intern Med. 2018;21(169):264-5.
16. Camuci MB, Martins JT, Cardeli AAM, Robazzi MLCC. Nursing activities score: nursing work load in a burns intensive care unit. Rev Lat Am Enfermagem [Online]. 2014;22(2):325-31.
17. Brasil. Conselho Federal de Enfermagem (Cofen). Resolução n. 543/2017, de 18 de abril de 2017. Atualiza e estabelece parâmetros para o dimensionamento do quadro de profissionais de enfermagem nos serviços/locais em que são realizadas atividades de enfermagem [Internet]. 2017. Disponível em: http://www.cofen.gov.br/resolucao-cofen-5432017_51440.html.
18. Brasil. Agência Nacional de Vigilância Sanitária (ANVISA). Resolução RDC n. 07, de 24 de fevereiro de 2010. Dispõe sobre os requisitos mínimos para funcionamento de unidades de terapia intensiva e dá outras providências.
19. Cullen DJ, Civetta JM, Briggs BA, Ferrara LC. Therapeutic intervention scoring system: a method for quantitative comparison of patient care. Crit Care Med. 1974;2:57-60.
20. Miranda DR, De Rijk A, Schaufeli W. Simplified therapeutic intervention scoring system: the TISS-28 items: results from a multicenter study. Crit Care Med [Online]. 1996;24(1):64-73. Disponível em: http://www.ncbi.nlm.nih.gov/pubmed/8565541.
21. Miranda DR, Nap R, De Rijk A, Schaufeli W, Iapichino G. Nursing activities score. Crit Care Med [Online]. 2003;31(2):374-82. Disponível em: http://content.wkhealth.com/linkback/openurl?sid=WKPTLP:landingpage&an=00003246-200302000-00004.
22. Batassini E, Silveira JT, Cardoso PC, Castro DE, Hochegger T, Vieira DF et al. Nursing activities score: qual periodicidade ideal para avaliação da carga de trabalho? Acta Paul Enferm. 2019;32(2):162-8.

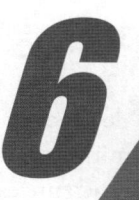

Gestão de Riscos e Segurança do Paciente em Terapia Intensiva

Eloni Terezinha Rotta
Lutiane Margiã Schneider Lautert Vaz
Michele Sbaraini Savaris
Thais dos Santos Donato Schmitz
Valéria de Sá Sottomaior

A preocupação com a segurança do paciente mobiliza países, organizações públicas e privadas, instituições de ensino e de pesquisa de forma cada vez mais abrangente. Os incidentes que podem atingir o paciente durante o processo de assistência em saúde, a gravidade de suas consequências e os recursos financeiros necessários para reverter os danos são os responsáveis por essa mobilização.

O Brasil envolveu-se neste contexto em 2013, quando o Ministério da Saúde lançou o Programa Nacional de Segurança do Paciente (PNSP),[1] por meio da portaria n. 529, e em 25 de julho de 2013, a Resolução da Diretoria Colegiada (RDC) n. 36 da Agência Nacional de Vigilância Sanitária (ANVISA), que adota a mesma definição de segurança do paciente da Organização Mundial de Saúde (OMS), instituiu as ações para a segurança do paciente e melhoria da qualidade dos serviços de saúde.[2] Essa resolução instituiu o conceito de gestão de risco e determinou que a direção de todos os serviços de saúde (públicos e privados) constituísse o Núcleo de Segurança do Paciente (NSP), com a responsabilidade e o poder para executar as ações do plano de segurança do paciente delineado pela instituição. Além disso, tornou obrigatória a notificação, a vigilância e o monitoramento dos incidentes relacionados à saúde. De acordo com a resolução, o NSP deve adotar os seguintes princípios e diretrizes:

I – Melhoria contínua dos processos de cuidado e do uso de tecnologias da saúde.
II – Disseminação sistemática da cultura de segurança.
III – Articulação e integração dos processos de gestão de risco.
IV – Garantia das boas práticas de funcionamento do serviço de saúde.

O NSP deve ter como escopo de atuação para os eventos associados à assistência à saúde, as seis metas internacionais para segurança do paciente da OMS e preconizadas pela Joint Commission International (JCI):

- **Meta 1:** identificação correta dos pacientes.
- **Meta 2:** comunicação efetiva.
- **Meta 3:** melhorar a segurança dos medicamentos de alta vigilância.
- **Meta 4:** cirurgia segura.

- **Meta 5:** redução do risco de infecções associadas aos cuidados em saúde.
- **Meta 6:** prevenção de danos decorrentes de quedas.

Pensar em processos seguros em CTI é pensar em uma infinidade de ações que possam ser implementadas no sentido de manter a integridade dos pacientes e mitigar danos. Neste sentido, torna-se fundamental conhecer quais os potenciais riscos que o paciente está exposto em cada um dos cuidados prestados. Para isso, a instituição deve estimular o desenvolvimento de uma cultura de segurança positiva, em que os profissionais sejam estimulados a notificar incidentes e que percebam as notificações como uma ferramenta para discussão de processos e promoção da melhoria da qualidade assistencial.

Monitoramento da segurança

Desde a publicação do relatório do Institute of Medicine, "Errar é humano",[3] em 1999, vários estudos têm demonstrado que os eventos adversos permanecem comuns e, provavelmente, pouco diminuíram ao longo do tempo. Segundo a Agency for Healthcare Research and Quality (AHRQ), a medição da segurança do paciente é complexa e, embora vários métodos diferentes possam ser usados, não há um método único validado para medir a segurança geral dos cuidados.[4]

A revisão retrospectiva de prontuários que busca eventos adversos específicos é ainda dependente de recursos humanos especializados e exige análises profundas, preferencialmente realizadas por dois profissionais independentes, o que torna este método pouco utilizado nas instituições de saúde.[5] O método mais comumente usado é o sistema de notificação voluntária de eventos associados a segurança do paciente, o qual é muito útil para fins de identificação e triagem de eventos, porém, com baixa confiabilidade para medir incidência ou prevalência de muitos problemas de segurança. Uma controvérsia diz respeito a determinar se o evento era evitável, o que muitas vezes é discordante entre profissionais de saúde.

Avaliar a eficácia dos programas de segurança ainda é um desafio para muitas organizações. Em 2015, o relatório *Free from harm* da National Patient Safety Foundation, em mais uma tentativa exigiu a criação de um "conjunto comum de medidas de segurança que refletem resultados significativos" como parte das oito recomendações para o avanço da segurança do paciente.[6]

Pesquisa de cultura de segurança do paciente

A cultura de segurança em organizações de saúde normalmente é avaliada por meio da aplicação de questionários como instrumento para coleta de dados. O modelo mais utilizado é o *hospital survey on patient safety culture* (HSOPSC), ou pesquisa sobre cultura de segurança do paciente em hospitais, chancelada pela Agency for Health Care Research and Quality (AHRQ).[7,8] Vale destacar que a cultura de segurança medida nessa pesquisa resulta da percepção dos profissionais atuantes na instituição de saúde, cujo trabalho influencia direta ou indiretamente a terapêutica do paciente, inclusive profissionais de saúde e também de outras áreas, como a administrativa e de gestão. O HSOPSC é autoadministrado, anônimo e estratifica-se em 12 dimensões da cultura de segurança do paciente.[9]

Avaliar a cultura de segurança permite identificar e gerir prospectivamente questões relevantes de segurança nas rotinas e condições de trabalho. Esta abordagem permite acessar informações diretas dos profissionais sobre suas percepções e comportamentos relacionados à segurança, uma vez que se identificam pontos fracos e fortes de sua cultura de segurança e as áreas mais problemáticas para que se possa planejar e implementar ações de melhoria.

É importante destacar que a cultura de segurança deve ser avaliada periodicamente, como atividade de monitoramento das melhorias.

Transparência de informações para sustentabilidade da segurança

As avaliações objetivam mensurar os resultados ou processos de assistência à saúde, a fim de acompanhá-los, de modo a buscar responder se estão mais seguros e qualificados com sustentabilidade. Muitas ações desenvolvidas a partir de problemas de segurança identificados não se sustentam ao longo do tempo, pois as mudanças necessárias costumam ser complexas e multifatoriais. O Institute for Healthcare Improvement (IHI) identificou que a sustentabilidade dos programas de melhoria está menos relacionada ao redesenho de modelo de assistência, pagamentos de incentivos, sistemas de tecnologia de informação ou mudanças de políticas, e mais com revisar as atuais estruturas e práticas de gerenciamento.[10] Segundo o IHI, deve-se usar o sistema de gestão como substrato para criar uma cultura de transparência, melhoria contínua e engajamento da linha de frente.

A experiência de um projeto de redução de infecções no Centro de Terapia Intensiva (CTI) adulto, no Hospital de Clínicas de Porto Alegre (HCPA), demonstrou que mudanças de gestão para qualidade e segurança, além de melhorias culturais e de qualidade, gerou uma tendência de sustentabilidade para as melhorias propostas.

Segurança no ambiente hospitalar – a experiência do Hospital de Clínicas de Porto Alegre (HCPA)

O gerenciamento de riscos no HCPA teve início em 2002, quando a instituição se integrou à rede de hospitais sentinela da ANVISA, e passou a reportar voluntariamente a esse órgão eventos adversos e queixas técnicas referentes à tecnovigilância, farmacovigilância e hemovigilância. Em 2011, foi constituída a Comissão de Gerência de Risco de Vigilância Sanitário Hospitalar (GR), que tem como escopo o gerenciamento de riscos assistenciais em cumprimento aos aspectos legais e programáticos estabelecidos pela OMS, ANVISA e pelo Ministério da Saúde. A GR objetiva fortalecer a adesão às melhores práticas nas áreas assistenciais, sanitário-hospitalares e ambientais que possam prevenir dano real ou potencial ao paciente, aos profissionais, ao meio ambiente e à instituição.

Com base na estrutura existente, em 2013, foi criado o Núcleo de Segurança do Paciente do HCPA (NSP-HCPA), com o objetivo de implementar de forma contínua a cultura de segurança. Este núcleo é constituído pelo Programa de Gestão da Qualidade e da Informação em Saúde (QUALIS) e pela GR. O QUALIS atua de forma a apurar e fomentar as atividades referentes à qualidade e segurança assistenciais promovendo a integração, sistematização e padronização das atividades, bem como seu alinhamento com o planejamento estratégico do hospital.[11] A GR trabalha com duas perspectivas: a do gerenciamento de incidentes e eventos adversos que pressupõe a tomada de ações de forma reativa e o gerenciamento de risco que pressupõe ações proativas.

Com intuito de ampliar as discussões sobre segurança do paciente, operacionalizar as análises dos eventos e, assim, disseminar a cultura de segurança, foram constituídas as Subcomissões de Segurança e Qualidade (sCOMSEQs). Essas subcomissões são consideradas "braços operacionais" da GR e são formadas por equipes multiprofissionais capacitadas para exercer o processo de gerenciamento de riscos, incidentes e eventos adversos, conforme a demanda estabelecida pelas notificações encaminhadas pela GR.

O caminho da notificação no HCPA

As notificações de circunstâncias de riscos, incidentes e eventos adversos são realizadas de forma voluntária e anônima, e podem ser registradas por meio do *software* de ocorrências ou de um formulário impresso.

As circunstâncias de risco, as quase falhas e os eventos adversos com dano de leve a moderado são encaminhados às sCOMSEQs das áreas em que ocorreram. A análise concentra-se no entendimento de sistemas e processos e não em desempenhos individuais. Para que a análise seja realizada são utilizadas ferramentas como o diagrama de Ishikawa. Assim, identificam-se as causas e os fatores contribuintes e implementam-se ações de melhoria que possam evitar novos incidentes. As ações de melhoria propostas são corroboradas pelas lideranças[11] e este envolvimento das lideranças tem refletido no crescimento da cultura de segurança da instituição. O fluxo das notificações no HCPA consta na Figura 6.1.

Segurança no centro de tratamento intensivo adulto
Subcomissão de Segurança e Qualidade do CTI (sCOMSEQ-CTI)

A complexidade do cuidado em terapia intensiva é um fator que contribui para ocorrência de incidentes e eventos adversos, visto que a assistência incorpora, constantemente, tecnologias complexas, o que tem proporcionado riscos adicionais no processo do cuidado ao paciente crítico.

Estudo publicado em 2005 faz referência à criticidade das unidades de cuidados intensivos, pois relata que erros com potencial para causar danos ou que realmente causam danos são comuns nessas áreas. Nesse estudo, estabelecem uma estimativa de que 148 mil erros sérios que ameaçam a vida (tanto interceptados como não interceptados) ocorrem em áreas críticas de hospitais de ensino anualmente.[12]

Além da tecnologia crescente, outro estudo aponta os elementos que interferem na qualidade da assistência e que favorecem a ocorrência de eventos como o ambiente, as tarefas, a organização do trabalho, as condições de trabalho e a adequação do quadro de pessoal.[13] Em relação ao quantitativo de trabalhadores, parece de fundamental importância, como medida de barreira para eventos, monitorar a carga de trabalho, a qual pode ser feita por meio do *nursing activities score* (NAS). Este escore determina as horas de enfermagem necessárias para o atendimento do paciente, que geram subsídios para o redimensionamento do quadro de pessoal. Assim, é possível prevenir discrepâncias entre o aumento da demanda

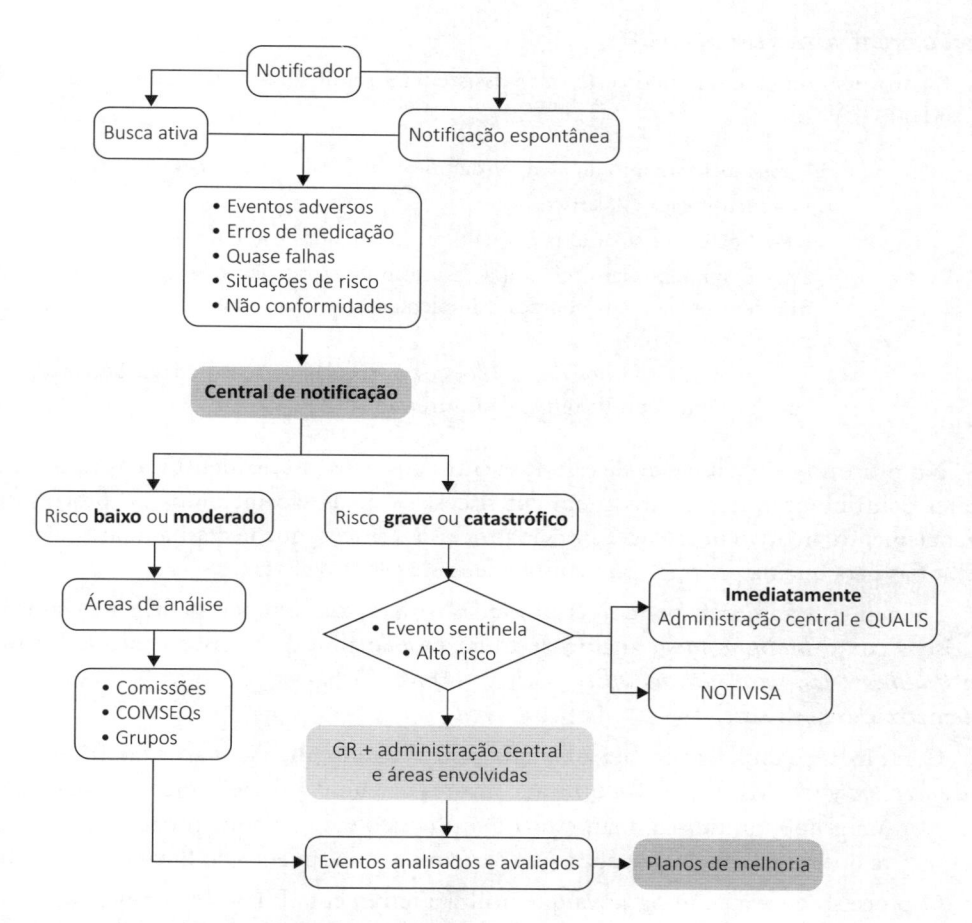

Figura 6.1 – Fluxo das notificações no HCPA.
Fonte: Desenvolvida pela autoria do capítulo.

e o número insuficiente de profissionais da enfermagem para atender a este aumento de necessidade de cuidado. Ao corroborar com essa informação, outro estudo aponta que, quanto maior a diferença entre as horas requeridas para o cuidado e as disponíveis de enfermagem, maior é a frequência de eventos adversos.[14]

Entre as notificações mais frequentes recebidas pela sCOMSEQ-CTI estão: as extrusões acidentais de dispositivos (provocadas pelo paciente), na maioria das vezes associadas à agitação e *delirium*; os erros de medicação (desde a prescrição até a administração no paciente); falha em processos assistenciais e comportamento e conduta inapropriada dos profissionais. As ações propostas como barreira para recorrência de alguns destes eventos resultaram na implementação dos protocolos de cuidado centrado no paciente (protocolo de sedoanalgesia, desmame da ventilação mecânica, mobilização precoce, higiene do sono e humanização), importante contribuinte para a redução da incidência e do curso do *delirium*.[15] Outra ação de barreira para erros foi a inserção dos *rounds* multidisciplinares na rotina de cuidado, o que inclui a definição de um plano com metas diárias para cada paciente.

Gestão proativa dos riscos no CTI

O processo de gerenciamento de risco assistencial segue as etapas recomendadas pela ISO 31000-18[16] que são:

I – Estabelecimento do escopo (definição de áreas e processos de risco).

II – Identificação dos riscos.

III – Análise e avaliação para qualificação e quantificação dos riscos.

IV – Tratamento/controle, para definição de estratégias que neutralizem ou minimizem os danos (elaboração, implementação e monitoramento de ações para mitigar os riscos).

V – Comunicação dos riscos, ações estabelecidas e implantadas à Diretoria Executiva e demais profissionais da instituição.

No processo de análise e avaliação de eventos adversos, a GR identifica as causas e os fatores contribuintes, que os traduzem em riscos, os quais são incluídos no processo de gerenciamento proativo de riscos. Esses são processos críticos, que necessitam de avaliação e melhorias para que não se traduzam em incidentes e eventos adversos.

Diferentes ferramentas podem ser utilizadas para realizar o processo de gerenciamento de riscos como *brainstorming*, análise de causa raiz, análise de causa e efeito (Ishikawa) e o *healthcare failure mode and effect analysis* (HFMEA) para a identificação, avaliação e sistematização dos riscos.

O HFMEA é uma ferramenta adaptada pelo Veterans Affairs a partir do *failure mode and effect analysis* (FMEA) para ser utilizado na área da saúde. Essa ferramenta deve ser aplicada por um grupo multidisciplinar, *experts* no processo em questão e prevê uma avaliação prospectiva dos riscos em cinco etapas, que partem do mapeamento do fluxo do processo.[17]

O processo de avaliação proativa que utiliza a ferramenta HFMEA propicia uma avaliação ampla e detalhada dos riscos dos processos e a priorização de ações, e visa a mitigação desses riscos. Permite que os riscos sejam tratados e reavaliados periodicamente para que se concretize em melhorias de qualidade e segurança.

Referências bibliográficas

1. Brasil. Ministério da Saúde. Portaria n. 529, de 1º de abril de 2013. Institui o programa nacional de segurança do paciente. Brasília: Ministério da Saúde, 2013.
2. Brasil. Ministério da Saúde, Agência Nacional de Vigilância Sanitária. Resolução RDC n. 36, de 25 de julho de 2013. Institui ações para a segurança do paciente em serviços de saúde e dá outras providências. Brasília (DF): Ministério da Saúde, 2013.
3. United Estates of America. Institute of Medicine; Kohn LT, Corrigan JM, Donaldson MS. To err is human: building a safer health system. Washington: National Academies Press, 2000.
4. United Estates of America. Agency for Healthcare Research and Quality. Hospital survey on patient safety culture. Rockville, 2004. Disponível em: https://proqualis.net/sites/proqualis.net/files/UserguideHSOPSC.pdf. Acesso em: 28 abr. 2019.
5. Mendes W, Martins M, Rozenfeld S, Travassos C. The assessment of adverse events in hospitals in Brazil. Int J Qual Health Care. 2009 Aug;21(4):279-84.
6. United Estates of America. National Patient Safety Foundation. Free from harm – Accelerating patient safety: improvement fifteen years after to err is human report of an expert panel convened

by the National Patient Safety Foundation. Disponível em: https://www.aig.com/content/dam/aig/america-canada/us/documents/brochure/free-from-harm-final-report.pdf. Acesso em: 28 abr. 2019.

7. Reis CT, Laguardia J, Vasconcelos AGG, Martins M. Reliability and validity of the Brazilian version of the hospital survey on patient safety culture (HSOPSC): a pilot study. Cad Saúde Pública, Rio de Janeiro. 2016 Nov.;32(11):e00115614.

8. Reis CT, Laguardia J, Martins M. Adaptação transcultural da versão brasileira do hospital survey on patient safety culture: etapa inicial. Cad Saúde Pública, Rio de Janeiro. 2012 Nov.;28(11):2199-210.

9. Andrade LEL, Melo LOM, Silva IG, Souza RM, Lima ALB, Freitas MR et al. Epidemiol Serv Saúde, Brasília. 2017 Jul.-Set.;26(3):455-68.

10. Scoville R, Little K, Rakover J, Luther K, Mate K. Sustaining improvement: IHI white paper. Cambridge, Massachusetts: Institute for Healthcare Improvement, 2016.

11. Felix EA, Rotta ET. Programa nacional de segurança do paciente. In: Prates CG, Stadiñik CM (org.). Segurança do paciente, gestão de riscos e controle de infecção hospitalar. Porto Alegre: Moriá, 2017. p. 183-208.

12. Rothschild JM, Landrigan CP, Cronin JW et al. The critical care safety study: the incidence and nature of adverse events and serious medical errors in intensive care. Crit Care Med. 2005;33(8):1694-1700.

13. Laschinger HK, Leiter MP. The impact of nursing work environments on patient safety outcomes: the mediating role of burnout/engagement. J Nurs Adm. 2006;36(5):259-67.

14. Gonçalves LA, Andolhe RA, Oliveira EM, Barbosa RL, Faro ACM, Gallotti RMD et al. Alocação da equipe de enfermagem e ocorrência de eventos adversos/incidentes em unidade de terapia intensiva. Rev Esc Enferm USP. 2019;46(Esp):71-7.

15. Pun BT, Balas MC, Barnes MA, Thompson JL, Aldrich JM, Barr J et al. Caring for critically ill patients with the ABCDEF bundle: results of the ICU liberation collaborative in over 15,000 Adults. Crit Care Med. 2019;47(1):3-14.

16. Brasil. Associação Brasileira de Normas Técnicas (ABNT). NBR ISO 31000 – Gestão de riscos: princípios e diretrizes. Associação Brasileira de Normas Técnicas, 2018. 442p.

17. Stalhandske E, De Rosier J, Wilson R, Murphy J. Healthcare FMEA in the veterans health administration. Patient Safety & Quality Healthcare. 2009;6(5):30-3.

7

Acreditação Hospitalar e Impactos para a Unidade de Terapia Intensiva

Melissa Prade Hemesath
Aline Vieira Kovalski
Patrícia Maurello Neves Bairros
Lilian Osterkamp
Débora Feijó Villas Boas Vieira

Durante a história da assistência em saúde sempre houve a preocupação em evitar danos. Marco inicial disto, tem-se na citação de Hipócrates (460 a 370 a.C.), que postulou *primum non nocere*, ou seja, primeiro não causar o dano. Depois dele, várias personalidades, como Florence Nightingale, Ignaz Semmelweiss, Avedis Donabedian, John E. Wennberg, Archibald Leman Cochrane, entre outros, formularam teorias de como os erros poderiam ser evitados.[1-5]

No final dos anos 1990, motivados por evidências crescentes de falhas na qualidade e aumento dos custos, vários países criaram grupos de trabalho para examinar as abordagens da qualidade e recomendar melhorias. As conclusões gerais foram de que os sistemas de qualidade estatutários e voluntários devem ser coordenados pelo governo nacional ou local, a fim de garantir padrões válidos, avaliações confiáveis, envolvimento do consumidor, melhoria demonstrável, transparência e acesso público a critérios de qualidade, procedimentos e resultados. Diversos países criaram padrões mínimos de qualidade que deveriam ser seguidos por todos os hospitais.[5]

Um dos grandes colaboradores para a implementação de barreiras de segurança, com o objetivo de evitar erros por meio da implantação de padrões de qualidade, foi Ernest Codman, cirurgião do Hospital Geral de Massachusetts/Universidade de Harvard. Ele publicou, em 1910, os primeiros trabalhos sobre a importância de garantir a qualidade dos resultados das intervenções e procedimentos médicos, ao desenvolver um sistema de padronização hospitalar.[6] Codman auxiliou na fundação do Colégio Americano de Cirurgiões (ACS) e implementou um programa elementar de padronização nos hospitais e de avaliação desses padrões. Com a utilização dos estudos e propostas de Codman, em 1917, esse mesmo colégio descreveu "Padrões mínimos para hospitais", de modo a melhorar a qualidade do cuidado para o paciente cirúrgico e estabelecer padrões para a educação e prática cirúrgica. Em 1918, o ACS iniciou sistemática de avaliação em 692 hospitais, com o uso dos padrões descritos, e constataram que somente 89 atendiam os padrões mínimos. O ACS seguiu a avaliar os hospitais e, em 1950, já havia 3.200 avaliados.[6]

Após essas avaliações, o Colégio Americano de Clínica Médica, a Associação Americana de Hospitais, a Associação Médica Americana e a Associação Médica do Canadá se juntam ao ACS para fundar, em 1951, em Chicago, Estados Unidos, a Joint Commission on Accreditation of Hospitals (JCAH), organização não governamental, sem fins lucrativos, cujo propósito principal era oferecer uma acreditação voluntária. A JCAH ofereceu seu primeiro programa de acreditação em 1953.[7]

A acreditação é um processo formal de certificação de qualidade pelo qual uma entidade reconhecida, geralmente uma organização não governamental, avalia por meio de padrões escritos e publicados, de modo a reconhecer se a instituição de saúde satisfaz a estes padrões. A acreditação é uma revisão externa e voluntária, geralmente conduzida por profissionais pares. Os objetivos da acreditação incluem avaliação de qualidade e segurança em saúde; desenvolvimento de uma cultura de qualidade por meio da participação de profissionais no processo; e obtenção de recursos externos de reconhecimento.[8,9]

Com o passar dos anos, a característica "voluntária" passou a ter outro significado, pois a maioria dos hospitais dos Estados Unidos necessitam dos reembolsos da seguridade social, *medicare* e *medicaid*, respectivamente, relacionados a pacientes idosos e pobres, já que representam grande parte do orçamento hospitalar e que somente são autorizados se o hospital é acreditado pela Comissão Conjunta conforme lei federal de 1965. Em 1972, o Ministério da Saúde dos Estados Unidos confirmou a Comissão Conjunta (JCHAO) como sua representante na certificação de hospitais.[10]

Ao longo de seus mais de 50 anos, a JCAH evoluiu e incorporou no processo de acreditação outros serviços de saúde, além dos hospitais, como acreditação de instituições para pacientes crônicos, instituições para tratamentos psiquiátricos, assistência domiciliar, laboratórios, redes de serviços, cirurgia ambulatorial, farmácias, entre outros estabelecimentos acreditados. Esta expansão levou, em 1987, a mudar o nome da JCAH para Joint Commission on Accreditation of Healthcare Organizations (JCAHO). Em 2007, houve uma decisão pela simplificação do nome e a organização passou a se chamar simplesmente Joint Commission. A Joint Commission passou a adotar padrões "máximos" na medida em que os hospitais dos Estados Unidos apresentaram conformidade com os primeiros.[10]

Em 1994, a Joint Commission fundou a Joint Commission International (JCI), que estabeleceu padrões internacionais de qualidade e segurança, e realizou as avaliações de acreditação em instituições de saúde em mais de 100 países. Atualmente, são cerca de 1.093 instituições de saúde acreditadas no mundo pela JCI.[10,11]

Em 2000, a Organização Mundial de Saúde (OMS) encomendou um relatório à International Society for Quality in Health Care (ISQua) sobre as principais agências de acreditação ou certificação ao redor do mundo, com o objetivo de ter uma visão geral da lógica, estruturas, atividades, ferramentas e tecnologias que caracterizam a garantia da qualidade e melhoria da qualidade, por meio dos programas de acreditação em cuidados de saúde. Nesse relatório, a IsQua relatou que muitos países possuíam programas governamentais que fixaram e monitoraram padrões de qualidade e indicadores do cuidado efetivo e seguro, mas constatou, também, que já existiam diversos sistemas de acreditação externas, conduzidas por agências não governamentais, entre eles os da JCI. O relatório concluiu haver 36 programas de acreditação em 33 diferentes países.[12]

No Brasil, a acreditação começou no fim dos anos 1980, influenciada pela Organização Pan-Americana da Saúde (OPAS), que estabeleceu padrões para os serviços hospitalares da América Latina. Em 1997, o Ministério da Saúde criou uma comissão nacional de especialistas para desenvolver o modelo brasileiro de acreditação. Essa comissão publicou o "Manual Brasileiro de Acreditação Hospitalar", que estabelecia padrões de qualidade e segurança para os hospitais que buscavam a acreditação. Em maio de 1999, foi criada uma entidade não governamental e sem fins lucrativos com a atribuição de coordenar o sistema brasileiro de acreditação, por meio da implantação de padrões e normas técnicas, credenciamento de instituições acreditadoras e capacitação de avaliadores.[13]

Atualmente, os principais programas de acreditação no mundo, além da JCI, estão citados no Quadro 7.1.

Quadro 7.1 – Principais programas de acreditação hospitalar.	
Australian Council on Healthcare Standards (ACHS)	Foi pioneiro em acreditação na Austrália. Iniciou como uma colaboração entre médicos e administradores em estados adjacentes, com base no modelo canadense, e foi apoiado pela Fundação W. K. Kellogg
Canadian Council on Health Services Accreditation (CCHSA)	Foi criado após a separação dos órgãos de acreditação dos Estados Unidos e do Canadá, em 1958. É o segundo maior programa no mundo e foi a principal influência na formulação da ACHS na Austrália. Orienta e monitora os padrões de alta *performance*, qualidade e segurança. Focada em três alicerces: governança clínica, medicina baseada em evidência e menos sobrecarga em colaboradores. Foca no entendimento dos processos e eliminação do fluxo de padronização que não gere valor agregado. O resultado é a construção de processos internos de excelência, que reduzam a burocracia e racionalizem o tempo de trabalho
Accreditation Canada	É reconhecida mundialmente, possui mais de 50 anos de experiência em acreditação no Canadá e no mundo. Por meio do IQG, hoje oferece suporte contínuo no Brasil durante todo o processo de preparação para a certificação, e fornece apoio para a compreensão e implementação dos padrões e requisitos necessários. Com um projeto alinhado às necessidades, ao contexto e ao momento de cada organização, trabalha em parceria com os clientes para o alcance sustentável do mais alto nível desta inovadora acreditação internacional – o *qmentum international*. A inovação desta metodologia está na utilização de novas e inovadoras ferramentas que permitem a avaliação e reestruturação dos processos de trabalho. Toda a metodologia está alinhada com os princípios da governança clínica. Utilizada em mais de 50 países pelo mundo
National Integrated Accreditation for Healthcare Organizations (Niaho)	É uma norma norte-americana com ênfase na segurança assistencial, patrimonial e gestão do corpo clínico, centralizada na obtenção de resultados assistenciais eficazes e eficientes. Entre os seus diferenciais está o foco em gestão de riscos, ênfase na segurança predial ligada à proteção à vida e à saúde do paciente, planejamento de alta, avaliação rígida do corpo clínico, entre outros. Para que o padrão internacional seja atendido, é indicado conseguir acreditações hospitalares anteriores
Healthcare Information and Management Systems Society (HIMSS)	Organização mundial sem fins lucrativos, centralizada na missão de otimizar a prestação de assistência à saúde por meio da tecnologia da informação (TI). Sua acreditação define requisitos mínimos que um hospital deve atender relacionados à maturidade de implementação do prontuário eletrônico
Organização Nacional de Acreditação (ONA)	É uma entidade não governamental que certifica a qualidade dos serviços de saúde no Brasil, com foco na segurança do paciente. Tem como instrumento base de sua metodologia o "Manual Brasileiro de Acreditação", aplicado pelo IQG para avaliação de instituições de saúde que buscam utilizar o processo para aprimorar seus serviços e alcançar a excelência. A metodologia da ONA prevê a acreditação das instituições de saúde em um de três diferentes níveis: 1 – acreditado, 2 – acreditado pleno e 3 – acreditado com excelência, a depender do grau de maturidade de cultura de segurança do paciente em que se encontram. As organizações são incentivadas a estruturar barreiras básicas de segurança, mapear seus processos, identificar perigos, analisar causas de incidentes e propor ações de melhoria, além de definir e analisar resultados esperados. O objetivo primário é criar mecanismos de prevenção para garantir a segurança assistencial. As certificações nos níveis 1 e 2 têm validade de dois anos e a do nível 3 por três anos

Fonte: Adaptado de Accreditation Canada e World Health Organization (WHO), 2003.

Além das certificações de qualidade e programas de acreditação existentes no mundo e no Brasil, existem outras certificações de qualidade que são específicas de serviços de terapia intensiva. A certificação por Distinção em Serviços de Terapia Intensiva elaborada pela Associação de Medicina Intensiva Brasileira (AMIB) e IQG – Health Services Accreditation tem um papel relevante para os serviços de terapia intensiva. Trata-se de um programa consistente, que apresenta como objetivo principal garantir a constância dos cuidados de excelência aos pacientes em terapia intensiva.

A AMIB homologa a distinção por meio desse programa, aos serviços ou instituições que passam por um rigoroso processo de revisão e avaliação focado na garantia de aplicabilidade dos padrões nacionais e internacionais de boas práticas validados. Esta é uma oportunidade para os serviços de terapia intensiva serem reconhecidos pelo seu compromisso com a excelência, inovação, e, ainda, com a qualidade, alta *performance* e exímios resultados.

Durante e após os processos de acreditação a elevação da qualidade dos processos para atendimento aos padrões definidos pelas agências certificadoras, aliados ao avanço científico-tecnológico desafia as equipes de saúde multiprofissional a desenvolver habilidades intelectuais, técnicas e interpessoais para realizações sistêmicas que viabilizem reduzir desfechos indesejados.

Referências bibliográficas

1. Neuhauser D. Florence Nightingale gets no respect: as a statistician that is. Qual Saf Health Care. 2003;12:317.
2. Barr DP. Hazards of modern diagnosis and therapy: the price we pay. JAMA. 1955;159:1452-6.
3. Donabedian A. The seven pillars of quality. Arch Pathol Lab Med. 1990;114(11):1115-8.
4. Wennberg JE. Tracking medicine a researcher's quest to understand health care. New York: Oxford University Press, 2010.
5. Cochrane AL, Blythe M. One man's medicine: an autobiography of Professor Archie Cochrane. London: British Medical Journal, 1989.
6. Neuhauser D. Heroes and martyrs of quality and safety: Ernest Amory Codman MD. Qual Saf Health Care. 2002;11:104-5. Disponível em: https://qualitysafety.bmj.com/content/11/1/104. Acesso em: 2 maio 2019.
7. Roberts J, Coale J, Redman R. A history of the Joint Commission for accreditation of hospitals. JAMA. 1987;258(7):936-40.
8. Montagu D. Accreditation and other external quality assessment systems for healthcare: review of experience and lessons learned [Internet]. London: Department for International Development Health Systems Resource Centre, 2003. Disponível em: http://www.heart-resources.org/wpcontent/uploads/2012/10/Accreditation-and-other-external-quality-assessments.pdf. Acesso em: 2 maio 2019.
9. Greenfield D, Pawsey M, Naylor J et al. Are accreditation surveys reliable? Int J Health Care Qual Assur. 2009;22:105-16.
10. United States of America. Joint Commission: over a century of quality and safety [Internet]. 2018. Disponível em: https://jntcm.ae-admin.com/assets/1/6/TJC_history_timeline_through_2018.pdf. Acesso em: 2 maio 2019.
11. United States of America. Joint Commission International. Accredited organizations [Internet]. 2019. Disponível em: https://www.jointcommissioninternational.org/about-jci/jci-accredited-organizations. Acesso em: 2 maio 2019.
12. World Health Organization (WHO). Quality and accreditation in health care services: a global review [Internet]. 2003. Disponível em: https://www.who.int/hrh/documents/en/quality_accreditation.pdf. Acesso em: 14 set. 2019.
13. Canada. Accreditation Canada. Qmentum international accreditation program. Disponível em: https://accreditation.ca/accreditation/qmentum. Acesso em: 14 set. 2019.

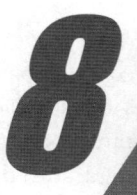

Gerenciamento de Recursos Materiais e Equipamentos

Thais dos Santos Donato Schmitz
Daniela Silva dos Santos Schneider
Ingrid Trommer Rey
Michele Sbaraini Savaris
Tatiana Pilger

O avanço tecnológico ampliou sobremaneira o uso de materiais médico hospitalares e de equipamentos para o tratamento das doenças e monitorizações dos agravos clínicos nas Unidades de Terapia Intensiva (UTI). A Agência Nacional de Vigilância Sanitária (ANVISA) tem atuado como órgão regulador do Ministério da Saúde (MS), com a missão de promover e proteger a saúde da população por meio do controle sanitário da produção e comercialização de produtos e serviços, que incluem os ambientes, processos, insumos e tecnologias submetidos à vigilância sanitária. No que se refere ao funcionamento das UTIs, a ANVISA publicou a Resolução n. 07 (RDC 7/2010), que dispõe sobre os requisitos mínimos para o seu funcionamento, de modo a visar a redução de riscos aos pacientes, visitantes, profissionais e meio ambiente. Nessa resolução, fica determinado que a UTI deve dispor de materiais e equipamentos necessários para o atendimento das demandas, de acordo com a complexidade do serviço.[1]

Gestão de equipamentos em terapia intensiva

A gestão das tecnologias em saúde deve ser realizada de forma a evitar equipamentos com restrições de funcionamento, obsoletos e ociosos.

A equipe da UTI deve estar instrumentalizada com instruções escritas referentes aos equipamentos e materiais, que podem ser substituídas ou complementadas por manuais do fabricante, em língua portuguesa. Além disso, deve ter assegurado o estado de integridade dos equipamentos, além de monitorar o registro da realização das manutenções preventivas e corretivas, para manter os equipamentos de reserva em condições de uso.[1]

Ciclo de vida de equipamentos médico-hospitalares

Para o gerenciamento do parque tecnológico de uma UTI é importante conhecer o ciclo de vida dos equipamentos e os fatores influentes, como os danos secundários a choques, quedas, quebras, deterioração pelo tempo e desgaste pelo uso. Também precisam ser consideradas a obsolescência por perda de eficiência comparada a novos equipamentos, e situações como fim da necessidade por exigências de órgãos públicos face a alterações de normas técnicas.

Plano de gestão de equipamentos

O gerenciamento de equipamentos não deve se limitar apenas ao controle patrimonial e inventário, mas à capacidade de manter os serviços no hospital. A construção de um mapa compreensivo dos equipamentos que considere a vida útil, as garantias do fabricante e manutenções é fundamental para identificar as necessidades de reconfiguração do parque tecnológico.[2] As informações do mapa de equipamentos direcionam a construção do plano de aquisição e reposição de equipamentos, essencial para nortear a previsão de recursos orçamentários.

Com base no mapa, a priorização de substituição de tecnologia ou aquisição de novo equipamento deve ser feita por meio de critérios preestabelecidos estrategicamente pela instituição, conforme Quadro 8.1.

Quadro 8.1 – Critérios para priorização de substituição de tecnologias.

Risco	Importância estratégica	Outros
Equipamentos que apresentam alto risco à vida do paciente ou ao operador em caso de falha	Equipamentos cuja paralisação ocasiona prejuízo de receita	• Existência de equipamentos reserva • Equipamentos sujeitos a alguma norma de fiscalização • Equipamentos sujeitos a recomendações dos seus fabricantes (procedimentos, troca de peças)

Fonte: Adaptado de Associação Brasileira de Normas Técnicas (ABNT), 2011.

Na avaliação de investimentos em tecnologia é preciso considerar, além do custo do equipamento, custos implicados, como itens consumíveis, calibração e sua periodicidade, treinamentos, fornecimento de peças de reposição, consumo de energia, baterias e manutenção.

Manutenção preventiva e corretiva

As instituições devem elaborar um cronograma com ações periódicas de manutenção preventiva que evitam o desgaste desnecessário das tecnologias, para que não ocorra falha inesperada do equipamento. Ao atender às definições legais, a unidade deve ter cópias do calendário de manutenções preventivas, bem como o registro das manutenções realizadas.[1]

Algumas etapas devem ser seguidas, para que seja planejada uma adequada manutenção preventiva, como um inventário completo (cadastro de todos os equipamentos com número de patrimônio). Neste documento deve constar: nome do equipamento, modelo, fabricante, contato da assistência técnica autorizada, validade da garantia, data e setor da instalação e tipo de manutenção realizada. Igualmente, deve ser conhecido o grau de utilização do equipamento e o risco de sua paralisação.[3] A periodicidade da manutenção deve ser definida com base nas manutenções já realizadas, na vida útil das peças genuínas e nas recomendações do fabricante. A manutenção preventiva inclui: inspeção geral, limpeza, troca de peças, lubrificação, aferição e calibração, testes de desempenho e de segurança (elétrica, radiológica, mecânica e biológica).[4]

A parada de equipamentos para checagens de rotina deve ser de conhecimento da equipe assistencial, para que possam planejar alternativas para a assistência durante a ausência do equipamento.

A manutenção corretiva ocorre quando já existe um dano instalado no equipamento, que pode ser por desgaste ou uso indevido durante o trabalho diário.[5] A área usuária deve ser responsável pela abertura e registro de solicitação de manutenção e o administrador local deve ser imediatamente comunicado nos casos em que ocorrer baixa patrimonial por impossibilidade de conserto, para que seja providenciada substituição.

Gestão de materiais em terapia intensiva

Administrar os recursos materiais com o mínimo de recursos alocados em estoques e evitar a falta de materiais médico-hospitalares e medicamentos são, sem dúvida, a principal missão do gestor de materiais hospitalares. Em UTI, o abastecimento ou as políticas de centralização dos materiais podem ser cruciais para a sobrevivência do paciente, visto que a agilidade no atendimento requer disponibilidade de insumos com a máxima brevidade. A fim de evitar estoques inapropriados, a disponibilização de *kits* com insumos para atendimento de urgência é uma estratégia que propicia maior segurança, no que se refere ao aporte de materiais, além de ser uma prática recomendada pela ANVISA na RDC n. 7.[2] Os insumos que compõem os *kits* devem ser de conhecimento da equipe assistencial e passar por um processo de revisão periódica, a fim de garantir sua disponibilidade e integridade para segurança do uso em urgências.

Materiais esterilizáveis

O fornecimento dos materiais esterilizáveis utilizados na UTI deve ser realizado pelo Centro de Materiais Esterilizáveis (CME). A prática de processamento desses materiais é regida por regulamentações que visam o gerenciamento de riscos e a segurança do paciente.[6,7]

O cuidado com a guarda e o armazenamento de produtos para saúde esterilizados pelo CME deve atender padrões mínimos que abrangem condições de acesso, mobiliário, estrutura física, controle e gestão de estoques.[7,8] Há uma preocupação simplista com a data de validade de esterilização durante a prática assistencial na maioria das instituições de saúde.[8,9] A implantação de práticas de inspeção da integridade da embalagem, avaliação da ausência de manchas, umidade ou resíduos, no momento do armazenamento dos produtos para saúde oriundo dos CME, e o gerenciamento da rotatividade do estoque de produtos processados são imperativas para uma assistência de qualidade.[9]

Controle de qualidade dos materiais e queixa técnica

Entende-se por controle da qualidade dos produtos de saúde "todo o conjunto de ações técnicas e ou administrativas capaz de assegurar a seleção, aquisição, recebimento, aceitação e uso de qualquer produto médico, diagnóstico, terapêutico ou preventivo, dentro das normas de segurança e qualidade necessárias para atender aos princípios da conformidade, eficácia e efetividade".[10]

A atuação do enfermeiro na administração dos recursos materiais e controle de qualidade técnica constitui-se uma conquista no âmbito de tomada de decisão. Alguns serviços de enfermagem em instituições de saúde de grande porte têm criado em sua estrutura assessorias, seções ou setores de enfermagem para a execução de funções, como controle de qualidade, seleção e compra de materiais utilizados na assistência ao cliente.[11]

A implantação do processo de pré-qualificação (análise da qualidade técnica) é uma estratégia para verificação de conformidade do produto antes de sua aquisição. Trata-se de uma ferramenta para o gerenciamento de risco, uma vez que passa a atuar como uma barreira contra a entrada de produtos com qualidade duvidosa, e deve ser sistematizada e devidamente realizada.[12]

A análise da qualidade técnica e desempenho do material deve envolver os seguintes itens de avaliação: embalagem, rótulo/informações, esterilidade/validade, resistência, eficiência, manuseio, integridade, e se atende à finalidade à qual se propõe. A análise deve ser realizada com a participação da equipe usuária, o que torna o processo mais fidedigno por passar pela análise de diversos profissionais.

A implantação de sistemas de monitoramento que possibilitem a identificação, de forma precoce, de problemas técnicos – Desvio de Qualidade/Queixa Técnica (QT) é importante para minimizar a ocorrência de eventos adversos. No contexto da vigilância sanitária, a queixa técnica é entendida como "qualquer notificação de suspeita de alteração ou irregularidade de um produto ou empresa, relacionada a aspectos técnicos ou legais, que poderá ou não causar danos à saúde individual ou coletiva".

A ANVISA não garante que a qualidade do insumo seja mantida após a obtenção do registro. Medidas de controle na etapa de pós-comercialização dos produtos de uso na saúde passam a ter grande relevância. Assim, a notificação da queixa técnica tem se constituído em ferramenta importante na gestão, de modo a subsidiar a ANVISA na adoção de medidas que permitem identificar irregularidades de produto e/ou fabricante e desvio de qualidade, e orientar as instituições de saúde para os processos de análise e de vigilância das novas tecnologias e recursos disponíveis.[12]

Referências bibliográficas

1. Brasil. Agência Nacional de Vigilância Sanitária (ANVISA). Resolução n. 07, de 24 de fevereiro de 2010. Dispõe sobre os requisitos mínimos para funcionamento de unidades de terapia intensiva e dá outras providências. Diário Oficial da União. 24 fev. 2010.
2. Brasil. Associação Brasileira de Normas Técnicas (ABNT). NBR 15943 – Diretrizes para um programa de gerenciamento de equipamentos de infraestrutura de serviços de saúde e de equipamentos para a saúde. 28 maio 2011.
3. Brasil. Associação Brasileira de Normas Técnicas (ABNT). NBR 5674 – Manutenção de edificações: requisitos para o sistema de gestão de manutenção. 25 ago. 2012.
4. Brasil. Ministério da Saúde. Equipamentos médico-hospitalares e o gerenciamento da manutenção. Brasília: Ministério da Saúde, 2002.
5. Trujillo M et al. Política para a integração das atividades de seguros metrológicas ao processo de manutenção de equipamentos biomédicos. Rev Ing Biomed. 2015;9(18).
6. Brasil. Associação Brasileira de Normas Técnicas (ANVISA). Resolução n. 15, de 15 de março de 2012. Dispõe sobre requisitos de boas práticas para o processamento de produtos para saúde e dá outras providências. Diário Oficial da União. 15 mar. 2012.
7. Alfa MJ. Current issues result in a paradigm shift in reprocessing medical and surgical instruments. Am J Infect Control [Online]. 2016.
8. United States of America. Association of Perioperative Registered Nurses (AORN). Perioperative standards and recommended practices: recommended practices for selection and use of packaging systems for sterilization. Denver (US): Association of Perioperative Registered Nurses (AORN), 2013.
9. Oliveira AC, Mussel IC, Paula AO. Armazenamento dos produtos para saúde estéreis em unidades assistenciais: estudo descritivo. Rev SOBECC [Online]. 2014 Out.-Dez.;19(4):188-94.

10. Luppi CHB. Gerenciamento do risco sanitário hospitalar na área de tecnovigilância: análise retrospectiva e prospectiva de notificações de queixas técnicas, incidentes e eventos adversos relacionados ao uso de equipamentos, materiais médico-hospitalares e kits diagnósticos no Hospital das Clínicas de Botucatu/UNESP [Tese de Doutorado]. Faculdade de Medicina de Botucatu – Universidade Estadual Paulista, 2010.
11. Garcia SD, Haddad CL, Dellaroza SG, Costa DB, Miranda JM. Gestão de material médico-hospitalar e o processo de trabalho em um hospital público. Rev Bras Enferm. 2012;65(2):339-46.
12. Gil RB, Chaves LDP, Laus AM. Gerenciamento de recursos materiais com enfoque na queixa técnica. Rev Eletr Enf. 2015;17(1):100-7. doi: 10.5216/ree.v17i1.27544.

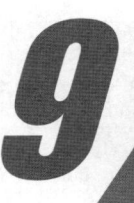

Liderança no Contexto da Unidade de Terapia Intensiva

Daniela Marona Borba
Enaura Helena Brandão Chaves
Tais Hochegger

A qualidade da liderança tem uma relação direta com a qualidade dos vínculos entre os membros da organização, com base em categorias de confiança pessoal e profissional, principalmente em equipes operacionais que atuam sob alto risco, em cenários complexos e imprevisíveis, tal como uma Unidade de Tratamento Intensivo (UTI).

Liderança voltada para alta *performance*

Nas instituições de saúde, é comum a gestão ser realizada por profissionais altamente capacitados técnica e cientificamente, mas que não foram preparados para atuação nas atividades administrativas, financeiras e de gestão de pessoas. Especialmente em UTIs, existe a necessidade de inovação constante, pois a invasão intensa de novas tecnologias exige que equipes e lideranças alcancem o equilíbrio entre tecnologias e pessoas. Há também a demanda da integração entre membros de diferentes equipes com diversas formações, que dividem decisões e execução das atividades. É também necessário um aprofundamento do contexto político, econômico e social, em função da sustentabilidade das instituições. Além, é claro, e talvez mais importante, a interação com o paciente e sua família, em que se faz imprescindível a entrega de uma assistência segura e humanizada.

O enfermeiro é considerado profissional estratégico dentro das organizações de saúde nos processos de gerenciamento e liderança de equipes. Ele deve aprimorar seu desempenho em liderança, de modo a otimizar seus recursos pessoais e profissionais por meio de investimentos em boas práticas de liderança, fundamentos de inteligência emocional, cultural e política, perspicácia financeira, boa capacidade de comunicação, conhecimentos sobre o ambiente e clima organizacional, e foco na gestão de pessoas.[1]

O livro *Sustentabilidade da liderança* traz uma proposta de cinco regras da liderança (Quadro 9.1).[2]

A definição de prioridades é um dos desafios com que os líderes se deparam em seu dia a dia. As UTIs têm 24 horas de um trabalho intenso, que exige resolutividade, foco e competência. É importante focar nas ideias essenciais, para então definir, priorizar, filtrar e enquadrar o problema a ser resolvido.

Quadro 9.1 – Cinco regras da liderança.	
Conceba o futuro	Não basta visualizar o futuro, mas também criá-lo e certificar-se de que os membros da equipe compreendem qual a direção que a unidade/instituição busca
Seja um executor	Faça as coisas acontecerem, tenha uma estratégia de ação, com disciplina para obter a realização das metas e projetos, e destreza técnica para que as coisas certas aconteçam
Gerencie talentos	Desenvolva e conserve os talentos. Invista na comunicação assertiva, ajude os liderados a se desenvolverem para o bem próprio e da organização, com foco na competência (habilidades), comprometimento (envolvimento) e contribuição (significado)
Seja um desenvolvedor de capital humano	Não apenas na equipe atual que já desenvolve as atividades necessárias à sustentabilidade da unidade/instituição, mas também na construção de gerações seguintes, seja de novos líderes ou liderados
Competência pessoal	Invista em si mesmo, a curto e longo prazos. Invista em si mesmo, no seu desenvolvimento intelectual (pela aprendizagem), na sua saúde física e mental, tenha boas relações sociais, conecte-se com os demais e se proteja, inclusive espiritualmente, de forma a desenvolver e respeitar seus valores pessoais

Fonte: Ulrich D, Smallwood N, 2014.

O domínio e gerenciamento do tempo são outro grande desafio. Pode-se utilizar estratégias, como revisão e retrospectiva periódica de agenda, para revisitar, compreender e redirecionar seu tempo dedicado a determinadas atividades. Para alcançar resultados é preciso não se deixar desviar de sua meta, e concentrar-se nas pessoas, na sua equipe. A empatia assertiva desenvolve a confiança e abre as portas para o tipo de comunicação que ajudará o líder a atingir os resultados pretendidos.[3] Líderes não comandam seus seguidores, eles conquistam credibilidades quando cumprem suas promessas e ajudam seus liderados a desenvolverem seus potenciais.

Engajamento da equipe

Nas UTIs, a qualidade do cuidado não está garantida somente pelo aparato tecnológico e pela qualificação de seus profissionais, mas também pelo dimensionamento e engajamento da equipe no desenvolvimento das atribuições.[4]

Atualmente, as organizações devem atender expectativas altas, prestar atendimento com transparência, assumir mais responsabilidades com resultados de excelência e redução de custos. Os líderes são focados na gestão dessas metas, mas muitos subestimam um fator de sucesso essencial: o engajamento da equipe de linha de frente. Este fator talvez seja o principal indicador de desempenho organizacional com relação às exigências operacionais e financeiras. As organizações precisam de equipes engajadas para ajudar a administrar a inovação necessária para o panorama de assistência médica imprevisível de hoje. Os melhores hospitais canalizam a energia do engajamento da equipe rumo aos objetivos da organização.[5]

Uma organização com uma equipe engajada é mais propensa a reter seus talentos, os quais geram, assim, impactos em resultados e desempenhos de um hospital. O Serviço Nacional de Saúde da Inglaterra (NHS) constatou que organizações hospitalares com colaboradores altamente engajados tinham taxas de mortalidade mais baixas e altas taxas de satisfação de usuários e familiares, além de melhores desempenhos financeiros e operacionais. Para que a equipe demonstre interesse não apenas no seu próprio sucesso, mas também no sucesso da organização, seus membros precisam sentir uma conexão emocional com suas funções e organizações.

Gestão de conflitos na Unidade de Terapia Intensiva (UTI) – oportunidade de crescimento e melhoria contínua

O conflito no ambiente de trabalho é um processo dinâmico que ocorre quando os indivíduos apresentam reações emocionais negativas, desacordos e interferências durante a tentativa de alcançar suas metas.[6,7]

O conflito possui elementos positivos e negativos, os quais precisam ser gerenciados da melhor maneira a fim de produzir resultados assertivos. Como aspectos negativos, destacam-se o surgimento de ambiente improdutivo, situações que resultam em desperdício de esforços da equipe, tensão nas relações de trabalho e comportamentos inadequados. Quanto aos aspectos positivos, denota-se a junção de ideias diversificadas dos integrantes da equipe que promovam a reflexão e análise de determinadas situações sob inúmeros pontos de vista.[8]

O sucesso na gestão de conflitos nas UTIs requer o desenvolvimento de uma liderança eficaz, que possibilite tratar o conflito à medida que ele surge no ambiente de trabalho ou até mesmo quando se identificam sinais precocemente a fim de minimizar seu impacto. Caso seja bem conduzido, o conflito pode elevar a autoconfiança e a autoestima dos profissionais, construir e fortalecer relacionamentos e promover soluções criativas que extrapolam as expectativas.[7]

Existem três tipos de conflitos: de tarefa, relacionado ao conteúdo e objetivo do trabalho; de relacionamento, relacionado às relações interpessoais; e o de processo, relacionado à forma de realização de um trabalho.

Mediação de conflitos

A mediação de conflitos torna-se fundamental em um ambiente com as características de uma UTI, onde existe muita complexidade nos processos e a gravidade dos pacientes frequentemente leva os profissionais a conviverem com a morte iminente e a dor da perda sentida pelos familiares.

Os conflitos podem ser evitados com um bom planejamento e a atuação assertiva do líder da equipe: a) deixar bem claras as diretrizes do trabalho, prazos, orçamento e tecnologias a serem utilizadas; b) escolher de maneira adequada as pessoas, evitar repetir equipes que não funcionaram no passado, manter canais claros de comunicação e estar sempre aberto para o diálogo.

Para mediar conflitos é necessário que o líder tenha suas habilidades emocionais e comportamentais bem desenvolvidas.[6] Necessita ter credibilidade, ser imparcial, apresentar conhecimento da situação, ser leal e flexível nas atitudes, ter clareza na linguagem e confidencialidade no processo de mediação.[9]

Atualmente, muitas técnicas são empregadas para subsidiar a gestão e resolução de conflitos. Chiavenato[10] propõe três tipos de abordagens para a mediação de conflitos (Quadro 9.2).

Quadro 9.2 – Abordagens para a mediação de conflitos, de Chiavenato.	
Abordagem estrutural	O conflito se forma das percepções criadas pelas condições de diferenciação, recursos limitados e escassos e de interdependência. Se o gestor agir sobre algum desses elementos geradores, a situação conflitante poderá ser controlada mais facilmente
Abordagem de processo	Abordagem de redução de conflitos por meio da modificação de processos, a ser realizada por uma parte do conflito, por pessoas de fora ou uma terceira parte. Pode ser conduzida de três formas: a desativação do conflito, em que uma das partes opta pela cooperação para promover o acordo; reunião de confrontação entre as partes, em que são abertos os motivos do conflito de maneira mais direta entre os envolvidos; ou colaboração, que ocorre após passadas as etapas anteriores, com as duas partes em busca de uma solução vantajosa para todos
Abordagem mista	Envolve tanto os aspectos estruturais como os de processo, e pode ser feita pela adoção de regras para resolução de conflitos, ou criação de papéis integradores. A adoção de regras se utiliza de meios estruturais para influenciar no processo de conflito, e cria regras e regulamentos que delimitam a ação das pessoas

Fonte: Chiavenato I, 2004.

Berg[11] propõe cinco diferentes maneiras de abordar e administrar conflitos (Quadro 9.3).

Quadro 9.3 – Maneiras de abordar e administrar conflitos, de Berg.	
Competição	Atitude assertiva e não cooperativa, prevalece o uso do poder. Ao competir, o indivíduo procura atingir seus próprios interesses em detrimento de outros. O indivíduo utiliza-se do poder para vencer
Acomodação	Atitude não assertiva, cooperativa e autossacrificante, oposta à competição, na qual ao acomodar-se, a pessoa renuncia aos seus próprios interesses para satisfazer os interesses de outra parte. É identificada como um comportamento generoso, altruísta e dócil
Afastamento	Atitude não assertiva e não cooperativa, pois ao afastar-se, a pessoa não se empenha em satisfazer os seus interesses e nem tampouco coopera com a outra pessoa. O indivíduo se coloca à margem do conflito, de forma a adiá-lo ou recuar perante situações de ameaça
Acordo	Posição intermediária entre a assertividade e cooperação, cujo indivíduo procura soluções mutuamente aceitáveis, que satisfaçam parcialmente os dois lados. O acordo significa trocar concessões ou, então, procurar por uma rápida solução de meio termo
Colaboração	Atitude tanto assertiva quanto cooperativa, na qual ao colaborar, o indivíduo procura trabalhar com a outra pessoa, para encontrar a solução que satisfaça plenamente os interesses das duas partes

Fonte: Berg EA, 2012.

Pode-se considerar a mediação de conflitos como uma tentativa de buscar o consenso entre as partes discordantes, por meio do resgate do diálogo por vezes bloqueado por divergências de condutas e de posturas em grupos formados por indivíduos com concepções distintas a respeito da vida e de seus valores.

Nem todo conflito é igual e nem deve ser abordado da mesma forma. O gestor precisa saber como e quando usar cada ferramenta: negociação, poder, litígio, arbitragem, ouvidoria, conciliação, entre outras.[12] No entanto, nem todos os conflitos são resolvidos com sucesso.

Conflito e impacto na saúde do profissional

O conflito, quando analisado sob a perspectiva de estresse ocupacional, pode ser considerado como um agente estressor na vida do indivíduo. Os estressores estão relacionados a uma série de efeitos tanto na saúde quanto no bem-estar dos funcionários, e podem ser psicológicos (emoções negativas como ansiedade ou raiva), físicos (doença cardiovascular e cefaleia) e comportamentais (consumo de álcool e tabagismo).[7]

Os estressores sociais vão desde formas leves, quando o indivíduo percebe que o outro é rude ou insensível, até formas de violência física, quando o trabalhador é atacado por terceiros (colegas ou pacientes). Outros estressores englobam o destrato de funcionários por colegas e supervisores, como o *bullying* no ambiente de trabalho.[7]

Além dos efeitos na saúde física e mental dos trabalhadores, os conflitos podem gerar uma assistência de má qualidade, ocasionada pela insatisfação dos profissionais envolvidos. Portanto, os líderes precisam desenvolver habilidades de comunicação e relacionamento interpessoal, pois as instituições necessitam que os conflitos sejam mediados, não só entre a própria equipe, mas também em todo o contexto interdisciplinar.

Gestão por competências – habilidades e atitudes

Ao falar de avaliação, logo se associa a ideia de notas, controle, classificações, retenção, medos e tantos outros elementos preestabelecidos. Este modelo é representado graficamente em uma experiência realizada junto a enfermeiros, em um curso de pós-graduação, em que deveriam desenhar algo que representasse o processo de avaliação. Os desenhos da Figura 9.1 mostram o desconforto do processo avaliativo: a) uma perda ocasionada pelo mau resultado obtido; b) apenas a expressão verbal do avaliador, em posição de desigualdade. Já o desenho da Figura 9.2 representa um olhar mais positivo, há uma visão de processo, com dificuldades e possibilidades de sucesso.

Cada indivíduo percebe as coisas de formas diferentes, porque tiveram experiências diferentes dos demais ao longo da vida.

A avaliação de desempenho (AD) é um instrumento gerencial que permite mensurar os resultados obtidos pela equipe, em período e área específicos (conhecimentos, metas, habilidades), para a consecução clara de algum objetivo.[9]

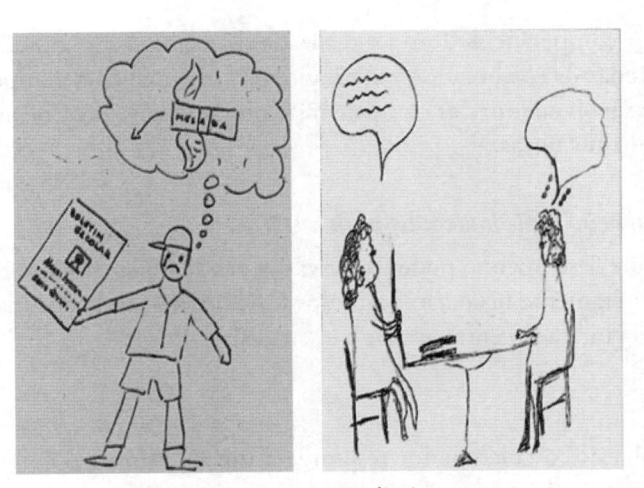

Figura 9.1 – Representação negativa do processo avaliativo.

Fonte: Desenvolvida pela autoria do capítulo.

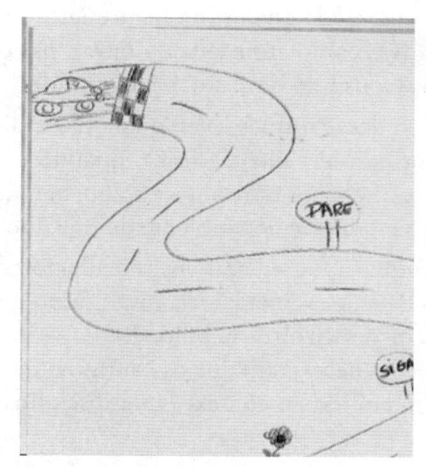

Figura 9.2 – Representação positiva do processo avaliativo.
Fonte: Desenvolvida pela autoria do capítulo.

Com a evolução do foco da AD como ferramenta de informação para gestão organizacional, percebeu-se uma mudança no desenvolvimento desta atividade.[13]

A AD deve integrar os desempenhos individuais em um desempenho global, ou seja, tornar a AD parte da cultura organizacional, com envolvimento dos colaboradores nos processos avaliativos.[14]

A necessidade de melhorias no sistema de avaliação levou a se buscarem novos modelos que tornassem a avaliação um processo mais amplo e transparente. A organização deve deixar claro o que espera de cada colaborador, e determinar as competências desejadas. Os colaboradores devem ser capazes de identificar seus pontos fortes e fracos, suas habilidades e conhecimentos, para oferecer à empresa as respostas corretas em relação a seu crescimento profissional e suas metas pessoais, de modo a buscar a intersecção entre seus objetivos e os organizacionais.[15]

A gestão por competências deve ser realizada de forma sistematizada, e como um dos seus objetivos ajudar os colaboradores a atingirem o seu melhor desempenho profissional, por meio do desenvolvimento das competências profissionais, além de aumentar habilidades existentes e incluir novas.[16]

Métodos de avaliação mais indicados para a UTI

A avaliação de desempenho pode seguir vários modelos e métodos, e a escolha do mais adequado está diretamente ligada ao perfil dos funcionários avaliados, da empresa em que se encontram e da interação entre avaliado e seu avaliador.

Autoavaliação

Na autoavaliação, o colaborador responde a um questionário com o objetivo de refletir sobre a sua atuação e identificar seus pontos fortes e fracos; depois, junto ao seu superior, é discutido o que pode ser feito para melhorar a *performance* do colaborador. É indicado para profissionais que atuam em áreas de alta complexidade, exige maturidade da equipe, e devem estar preparados e capacitados para avaliarem de forma realista o seu próprio desempenho.

Avaliação 360°

Possibilita a minimização da tendenciosidade e subjetividade. Tem por finalidade oferecer o *feedback* de todas as fontes, incluindo supervisores, colegas, subordinados, a própria pessoa e clientes. Inicia com uma autoavaliação e, posteriormente, a avaliação de seus pares. É importante haver perguntas direcionadoras que garantam uma reflexão construtiva e empática.[17] O resultado é informado ao avaliado, para que ele conheça a percepção dos demais colegas sobre o seu desempenho profissional, e é mantido o anonimato. Dessa forma, o profissional irá identificar seus pontos fortes e seus pontos de melhoria, o que permitirá que elabore um plano de ação para seu desenvolvimento.[18]

Entrevista de avaliação

Processo comportamental que exige habilidade, clareza e empatia do avaliador, que deve saber comunicar-se de forma assertiva com o avaliado, de modo que seu *feedback* obtenha o seu aceite. O avaliador deve reconhecer o desempenho assertivo e realinhar, por meio de orientação e exemplos, os comportamentos que estão inadequados. Os pontos de melhoria deverão ser acompanhados de um plano de ações com propostas discutidas com o avaliado, que terá participação nessas decisões e no estabelecimento de prazo para a sua execução.

Referências bibliográficas

1. Siqueira MMM. Novas medidas do comportamento organizacional: ferramentas de diagnóstico e de gestão. Porto Alegre: Artmed, 2014.
2. Ulrich D, Smallwood N. Sustentabilidade da liderança: sete disciplinas para transformar intenções em ações eficientes. HSM, 2014.
3. Scott K. Empatia assertiva: como ser um líder incisivo sem perder a humanidade. Rio de Janeiro: Alta Books, 2017.
4. Inoue KC, Matsuda LM. Dimensionamento de pessoal de enfermagem em unidade de terapia intensiva para adultos. Acta Paul Enferm. 2010;23(3):379-84.
5. Lucea M. Energizando a la fuerza laboral de enfermería [Internet]. Advisory Board Company. 2014. p. 1-135. Disponível em: https://www.advisory.com/international/research/global-centre-for-nursing-executives.
6. Assis AF, Straub A. Gestão de conflitos: a oportunidade de aprendizagem através da exploração de divergências. Revista FAE [Online]. 2016 Jul.-Dez.;19(2):220-31.
7. Azeredo NSG, Aquim EE, Santos AA et al. Assistência ao paciente crítico: uma abordagem multidisciplinar. Rio de janeiro: Atheneu, 2019.
8. Ciampone MHT, Kurcgant P. Gerenciamento de conflito e negociação. In: Kurcgant P (org.). Gerenciamento em enfermagem. Rio de Janeiro: Guanabara Koogan, 2005. p. 54-65.
9. Marras JP. Administração de recursos humanos do operacional ao estratégico. 14. ed. São Paulo: Saraiva, 2011.
10. Chiavenato I. Gestão de pessoas: e o novo papel dos recursos humanos na organização. 2. ed. Rio de Janeiro: Elsevier, 2004. p. 415-27.
11. Berg EA. Administração de conflitos: abordagens práticas para o dia a dia. Curitiba: Juruá, 2012.

12. Burbridge RM, Burbridge A. Gestão de conflitos: desafios do mundo corporativo. São Paulo: Saraiva, 2012.
13. Berry AJ, Coad AF, Harris EP, Otley DT, Stringer C. Emerging themes in management control: a review of recent literature. British Accounting Review. 2009 Mar;41(1):2-20. Disponível em: https://www.sciencedirect.com/science/article/pii/S0890838908001029.
14. Valmorbida SMI, Ensslin L. Construção de conhecimento sobre avaliação de desempenho para gestão organizacional: uma investigação nas pesquisas científicas internacionais. Revista Contemporânea de Contabilidade. 2016;13(28):123-48.
15. Bolwerk S, Derrosso G, Souza SR. Gestão de desempenho por competência (GDP): análise da avaliação de desempenho para ascensão profissional utilizada em uma instituição bancária. Revista Cadernos UniFOA [Online]. 2014;9(26):63-84.
16. Belford RM, Santos EFMS, Tadeucci MSR. Gestão por competências: um novo modelo de gerenciamento. Revista UNI [Online]. 2012 Jan.-Jul.;(2):39-53.
17. Mourão RAM, Miranda S, Ramalho N. A avaliação de desempenho a 360° no mercado de trabalho português: facilitadores e barreiras. Comunicação Pública. 2015;10(19):1-15.
18. Bracken DW, Rose DS. When does 360-degree feedback create behavior change? And how would we know it when it does? Journal of Business and Psychology. 2011 Jun;26(2):183-92.

10 Dimensionamento de Enfermagem em Terapia Intensiva

Patrícia Cristina Cardoso
Érica Batassini
Juliana Teixeira da Silveira
Débora Feijó Villas Boas Vieira

A assistência ao paciente crítico, em um local de alta complexidade como as Unidades de Terapia Intensiva (UTI), com a realização de inúmeros procedimentos e intervenções invasivos, requer uma equipe de enfermagem especializada e adequada em termos de composição e quantidade. O dimensionamento de enfermagem é um instrumento gerencial utilizado para qualificação assistencial, pois procura adequar o quadro de pessoal às necessidades dos pacientes e da instituição. Em conjunto, os seguintes fatores determinam o número de profissionais necessário à assistência: o padrão de cuidado pretendido, a estrutura/planta física e os equipamentos da unidade, a produtividade e o nível de preparo, capacitação e desenvolvimento técnico dos profissionais envolvidos. Uma equipe superdimensionada gera alto custo e uma equipe reduzida implica em redução da qualidade de assistência, o que pode prolongar a internação e aumentar o custo dos pacientes.[1]

Aspectos legais para o dimensionamento de enfermagem em terapia intensiva

Estabelecer o adequado dimensionamento de enfermagem em terapia intensiva no Brasil, em consonância com a legislação vigente, é um desafio. A Lei do Exercício Profissional n. 7.498 (1986)[2] apresenta como atividades privativas do enfermeiro os seguintes itens: cuidados diretos de enfermagem a pacientes graves com risco de vida; cuidados de enfermagem de maior complexidade técnica e que exijam conhecimentos de base científica e capacidade de tomar decisões imediatas. É atribuído ao técnico de enfermagem exercer atividades de nível médio, executar ações assistenciais de enfermagem, exceto as privativas do enfermeiro. De acordo com o Decreto-Lei n. 94.406 (1987), o técnico de enfermagem tem como função assistir o enfermeiro na prestação de cuidados diretos a pacientes em estado grave.[3] A palavra "assistir" não tem o sentido de prestar assistência, mas sim de auxiliar. No entanto, verificamos um cenário diferente na realidade brasileira. Segundo dados do censo de 2016 da Associação de Medicina Intensiva Brasileira (AMIB), o quantitativo de técnicos de enfermagem que atuam em UTI no Brasil é de, aproximadamente, o dobro do quantitativo de enfermeiros.[4]

Em 2010, a Agência Nacional de Vigilância Sanitária (ANVISA), por meio da publicação da RDC n. 07, estabeleceu padrões mínimos de qualidade e segurança para as UTIs. A RDC dispõe que deve ser designada para a enfermagem: um enfermeiro coordenador da equipe, especialista em terapia intensiva ou em outra especialidade relacionada à assistência ao paciente grave, específica para a modalidade de atuação (adulto, pediátrica ou neonatal); no mínimo um enfermeiro assistencial para cada oito leitos ou fração e um técnico de enfermagem para cada dois leitos, além de um técnico de enfermagem para os serviços de apoio assistencial.[5]

Posteriormente, em 2012, a ANVISA publicou a RDC n. 26 que reformulou apenas o artigo 14, que aumentou para 10 leitos ou fração para cada enfermeiro, e manteve um técnico de enfermagem para cada dois leitos, além de retirar o técnico de enfermagem de UTI para serviços de apoio.[6]

Segundo a Portaria n. 895 de 2017, nas UTIs de tipo II a equipe de enfermagem deve ser composta por 1 (um) enfermeiro coordenador, com jornada mínima de 4 horas diárias, que pode acumular o papel de enfermeiro rotineiro, com habilitação em terapia intensiva comprovada por título; 1 (um) enfermeiro rotineiro, com jornada de 4 (quatro) horas diárias, para a unidade, com habilitação em terapia intensiva comprovada por título; 1 (um) enfermeiro plantonista, para cada 10 (dez) leitos ou fração, em cada turno; no mínimo 1 (um) técnico de enfermagem para cada 2 (dois) leitos em cada turno. Já as UTIs de tipo III, além dos requisitos exigidos paras as UTIs tipo II, altera a proporção enfermeiro/paciente para os enfermeiros plantonistas, sendo 1 (um) enfermeiro plantonista, para cada 5 leitos ou fração, exclusivo da unidade.[7]

Também em 2017, Resolução do Conselho Federal de Enfermagem (COFEN) n. 543/2017 apontou que o número de profissionais de enfermagem deve levar em consideração o grau de dependência de cada paciente, e descreve para efeito de cálculo o valor de 18 horas de enfermagem por paciente na assistência a doentes críticos. Também, o número de profissionais enfermeiros deve corresponder a 52% de profissionais da equipe de enfermagem.[8]

É preciso ressaltar que a legislação estabelece requisitos mínimos de funcionamento, que devem ser revisados para permitir o gerenciamento criterioso do quantitativo e da composição da equipe, a considerar aspectos locais, gravidade dos pacientes, estrutura física, logística de equipamentos e insumos e, principalmente, a necessidade de cuidados de enfermagem de cada paciente. Esse último requisito pode variar conforme o perfil dos pacientes de cada UTI.

Os aspectos legais para o dimensionamento de enfermagem em terapia intensiva no Brasil estão sumarizados na Tabela 10.1.

Tabela 10.1 – Aspectos legais para o dimensionamento de enfermagem em terapia intensiva.

Legislação	Recomendação
Portaria n. 895/2017, UTI tipo II[7]	• 56% enfermeiros (1:10) • 44% técnicos (1:2)
Portaria n. 895/2017, UTI tipo III[7]	• 28,6% enfermeiros (1:5) • 71,4% técnicos (1:2)
RDC n. 7/2010, ANVISA[5]	• 28,6% enfermeiros (1:8) • 71,4% técnicos (1:2)
RDC n. 26/2012, ANVISA[6]	• 16,6% enfermeiros (1:10) • 83,3% técnicos (1:2)
Resolução COFEN n. 543/2017[8]	52% são enfermeiros, demais são técnicos de enfermagem

Fonte: Adaptada de Ministério da Saúde, 2012, 2017; Abreu SP, Pompeo DA, Perroca MG, 2014 e Conselho Federal de Enfermagem (Cofen), 2017.

Instrumentos de medida da carga de trabalho de enfermagem

A classificação de pacientes de acordo com o grau de dependência da equipe de enfermagem constitui uma das etapas dos métodos de dimensionamento de enfermagem.

A literatura internacional aponta vários instrumentos elaborados a partir da década de 1970, voltados à mensuração da carga de trabalho de enfermagem especificamente para pacientes críticos, e pode-se citar, entre eles: o OMEGA *score system*,[9] *time oriented score system* (TOSS),[10] o *project of research of nursing* (PRN),[11] o *therapeutic intervention scoring system* 28 (TISS-28)[12] e o *nursing activities score* (NAS),[13] este último é o mais recente e o mais utilizado em todo o mundo.

O NAS[13] foi elaborado a partir da reestruturação das variáveis do TISS-28,[12] visando obter um instrumento que representasse melhor as atividades realizadas pela enfermagem. Itens do TISS-28 foram suprimidos, agrupados ou acrescentados, ficando o NAS constituído pelas categorias, ou seja: (1) atividades básicas, (2) suporte ventilatório, (3) cardiovascular, (4) renal, (5) neurológico, (6) metabólico e (7) intervenções específicas, subdivididas em 23 itens que são pontuados. O escore final resulta da soma das pontuações dos itens e representa quanto do tempo de um profissional de enfermagem o paciente requereu nas últimas 24 horas. Cada ponto do NAS corresponde a 14,4 minutos e o valor máximo obtido chega a 176,8%. A pontuação 100 representa que o paciente requereu 100% do tempo de um profissional de enfermagem no seu cuidado nas últimas 24 horas. Pontuações maiores que 100 representam que tempo adicional de outro profissional precisa ser empregado.[14]

Apesar do NAS ser um instrumento amplamente utilizado para avaliação da carga de trabalho em UTI, ele apresenta limitações quanto às categorias profissionais e, por ser calculado de forma retrospectiva, o que pode não refletir de forma fidedigna os cuidados e as demandas do paciente nas horas subsequentes.[1]

O NAS foi construído para medir as últimas 24 horas das necessidades de cuidado do paciente. A periodicidade de aplicação do NAS foi recentemente investigada em um estudo brasileiro unicêntrico, que concluiu que pontuação média do NAS foi semelhante quando comparada à aferição realizada três vezes ao dia com a realizada uma vez ao dia, se consideradas as 24 horas anteriores. Os gestores de cada UTI devem selecionar a melhor forma de acordo com sua rotina, com seus indicadores e especificidades.[15]

Para o cálculo do dimensionamento de pessoal, recomenda-se utilizar o valor do NAS transformado em horas. A soma do NAS da UTI informa o número necessário de enfermeiros para o cuidado dos pacientes naquele momento. É o número mínimo necessário para prestar assistência com qualidade e segurança para o paciente. Para fins de dimensionamento de pessoal de enfermagem, sugere-se utilizar a média do NAS (média mínima dos últimos seis meses, e, com o avançar do tempo, a média histórica). A fórmula vai considerar a necessidade de folgas, férias, valores do absenteísmo local, produtividade, políticas da instituição (tarefas administrativas não relacionadas aos pacientes, jornada de trabalho, coberturas de ausências etc.). Sugere-se a utilização da fórmula de Gaidzinski, que contempla todos esses aspectos. A média do NAS deve ser utilizada como um dos parâmetros para a realização do cálculo do dimensionamento de pessoal, conforme sugerido pela Resolução Cofen n. 543/2017.[8]

Influência do dimensionamento de pessoal nos desfechos apresentados pelo paciente

As UTIs são a unidade dos hospitais que mais consomem recursos financeiros, o que se justifica tanto pelo uso de diversas tecnologias de suporte a órgãos vitais quanto pela grande densidade de profissionais necessários para a assistência ao paciente crítico. Sabe-se que as atividades desenvolvidas pelos diferentes profissionais representam o componente mais expressivo na contabilidade de custos das UTIs, e que a equipe de enfermagem representa de 30% a 35% dos custos totais.[16]

Alinhar o dimensionamento de pessoal com a sustentabilidade financeira e com a segurança do paciente é um desafio. Esse aspecto tem exigido dos enfermeiros o conhecimento de diferentes metodologias que subsidiem o provimento de pessoal adequado para as UTIs, a fim de serem bem-sucedidos nas negociações com os administradores hospitalares, de maneira a não se experimentarem restrições quantitativas desses profissionais.[17]

Diversos estudos[18-20] já demonstraram que inadequações quantitativas no quadro de enfermagem trazem impacto negativo sobre a qualidade da assistência, além de gerarem um aumento do custo de tratamento dos pacientes.

A diminuição no número de enfermeiros, mesmo que por pouco tempo, ou aumentos temporários na capacidade de leitos da UTI, sem um aumento correspondente na equipe pode afetar diretamente na qualidade do cuidado e na segurança do paciente, além de possivelmente apresentar efeito negativo sobre a saúde do trabalhador, à medida que leva à sobrecarga de trabalho.[20]

Deve-se considerar que a implementação da assistência de enfermagem em situações críticas exige dos profissionais maior esforço na aplicação de medidas cientificamente aceitas, seguras e voltadas para as reais necessidades do paciente. O grande desafio é alcançar o número justo no dimensionamento de pessoal. Além disso, dimensionamento de pessoal de enfermagem é dinâmico e específico para cada UTI. Específico por depender do perfil do paciente de cada UTI e das políticas de qualidade e segurança da instituição, e dinâmico porque esse perfil pode alterar conforme situações de clima, sociais, catástrofes, políticas de saúde, entre outras.

Referências bibliográficas

1. Yanaba DS, Giúdice CAR, Casarin SNA. Dimensionamento de pessoal de enfermagem em unidade de terapia intensiva para adultos. J Heal Sci Inst. 2013;31(3):279-85.
2. Brasil. Lei n. 7.498, de 25 de junho de 1986. p. 11-3.
3. Brasil. Decreto n. 94.406, de 8 de junho de 1987.
4. Brasil. Associação Brasileira de Medicina Intensiva. Censo da Associação Brasileira de Medicina Intensiva. 2016. p. 1-54.
5. Abreu SP, Pompeo DA, Perroca MG. Utilização de instrumentos de classificação de pacientes: análise da produção do conhecimento brasileira. Rev Esc Enferm USP. 2014;48(6):1111-8.
6. Brasil. Ministério da Saúde. Resolução da Diretoria Colegiada n. 26, de 11 de maio de 2012 [Internet]. 2012. Disponível em: http://bvsms.saude.gov.br/bvs/saudelegis/anvisa/2012/rdc0026_11_05_2012.html.
7. Brasil. Ministério da Saúde. Portaria n. 895, de 31 de março de 2017.
8. Brasil. Conselho Federal de Enfermagem (Cofen). Resolução Cofen n. 543/2017. Atualiza e estabelece parâmetros para o dimensionamento do quadro de profissionais de enfermagem nos serviços/locais

em que são realizadas atividades de enfermagem [Internet]. 2019. Disponível em: http://www.cofen. gov.br/resolucao-cofen-5432017_51440.html.

9. France. Commission d'Évaluation de la Sociéte de Réanimation de Langue Française. Utilisation de lindice de gravité simpliflié et du systéme OMEGA. Réan Soins Intens Méd Urg. 1986;2:219-21.

10. Italy. Italian Multicenter Group of ICU research (GIRTI). Time oriented score system (TOSS): a method for direct and quantitative assessment of nursing workload for ICU patients. Intensive Care Medicine. 1991;17:340-5.

11. Saulnier F, Duhamel A, Descamps J, De Pouvourville G, Durocher A, Blettery B et al. Indicateur simplifé de la charge en soins spécifique à la réanimation: le PRN réa. Réan Urg. 1995;4(5):559-69.

12. Miranda DR, Risk AD, Schaufeli W. Simplified therapeutic intervention scoring system: the TISS-28 items: results from a multicenter study. Crit Care Med. 1996;24(1):64-73.

13. Miranda DR, Nap R, Rijik A, Schaufeli W, Iapichino G. Nursing activities score. Crit Care Med. 2003;31(2):374-82.

14. Ducci A, Padilha K. Nursing activities score (NAS): a comparative study about retrospective and prospective applications in intensive care units. Acta Paul Enferm. 2008;21(4):581-7.

15. Batassini É, Silveira JT, Cardoso PC, Castro DE, Hochegger T, Vieira DFVB. Nursing activities score: qual periodicidade ideal para avaliação da carga de trabalho? Acta Paul Enferm. 2019;32(2):162-8.

16. Miranda DR, Jegers M. Monitoring costs in the ICU: a search for a pertinent methodology. Acta Anaesthesiol Scand. 2012;56:1104-13.

17. Versa GLGDS, Inoue KC, Nicola AL, Matsuda LM. Influência do dimensionamento da equipe de enfermagem na qualidade do cuidado ao paciente crítico. Texto & Contexto Enferm. 2011;20(4): 796-802.

18. Neuraz A, Guérin C, Payet C, Polazzi S, Aubrun F, Dailler F et al. Patient mortality is associated with staff resources and workload in the ICU: a multicenter observational study. Crit Care Med. 2015;43(8):1587-94.

19. West E, Barron DN, Harrison D, Marie A, Rowan K, Sanderson C. Nurse staffing, medical staffing and mortality in intensive care: an observational study. Int J Nurs Stud. 2014;51(5):781-94.

20. Lee A, Sing Y, Cheung L, Joynt GM, Chi C, Leung H et al. Are high nurse workload/staffing ratios associated with decreased survival in critically ill patients ? A cohort study. Ann Intensive Care. 2017;7(46):1-9.

Miriane Melo Silveira Moretti
Luisa Gonçalves Bardini Birriel
Ariane Teixeira
Andréa de Mello Pereira da Cruz
Luiz Fernando Calage Alvarenga

A educação dos profissionais de saúde

Movimentos de reestruturação na educação e nas práticas de saúde se entrecruzam, com atravessamentos e transversalidades. As instituições de saúde, ao planejarem as atualizações profissionais, devem levar em consideração as metodologias que pretendem utilizar.

Para escolha da metodologia de ensino, é necessária a avaliação dos objetivos a serem alcançados e aspectos relacionados às características do público-alvo, a levar em consideração que se trata de ensino de adultos, a andragogia. O adulto é motivado quando entende a importância do aprendizado e as consequências de seu desconhecimento, portanto, cabe ao mediador ajudá-lo a compreender a necessidade de aprendizagem.[1]

Devido aos constantes avanços tecnológicos em Unidades de Terapia Intensiva (UTI), há permanentemente necessidade tanto de atualizações a respeito de equipamentos e insumos, quanto referente a demandas e rotinas assistenciais e elaboração do raciocínio clínico.

Os serviços de educação devem ter como referência a Política Nacional de Educação Permanente em Saúde (PNEPS) e a Educação Permanente em Saúde (EPS), cuja proposta ético-político-pedagógica preconiza transformar e qualificar a atenção à saúde, os processos formativos, as práticas de educação em saúde, além de incentivar a organização das ações e dos serviços numa perspectiva intersetorial. Propõe o encontro entre o mundo da formação e o mundo do trabalho, por meio da interseção entre o aprender e o ensinar na realidade dos serviços.[2]

Muitas instituições de saúde já realizam o acolhimento dos novos funcionários no trabalho, com o enfermeiro da unidade referência, e o serviço de educação como apoiador. Para minimizar os riscos tanto para o profissional quanto para os pacientes, algumas instituições conseguem manter programas de treinamentos admissional, com o objetivo de facilitar a adaptação dos novos colaboradores às normas, rotinas, procedimentos e protocolos institucionais, que padronizam, assim, a forma de prestação da assistência na instituição a qual atuará.[3]

Acompanhar a equipe na própria unidade e turno alocado faz parte do desenvolvimento da integração setorial, ou seja, onde as especificidades do setor serão trabalhadas, alinhadas à estratégia institucional, de modo a contemplar o desenvolvimento de conhecimento, habilidades e atitudes com foco na qualidade e segurança do trabalho. As instituições devem desenvolver estratégias de avaliação do comportamento e dos resultados como forma de melhor levantar as necessidades de treinamento, com ferramentas para subsidiar a criação de cronogramas de capacitação que atendam aos objetivos da instituição, e melhorem a qualidade e a segurança da assistência oferecida ao paciente.[3]

Estratégias de ensino

Trabalhar a educação em saúde com os profissionais é um desafio. Os educadores e gestores devem ter um leque de opções para poder abordar diferentes temáticas e elencar prioridades de ensino para suas equipes.

Os aspectos relacionados às estratégias de ensino estão descritos no Quadro 11.1.[4-11]

Quadro 11.1 – Estratégias de ensino.	
Grupo focado	Capacitação rápida e durante o turno de trabalho. Envolve a formação de um grupo com características comuns, dirigido por um moderador, que mantém os participantes centrados em uma discussão sobre determinado tema. O tamanho dos grupos depende do objetivo do ensino: a) maior número de ideias, grupos maiores; b) aprofundar a temática na discussão, grupos menores
Educação continuada	Metodologia marcada fortemente pela necessidade avaliada pelos gestores. As respostas às demandas de desenvolvimento são pontuais, centradas em capacitações técnico-científicas, desarticuladas e muitas vezes fragmentadas, sem ser integradora, por retirar os profissionais do ambiente da prática diária – ocorre em sala de aula
Educação permanente	Metodologia que ganha espaço nas instituições de saúde, reconhece o caráter educativo do próprio trabalho, que passa a ser compreendido não apenas em seu sentido instrumental da produção de resultados, mas da ação dirigida a um dado fim já definido com prioridade. Também serve como espaço de problematização, reflexão, diálogo e construção de consensos para tornar possível promover mudanças e transformações na perspectiva da integralidade da saúde
Problematização	Metodologia ativa de ensino baseada nos problemas da realidade para construção do conhecimento, é utilizada em algumas instituições após a análise de eventos adversos. Esta metodologia tenciona o modelo técnico-científico, com seus processos de análise da realidade e de construção do conhecimento, pois garante maior visibilidade às questões sociais, culturais e psicológicas do indivíduo/paciente. Também facilita a ruptura de paradigmas em educação, o que possibilita formar profissionais em saúde com novos pensamentos
Ensino a distância	Ensino a distância (EaD) surgiu para facilitar o acesso, obter-se uma maior abrangência de participantes, além de servir de suporte para diversas atividades nos cursos de capacitação. O suporte tecnológico viabiliza um ambiente favorável à interação constante entre os profissionais e corrobora com o intuito da instituição em uniformizar informações e atualizações para o seu público interno.[7] Faz parte de um processo de inovação educacional mais amplo, que é a integração das novas tecnologias de informação e comunicação nos processos educacionais
Simulação realística	Metodologia muito utilizada pelas instituições e universidades de saúde, de forma multiprofissional e interdisciplinar. Permite vivenciar situações reais quantas vezes forem necessárias, e estimula os participantes a refletirem sobre sua prática, o que contribui para o aumento da autoeficácia, tomada de decisão e a melhora do raciocínio clínico dos profissionais de saúde. A combinação de experimentar ativamente algo resulta em aprendizado com uma fixação maior e mais duradoura, além de desenvolver capacidades em curto tempo, aumentar conhecimento, melhorar atitude, comportamento, comunicação e modificar hábitos

Fonte: Adaptado de Peters O, 2001; Moreno LC, 2001; Ressel LB, Beck CLC, Gualda DMR, Hoffmann IC, Silva RM, Sehnem GD, 2008; Peduzzi M, Guerra DAD, Braga CP, Lucena FS, Silva JAM, 2009; Belloni ML, 2012; Oliveira ICM, Prado ML, Kempfer SS, 2014; Villardi ML, Cyrino EG, Berbel NAN, 2015 e Gunowa NO, Elliott K, McBride M, 2018.

A Figura 11.1 representa o quanto o adulto absorve com cada tipo de envolvimento.

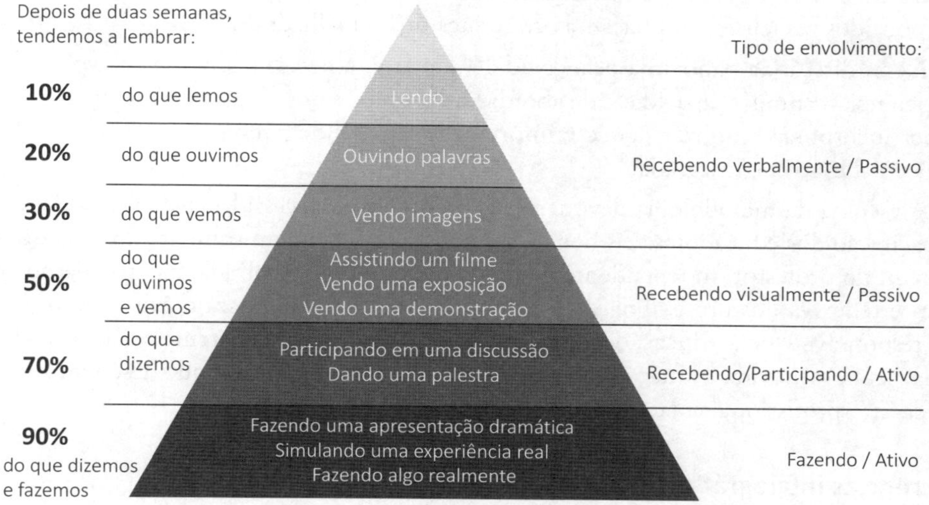

Depois de duas semanas,
tendemos a lembrar:

Tipo de envolvimento:

10% do que lemos — Lendo

20% do que ouvimos — Ouvindo palavras

Recebendo verbalmente / Passivo

30% do que vemos — Vendo imagens

50% do que ouvimos e vemos — Assistindo um filme / Vendo uma exposição / Vendo uma demonstração

Recebendo visualmente / Passivo

70% do que dizemos — Participando em uma discussão / Dando uma palestra

Recebendo/Participando / Ativo

90% do que dizemos e fazemos — Fazendo uma apresentação dramática / Simulando uma experiência real / Fazendo algo realmente

Fazendo / Ativo

Figura 11.1 – Aprendizado segundo o processo de formação baseado na adaptação da pirâmide do aprendizado.
Fonte: Adaptada de Glasser W, Dale E e Gunowa NO, Elliott K, McBride M, 2018.

Educação e atuação interprofissional

A atuação multiprofissional e interdisciplinar de uma equipe de UTI envolve um conjunto de habilidades, conhecimentos e atitudes que podem ser desenvolvidas por meio de processos educativos.

A Organização Mundial da Saúde (OMS), desde 2010, preconiza que a atuação em saúde deve ocorrer de forma interprofissional e, para que isto ocorra, a formação em saúde também deve ocorrer na lógica da educação interprofissional. Este tipo de educação é definido como uma intervenção em que os membros de mais de uma profissão da saúde aprendem juntos, de forma interativa, com o propósito de melhorar a colaboração interprofissional ou a saúde e o bem-estar dos pacientes.

A atuação interprofissional reforça e amplia a atuação multiprofissional e interdisciplinar, o que traz a formação para a realidade dos serviços. A interdisciplinaridade é entendida como a troca de conhecimentos entre membros de uma equipe, e pode, inclusive, ser entre profissionais da mesma área.

São exemplos de competências colaborativas: a clareza dos papéis e responsabilidades de outras profissões, o respeito às responsabilidades e competências de cada profissão, planejamento participativo, resolução de problemas e conflitos. As estratégias de educação descritas acima favorecem o desenvolvimento dessas competências, especialmente a comunicação e a tomada de decisão em equipes de trabalho de UTI.[12]

A OMS ainda aponta que as equipes de saúde que trabalham na perspectiva interprofissional qualificam e dão mais efetividade aos serviços de saúde ofertados aos pacientes, baseadas na compreensão das habilidades dos membros que as compõem, bem como no compartilhamento e gerenciamento dos casos. São potencialidades dessa forma de atuação: otimização das práticas e produtividade, melhoria dos resultados mediante recuperação e segurança dos pacientes, ampliação da confiança dos trabalhadores.[13]

Nesta direção, a pandemia pela covid-19 mostrou a necessidade de desenvolver novas competências, como a capacidade de abordar indivíduos e populações em situações críticas, e saber incorporar e utilizar dados e informações em saúde para a tomada de decisão de forma colaborativa e integrada.[14]

A escolha da metodologia deve ser de acordo com as necessidades de formação e com a capacitação dos educadores. Os bons resultados não dependem somente do método, mas também, do professor. Independentemente da metodologia escolhida, a participação ativa, crítica e reflexiva dos profissionais em formação é fundamental para o êxito dos processos e os responsáveis pela educação desses profissionais devem estar atentos para isto. Desta forma, será promovida a atuação multiprofissional e interdisciplinar que desenvolverá uma prática interprofissional colaborativa e resolutiva.

Referências bibliográficas

1. Somera EAS, Somera-Junior R, Rondina JM. Uma proposta da andragogia para a educação continuada na área da saúde. Arq Ciênc Saúde. 2010;17(2):102-8.
2. Brasil. Agência Nacional de Vigilância Sanitária (ANVISA). Política nacional de educação permanente. Disponível em: http://portalms.saude.gov.br/trabalho-educacao-e-qualificacao/gestao-da-educacao/qualificacao-profissional/politica-nacional-de-educacao-permanente. Acesso em: 13 nov. 2018.
3. Sapatini TF, Gasparino RC, Polli L, Oliveira AS. Avaliação de um programa admissional para a equipe de enfermagem. Esc Anna Nery. 2016;20(3).
4. Ressel LB, Beck CLC, Gualda DMR, Hoffmann IC, Silva RM, Sehnem GD. O uso do grupo focal em pesquisa qualitativa. Texto & Contexto Enferm. 2008;17:779-86.
5. Peduzzi M, Guerra DAD, Braga CP, Lucena FS, Silva JAM. Educational activities for primary healthcare workers: permanent education and inservice healthcare education concepts in the daily life of primary healthcare units in São Paulo. Interface Comunic Saúde Educ. 2009;3(30):121-34.
6. Villardi ML, Cyrino EG, Berbel NAN (ed.). A metodologia da problematização no ensino em saúde: suas etapas e possibilidades. In: A problematização em educação em saúde: percepções dos professores tutores e alunos [Internet]. 2015. São Paulo: UNESP; Cultura Acadêmica. p. 45-52.
7. Peters O. Didática do ensino à distância. São Leopoldo: Unisinos, 2001.
8. Belloni ML. Educação a distância. Campinas (SP): Autores Associados, 2012.
9. Oliveira ICM, Prado ML, Kempfer SS. Contribuições da simulação para o processo de ensino-aprendizagem da graduação em enfermagem: revisão integrativa. Arq Ciênc Saúde. 2014;21(3):9-15.
10. Moreno LC. Educação para adultos: uma alternativa para o desenvolvimento do profissional. 2001.
11. Gunowa NO, Elliott K, McBride M. Nursing simulation: a community experience. British Journal of Community Nursing. 2018;23(4):174-8. doi: 10.12968/bjcn.2018.23.4.174.
12. Barr H. Interprofessional education today, yesterday and tomorrow: a review. London: Higher Education Academy, Health Sciences and Practice Network, 2005.
13. Araújo MA, Vasconscelos ACCP, Pessoa TRRF, Forte FDS. Multiprofissionalidade e interprofissionalidade em uma residência hospitalar: o olhar de residentes e preceptores. Interface, Botucatu. 2017;21(62):601-13. Disponível em: http://www.scielo.br/scielo.php?script=sci_isoref&pid=S1414 32832017000300601&lng=en&tlng=pt. Acesso em: 25 maio 2020.
14. Tomaz JBC. Educação na saúde em tempos de pandemia: desafios e oportunidades (Health education in pandemic times: challenges and opportunities). Cadernos ESP [Online]. 2020 Dez. 30;14(2):7-9.

12 Atuação Interprofissional em Terapia Intensiva – Práticas Colaborativas

Isis Marques Severo
Luana Cristina Berwig
Bibiana de Almeida Rubin Rovati
Luciana Nabarros Soares
Daiandy da Silva
Rita Gigliola Gomes Prieb
Rose Plotnik
Luiz Fernando Calage Alvarenga

Atuação interprofissional

A atuação em equipe no contexto da terapia intensiva apresenta consideráveis evoluções, tanto em termos de acompanhamento das novas tecnologias quanto em relação a mudanças no processo de trabalho. Em relação a esse segundo aspecto, dois pontos são importantes de serem destacados: a atuação em equipe interprofissional e a transição do cuidado.

A interprofissionalidade implica na interação entre as profissões com vistas à colaboração em torno de um objetivo comum, com uma resposta à segregação das profissões. Organizações como a rede Towards Unity for Health têm proposto que o termo "interprofissional" substitua o "multiprofissional", o que marca a necessidade da implementação de situações de aprendizagem entre as diferentes profissões de saúde.[1]

Na atuação interprofissional, ocorre uma intervenção em que os membros de mais de uma profissão da saúde aprendem juntos, de forma interativa, com o propósito de melhorar a colaboração interprofissional e a saúde dos pacientes.[2]

Para atuar de forma interprofissional, uma equipe precisa desenvolver práticas colaborativas como clareza e respeito quanto aos papéis e responsabilidades das profissões; a ciência das limitações dos seus papéis e competências; o planejamento participativo; resolução de problemas, bem como tolerância às diferenças. A prática colaborativa pressupõe que os profissionais busquem trabalhar juntos, em prol da qualidade e da atenção aos usuários.[3]

Os principais atributos do trabalho em equipe interprofissional e efetivo, que produz bons resultados para os pacientes, são o compartilhamento de objetivos comuns; o suporte organizacional para estimular o trabalho colaborativo e a liderança, que contribua para integração da equipe.[4]

Uma equipe de terapia intensiva que se propõe a atuar na perspectiva da interprofissionalidade tem como principal desafio o cuidado integral em saúde e os processos que envolvem a transição desse cuidado.[5] Existem seis dimensões do cuidado em saúde, a saber: individual, familiar, profissional, organizacional, sistêmica e societária. Entre as dimensões ocorrem diversas conexões, que geram uma complexa rede de pontos que precisam ser pensados e dimensionados pelas equipes de saúde,[6] especialmente quando ocorre a transferência do cuidado.

A transferência do cuidado pode ser vista como a transferência de responsabilidades, a fim de manter a continuidade dos cuidados com segurança. É usada quando há mudanças na área de atendimento do paciente e quando, na mesma área, muda o profissional ou os profissionais que prestam atendimento.[7]

Portanto, o trabalho em equipe no cenário de Unidade de Terapia Intensiva (UTI) constitui-se elemento essencial para produção das ações de saúde. Com o trabalho em equipe, todos os envolvidos ampliam seus conhecimentos e contribuem para um cuidado acurado.[8]

Por meio das considerações anteriores, este capítulo tem como objetivos: conhecer o conceito de trabalho interprofissional e práticas colaborativas; identificar atividades dos profissionais envolvidos no processo de cuidar em UTI; e conhecer as práticas colaborativas da equipe interprofissional.

Atividades profissionais em UTI e práticas colaborativas

A fim de qualificar a transição do cuidado ao paciente e sua família, torna-se importante conhecer as atividades dos profissionais em terapia intensiva (Quadro 12.1),[9-13] um dos pressupostos da atuação interprofissional.

Quadro 12.1 – Atividades profissionais no processo de cuidar em UTI.	
Área profissional	**Atividades**
Enfermagem	Coordenar a equipe de enfermagem; desenvolver linguagem verbal e não verbal com a equipe; desenvolver interprofissionalidade; manter atualização técnica e científica; conhecer materiais e equipamentos; conhecer a organização do Sistema Único de Saúde e implementar suas diretrizes; realizar o processo de enfermagem; executar procedimentos específicos do enfermeiro; planejar e organizar as necessidades de recursos humanos e materiais; analisar e propor ações para melhoria dos indicadores assistenciais e de qualidade; identificar nós críticos na assistência e na segurança do paciente e propor alternativas de soluções; participar dos *rounds* e/ou discussão de casos; na alta para unidade de internação ou outra instituição, realizar a transição do cuidado; desenvolver pesquisas que atendam às necessidades do paciente crítico e de suas famílias
Farmácia clínica	Estabelecer e conduzir uma relação de cuidado centrada no paciente; realizar a reconciliação medicamentosa; analisar as prescrições dos pacientes novos; realizar a revisão da farmacoterapia; participar dos *rounds* interprofissional e da elaboração do plano terapêutico dos pacientes; oferecer suporte à equipe multiprofissional em relação à farmacoterapia e a medicamentos; analisar a ocorrência de interações e incompatibilidades entre medicamentos; buscar reações adversas a medicamentos e notificar ao programa de farmacovigilância; atuar no gerenciamento de uso de antimicrobianos; avaliar resultados de exames clínico-laboratoriais do paciente; realizar monitoramento terapêutico de medicamentos; atuar na prevenção de eventos adversos relacionado ao uso de medicamentos; validar medicamentos próprios usados durante a internação para garantir sua segurança e efetividade; realizar e registrar intervenções farmacêuticas e emitir parecer a outros membros da equipe de saúde, com o propósito de auxiliar na seleção, adição, substituição, ajuste ou interrupção da farmacoterapia do paciente; avaliar os resultados das intervenções farmacêuticas realizadas, e construir indicadores de qualidade; registrar as ações por evolução em prontuário; realizar a transição do cuidado; atuar no processo de formação e educação de farmacêuticos e equipe multiprofissional, com foco na farmacoterapia e no uso racional de medicamentos; gerenciar indicadores assistenciais da farmácia clínica; atuar e contribuir à gestão da prática e produção do conhecimento

(continua)

Quadro 12.1 – Atividades profissionais no processo de cuidar em UTI. (continuação)	
Área profissional	**Atividades**
Fisioterapia	Realizar técnicas de higiene brônquica por meio da facilitação da remoção de secreção pulmonar; realizar e orientar o posicionamento adequado do paciente no leito; aplicar técnicas e exercícios de reexpansão pulmonar; aplicar técnicas de treinamento e fortalecimento muscular; aplicar recursos de cinesioterapia para manutenção de amplitudes de movimento para prevenção de deformidades associadas a restrição dos pacientes no leito; aplicação de métodos de ventilação mecânica não invasiva; atuação junto com a equipe interprofissional na colocação e monitorização de ventilação mecânica; realizar e orientar a mobilização e saída precoce do paciente do leito; participar de *rounds* e outros momentos de discussão da equipe
Fonoaudiologia	Triar pacientes com fatores de risco para disfagia orofaríngea; avaliar a biomecânica da deglutição; promover discussões entre os membros da equipe multidisciplinar para encaminhamento e realização de avaliações e exames complementares; indicar a realização de exames instrumentais como videofluoroscopia e videoendoscopia da deglutição; definir o diagnóstico fonoaudiológico da fisiopatologia da deglutição; estabelecer plano terapêutico para tratamento da disfagia orofaríngea; realizar a reabilitação da disfagia orofaríngea; realizar prescrição quanto à segurança da deglutição e à consistência de dieta por via oral; prescrever espessante para adequação das consistências do alimento; determinar o volume da dieta por via oral para treino da deglutição; orientar equipe multidisciplinar para identificação do risco da disfagia; elaborar programas e ações de educação continuada para equipe multidisciplinar, cuidadores, familiares e pacientes; avaliar os parâmetros respiratórios fisiológicos, devido ao risco de complicações pulmonares ocasionadas pela disfagia orofaríngea; usar tecnologias e recursos terapêuticos no tratamento das desordens da deglutição, como indicação e adaptação de válvulas unidirecionais de deglutição e fala com e sem ventilação mecânica, entre outros recursos coadjuvantes (mediante formação específica); realizar, quando necessário, procedimentos de aspiração das vias aéreas antes, durante ou após a execução de procedimentos fonoaudiológicos; participar da equipe para a decisão da indicação e da retirada de vias alternativas de alimentação, quando classificado o risco de aspiração laringotraqueal; avaliar os distúrbios de linguagem e iniciar a reabilitação cognitivo-linguística; indicar recursos para auxiliar na comunicação
Medicina	Prestar assistência médica a todos pacientes internados na unidade; participar das discussões e tomadas de decisões; elaborar em conjunto o plano terapêutico; garantir o adequado preenchimento do prontuário do paciente; realizar diariamente a prescrição médica; realizar procedimentos médicos; acolher, informar e compartilhar decisões com paciente e seus familiares; priorizar a transferência de cuidados escrita e verbal, tanto na unidade quanto no momento da alta; zelar pelo cumprimento das normas reguladoras do Conselho Federal de Medicina, Agência Nacional de Vigilância Sanitária e Ministério da Fazenda; elaborar normas e rotinas técnicas; gerar os indicadores de gestão da unidade, analisá-los e desenvolver planos de ação; planejar, implementar; garantir a qualidade dos processos
Nutrição	Estabelecer e executar protocolos técnicos do serviço, segundo níveis de assistência nutricional, de acordo com a legislação vigente; elaborar o diagnóstico de nutrição; elaborar a prescrição dietética, com base nas diretrizes do diagnóstico de nutrição e que considerem as interações drogas/nutrientes e nutrientes/nutrientes; registrar em prontuário dos pacientes a prescrição dietética e a evolução nutricional, de acordo com protocolos preestabelecidos pelo serviço de nutrição e dietética; realizar orientação nutricional na alta dos pacientes, de modo a estendê-la aos cuidadores, familiares ou responsáveis, quando couber; orientar e supervisionar a distribuição de dietas orais e enterais, e verificar o percentual de aceitação, infusão e tolerância da dieta; interagir com nutricionistas responsáveis pela produção de refeições, para definir procedimentos em parceria; elaborar relatórios técnicos de não conformidades

(continua)

Quadro 12.1 – Atividades profissionais no processo de cuidar em UTI. (continuação)	
Área profissional	**Atividades**
Psicologia	Realizar atendimento a pacientes e familiares; promover a comunicação efetiva; auxiliar a lidar com reações emocionais intensas; construir estratégias saudáveis de enfrentamento; estimular o cuidado compartilhado com equipe multiprofissional; identificar o grau de entendimento das informações recebidas; entender as diferentes estratégias cognitivas de tomada de decisão; realizar avaliação para entrada de crianças na unidade; acompanhar familiares nas informações médicas; interagir com psicólogos de outras equipes que estão com pacientes internados na unidade; compartilhar informações do contexto familiar relevantes nas discussões/*rounds*; realizar transferência do cuidado na alta para a unidade de internação, de modo a visar a continuidade do acompanhamento psicológico
Serviço social	Realizar acolhimento diário aos familiares dos pacientes; realizar entrevista para avaliação social com familiares ou responsáveis, se identificada necessidade no acolhimento ou por solicitação da equipe; fornecer orientações ao paciente/família sobre as normas, rotinas da UTI e recursos institucionais; identificar familiares e/ou cuidadores para pacientes desacompanhados ou ignorados; mediar conflitos familiares que interfiram no tratamento de saúde; fazer contato com a rede de saúde e socioassistencial para vinculação e garantia de direitos negligenciados ou não acessados anteriormente; atender pacientes procedentes do interior – orientação aos familiares quanto ao acesso a Secretaria de Saúde do município de origem para os deslocamentos ao hospital; fornecer orientações quanto aos direitos previdenciários e assistenciais; compartilhar informações do contexto familiar relevantes nas discussões/*rounds*; realizar transferência do cuidado na alta para a unidade de internação, para continuidade do acompanhamento social; fazer sensibilização, mediação e intervenção em situações de negligência, abandono, violência e demais situações que coloquem em risco os direitos sociais, a qualidade de vida ou a continuidade do tratamento do usuário

Fonte: Adaptado de Conselho Federal de Enfermagem (Cofen), 1986, 2013; Conselho Federal de Farmácia, 2013; Shulman R, McKenzie CA, Landa J, Bourne RS, Jones A, Borthwick M et al., 2015; Conselho Federal de Fonoaudiologia, 2016 e Conselho Federal de Nutricionistas, 2018.

Assim, o conhecimento das atividades dos envolvidos no processo de cuidar e a articulação necessária entre esses profissionais para a realização de uma assistência de qualidade propicia o desenvolvimento das práticas colaborativas na equipe. Algumas delas, destacamos no Quadro 12.2.

Quadro 12.2 – Práticas colaborativas da equipe em UTI.
• Participar do *round* interprofissional e da elaboração de um plano de cuidados centrado no paciente
• Integrar comissões e programas relacionados à melhoria do cuidado e da segurança do paciente
• Elaborar protocolos assistenciais, como analgesia/sedação, desmame da ventilação mecânica, mobilização precoce, transporte do paciente crítico, cuidado centrado no paciente, sepse, higiene do sono, entre outros
• Favorecer a comunicação entre a equipe, paciente e família
• Conhecer e reconhecer a importância do trabalho interprofissional no cuidado ao paciente e sua família
• Compartilhar a tomada de decisão em diversos momentos do cuidado, como, por exemplo, em situações de terminalidade e cuidados paliativos
• Realizar atividades de educação e formação em serviço
• Colaborar na implementação de protocolos, recomendações e normativas setoriais e interinstitucionais

Fonte: Desenvolvido pela autoria do capítulo.

O trabalho interprofissional traz resultados positivos à assistência, em que é necessária uma integração das atividades e dos conhecimentos, o que favorece o trabalho coletivo em prol do paciente e sua família.

Para que isso ocorra, conhecer as atividades profissionais e as práticas colaborativas de uma equipe em terapia intensiva torna-se fundamental para a qualidade da assistência e a segurança do paciente, na medida em que, ao conhecer o trabalho do outro, pode-se acioná-lo e, conjuntamente, desenvolver um trabalho integrado. Uma relação de cuidado centrada no paciente deve ser o objetivo maior de uma equipe e seus esforços mobilizados ao alcance dos resultados positivos.

Referências bibliográficas

1. Costa MA. Educação interprofissional como abordagem para a reorientação da formação profissional em saúde [Tese]. Natal: Universidade Federal do Rio Grande do Norte, 2014. Disponível em: https://repositorio.ufrn.br/jspui/bitstream/123456789/19808/1/EducacaoInterprofissionalAbordagem_Costa_2014.pdf. Acesso em: 3 set. 2021.
2. Ely LI, Toassi RFC. Integração entre currículos na educação de profissionais da saúde: a potência para educação interprofissional na graduação. Interface, Botucatu. 2018;22(Supl 2):1563-75.
3. Barr H. Interprofessional education – Today, yesterday and tomorrow: a review. London: Higher Education Academy, Health Sciences and Practice Network, 2005. 47p.
4. Peduzzi M, Oliveira MAC, Silva JAM, Agreli HLF, Miranda Neto MV (ed.). Trabalho em equipe, prática e educação interprofissional. In: Clínica médica: atuação da clínica médica, sinais e sintomas de natureza sistêmica, medicina preventiva, saúde da mulher, envelhecimento e geriatria. 2016.
5. Pinheiro R. Integralidade em saúde. In: Pereira IB, Lima JCF (ed.). Dicionário da educação profissional em saúde. 2. ed. Rio de Janeiro: Fundação Oswaldo Cruz, 2009.
6. Cecílio LCO. Apontamentos teórico-conceituais sobre processos avaliativos considerando as múltiplas dimensões da gestão do cuidado em saúde. Interface, Botucatu. 2011;15(37):589-99.
7. Behiti CA, Eymann A, Durante E, Pizarro R, Carrió L, Figari M. Comunicación en el pase de guardia en las áreas de cuidados intensivos en un hospital universitario: estudio transversal. Arch Argent Pediatr. 2014; 112(2):119-23.
8. Loss SH et al. Chronic critical illness: are we saving patients or creating victims? Rev Bras Ter Intensiva. 2017;29(1):87-95.
9. Brasil. Conselho Federal de Enfermagem (Cofen). Lei n. 7.498, de 25 de junho de 1986. Dispõe sobre a regulamentação do exercício de enfermagem e dá outras providências. Brasília (DF), 1986.
10. Brasil. Conselho Federal de Farmácia (Cofen). Resolução n. 585, de 29 de agosto de 2013. Regulamenta as atribuições clínicas do farmacêutico e dá outras providências. Brasília (DF), 2013.
11. Shulman R, McKenzie CA, Landa J, Bourne RS, Jones A, Borthwick M et al. Pharmacist's review and outcomes: treatment-enhancing contributions tallied, evaluated and documented (PROTECTED-UK). Journal of Critical Care. 2015;30:808-13.
12. Brasil. Conselho Federal de Fonoaudiologia. Resolução n. 492, de 7 de abril de 2016. Dispõe sobre a regulamentação da atuação do profissional fonoaudiólogo em disfagia e dá outras providências. Brasília (DF), 2016.
13. Brasil. Conselho Federal de Nutricionistas. Resolução CFN n. 600, de 25 de fevereiro de 2018. Dispõe sobre a definição das áreas de atuação do nutricionista e suas atribuições [...]. Brasília (DF), 2018.

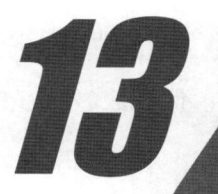

Ruy de Almeida Barcellos
Angela Enderle Candaten
Rita Gigliola Gomes Prieb
Débora Feijó Villas Boas Vieira

Qualidade de Vida no Trabalho e Síndrome de *Burnout* em Terapia Intensiva

Nos últimos anos, a relação entre estresse ocupacional e saúde mental dos trabalhadores tem sido amplamente discutida, principalmente em decorrência dos níveis alarmantes de incapacidade temporária, absenteísmo, aposentadorias precoces e riscos à saúde associados à atividade profissional.[1] Além das alterações físicas e na Qualidade de Vida (QV) dos trabalhadores, encontram-se também consequências psíquicas geradas por problemas ocupacionais, como a síndrome de *Burnout*.[2]

Qualidade de vida

A QV é considerada como a percepção do indivíduo de sua vida no contexto da cultura, da ética e sistema de valores nos quais vive e em relação aos seus objetivos, expectativas, padrões e preocupações. Deve, primordialmente, ser analisada por meio da percepção individual.[3]

A QV pode ser considerada como uma representação social criada por parâmetros subjetivos (bem-estar, felicidade, amor, prazer e realização pessoal) e objetivos (satisfação das necessidades básicas e das necessidades criadas pelo grau de desenvolvimento econômico e social). Está cada vez mais claro que QV não inclui apenas fatores relacionados à saúde, como bem-estar físico, funcional, emocional e mental, mas também outros elementos importantes da vida, como trabalho, família, amigos, e outras circunstâncias do cotidiano.

Os instrumentos para avaliação da QV variam de acordo com a abordagem e objetivos do estudo. Instrumentos específicos, como o *medical outcomes study questionaire 36-item short form health survey* (SF-36) para avaliação da QV relacionada à saúde e do WHOQOL para avaliação da QV geral, são tentativas de padronização das medidas que permitem comparação entre estudos e culturas.[4]

Qualidade de vida no trabalho

A Qualidade de Vida no Trabalho (QVT) está relacionada com aspectos físicos, ambientais e psicológicos do local de trabalho. É algo que ocorre dentro das pessoas e entre as pessoas, em um processo de relacionamento baseado no respeito entre os membros do grupo de trabalho e à instituição. É analisada como fator importante na vida, pois tem como finalidade fazer com que os trabalhadores se sintam satisfeitos e que o ambiente de trabalho gere bem-estar.[3,5]

A QVT pode ser definida pelo modo como ela é percebida pelo indivíduo, com ênfase nos aspectos subjetivos relacionados:

- à satisfação com o local e às condições de trabalho;
- ao ambiente físico e aos recursos materiais;
- ao salário e à organização do trabalho;
- à saúde e segurança do trabalhador.[6]

Portanto, abrange as expectativas pessoais e sociais, orgulho e prazer pelo trabalho realizado, bem-estar físico e emocional, autoestima, imagem da empresa junto à opinião pública, oportunidades e perspectivas de carreira e respeito aos direitos trabalhistas.[6]

Ao prestar assistência, os profissionais ficam expostos a riscos de ordem física e psíquica, que têm um significado personalizado para cada trabalhador. O trabalho na área da saúde predispõe à formação de mecanismos de defesa, de resistência de enfrentamento, com os quais os trabalhadores buscam um relativo equilíbrio para a execução de suas tarefas.[6]

A insatisfação no trabalho é determinada por fatores como a ausência de expectativa de crescimento profissional e salários inferiores à função exercida, que levam ao aumento do absenteísmo, da rotatividade e aos desgastes físico e profissional da equipe, os quais aumentam os riscos de falhas e acidentes.[6-8]

Os fatores relacionados ao ambiente de trabalho e ao trabalhador que influenciam e estão relacionados à QVT constam no Quadro 13.1.[9]

Quadro 13.1 – Fatores relacionados à qualidade de vida no trabalho.	
Fatores relacionados ao ambiente	**Fatores ligados ao trabalhador**
Controle do local de trabalho, carga de trabalho, relacionamento, produtividade, retenção de funcionários, organizacional, desenvolvimento, compromisso do empregado, promoção, saúde e segurança, realização, carreira, satisfação no trabalho, desempenho no trabalho, integração social, mudanças dinâmicas, legislações trabalhistas, condições de trabalho, apoio social no trabalho, aprendizado no ambiente de trabalho	Envolvimento do empregado, percepção, motivação, desempenho, efetividade, satisfação do empregado, satisfação com a carreira, remuneração, personalidade, vida no trabalho, expectativas no trabalho, foco do empregado, características do empregado

Fonte: Pugalendhi SB, Umaselvi M, Nakkeeran SK, 2011.

Programas institucionais de QVT aumentam a produtividade, diminuem custos, previnem acidentes e afastamentos e propiciam um valoroso retorno às organizações.[7,8] O trabalho precisa oferecer possibilidade de autodesenvolvimento, aquisição de novos conhecimentos e perspectivas de sua aplicação prática, oportunidades de promoções e segurança no emprego.[10] Como os trabalhadores passam a maior parte de suas vidas nas instituições, é natural que as transformem em lugares mais aprazíveis e saudáveis para a execução do trabalho.[11]

Relatamos, a seguir, uma experiência de sucesso da melhoria da QV no trabalho dos enfermeiros no Hospital de Clínicas de Porto Alegre (HCPA). Este programa foi implantado em 1997, no Centro de Tratamento Intensivo (CTI) e permanece até o momento. O referencial teórico foi uma adaptação do trabalho de Walton sobre QV no trabalho por Vieira (1993),[12] quando pesquisou sobre a QVT de 234 enfermeiros dessa instituição. Neste estudo, três categorias tiveram resultado de insatisfação: categoria compensação justa e adequada; categoria trabalho e espaço total de vida; e categoria oportunidade de crescimento e segurança. Por meio dos resultados, foi realizada uma proposta de mudança do processo de trabalho: o Programa de Ações Diferenciadas (ADs) e a criação de um 6º turno de trabalho (sábados, domingos e feriados). As mudanças foram feitas no diurno e procurou preservar o número de profissionais existentes. A criação de ADs buscava a valorização do trabalho do enfermeiro, resolução de problemas assistenciais da instituição, auxílio no aumento de produtividade, redução de custos dos processos de trabalho, melhoria da qualidade dos serviços prestados pelo HCPA. Foram criadas, por exemplo, ADs de: educação continuada, insuficiência cardíaca e transplante cardíaco, terapia renal substitutiva, lesões por pressão e feridas, entre outros.[13]

Desde seu lançamento, esse programa sofre grandes questionamentos devido à legislação trabalhista brasileira, por administradores, órgão governamentais e pelo próprio sindicato da categoria. No entanto, devemos repensar os nossos processos de trabalho, para criar novas oportunidades de melhoria na qualidade e segurança dos pacientes/familiares, nos benefícios para instituições e, consequentemente, na QVT dos profissionais.

Síndrome de *Burnout* em terapia intensiva

No contexto da psicologia, a Síndrome de *Burnout* (BOS) é referida como "uma síndrome multidimensional constituída por exaustão emocional, despersonalização e baixa realização profissional no trabalho". O quadro clínico pode incluir sintomas psicossomáticos, psicológicos e comportamentais entre os profissionais, e produzir consequências negativas nos níveis individual, profissional, familiar e social. No âmbito das instituições de saúde destacam-se altos índices de absenteísmo por doença e presenteísmo, com consequente comprometimento na qualidade do serviço prestado nas instituições.[14]

Vale salientar que o paciente é considerado o menor causador de estresse nos profissionais e as relações interpessoais os estressores mais expressivos. A relevância das relações sociais na saúde é destacada por meio de suas associações com morbidade física e psicológica, a recuperação em doenças crônicas e a mortalidade.[15]

Os profissionais que atuam em hospitais enfrentam no seu dia a dia situações de limite físico e psicológico, convivem em ambiente de trabalho com riscos químicos, físicos, biológicos e psíquicos, capazes de causar danos a sua saúde. Diversas pesquisas de estresse ocupacional, apontam os aspectos negativos de estresse com consequências não somente para o trabalhador, mas também às instituições.[15]

Esgotamento profissional na unidade de terapia intensiva

Trabalhar em uma UTI pode ser estressante devido à alta morbidade e mortalidade dos pacientes. Até recentemente, a comunidade de cuidados intensivos estava relativamente inconsciente dos efeitos nocivos do trabalho em um ambiente estressante de UTI, o que inclui a BOS e outros distúrbios psicológicos. Infelizmente, os profissionais de cuidados intensivos de saúde têm uma das taxas mais altas de BOS (> 50%) e o desenvolvimento desse distúrbio pode afetar adversamente a capacidade de cuidar adequadamente dos pacientes.[15]

Outras condições que podem se sobrepor à BOS estão descritas no Quadro 13.2.[16]

> **Quadro 13.2 –** Outras condições que podem afetar os profissionais em UTI.
>
> - O sofrimento moral ocorre quando um indivíduo conhece a ação ética e apropriada a ser tomada, mas se sente constrangido ao encenar a ação específica por restrições internas (dúvida, falta de confiança etc.) ou externas (desequilíbrios no poder percebido)
> - Assistência inadequada: os médicos consideram o cuidado inadequado quando não está alinhado com suas crenças pessoais ou conhecimento profissional
> - A fadiga por compaixão é caracterizada pela redução gradual da compaixão ao longo do tempo, que resulta de um desejo cumulativo e persistente de ajudar os pacientes que sofrem; referido como "o custo do cuidado"

Fonte: Adaptado de Piers RD, Azoulay E, Ricou B et al., 2011 e Hinderer KA, Vonrueden KT, Friedmann E et al., 2014.

Aproximadamente 25% a 33% dos enfermeiros de UTI apresentam sintomas de esgotamento profissional grave e até 86% apresentam pelo menos um dos três sintomas clássicos.[17,18] Eles experimentam mais comumente o BOS,[17] e os sintomas mais comuns são exaustão emocional (73%), seguida pela falta de realização pessoal (60%) e despersonalização (48%).[16] A prevalência de BOS em enfermeiros intensivistas também varia conforme o perfil das UTIs. Além disso, unidades com cultura de trabalho negativa podem ter um "efeito contagioso" entre seus funcionários.[18]

A relativa escassez de médicos intensivistas e as demandas por cobertura noturna da UTI aumentaram o reconhecimento da BOS entre os médicos.[18] Até 45% dos médicos intensivistas relataram sintomas de BOS grave.[19]

Há uma escassez de dados sobre a prevalência de BOS em outros profissionais de UTI, como fisioterapeutas, psicólogos, entre outros. No entanto, está descrito que os técnicos de enfermagem foram mais propensos a ter BOS em comparação com outros profissionais.[20]

Fatores de risco para o desenvolvimento de Burnout

Os fatores de risco associados à BOS podem ser divididos em quatro categorias: (1) características pessoais, (2) fatores organizacionais, (3) qualidade das relações de trabalho e (4) exposição a questões de final de vida.[20] As características pessoais associadas à síndrome incluem ser autocrítico, envolver-se em estratégias de enfrentamento inúteis, privação de sono e desequilíbrio entre a vida profissional e a vida pessoal.[19] Outros fatores são idealismo, perfeccionismo e comprometimento excessivo – qualidades vistas nos melhores e mais produtivos funcionários.[21] Indivíduos extrovertidos, conscienciosos e agradáveis têm menos probabilidade de demonstrar sintomas.[21]

A síndrome já foi considerada um fenômeno tardio na carreira, mas estudos sugerem que médicos mais jovens têm quase o dobro da prevalência de BOS e que o início deste distúrbio pode ocorrer já no treinamento de residência. Ter um sistema de suporte inadequado fora do ambiente de trabalho (p. ex., não ter cônjuge, parceiro ou filhos) também foi associado a altas taxas de BOS.[21]

Intervenções para prevenir o esgotamento profissional

As estratégias potenciais que podem prevenir e tratar o esgotamento relacionado à assistência crítica podem ser divididas em duas categorias: (1) intervenções focadas no aprimoramento do ambiente da UTI e (2) intervenções focadas em ajudar as pessoas a lidar com seu ambiente.

As intervenções multidimensionais que abordam a cultura ambiental da UTI e o nível do profissional individual têm maior probabilidade de prevenir e tratar com sucesso. Estabelecer e sustentar um ambiente de trabalho saudável que promova o respeito pode ser uma estratégia-chave para combater o estresse e o BOS no ambiente da UTI. Com base em um relatório da Associação Americana de Enfermeiros de Cuidados Críticos,[22] seis padrões são necessários para estabelecer e manter um ambiente de trabalho saudável: (1) comunicação qualificada, (2) colaboração verdadeira, (3) tomada de decisão efetiva, (4) pessoal adequado, (5) reconhecimento significativo e (6) liderança autêntica.

Princípios adicionais comumente reconhecidos de um ambiente de UTI saudável incluem "evitar ou gerenciar conflitos" e "melhorar os cuidados de fim de vida". Comunicação, colaboração e tomada de decisão efetiva durante períodos em que as emoções são elevadas são fundamentais para minimizar estresse e BOS.[22]

Referências bibliográficas

1. Lima LDE, Pires DEP, Forte ECN, Medeiros F. Job satisfaction and dissatisfaction of primary health care professionals. Esc Ana Nery Revista de Enfermagem. 2014;18(1):17-24.
2. Marques GLC, Carvalho FL, Fortes S, Miranda Filho HR, Alves GS. Síndrome de burnout entre médicos plantonistas de unidades de terapia intensiva. J Bras Psiquiatr [Online]. 2018.
3. Ribeiro LA, Santana LC. Qualidade de vida no trabalho: fator decisivo para o sucesso organizacional. Revista de Iniciação Científica. 2015;2(2):75-96.
4. Pereira EF, Teixeira C, Stefani SA. Qualidade de vida: abordagens, conceitos e avaliação. Rev Bras Educ Fís Esporte, São Paulo. 2012 Jun;26(2):241-50.
5. Santos LN et al. Avaliação da qualidade de vida no trabalho de enfermeiras de hospitais gerais. Revista Enfermagem UERJ. 2017 Ago;25:e18286. ISSN: 0104-3552.
6. Sanchez HM. Qualidade de vida e qualidade de vida no trabalho de docentes universitários. 2015. 100 f. [Tese de Doutorado em Ciências da Saúde]. Goiânia: Universidade Federal de Goiás, 2015.
7. Carvalho MFS. Gestão de pessoas: implantando qualidade de vida no trabalho sustentável nas organizações. Revista Científica do ITPAC, Araguaína. 2014;7(1):1-7.
8. Nanjundeswaraswamy TS, Swamy DR. A literature review on quality of work life and leadership styles. International Journal of Engineering Research and Applications. 2012;2(3):1053-9.
9. Pugalendhi SB, Umaselvi M, Nakkeeran SK. Quality of work life: perception of college teachers. Indian Journal of Commerce & Management Studies. 2011;2(1):47-65.
10. Barros MMS, Araújo MRM, Johann RLVO. O cuidador merece cuidado: estudo sobre qualidade de vida em profissionais de saúde mental. Revista Psicologia e Saúde. 2013;5(1):32-9.
11. Alves EF. Programas e ações em qualidade de vida no trabalho. Revista Interfacehs. 2011;6(1):60-78.
12. Vieira DFVB. Qualidade de vida no trabalho dos enfermeiros em hospital de ensino [Dissertação de Mestrado – Orientadora: Edna Conte Fernandes]. 1993. 197p. Porto Alegre: Faculdade de Ciências Econômicas – UFRGS, 1993.
13. Vieira DFVB. Enfermeiro intensivista: expectativas e satisfação no trabalho. In: Orlando JMC, Miquelin L. UTIs contemporâneas. São Paulo: Atheneu, 2008. cap. 32, p. 433-47.
14. Zanatta AB, Lucca SR. Prevalência da síndrome de burnout em profissionais da saúde de um hospital onco-hematológico infantil. Revista da Escola de Enfermagem da USP. 2015;49(2):253-60.
15. Chlan LL. Síndrome de burnout entre profissionais de cuidados intensivos: uma causa de alarme. Alerta de Cuidados Críticos. 2013;21:65-8.

16. Hinderer KA, Vonrueden KT, Friedmann E et al. Burnout, fadiga da compaixão, satisfação com a compaixão e estresse traumático secundário em enfermeiras de trauma. J Trauma Nurs. 2014;21:160-9.

17. Piers RD, Azoulay E, Ricou B et al. Percepções de adequação do cuidado entre enfermeiros e médicos da unidade de terapia intensiva europeia e israelense. JAMA. 2011;306:2694-703.

18. Mealer M, Jones J, Newman J, McFann KK, Rothbaum BE, Moss M. A presença de resiliência está associada a um perfil psicológico mais saudável em enfermeiros de unidade de terapia intensiva (UTI): resultados de um inquérito nacional. Int J Nurs Stud. 2012;49:292-9.

19. Garcia TT, Garcia PC, Molon ME et al. Prevalência de burnout em intensivistas pediátricos: uma comparação observacional com pediatras gerais. Pediatr Crit Care Med. 2014;15:e347-53.

20. Teixeira C, Ribeiro O, Fonseca AM, Carvalho AS. Burnout em unidades de terapia intensiva: uma consideração da possível prevalência e frequência de novos fatores de risco: um estudo multicêntrico correlacional descritivo. BMC Anesthesiol. 2013;13:38.

21. De La Fuente GAC, Vargas C, San Luis C, Garcia I. Fatores de risco e prevalência de síndrome de burnout na profissão de enfermagem. Int J Nurs Stud. 2015;52:240-9.

22. Associação Americana de Enfermeiros de Cuidados Críticos (AACN). Padrões da AACN para o estabelecimento e manutenção de ambientes de trabalho saudáveis: uma jornada para a excelência. 2. ed. Aliso Viejo (CA): Associação Americana de Enfermeiros de Cuidados Críticos, 2016.

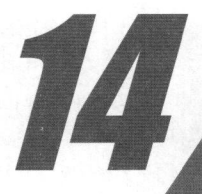

Violência no Trabalho – Oficinas de Prevenção como Espaço de Cuidado

Ana Luisa Poersch
Desirée Luzardo Cardozo
Márcia Ziebell Ramos

A discussão da temática "violência no trabalho" mostra-se pertinente, graças à atualidade da discussão sobre violência no âmbito das políticas públicas de saúde, educação e cidadania. A violência, em suas diversas nuances, também é um fenômeno recorrente no mundo do trabalho. Indicadores da Organização Mundial da Saúde (OMS)[1] apontam-na como um dos principais problemas de saúde pública.

No trabalho, a violência está presente e afeta diferentes setores, mas tem no setor da saúde o seu maior risco.[1] Os trabalhadores da saúde estão sob diversos e consideráveis fatores de risco, que aumentam as chances de passarem por situações de violência (Quadro 14.1).[2]

Quadro 14.1 – Fatores de risco para situações de violência no trabalho em saúde.
▪ Pessoas com comportamentos instáveis (uso de álcool ou drogas ou histórico de violência ou transtornos psicóticos)
▪ Falta de trabalhadores treinados e de políticas para prevenção e manejo de crises com pacientes potencialmente inconstantes
▪ Trabalho por turnos, sobrecarga horária, ambientes insalubres (luz e ventilação inadequados, sujeira, salas de espera lotadas e desconfortáveis)
▪ Intervenções da equipe com contato físico próximo, cargas de trabalho exigentes em ambientes emocionalmente tensos
▪ Segurança inadequada e movimentação irrestrita do público

Fonte: Adaptado de Lippmann E, Sarak M, 2013.

Em ambientes com pacientes críticos, como as unidades de tratamento intensivo, estudos descrevem[3] características específicas que podem predispor à violência: o trabalho desenvolvido sob constantes solicitações de cuidado, cobranças de familiares e da gestão; as complexas demandas tecnológicas, em um cotidiano repetitivo de atividades em ambiente fechado, somadas a um tempo curto para realizar tarefas administrativas, técnicas e de gestão. Este cenário, aliado às especificidades de nosso sistema de saúde e características gerais apontadas, assim como ao cotidiano de lidar com a morte nos moldes de como ela é simbolizada e enfrentada na contemporaneidade, justificam a necessidade de políticas de prevenção e assistência à violência para trabalhadores deste campo.

Lançada em 2003, a Política Nacional de Humanização (PNH) busca pôr em prática os princípios do Sistema Único de Saúde (SUS) no cotidiano dos serviços de saúde, com intuito de produzir mudanças nos modos de gerir e cuidar. Portanto, consideraremos gestão enquanto produção de processos e organização do trabalho como potenciais geradores de saúde, e abordaremos a ambiguidade da noção de cuidado, conforme apresentada por Eizirick, o qual mostra que "o cuidado é tanto a atenção, o desvelo, a solicitude, que dedicamos a uma tarefa ou uma pessoa, como a ansiedade e a preocupação que nos assaltam e torturam".[4,5]

Assim, ao tomar como referência conceitual e prática a PNH – que aposta na indissociabilidade entre os modos de produzir saúde e os modos de gerir os processos de trabalho, entre atenção e gestão, entre clínica e política, entre produção de saúde e produção de subjetividade –, propomo-nos, na nossa prática como psicólogas do trabalho, a dirigir o olhar justamente àqueles que têm como ofício o cuidado.

Pensar o trabalho neste contexto demanda uma análise que deve contemplar a maneira como os sujeitos vivenciam e dão sentido às suas experiências de trabalho. Essas experiências variam conforme o contexto social, histórico e econômico, e permitem diferentes processos de produção de subjetividade, diferentes "sujeitos trabalhadores"[6] e consequentes modos de percepção do que é compreendido e experienciado como situação de violência, bem como diferentes modos de ação e intervenção.

Historicamente, o trabalho tem sido associado a emprego ou assalariamento, a tarefas e resultados esperados. Sabemos que trabalho é mais que isso, é atividade que se opõe à inércia. É potencial espaço de resistência às normas definidas para a sua execução. Nos processos de trabalho surgem, a todo o momento, situações novas e imprevistos não definidos pelas prescrições da organização do trabalho. O trabalho em ambiente hospitalar, por suas características, é um convite ao inesperado, ao novo, à flexibilidade.

Para dar conta deste contexto de trabalho, os profissionais são convocados a criar e a improvisar ações. Quando as normas são seguidas fielmente, sem serem questionadas e flexibilizadas, podemos colocar o trabalho em crise, pois as prescrições não são suficientes para responder aos imprevistos que acontecem a cada dia. Enquanto imprevisto, a ocorrência de uma situação de violência exige do trabalhador lançar mão de recursos pessoais e institucionais, para oferecer continência e segurança a si mesmo e demais personagens presentes na cena.

Embasado na PNH, nosso exercício cotidiano busca provocar inovações nas práticas gerenciais e de produção de saúde, de modo a propor para os diferentes coletivos/equipes implicados nessas práticas o desafio de superar limites,[6] além de experimentar novas formas de organização dos serviços e novos modos de produção e circulação de saber.

Ao considerar esta aposta, este escrito compartilha do desenvolvimento de uma ação de prevenção da violência no trabalho realizado por nossa equipe, inserida em um programa multiprofissional vinculado ao serviço de medicina ocupacional de um hospital geral de grande porte, na cidade de Porto Alegre/RS. O programa visa à promoção da saúde mental do trabalhador, uma vez que sensibiliza profissionais para a temática da violência no trabalho e incentiva a troca de conhecimentos e vivências entre eles. Tem como objetivo formar multiplicadores para promover a prevenção da violência, para instrumentalizá-los quanto aos riscos e às melhores condutas a serem tomadas quando em situações de violência.

As oficinas são consideradas uma estratégia metodológica de educação e cuidado, que resgatam fatores de exposição e experienciais inserindo os profissionais neste contexto, não para propiciar transmissão estanque de conhecimentos, mas para favorecer o exercício da troca e escuta.[7]

Para entender como o aprendizado se converte em ação, no âmbito de uma organização, é necessário conhecer os elementos que apoiam a resistência e a mudança institucional: 1) o próprio conceito de trabalho enquanto espaço não neutro, com regras e jogos instalados historicamente, que exercem influência sobre as condutas de maneira implícita e explícita; 2) os próprios sujeitos, pois consideram que as regras a modificar estão incorporadas em seus modos de pensar, de modo a sustentar hábitos históricos de trabalho.[8]

Cada atividade educativa vai exigir, necessariamente, que se parta da revisão crítica das práticas atuais, de novos acordos entre os grupos de trabalho e das regras da organização.

A metodologia para desenvolver as oficinas contempla a realização de grupos fechados, em três encontros semanais com duração de 1h30min. Os pontos relevantes discutidos constam no Quadro 14.2.

Quadro 14.2 – Pontos relevantes à temática da violência.

- A conceituação da violência nos seus diferentes aspectos e dimensões
- Estratégias de enfrentamento e manejo por meio das ferramentas do comportamento assertivo e empatia, que buscam a modificação do comportamento
- Estímulo para o desenvolvimento de estratégias individuais e coletivas de prevenção da violência

Fonte: Desenvolvido pela autoria do capítulo.

Os principais resultados apontam para eixos relacionados à dificuldade de manejo com pacientes e familiares; aos entraves e resistências para o desenvolvimento do comportamento assertivo e da empatia; a fragilidade na estruturação das redes de apoio institucional, sem deixar de apontar para as relações de trabalho e redes de cooperação – ou a ausência delas – entre os coletivos de trabalho.

No decorrer dos três encontros, e à medida que estes conteúdos vão aparecendo nas vivências e relatos de experiências, os sujeitos revisitam seus modos de vivenciar as situações de violência do cotidiano do trabalho, examinam estratégias de enfrentamento, revisam a experiência de empatia, implicam-se com a temática e buscam construir outros modos de enfrentamento. Assim, tornam-se potenciais multiplicadores para seus coletivos de trabalho.

Nesse sentido entendemos que essas temáticas precisam ser discutidas permanentemente junto às equipes, para que a prevenção se dê diariamente nos espaços de trabalho hospitalar.

Ao considerar a intensidade do trabalho hospitalar e a sua potencialidade em áreas críticas para situações de vulnerabilidade e de violência, entendemos ser pertinente o desenvolvimento de ações coletivas com as equipes que, ao acolherem e escutarem, deem visibilidade ao conteúdo do seu trabalho, ao que se institui enquanto trabalho hospitalar, as práticas de cuidado, e as diferentes configurações que os grupos vão construindo como estratégias para lidar com as vicissitudes do seu cotidiano.

Os multiplicadores da prevenção de violência no trabalho ficam abastecidos de ferramentas para voltar ao seu cotidiano e refletir sobre modos de enfrentamento e situações de vulnerabilidade. Neste sentido, a aposta desta modalidade de intervenção é no potencial de ruptura e de invenção que esta reflexão possa gerar.

Referências bibliográficas

1. Organização Mundial da Saúde (OMS). Trabalhando juntos pela saúde. Brasília: Ministério da Saúde, 2007. 210p. Série B: Textos básicos de saúde.
2. Lippmann E, Sarak M. Manual de prevenção, intervenção e acompanhamento de violência para o pessoal da saúde no âmbito do trabalho: adaptação do manual da Sociedade Argentina de Pediatria. Sociedade Brasileira de Pediatria (SBP), 2013.
3. Fontana RT, Leal DR. A violência em unidades de terapia intensiva. Vivências. 2017 Maio;13;24:40-9. Disponível em: http://www.reitoria.br/~vivencias/Numero_024/artigos/pdf/Artigo_04.pdf. Acesso em: 15 mar. 2020.
4. Brasil. Política Nacional de Humanização. 2013. Disponível em: http://bvsms.saude.gov.br/bvs/publicacoes/politica_nacional_humanizacao_pnh_folheto.pdf. Acesso em: 15 mar. 2020.
5. Eizirik MF. O cuidado com a diferença. Revista Educação Especial. 2007(30). Disponível em: https://periodicos.ufsm.br/educacaoespecial/article/view/4051. Acesso em: 15 mar. 2020.
6. Ramminger T, Nardi HC. Subjetividade e trabalho: algumas contribuições conceituais de Michel Foucault. Interface Comunic Saúde Educ. 2008 Abr./Jun.;12(25):339-46.
7. Lima E. Oficinas, laboratórios, ateliês, grupos de atividades: dispositivos para uma clínica atravessada pela criação. In: Costa CM, Figueiredo AC. Oficinas terapêuticas em saúde mental: sujeito, produção e cidadania. São Paulo/Rio de Janeiro: Contra Capa Livraria, 2004. p. 59-81.
8. Brasil. Ministério da Saúde. Política Nacional de Educação Permanente em Saúde. 2009. Disponível em: http://portal.anvisa.gov.br/documents/33856/396770/Pol%C3%ADtica+Nacional+de+Educa%C3%A7%C3%A3o+Permanente+em+Sa%C3%BAde/c92db117-e170-45e7-9984-8a7cdb111faa. Acesso em: 15 mar. 2020.

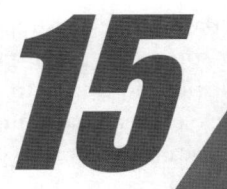

Suporte Emocional ao Paciente e Seu Núcleo Familiar – Comunicação de Más Notícias

Cristiane Olmos Grings
Mônica Echeverria de Oliveira
Paulo Ricardo Cerveira Cardoso
Rita Gigliola Gomes Prieb

No cotidiano hospitalar, os profissionais da saúde convivem com a dor e o sofrimento físico e psíquico do outro, e desempenham suas ações em um cenário permeado por situações limítrofes entre a vida e a morte. Em um ambiente de intensivismo, ações, decisões e comunicações a respeito de condições graves de adoecimento são rotina, e se agregam ao trabalho da equipe multiprofissional já com inúmeros estressores relacionados à natureza do cuidado e às demandas do tratamento.[1,2]

Na Unidade de Terapia Intensiva (UTI), o trabalho em equipe requer comunicação efetiva, que se dá em diferentes contextos, entre eles, nos momentos em que as informações são transmitidas aos pacientes e aos familiares.[3] Em relação a esse importante processo, usar ferramentas que aprimorem a comunicação são elementos-chave de melhorias. O acesso à informação é uma das principais necessidades trazidas pelos pacientes e familiares nas UTIs.[4]

Profissionais da saúde e más notícias

Conforme Kóvacs (2010), todos os profissionais da saúde apresentam em seu psiquismo aspectos relacionados à doença, ao doente, ao adoecer, à morte e ao morrer, o que evidencia uma forma pessoal de lidar com a dor e com as perdas. Estas nuances são constituídas no psiquismo a partir da história pessoal, do contexto familiar e cultural, da formação acadêmica e da capacitação em serviço.[5]

Um dos aspectos sobre a responsabilidade do profissional da saúde em relação ao paciente diante da morte (e frente ao seu grave adoecimento) consiste em lembrar que não se pode assumir uma atitude de onipotência, pois o dever da equipe se refere à qualidade do tratamento oferecido. O modo como o paciente conduziu a sua vida e o tipo de doença certamente interferem no processo de morrer, mas não estão ao encargo dos profissionais. Estes fatores permeiam a comunicação da equipe com o paciente e/ou familiar, e facilita ou dificulta a transmissão de notícias difíceis.[6]

Embora faça parte do desenvolvimento e do ciclo vital humano, a morte é encarada como tabu em nossa sociedade, por vezes, ocultada e vista como uma inimiga a ser combatida a todo custo. O sujeito não se identifica diretamente com essa experiência e com os sofrimentos advindos.[7] Isso dificulta a abordagem desse tema por todos os envolvidos, em uma tentativa de proteção mútua, uma vez que leva ao silêncio como estratégia de comunicação.

Diante dos desafios vivenciados, ao deparar-se com a iminência da morte e suas repercussões emocionais, por vezes, familiares e profissionais evitam falar sobre esse tema, pois quer proteger o paciente de mais sofrimento. É criada, assim, a conspiração ou pacto do silêncio, um acordo implícito ou explícito de alterar a informação que é dada ao paciente, a fim de ocultar seu diagnóstico ou gravidade. Por sua vez, o paciente busca proteger seus entes queridos, de modo a evitar assuntos que remetam a sentimentos relacionados à morte.[7]

A comunicação de más notícias é uma tarefa árdua que compõe a prática assistencial no dia a dia das equipes de saúde, pois provoca forte impacto emocional em quem recebe e em quem transmite a notícia difícil.[8]

Uma má notícia pode ser considerada aquela que modifica drástica e negativamente a perspectiva do paciente sobre o seu futuro, e evoca uma resposta única e individual.[9]

Como a característica da resposta do paciente/familiar é única e individual, não cabe ao profissional o juízo de valor a respeito das possíveis reações expressadas pelos receptores. A atitude deve ser profissional, objetivando sempre estabelecer a relação de ajuda, que será construída sobre três pilares: a empatia, o respeito e a autenticidade.[10]

Comunicação

A comunicação envolve mais do que o fornecimento de informação. Entre seus objetivos está a troca de informações, compreensão mútua e apoio. Um dos principais instrumentos de comunicação do profissional da saúde é a escuta atenta e reflexiva. Essa escuta permite identificar as reais demandas dos pacientes, a fim de assisti-lo emocional e espiritualmente.[10]

A escuta ativa é, provavelmente, a habilidade de comunicação que mais favorece o estabelecimento da relação de ajuda, especialmente por reunir outra capacidade muito desejável, a empatia. O profissional da saúde precisa permitir certa intimidade, algo que precisa estar disposto a vivenciar dentro de certos limites, e estar atento aos efeitos desta sobrecarga emocional.[11] Assim, comunicar uma notícia difícil de forma adequada e sensível demanda do profissional inúmeras capacidades, tais como habilidade para comunicação de qualidade, linguagem acessível, disponibilidade de conversa e escuta, consideração pelos sentimentos do paciente e/ou da família e capacidade de empatia.[12]

A relação de ajuda é aquela que se produz entre duas pessoas, na qual uma das partes tenta despertar as capacidades latentes da outra, com o objetivo de que a última enfrente os problemas da forma mais adequada e resolutiva possível.[13] Como já mencionado, ela é constituída por três princípios fundamentais (Quadro 15.1).[14,15]

Quadro 15.1 – Princípios da relação de ajuda.	
Empatia	Característica essencial ao profissional da saúde e se constitui na própria humanidade do homem, uma vez que é um atributo mais cognitivo do que emocional. Deve resultar em uma atitude apropriada frente ao quadro que se apresenta, como uma resposta e, significa assumir uma responsabilidade diante do sofrimento do outro
Respeito	Não necessita de assentimento íntimo, não exige a concordância com o interlocutor; mas demanda uma acolhida incondicional, isenta de juízo moral
Autenticidade	Significa a congruência entre o que eu digo e o que eu sinto – vai me tornar digno de confiança. Podem-se proferir palavras que são contraditas pela expressão corporal, com discrepância entre a comunicação verbal e a não verbal. Olhar no olho do outro enquanto fala confere veracidade ao discurso

Fonte: Adaptado de Sève L, 2006; Hojat M, 2007; Abraham J, Kannampallil TG, Almoosa KF, Patel B, Patel VL, 2014 e Mosser G, Begun JW, 2015.

Estratégias de comunicação

O emprego adequado de técnicas e estratégias de comunicação interpessoal pelos profissionais da saúde é considerado terapêutico e permite ao paciente compartilhar seus medos, dúvidas e sofrimento, o que contribui para a diminuição do estresse psicológico. Por meio da informação sobre sua doença e possibilidades de tratamento, os pacientes se tornam capazes de realizar uma escolha informada, o que possibilita a manifestação de sua autonomia. É importante que os profissionais da saúde estejam atentos quanto a possíveis dificuldades cognitivas dos pacientes, se há compreensão do que é comunicado.[16]

Na tentativa de contarmos com um protocolo que possa nortear o processo de comunicação de más notícias, um dos mais referenciados na literatura para guiar esse processo é o SPIKES (Buckman, 1992).[17] Segundo o protocolo, existem seis passos para estabelecer uma comunicação adequada e eficaz, conforme Quadro 15.2.[17]

Quadro 15.2 – Protocolo SPIKES.	
Setting up the interview	Planejar o encontro em um local com privacidade, desligar o telefone, dispor do tempo que o paciente ou familiar necessitar. Oferecer a possibilidade de um ou mais acompanhantes
Perception	Identificar os sentimentos e o que existe de conhecimento da situação, sempre por meio da elaboração de perguntas abertas, que demandam respostas mais elaboradas. Escutar o paciente e, a partir daí, elaborar um discurso compreensível que evite tecnicismos
Invitation	Identificar o que o paciente, o familiar ou ambos desejam receber, ou estão em condições de reter, naquele momento. Não insistir com informações indesejadas e que muitas vezes provocam afastamento. Por exemplo, a insistência em afirmar o mau prognóstico
Knowledge	Buscar a clareza de forma delicada. Ser preciso e não dar informações desnecessárias. Não se deve pressupor que fomos entendidos. É importante oferecer períodos de silêncio, já que eles estimulam o outro a falar e assim expressar os seus pensamentos e as suas preocupações. A medida que me faço entender transmito segurança para quem me escuta, o que, em contrapartida, confere-me autoridade para conduzir o processo
Emotions	Ser emocionalmente solidário, não esconder nossos sentimentos, e acolher de modo incondicional, ou seja, sem julgamento, as reações negativas
Strategy and summary	Estabelecer um plano para o futuro. Repassar o que foi dito é de suma importância, assim como, verificar o que foi entendido. Finalmente, devemos estar disponíveis para esclarecimentos e novos encontros

Fonte: Kodali S, Stametz RA, Bengier AC, Clarke DN, Layon AJ, Darer JD, 2014.

Cabe destacar que é preciso equalizar o volume de informações e os aspectos técnicos que são passados aos familiares.[11] A dificuldade em reter as informações ocorre por diversos motivos, entre eles a sobrecarga emocional e o perfil das defesas utilizadas para lidar com notícias difíceis.[18]

A comunicação de más notícias é um desafio diário para a equipe de saúde, uma vez que é uma tarefa complexa que requer o desenvolvimento de habilidades técnicas e não técnicas. Transmitir más notícias é um processo gradativo, que envolve mais de um encontro, a conversa precisa ser avaliada constantemente pelo profissional, a fim de identificar o momento de seguir com as informações e o de parar, ouvir e ficar disponível.

Referências bibliográficas

1. Mosser G, Begun JW. Compreendendo o trabalho em equipe na saúde. Porto Alegre: AMGH, 2015.

2.   Vieira Jr JM, Azevedo LCP. O que é UTI humanizada? In: Fumis RRL (ed.). UTI humanizada: cuidados com o paciente, família e equipe. São Paulo: Atheneu, 2016. p. 1-9.
3.   La Calle GH, Martin MC, Nin N. Seeking to humanize intensive care. Rev Bras Ter Intensiva. 2017;29(1):9-13.
4.   Abraham J, Kannampallil TG, Almoosa KF, Patel B, Patel VL. Comparative evaluation of the content and structure of communication using two handoff tools: implications for patient safety. J Crit Care. 2014;29(2):311.e1-7.
5.   Kóvacs MJ. Sofrimento da equipe de saúde no contexto hospitalar: cuidando do cuidador profissional. O Mundo da Saúde. 2010;34(4):420-9.
6.   Mazutti SR, Nascimento AF, Fumis RR. Limitation to advanced life support in patients admitted to intensive care unit with integrated palliative care. Rev Bras Terapia Intensiva. 2016;28(3):294-300.
7.   Rodriguez MIF. Despedida silenciada – Equipe médica, família, paciente: cúmplices da conspiração do silêncio. Psicologia Revista. 2014;23(2):261-72.
8.   Victorino AB, Nisenbaum EB, Gibello J, Bastos MZN, Andreoli PBA. Como comunicar más notícias: revisão bibliográfica. Revista SBPH. 2007;10(1):53-63.
9.   Muller P. Breaking bad news to patients: the SPIKES approach can make this difficult task easier. Postgraduate Medicine. 2002;112(3):15-6.
10. Silva MJP, Araújo MMT. Comunicação em cuidados paliativos. In: Carvalho RT, Parsons HA, Schoeller MTE, Barbosa SMM (ed.). Manual de cuidados paliativos ANCP. 2012.
11. Pizzo VRP. Comunicação na UTI: como torná-la efetiva. In: Fumis RRL (ed.). UTI humanizada: cuidados com o paciente, família e equipe. São Paulo: Atheneu, 2016. p. 43-52.
12. Araújo JA, Leitão EMP. A comunicação de más notícias: mentira piedosa ou sinceridade cuidadosa. Revista do Hospital Universitário Pedro Ernesto. 2012;11(2):58-62.
13. Rogers CR. Tornar-se pessoa. 5. ed. Tradução de Ferreira M, Lampareli A. São Paulo: Martins Fontes, 1961.
14. Hojat M. Empathy: a key element in patient-centered care Jefferson scale of physician empathy. New York: Springer, 2007.
15. Sève L. Qu'est-ce que la personne humaine? Bioéthique et démocratie. Paris: La Dispute, 2006.
16. Kovács MJ. Comunicação nos programas de cuidados paliativos: uma abordagem multidisciplinar. In: Pessini L, Bertachini L (ed.). Humanização e cuidados paliativos. São Paulo: Loyola/Centro Universitário São Camilo, 2004. p. 275-86.
17. Kodali S, Stametz RA, Bengier AC, Clarke DN, Layon AJ, Darer JD. Family experience with intensive care unit: association of self-reported family conferences and family satisfaction. J Crit Care. 2014;29(4):641-4.
18. Matsumoto DY. Cuidados paliativos: conceito, fundamentos e princípios. In: Carvalho RT, Parsons HA, Schoeller MTE, Barbosa SMM (ed.). Manual de cuidados paliativos ANCP. 2. ed. Porto Alegre: Sulina, 2012. p. 23-41.

16 Integrando a Espiritualidade em Cuidados Intensivos

Luciana Winterkorn Dezorzi
Emanuel Burck dos Santos
Márcia Weissheimer
Marta Georgina Oliveira de Góes
Vera Maria Bruxel

Na ambiência da Unidade de Terapia Intensiva (UTI), percebe-se que as práticas de cuidado ainda permanecem focadas no conhecimento das realidades exteriores, físicas e mensuráveis, o que relega as realidades interiores, como a subjetividade e a dimensão espiritual humana, para um segundo plano na atenção.[1,2] Desta maneira, é primordial que as equipes de saúde integrem, em meio às suas competências técnicas, uma visão que transcenda a compreensão para um cuidado que contemple o ser humano em sua multidimensionalidade e integralidade.[1] Estudos recentes evidenciaram a importância de integrar espiritualidade no cuidado intensivo e destacaram a relevância de agregar a escuta ativa, o apoio emocional e espiritual que possibilitem aos pacientes e seus familiares mobilizarem formas de enfrentamento e, assim, lidar com os desafios impostos pelo adoecimento.[3,4]

Para tanto, é necessário conhecer a história espiritual do paciente e família, suas crenças, valores espirituais e religiosos. Quando o paciente estiver inconsciente, será necessário construir essa história com o apoio do familiar. Para contribuir neste processo, encontramos diversos instrumentos de apoio que facilitam a condução da abordagem das questões relacionadas à espiritualidade.[5,6] Com base em alguns desses instrumentos e, principalmente, na experiência dos profissionais vinculados ao Núcleo de Estudos Interdisciplinares de Espiritualidade e Saúde (NEISE) do Hospital de Clínicas de Porto Alegre (HCPA), foi desenvolvido um guia disponível em um aplicativo para *smartphones* e *tablets*.[7] Sugere-se iniciar com algumas perguntas do roteiro, e usar suas próprias palavras de acordo com o contexto cultural do paciente e sua família. A história espiritual poderá ser ampliada nos encontros subsequentes, à medida que se aprimora o vínculo com o paciente e a família (Quadro 16.1).

Importante reconhecer que espiritualidade e religião possuem conceitos distintos. A espiritualidade é compreendida como uma dimensão dinâmica e intrínseca da vida humana por meio do qual as pessoas buscam significado, propósito e transcendência.[7] Portanto, pode ser exercida de forma diversa e individual.[1] Por sua vez, compreende-se religião como um sistema organizado de fé, crenças, práticas, rituais e linguagem que caracterizam uma comunidade, geralmente baseado na crença em força superior ou ser divino.[8]

Quadro 16.1 – Guia de abordagem de crenças e valores.
Crenças
▪ O que lhe dá forças para enfrentar este momento de adoecimento?
▪ Você tem uma escolha espiritual e/ou religiosa?
▪ Quais práticas espirituais ou religiosas desenvolve em seu cotidiano e que gostaria de realizar no hospital?
Valores
▪ O que dá sentido ou significado à sua vida?
▪ Como seus valores influenciam suas ações de cuidado à saúde?
▪ Como você gostaria que nós, profissionais de saúde, incluíssemos suas crenças e valores espirituais no seu plano de cuidados?

Fonte: Dezorzi LW, Raymundo MM, Goldim JR, 2016.

A espiritualidade possui uma força curativa própria ao potencializar os elementos característicos da dimensão espiritual, como o amor à vida, esperança, estabelecendo laços de fraternidade e solidariedade. Como dimensão humana que se revela pela capacidade de diálogo consigo mesmo e com o próprio coração, traduz-se em amor, sensibilidade, compaixão, escuta, responsabilidade e cuidado como atitude essencial.[9] Ainda, pode ser compreendida como algo que promove no ser humano uma mudança interior.[9]

Neste sentido, o cuidado espiritual é aquele que reconhece e responde às necessidades do espírito humano, especialmente quando confrontado com traumas, problemas de saúde ou tristeza.

Estudos apontam que ainda serão necessários vencer alguns desafios para integrar a espiritualidade no cuidado, entre eles a formação dos profissionais, considerada uma das principais barreiras a serem superadas.[4,10] Todos os membros da equipe de saúde devem estar atentos para o atendimento das necessidades espirituais, uma vez que se sintam preparados. O acolhimento e o cuidado da família, a proximidade do paciente com a equipe e o apoio aos aspectos biológicos, psicológicos, sociais e espirituais constituem a base de atuação da equipe, sendo a comunicação uma ferramenta poderosa para o sucesso dos cuidados oferecidos.[10]

Cada paciente traz consigo um conjunto de crenças e valores para o processo de cuidado, alguns podem ser comuns a todos os pacientes, como os de origem cultural e religiosa, e outros são individuais, como, por exemplo, o sentido e propósito de vida. Por isso, é importante que a equipe assistencial conheça e encoraje o indivíduo a expressá-los, a fim de integrar no plano de cuidados, além de guardar o cuidado de respeitar as crenças dos outros pacientes.

Abordar as necessidades dos pacientes por meio de apoio, sensibilidade, gentileza, respeito, compreensão, conforto, comunicação clara e atenção plena podem reduzir a ansiedade e a depressão. Por isso, é fundamental aprender a compreender nossa própria espiritualidade para, de maneira respeitosa, estabelecer o cuidado com foco nas necessidades espirituais do outro.[8]

As diferentes religiões possuem rituais para os momentos de adoecimento que podem ser realizados em uma UTI, desde que resguardada a privacidade do paciente e seus familiares, bem como os requisitos de segurança da instituição, e devem ser considerados igualmente importantes como os demais momentos dos cuidados intensivos, assim como a permanência de objetos devocionais ou significativos, devidamente acondicionados, de modo a evitar riscos de infecção.

Cabe ressaltar "que o Brasil é um país em que a grande maioria da população forma a base de suas crenças e valores espirituais por meio de escolhas religiosas, podendo haver, por vezes, uma composição de diferentes religiões e também de práticas de autoconhecimento". Assim, foi desenvolvido o guia de apoio aos profissionais com acesso livre em aplicativo para *smartphone* e *tablet* para auxiliar a identificar as necessidades religiosas dos pacientes e famílias. Dessa forma, as informações disponíveis neste guia poderão auxiliar com sugestões para o diálogo acerca das escolhas dos indivíduos e como elas influenciam a tomada de decisão no processo do cuidado em saúde.[11]

Outro modo pode ser a aplicação de um modelo de cuidado espiritual. O Ressignificando o Adoecimento (RESA), modelo de cuidado espiritual, foi estruturado em pressupostos que orientam a implantação do cuidado espiritual na prática de enfermagem, para os pacientes e familiares no enfrentamento das situações de adoecimento. A versão prática foi elaborada com ênfase nas habilidades e ações necessárias para a aplicação. Este estudo indicou a necessidade de ampliar o provimento do cuidado espiritual e recomendou que a formação da equipe de enfermagem fosse intensificada de modo a dar suporte, apoio e visibilidade a esse cuidado[4] (Figura 16.1).

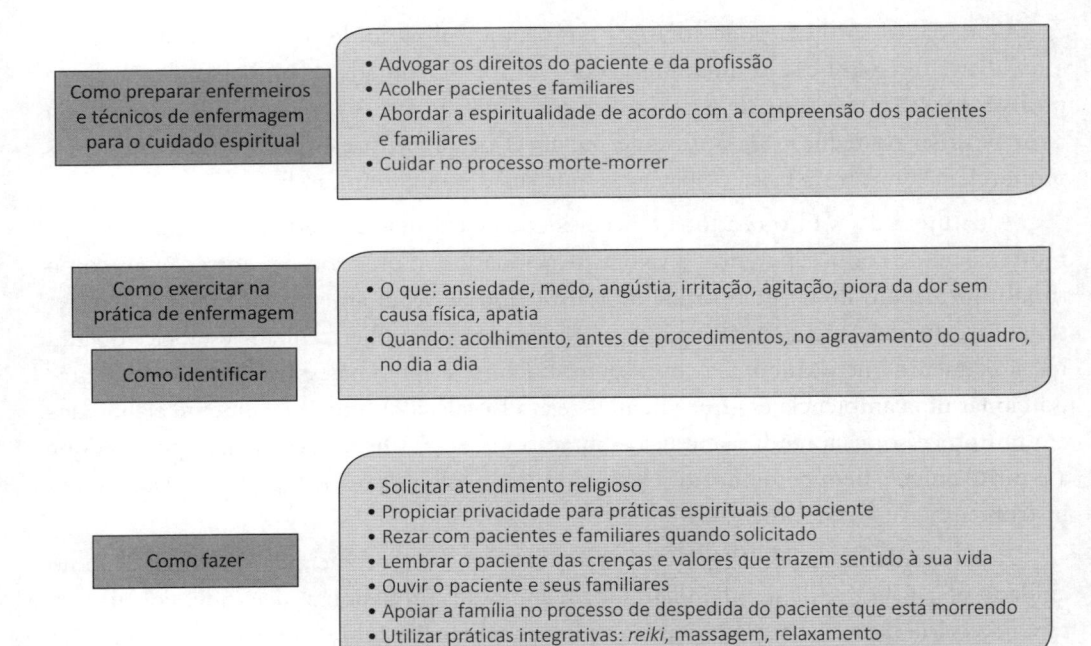

Figura 16.1 – Ressignificando o adoecimento por meio do cuidado espiritual (RESA) – modelo de cuidado espiritual prático.

Fonte: Adaptada de Góes MGO, 2016.

Sempre que um paciente ou um familiar manifestar o desejo de falar com o representante da sua comunidade religiosa e/ou espiritual, as instituições deveriam ter um processo definido para responder à solicitação. No HCPA foi estabelecido que, se o paciente possuir vínculos com uma comunidade religiosa, deve ser orientado a procurá-la por meio de sua família, esclarecendo a rotina de visitação e informando a equipe assistente o nome da pessoa que realizará o cuidado religioso, a fim de que seja recebido e orientado para o acesso na instituição. Na situação em que o paciente ou os familiares não possuam referência de uma comunidade religiosa ou são oriundos de outras cidades ou país, o profissional da saúde poderá utilizar um Cadastro de Instituições Religiosas voluntárias da instituição. Cabe ressaltar que, devido à pandemia de coronavírus, os atendimentos religiosos foram realizados por meio de videochamadas nas unidades de atendimento a pacientes com covid-19. Nas demais unidades, foram oportunizadas aos pacientes a visita virtual ou presencial de lideranças religiosas, de modo a observar as normas de segurança institucionais.

Durante a internação na UTI, pacientes e familiares, assim como os profissionais, frequentemente se aproximam de suas crenças espirituais e religiosas para amenizar e superar o sofrimento. A espiritualidade pode auxiliar os pacientes e familiares como uma fonte restauradora para todos os envolvidos no cuidado, inclusive os profissionais de saúde ao oferecer um sentido, propósito e significado para o sofrimento humano, uma vez que amplia a resiliência neste processo.[9]

O cuidado espiritual pode abranger também a realização de oração com os pacientes e familiares, e é vista como uma intervenção, se for da vontade de ambos e, desde que o profissional se sinta à vontade para a realização desta prática. A oração foi considerada um fator positivo na redução da ansiedade, no nível de preocupação dos participantes, pois proporciona a melhoria física de pacientes que acreditam em oração.[12]

A natureza da UTI traz à tona a necessidade de abordar os cuidados no momento da morte, além de conhecer crenças e valores relacionados ao processo de morrer,[11] tais como rituais no preparo do corpo, escolha da roupa, tipo de sepultamento, os quais podem ser tratados com delicadeza, desde que o profissional e o familiar tenham estabelecido um relacionamento que possibilite a abordagem. Encontrar apoio na espiritualidade pode proporcionar uma ambiência em que vínculos sejam fortalecidos e mais facilmente elaborados em um processo de aprendizagem e colaboração mútua.[13] Outras evidências apontam que a espiritualidade, bem como outros elementos da psicologia positiva, podem ser excelentes instrumentos de fortalecimento.[12]

A pandemia da covid-19 evidenciou ainda mais a importância da espiritualidade no cuidado do paciente e de seus familiares, bem como dos profissionais de saúde. Por sua vez, será necessário avançar nas pesquisas e ampliar as evidências sobre como abordar e integrar necessidades espirituais e religiosas de pacientes e familiares na UTI, e são temas urgentes tanto quanto as demandas tecnológicas. Por conseguinte, ressalta-se a importância da espiritualidade para o bem-estar dos profissionais de saúde que atuam em áreas de cuidados intensivos.[14]

Referências bibliográficas

1. Dezorzi LW. Diálogos sobre espiritualidade no processo de cuidar de si e do outro para a enfermagem em terapia intensiva [Dissertação]. Escola de Enfermagem da Universidade Federal do Rio Grande do Sul. Porto Alegre: Universidade Federal do Rio Grande do Sul, 2006.
2. Dezorzi LW, Crossetti MGO. Spirituality in self-care for intensive care nursing professionals. Rev Latino-Am Enfermagem. 2008;16(2):212-17. doi: 10.1590/S0104-11692008000200007.
3. Gordon BS et al. Addressing spirituality during critical illness: a review of current literature. Journal of Critical Care. 2018;45:76-81.
4. Goes MGO. Ressignificando o adoecimento: modelo de cuidado espiritual [Tese de Doutorado]. Universidade Federal do Rio Grande do Sul. Brasil, 2016.
5. Borneman T, Ferrell B, Puchalski CM. Evaluation of the FICA tool for spiritual assessment. J Pain Symptom Manage. 2010;40:163-73.
6. Anandarajah G, Hight E. Spirituality and medical practice: using the HOPE questions as a practical tool for spiritual assessment. Am Fam Physician. 2001;63:81-9.
7. Dezorzi LW, Raymundo MM, Goldim JR. Espiritualidade na atenção a pacientes/famílias em cuidados paliativos: um guia de apoio para profissionais da saúde. Porto Alegre, 2016.
8. Koenig HG, McCullough M, Larson DB. Handbook of religion and health: a century of research reviewed. New York: Oxford University Press, 2001.
9. Boff L. Ética e ecoespiritualidade. Rio de Janeiro: Verus, 2003.
10. Dezorzi LW, Raymundo M, Goldim JR, Oliveira CA. Spirituality in the continuing education of healthcare professionals: an approach to palliative care. Palliative and Supportive Care. 2019:1-6. doi: 10.1017/S1478951519000117.
11. Dezorzi LW, Raymundo MM, Goldim JR. Religiões e credos no Brasil: um guia breve para profissionais de saúde (Religions and creeds in Brazil: a brief guide for health professionals). Porto Alegre: WW Livros. Disponível em: https://issuu.com/nucleointerdisciplinardebioetica/docs/religi__es_e_credos_no_brasil.
12. Simão TP, Caldeira SS, Carvalho EC. Receive the effect of prayer on patients' health: systematic literature review. Religions. 2016;7:11. doi: 10.3390/rel7010011. Disponível em: www.mdpi.com/journal/religions.
13. Arrieira ISCO, Thofern MB, Porto AR, Amestoy SC, Cardoso DH. Espiritualidade e o processo de morrer: reflexões de uma equipe interdisciplinar de cuidados paliativos. Av Enferm. 2016; 34(2):137-47.
14. Kim HS, Yeom HA. The association between spiritual well-being and burnout in intensive care unit nurses: a descriptive study. Intensive & Critical Care Nursing. 2018;46:92-7.

17

Cristini Klein
Paula Pinheiro Berto
Taciana de Castilhos Cavalcanti

Pacientes internados em Unidades de Terapia Intensiva (UTI), frequentemente experienciam dor, agitação, excesso de sedação, *delirium*, alterações do sono e repouso.[1] Como consequência, podem sofrer alterações físicas e psicológicas negativas, entre elas a denominada síndrome pós-cuidados intensivos[2] (PICS = *post-intensive care syndrome*). Para diminuir estes efeitos negativos nos pacientes internados em UTI, a Society of Critical Care Medicine (SCCM), há quase duas décadas, publicou orientações para manejo da dor, agitação e *delirium* nesse grupo de pacientes. Essas orientações tiveram sua primeira versão em 2002, com posteriores atualizações em 2013, e a mais recente em 2018. Nesta última versão do *guideline*[1] foram acrescentadas as orientações para mobilização precoce, prevenção de distúrbios do sono nos pacientes críticos, e sugerido a participação e empoderamento do familiar para discussões, decisões e algumas atividades junto ao paciente e equipe da UTI.

Estudos mostram benefícios do uso de protocolos sistematizados para prevenção, identificação e tratamento de dor, sedação e *delirium*. Entre os benefícios podemos citar: diminuição do uso de analgésicos e sedativos, redução no tempo de ventilação mecânica (VM), decréscimo da mortalidade e reinternação na UTI, diminuição do *delirium* e uso de contenção mecânica, e maior tempo de permanência dos pacientes acordados.[3,4] Estudos sugerem que não somente o emprego de instrumento de avaliação de dor, agitação e *delirium* são importantes, mas sim o uso estruturado de escalas aliadas à prevenção e o tratamento sistematizado por meio da utilização de protocolos parecem fazer diferença neste cenário de UTI.[5]

Nesta perspectiva, para estimular a aplicação a beira-leito das diretrizes do *guideline* citado, a SCCM[1] lançou o pacote (*bundle*), intitulado ABCDEF,[5] que serve de guia para os profissionais de UTI, pois visa, de forma sistematizada, otimizar a assistência ao doente crítico, uma vez que melhora os desfechos dos pacientes internados em UTI. O *bundle* ABCDEF inclui: A (avaliação – *asses* – prevenção e tratamento da dor), B (respirar – *breathing* – e despertar espontâneo), C (escolha – *choice* – da analgesia e sedação), D (*delirium* – avaliar, prevenir e tratar), E (*early* – mobilização precoce), e F (*family* – participação da família). O emprego desta ferramenta objetiva manter os pacientes mais acordados, cognitivamente engajados e fisicamente ativos, o que facilita sua autonomia e habilidade para expressarem suas necessidades físicas, emocionais e espirituais.[3,4]

Avaliação, prevenção e manejo da dor

O alívio da dor é um direito do ser humano; no entanto, sua avaliação e manejo são frequentemente negligenciados na UTI. Pacientes internados em UTI experimentam dor e desconforto físico e emocional por diversos motivos, como os causados pelas doenças preexistentes, procedimentos invasivos, rotinas de cuidados ou trauma.[6] Para o tratamento eficiente da dor, é necessário primeiramente avaliá-la de forma adequada, de modo a considerar as particularidades de cada paciente.

Avaliação da dor

Em pacientes comunicativos, o padrão-ouro para avaliação de dor é o seu autorrelato. Especialmente na UTI, é recomendado para mensuração da dor o uso da escala verbal numérica (EVN) (escala que vai de 0 a 10), que pode ser apresentada ao paciente verbalmente (EVN) ou por meio de uma escala visual analógica (EVA). Para uso de ambas as escalas, solicita-se ao paciente que verbalize a dor sentida, a considerar 0 como sem dor até o número 10, que conota dor insuportável.[1]

Em contrapartida, muitos sujeitos internados nas UTIs não têm condições de manifestar verbalmente e/ou apresentam alteração de consciência que impedem a comunicação da dor. Com relação a esses pacientes, o familiar pode ser envolvido, quando apropriado, como adjuvante para avaliação da dor. Quando o paciente não tem condições de reportar a dor sentida verbalmente ou por meio de sinais ou gestos, é recomendado o uso de escalas comportamentais validadas para este fim. Embasado nas propriedades psicométricas das escalas comportamentais existentes é recomendado o uso das escalas: BPS (*behavioral pain scale*) ou a CPOT (*critical-care pain observation tool*).[1] Ambas escalas foram traduzidas e validadas para uso no Brasil[7] e estão apresentadas na Tabela 17.1 e na Figura 17.1. Considera-se a necessidade de analgésico ou reavaliação da analgesia quando o paciente apresenta pontuação CPOT > 2 ou BPS > 5.[8]

Em pacientes com doenças neurológicas, as escalas comportamentais devem ser utilizadas com parcimônia.[1]

Tabela 17.1 – Versão brasileira da escala CPOT.

Pontos	Comportamento	Descrição
		Expressão facial
0	Relaxada	▪ Sem tensão muscular ou presença de mímica facial
1	Tensa	▪ Testa franzida, abaixamento das sobrancelhas, órbitas apertadas ou lacrimejar
2	Mímica facial	▪ Contração da face, olhos firmemente fechados, contração das bochechas, abre a boca ou morde o tubo
		Movimentos corporais
0	Posição normal	▪ Não realiza movimentos com propósito de proteção
1	Proteção	▪ Tocando o local da dor com movimentos lentos e cautelosos
2	Inquietude/agitação	▪ Movimentação intensa dos membros, tenta tirar o tubo, agride a equipe, tenta sentar ou sair do leito

(continua)

Tabela 17.1 – Versão brasileira da escala CPOT. (continuação)

Pontos	Comportamento	Descrição
Interação com respirador – paciente entubado		
0	Ventilação fácil	• Ventilação fácil
1	Interfere pouco	• Interfere na ventilação mecânica por períodos breves
2	Assincronia	• Assincronia com a ventilação mecânica
Vocalização – paciente extubado		
0	Tom normal	• Fala em tom normal ou não emite qualquer som
1	Suspira ou geme	• Suspira, geme
2	Chora, grita	• Grita, chora aos soluços, clama por ajuda
Tensão muscular		
0	Relaxado	• Sem resistência aos movimentos
1	Tenso rígido	• Resistência aos movimentos
2	Muito tenso	• Forte resistência aos movimentos ou incapacidade de completá-los

Fonte: Klein C, Caumo W, Gélinas C, Patines V, Pilger T, Lopes A et al., 2018.

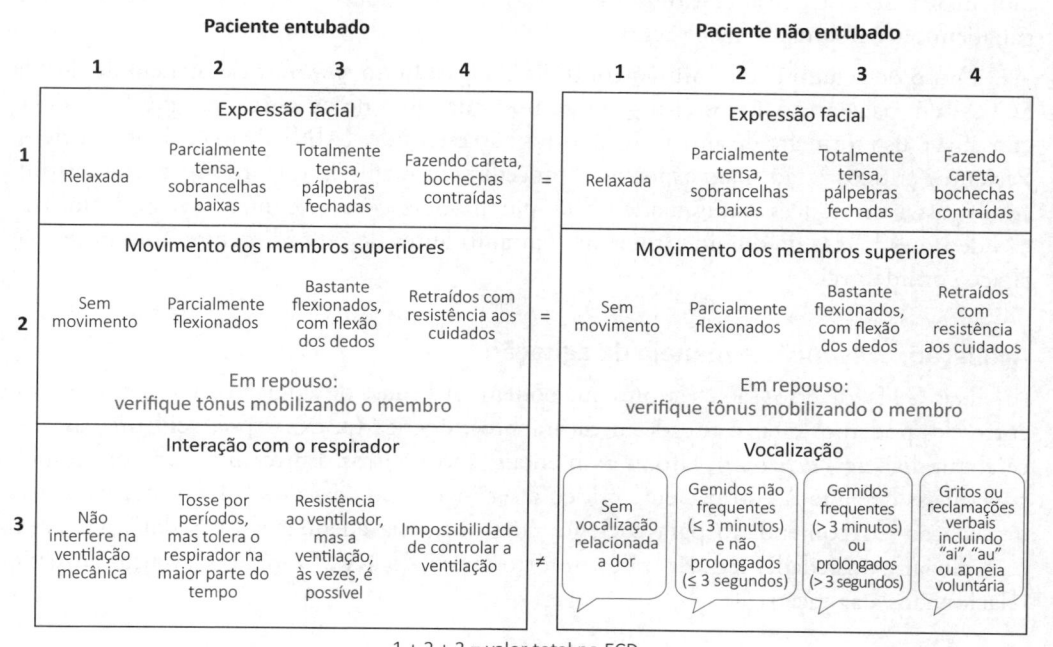

1 + 2 + 3 = valor total no ECD
A escala de comportamento de dor é classificada de 3 (sem dor) a 12 (máxima)

Figura 17.1 – Versão brasileira da escala BPS.
Fonte: Adaptada de Klein C, Caumo W, Gélinas C, Patines V, Pilger T, Lopes A et al., 2018.

O uso de sinais vitais para avaliação da dor são contraindicados em pacientes criticamente enfermos.[1] Esta orientação se justifica por diversos fatores que interferem nos sinais vitais, entre elas as doenças de base dos pacientes, disautonomia vaso-vagal, uso de fármacos vasopressores, vasodilatadores, inotrópicos, cronotrópicos, entre outros.

Prevenção e tratamento da dor

O esquema analgésico ideal deve ser individualizado para atender as demandas dos pacientes. Recomenda-se analgesia multimodal, que incluem intervenções farmacológicas e não farmacológicas para o tratamento e prevenção da dor.[1]

Entre as medidas não farmacológicas são recomendados: massagem, música, terapia térmica (frio) e técnicas de relaxamento.[1] As abordagens não farmacológicas têm despertado interesse da comunidade científica, e estudos são conduzidos para avaliar seus benefícios. Essas medidas ganham força na priorização da abordagem humanizada dos pacientes.

Fármacos opioides seguem como os principais analgésicos utilizados em UTI, entretanto, seus efeitos adversos, como depressão respiratória, sedação, *delirium*, íleo e depressão respiratória, podem aumentar o tempo de internação e piorar o desfecho dos pacientes. Desta forma, a terapia analgésica multimodal com analgésicos não opioides é indicada para minimizar seu uso. Os fármacos mais utilizados na analgesia multimodal são paracetamol e dipirona na dor de fraca intensidade, seguidos de opioides fracos, como tramadol ou codeína, na dor moderada. No manejo da dor intensa deve-se considerar o uso de opioide (fentanil ou morfina). Em pacientes com dor neuropática, como Guillain-Barré ou compressões radiculares, deve-se considerar o uso de drogas estabilizadoras de membrana neural, como gabapentina, carbamazepina e pregabalina.[1]

O uso de cetamina em infusão contínua é sugerido no *guideline* de manejo de dor da SCCM em pacientes críticos cirúrgicos como poupadora de opioide. Esse *guideline* desaconselha o uso rotineiro de anti-inflamatórios não esteroides (AINEs) em pacientes críticos. Pacientes críticos estão mais expostos a procedimentos que frequentemente causam dor, como passagens de acessos vasculares ou simples mobilizações. Recomenda-se a administração de doses baixas de opioide (morfina, fentanil) antes de procedimentos com potencial álgico considerável.[1]

Avaliação, prevenção e manejo da agitação

Nas UTIs, diversos são os fatores que podem ser a causa de agitação do paciente crítico, entre eles podemos citar o uso de medicamentos, doença (p. ex.: sepse, acidente vascular cerebral, diabetes, *delirium*), fatores ambientais, entre outros. Entretanto, uma das principais causas de agitação do paciente crítico a ser investigada é a dor.[1,6] Desta forma, o uso de sedação é recomendado para paciente com analgesia adequada. Os sedativos servem para aliviar a ansiedade, reduzir o desconforto associado à VM e reduzir eventos adversos relacionados à agitação.[1]

Avaliação da agitação

Para o tratamento e sedação adequada, recomenda-se a avaliação criteriosa do paciente, de modo a considerar suas individualidades, para tentar remover o fator de agitação sempre que possível. Para mensurar a agitação, recomenda-se o uso das escalas *sedation-agitation scale* (SAS) ou Richmond (*agitation-sedation scale* – RASS).[1] Ambas apresentam boas propriedades psicométricas e foram traduzidas e validadas para o português (Tabelas 17.2 e 17.3).[9]

Tabela 17.2 – Versão brasileira da escala SAS.

7	• **Agitação perigosa:** tentativa de retirar tubo orotraqueal ou cateter, ou de sair da cama, agredir a equipe, movimentar-se de um a outro lado
6	• **Muito agitado:** morde o tubo, necessidade de restrições, não se acalma com orientação verbal e com estabelecimento de limites
5	• **Agitado:** ansioso ou levemente agitado, e tenta levantar, mas se acalma com orientação verbal
4	• **Calmo e cooperativo:** calmo, acorda fácil, obedece a comandos
3	• **Sedado:** difícil de acordar, acorda com estímulo verbal ou gentil chocalhar, mas volta a dormir. Obedece a comandos simples
2	• **Muito sedado:** acorda com estímulo físico, mas não responde a ordens
1	• **Não despertável:** resposta mínima ou não responde a estímulo ou ordens. Não se comunica

Fonte: Adaptada de Nassar Junior AP, Pires Neto RC, Figueiredo WB, Park M, 2008.

Tabela 17.3 – Versão brasileira da escala RASS.

+4	• **Combativo:** claramente combativo, violento, o que representa risco para equipe
+3	• **Muito agitado:** puxa ou remove tubo ou cateteres, agressivo verbalmente
+2	• **Agitado:** movimentos despropositados frequentes, briga com o ventilador
+1	• **Inquieto:** apresenta movimentos, mas não são agressivos ou vigorosos
0	• **Alerta e calmo**
−1	• **Sonolento:** adormecido, mas acorda ao ser chamado (estímulo verbal) e mantém os olhos abertos por mais de 10 segundos
−2	• **Sedação leve:** despertar precoce a contato e ao estímulo verbal, mantém contato visual por mais de 10 segundos
−3	• **Sedação moderada:** movimentação ou abertura ocular ao estímulo verbal (mas sem contato visual)
−4	• **Sedação intensa:** sem resposta ao ser chamado pelo nome, mas apresenta movimentação ou abertura ocular ao toque (estímulo físico)
−5	• **Não desperta:** sem resposta ao estímulo verbal ou físico

Fonte: Adaptada de Nassar Junior AP, Pires Neto RC, Figueiredo WB, Park M, 2008.

Prevenção e manejo da agitação

Os protocolos assistenciais geralmente associam manejo de analgesia e sedação. Como já citado, baseia-se no conceito de *analgesia first*, que segue posteriormente o fluxograma para manejo de agitação com uso de sedativos. Assim como a monitoração da dor, o emprego das escalas para avaliação de nível de sedação e conforto dos pacientes é importante para organizar a rotina de atendimento e o estabelecimento de alvos de sedação, conforme a necessidade clínica dos pacientes. O alvo ideal de sedação para os pacientes críticos é mantê-los acordados, calmos e interativos, uma sedação considerada leve, com RASS que flutua entre −1 e +1 ou SAS-4. Porém, pacientes podem demandar sedação profunda de acordo com o quadro clínico, como ventilação mecânica e insuficiência respiratória grave (como síndrome do desconforto respiratório agudo – SARA), *status epilecticus* ou hipertensão intracraniana. Quando em uso de sedação profunda ou durante uso de bloqueador neuromuscular, recomenda-se a monitorização pelo *bispectral index* (BIS).[1]

A sedação leve pode ser atingida por meio de duas estratégias de manejo: 1) pausa diária da sedação ou 2) titulação de sedação, geralmente guiada pela enfermagem. As revisões que abordam essas duas estratégias demonstram eficácia similares, com a escolha dependente da instituição e suas facilidades de implantação.[10]

Após estabelecidas as estratégias de monitoração e definidos os alvos de sedação, a escolha dos fármacos também deve seguir o perfil de cada instituição. Os fármacos mais utilizados são propofol e benzodiazepínicos; no Brasil, o midazolam é o representante para infusão contínua. A dexmedetomidina também pode ser considerada como sedação nos pacientes em ventilação mecânica, além de um fármaco com poder analgésico associado. Há uma tendência na restrição do uso de benzodiazepínicos, devido aos estudos que mostram associação entre seu uso e o surgimento de *delirium*. Em estudos comparativos entre propofol e midazolam esta evidência não é tão clara. Estudos que compararam ambos os fármacos mostram menor tempo para extubação no grupo propofol, mas não encontraram diferença na incidência de *delirium* entre os grupos.[1] Em comparação com dexmedetomidina e midazolam, o estudo com menor risco de viés mostrou redução das taxas de *delirium* no grupo de dexmedetomidina, porém, há necessidade de maiores estudos para melhor avaliação.[1]

Avaliação, prevenção, manejo e fatores e risco para *delirium*

O *delirium* pode ser definido como uma disfunção orgânica muito frequente na UTI. Os mecanismos do *delirium* não estão totalmente esclarecidos, no entanto, a acetilcolina, dopamina, noradrenalina, serotonina, melatonina, ácido gama-aminobutírico, glutamato, entre outros neurotransmissores, parecem ter papel importante no desenvolvimento do *delirium*.[11] A incidência varia entre 10% e 90% dos pacientes, a depender da ferramenta diagnóstica e do momento da avaliação,[12] uma vez que está associada a maior tempo de VM, de internação em UTI e hospitalar, com crescente mortalidade. Sugerido por alguns autores, devido ao impacto nos serviços de saúde, sobretudo nos doentes e familiares, deve-se valorizar o *delirium* como o 7º sinal vital.[13]

De acordo com o "Manual Diagnóstico e Estatístico de Transtornos Mentais" (5ª edição) ou *Diagnostic and Statistical Manual of Mental Disorders-5* (DSM-V), são considerados os seguintes critérios para diagnóstico clínico de *delirium*: perturbação da atenção e da consciência, como capacidade reduzida para direcionar, focalizar, manter e mudar a atenção; alteração da cognição (memória, orientação, linguagem) ou o desenvolvimento de alteração da percepção que não pode ser explicada por quadro demencial estabelecido, pré-existente ou em evolução; evidências por meio da história do exame físico ou de achados laboratoriais de que a perturbação é uma consequência fisiológica direta, intoxicação ou abstinência de substância; as alterações descritas desenvolvem-se num curto período de tempo – horas a dias, e tendem a flutuar ao longo do dia. O *International Classification of Diseases*-10 (ICD-10) inclui critérios adicionais, como alteração do estado emocional: depressão, irritabilidade, euforia, ansiedade ou medo, disfunção psicomotora e alterações do ciclo circadiano. O DSM-V é mais utilizado em contexto clínico e o ICD-10 para codificação.[13]

O *delirium*, enquanto síndrome neurocomportamental, pode ser categorizado conforme consta no Quadro 17.1.[11-14]

Quadro 17.1 – Categorias da síndrome neurocomportamental.
▪ **Hiperativo:** detectado mais facilmente devido ao aumento da atividade psicomotora e agitação, com tentativas de remoção dos dispositivos invasivos e maior risco de quedas. Ocorre com frequência em abstinência e intoxicação. Sujeitos com esse diagnóstico são frequentemente sedados em excesso, o que encobre os sintomas e piora o prognóstico
▪ **Hipoativo:** caracterizado por lentificação psicomotora, apatia, letargia e diminuição da resposta a estímulos externos, maior risco de infecções e úlceras de pressão, por vezes ocorre no contexto de desordens metabólicas. Infelizmente, é o tipo menos diagnosticado e, muitas vezes, é visto como depressão
▪ **Misto:** com flutuação imprevisível de sintomas entre os dois subtipos hiperativo e hipoativo
▪ **Subsindrômico ou subclínico:** o sujeito manifesta um conjunto de sinais e sintomas que prenunciam o *delirium*, como inquietude, ansiedade, irritabilidade, flutuações do humor, perturbação do sono e alterações cognitivas menos evidentes, que podem ocorrer dias antes da manifestação plena do quadro, pouco reconhecido, pois não preenche totalmente os critérios diagnósticos de acordo com o DSM-V
▪ **Sobreposto à demência:** é uma alteração aguda do estado mental do sujeito com o diagnóstico de demência. Apesar de notório, pode ocorrer adversidade na interpretação e diagnóstico, que tende ao agravamento do *delirium* quando administrados psicofármacos. Em relação à evolução do *delirium* pode ser prevalente – quando identificado no momento da admissão; incidente – quando se manifesta ao longo da internação hospitalar; e persistente – se os sintomas persistirem durante um período de tempo

Fonte: Adaptado de Faria RS, Moreno RP, 2013; Faustino TN, Pedreira LC, Freitas YS, Silva RMO, Amaral JB, 2016; Chanques G, Ely EW, Garnier O, Perrigault F, Eloi A, Carr J et al., 2018 e Prayce R, Quaresma F, Neto IG, 2018.

Estudos mostram que só quando o rastreio do *delirium* está integrado num protocolo bem definido, com estratégias de atuação, é que se observam benefícios clínicos e econômicos. Para a correta avaliação, inúmeras escalas semiestruturadas têm sido desenvolvidas, porém, segundo *guideline*[1] para identificação do *delirium*, é recomendado o uso de uma das duas escalas: CAM-ICU (Figura 17.2) e o ICDSC (Tabela 17.4). O CAM-ICU avalia a presença ou ausência de *delirium* e o ICDSC observa uma estratificação da gravidade e sua pontuação varia de 0 a 8, onde: 0 – normal; 1-3 – *delirium* subsindromático e > 4 – *delirium*. Ambas são escalas traduzidas e validadas para uso no Brasil[15-17] e podem ser utilizadas por médicos, enfermeiros e outros profissionais de saúde. A frequência da avaliação do *delirium* deve seguir o protocolo institucional. O CAM-ICU pode ser adaptado para uso em pacientes com distúrbios auditivos e visuais. Demais particularidade sobre o uso do CAM-ICU, materiais de apoio e manual de treinamento podem ser baixados em <http://www.icudelirium.org/docs/CAM-ICU-training-manual-2016-08-31_Final.pdf>.[16]

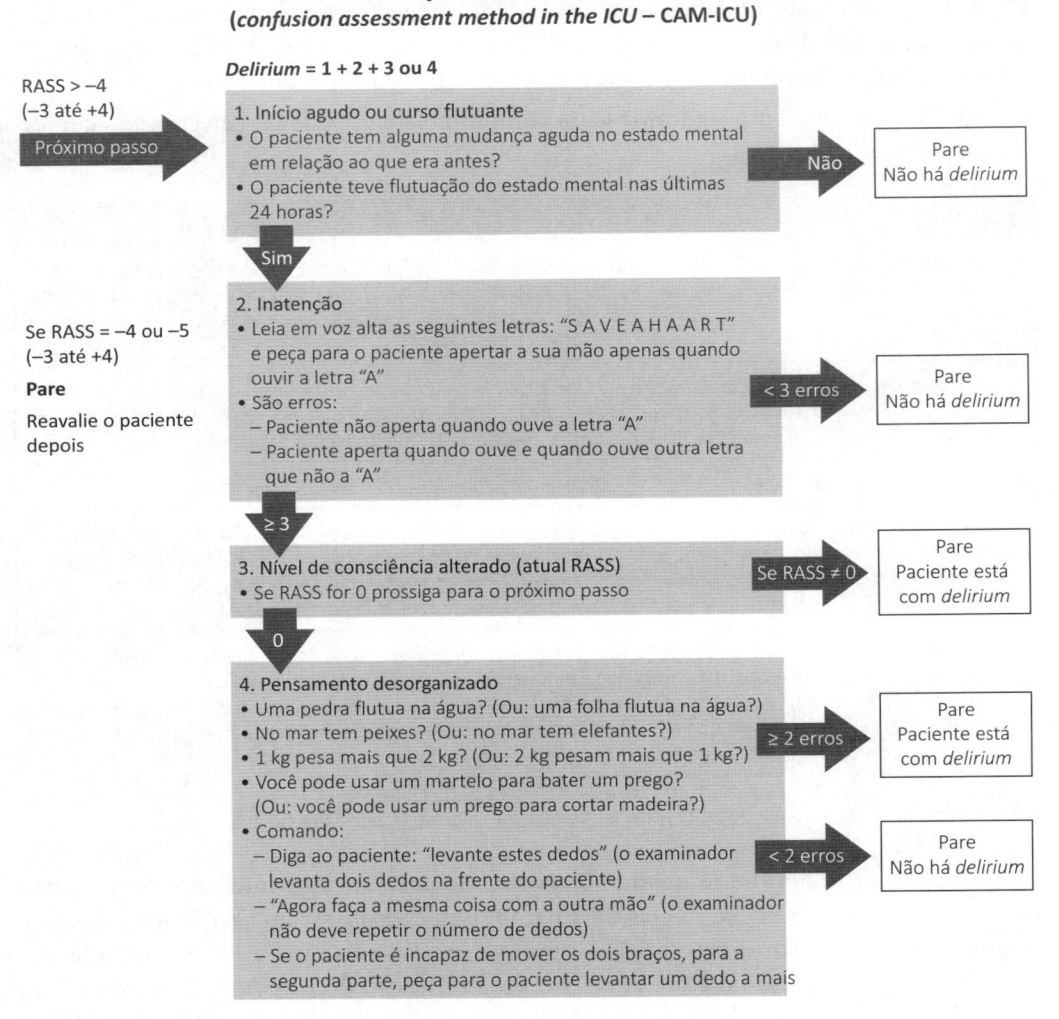

Método de avaliação da confusão mental na UTI
(*confusion assessment method in the ICU* – CAM-ICU)

Delirium = 1 + 2 + 3 ou 4

RASS > −4
(−3 até +4)

Próximo passo

1. Início agudo ou curso flutuante
• O paciente tem alguma mudança aguda no estado mental
  em relação ao que era antes?
• O paciente teve flutuação do estado mental nas últimas
  24 horas?

Não → Pare / Não há *delirium*

Sim

Se RASS = −4 ou −5
(−3 até +4)
Pare
Reavalie o paciente
depois

2. Inatenção
• Leia em voz alta as seguintes letras: "S A V E A H A A R T"
  e peça para o paciente apertar a sua mão apenas quando
  ouvir a letra "A"
• São erros:
  – Paciente não aperta quando ouve a letra "A"
  – Paciente aperta quando ouve e quando ouve outra letra
    que não a "A"

< 3 erros → Pare / Não há *delirium*

≥ 3

3. Nível de consciência alterado (atual RASS)
• Se RASS for 0 prossiga para o próximo passo

Se RASS ≠ 0 → Pare / Paciente está com *delirium*

0

4. Pensamento desorganizado
• Uma pedra flutua na água? (Ou: uma folha flutua na água?)
• No mar tem peixes? (Ou: no mar tem elefantes?)
• 1 kg pesa mais que 2 kg? (Ou: 2 kg pesam mais que 1 kg?)
• Você pode usar um martelo para bater um prego?
  (Ou: você pode usar um prego para cortar madeira?)
• Comando:
  – Diga ao paciente: "levante estes dedos" (o examinador
    levanta dois dedos na frente do paciente)
  – "Agora faça a mesma coisa com a outra mão" (o examinador
    não deve repetir o número de dedos)
  – Se o paciente é incapaz de mover os dois braços, para a
    segunda parte, peça para o paciente levantar um dedo a mais

≥ 2 erros → Pare / Paciente está com *delirium*

< 2 erros → Pare / Não há *delirium*

Figura 17.2 – *Confusion assessment method for intensive care units* (CAM-ICU).
Fonte: Traduzida e adaptada de Critical Illness, Brain Dysfunction and Survivorship (CIBS) Center e Salluh J, Vidal L, 2007.

Tabela 17.4 – *Intensive care delirium screening checklist* (ICDSC).

1. Alteração do nível de consciência
■ Sem resposta ou com necessidade de estimulação vigorosa, de modo a obter qualquer resposta, significa uma alteração grave no nível de consciência, o que impede a avaliação. Se houver coma ou estupor a maior parte do período de tempo, então um traço (-) é introduzido e não há qualquer avaliação adicional durante esse período
■ Sonolência ou exigência de leve a moderada estimulação para uma resposta implica uma alteração do nível de consciência e pontua 1

(continua)

Tabela 17.4 – *Intensive care delirium screening checklist* (ICDSC). (continuação)

1. Alteração do nível de consciência

- Vigília ou a dormir, mas facilmente despertável é considerado normal e pontua 0
- Hipervigilância é classificada como um nível de consciência anormal e pontua 1

2. Desatenção

Dificuldade em acompanhar uma conversa ou instruções; facilmente distraído por estímulos externos; dificuldade em mudar o foco. Qualquer destes estados pontua 1

3. Desorientação

Qualquer erro evidente no tempo, lugar ou pessoa. Pontua 1

4. Alucinação, ilusão ou psicose

Inequívoca manifestação clínica de alucinação ou de comportamento provavelmente devido à alucinação, p. ex., tentar pegar um objeto inexistente ou ilusão. Qualquer um destes pontua 1

5. Agitação ou lentificação psicomotora

Hiperatividade que exige o uso adicional de sedativos ou contenção física, a fim de controlar o perigo potencial para o próprio ou para os outros (p. ex., retirar acessos venosos, agressão aos profissionais); hipoatividade ou lentificação psicomotora clinicamente perceptível. Qualquer um destes pontua 1

6. Discurso ou humor inadequado

Discurso inapropriado, desorganizado ou incoerente; emoções inadequadas demonstradas em relação ao evento ou situação. Qualquer um desses pontua 1

7. Alteração do ciclo sono/vigília

Dormir menos de 4 horas ou acordar com frequência durante a noite (não considerar despertar iniciado pelos profissionais ou ambiente barulhento); dormir durante a maior parte do dia. Qualquer destes pontua 1

8. Flutuação dos sintomas

Flutuação nas manifestações de qualquer item ou sintoma durante 24 horas (p. ex., de um turno para outro). Pontua 1

Fonte: Adaptada de Gusmão-Flores D, Salluh JI, Dal-Pizzol F, Ritter C, Tomasi CD, Lima MA et al., 2011.

Prevenção e manejo do delirium

A etiologia do *delirium* é multifatorial e diferentes fatores predisponentes não modificáveis, por vezes, permitem uma avaliação do risco individual, como genética, idade, comorbidades, demência, entre outros.[13,18] O Quadro 17.2 mostra alguns fatores de risco para *delirium*.[13] Já a Figura 17.3, mostra de forma esquemática a interação entre dor, agitação, alterações do sono, *delirium* e seus fatores de risco mais comuns.[18]

Quadro 17.2 – Fatores de risco para *delirium*.

Metabólico	Medicação
• Hiper-hiponatremia	• Opioides
• Hipercalemina	• Corticosteroides
• Desidratação	• Benzodiazepinas
• Hiper-hipoglicemia	• Anticolinérgicos
• Insuficiência renal e hepática	**Doença cardiopulmonar**
• Anemia	• Insuficiência cardíaca congestiva
• Hipóxia	• Arritmia
• Déficit de tiamina	• Choque
• Endocrinopatia	• Insuficiência respiratória
• Desequilíbrio ácido-básico	• Infarto agudo do miocárdio

(continua)

Quadro 17.2 – Fatores de risco para *delirium*. (continuação)

Sistema nervoso central	Doença sistêmica
▪ Neoplasia primária ▪ Metastatização ▪ Doença leptomeníngea ▪ Estado de mal não convulsivo ▪ Convulsões estado pós-ictal ▪ Trauma ▪ Doença vascular e degenerativa	▪ Abstinência (p. ex.: álcool e benzodiazepinas) ▪ Infecção neoplasia ▪ Trauma grave ▪ Privação sensorial ▪ Desregulação térmica ▪ Imobilização ▪ Pós-operatório, pós-procedimento ▪ Coagulação disseminada intravascular
Vulnerabilidade	**Infecções**
▪ Idade ▪ Depressão ▪ Portadores de transtorno bipolar ▪ Presença de déficit cognitivo prévio ▪ Doenças mentais preexistentes e gravidade da doença de base	▪ Pneumonia ▪ Infecção do trato urinário ▪ Infecção corrente sanguínea ▪ Sepse ▪ HIV/aids ▪ Encefalite ▪ Meningite

Fonte: Adaptado de Prayce R, Quaresma F, Neto IG, 2018.

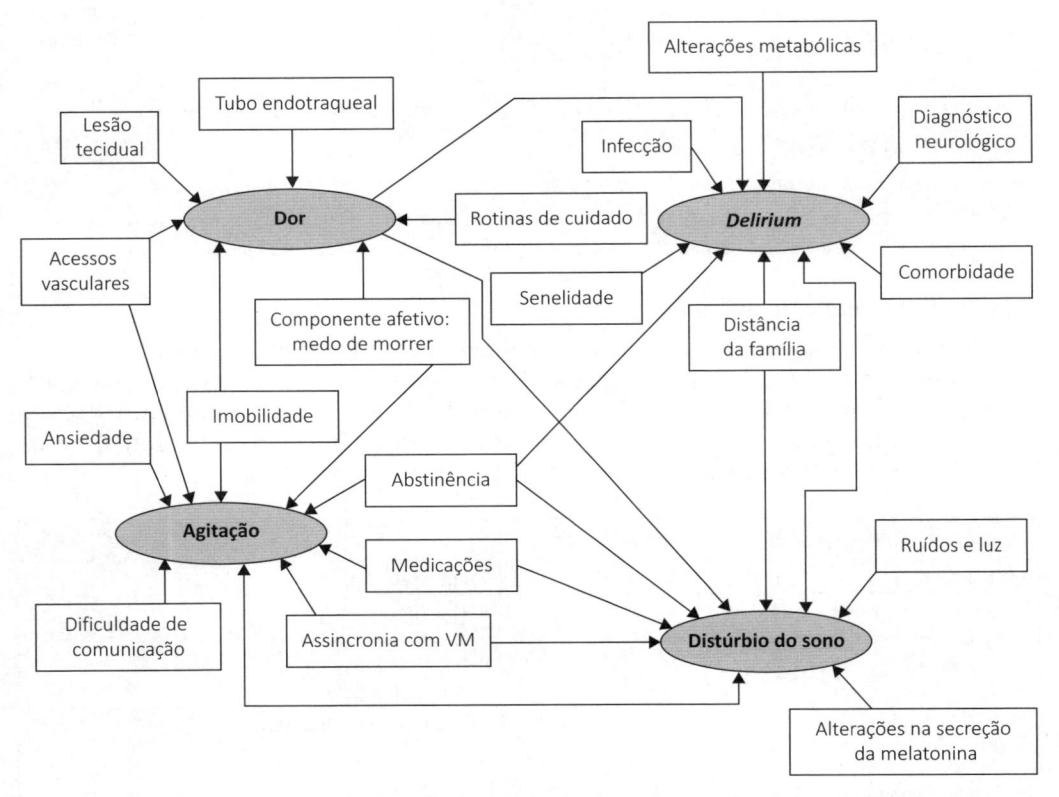

Figura 17.3 – Interação entre dor, agitação, distúrbio do sono e *delirium* e seus fatores de risco mais comuns.

Fonte: Adaptada de Reade MC, Finfer S, 2014.

Desta forma, podemos identificar que existem fatores de risco para *delirium* que são modificáveis com simples atitudes e custo acessível. Para este fim são sugeridos cuidados simples à beira-leito, como: calendário e relógio para orientação temporal; ênfase na participação da família para evitar o isolamento social; melhoria na técnica de comunicação, de modo a se fazer entender e ser entendido pelo paciente (por meio de cartazes com letras, palavras, desenhos ou barreira da língua), identificação clara do profissional em todas as abordagens, o uso do nome do paciente durante as avaliações diárias.[11] Também são sugeridas terapia com animais,[1,14] musicoterapia, técnicas de relaxamento, entre outras. Com intuito de alcançar melhorias sinérgicas nos resultados dos pacientes na UTI, essas e outras medidas devem ser adotadas conjuntamente com práticas já comprovadas por meio dos *bundle* ABCDEF, PAD[1,3,4] e organização do ciclo circadiano (Quadro 17.3).[1,19] A prevenção farmacológica do *delirium* em cuidados intensivos ainda não mostrou resultados conclusivos.[1,11]

Quadro 17.3 – Intervenções para melhora do sono.
1. Não farmacológicas
a) Redução de ruídos: protetores auriculares e oculares. Estudos com utilização de estratégias para redução de luz e ruídos por meio do uso de protetores auriculares e oculares mostraram melhora na qualidade do sono. Tais estudos foram realizados em pacientes de baixa gravidade. Por tratar-se de medidas de baixo custo, orienta-se oferecê-las aos pacientes durante a noite. Redução de ruídos ambientais gerados por conversas da equipe, volume de alarmes, bombas de infusão, telefones e televisão devem ser evitados
b) Redução de luminosidade, como dimerização de luzes gerais e uso de luminárias focais
c) Reorganização do cuidado noturno: planejamento de cuidados assistenciais para evitar o período de sono, principalmente entre meia-noite e 5 horas da manhã
d) Conforto do paciente
e) Ajuste de ventiladores: alguns estudos demonstram que o uso de modo ventilatório assisto-controlado pode apresentar benefício na qualidade do sono
f) Tratamento da dor
g) Outras intervenções: música relaxante, aromaterapia, acupuntura carecem de evidências até o momento
h) Estimular os pacientes a permanecerem despertos durante o dia: organizar ciclo circadiano
2. Farmacológicas
a) **Melatonina:** três pequenos estudos que avaliaram seu uso em pacientes críticos não demonstraram benefícios, sua utilização não é recomendada para esses pacientes
b) **Benzodiazepínicos:** há evidências de efeito deletério de seu uso sobre o sono. Deve ser considerado nos pacientes usuários crônicos de benzodiazepínicos ou uso prévio de álcool
c) **Zolpidem:** alguns estudos em pacientes pós-operatórios, não avaliado em pacientes críticos em estudos relevantes
d) **Antipsicóticos:** olanzapina e risperidona são usadas em poucos estudos, parecem melhorar a eficácia do sono, bem como sua profundidade e o tempo total de sono. Estudos maiores necessitam fundamentar seu uso na prática clínica

Fonte: Adaptado de Elliott R, McKinleya S, 2014 e Devlin JW, Skrobik Y, Gélinas C, Needham DM, Slooter AJC, Pandharipande PP et al., 2018.

Referências bibliográficas

1.   Devlin JW, Skrobik Y, Gélinas C, Needham DM, Slooter AJC, Pandharipande PP et al. Clinical practice guidelines for the prevention and management of pain, agitation/sedation, delirium, immobility and sleep disruption in adult patients in the ICU. Crit Care Med. 2018 Sep;46(9):e825-73.

2. Rawal G, Yadav S, Kumar R. Post-intensive care syndrome: an overview. J Transl Int Med. 2017 Jun 30;5(2):90-2.

3. Barnes-Daly MA, Phillips G, Ely EW. Improving hospital survival and reducing brain dysfunction at seven California community hospitals: implementing PAD guidelines via the ABCDEF bundle in 6,064 patients. Crit Care Med. 2017 Feb;45(2):171-8.

4. Pun BT, Balas MC, Barnes-Daly MA, Thompson JL, Aldrich JM, Barr J et al. Caring for critically ill patients with the ABCDEF bundle: results of the ICU liberation collaborative in over 15,000 adults. Crit Care Med. 2019 Jan;47(1):3-14.

5. Marra A, Ely EW, Pandharipande PP, Patel MB. The ABCDEF bundle in critical care. Crit Care Clin. 2017 Apr;33(2):225-43.

6. Puntillo KA, Max A, Timsit JF, Vignoud L, Chanques G, Robleda G et al. Determinants of procedural pain intensity in the intensive care unit. The Europain® study. Am J Respir Crit Care Med. 2014 Jan;189(1):39-47.

7. Klein C, Caumo W, Gélinas C, Patines V, Pilger T, Lopes A et al. Validation of two pain assessment tools using a standardized nociceptive stimulation in critically ill adults. J Pain Symptom Manage. 2018 Oct;56(4):594-601.

8. Severgnini P, Pelosi P, Contino E, Serafinelli E, Novario R, Chiaranda M. Accuracy of critical care pain observation tool and behavioral pain scale to assess pain in critically ill conscious and unconscious patients: prospective, observational study. J Intensive Care. 2016 Nov;7(4):68.

9. Nassar Junior AP, Pires Neto RC, Figueiredo WB, Park M. Validity, reliability and applicability of Portuguese versions of sedation-agitation scales among critically ill patients. São Paulo Med J. 2008 Jul;126(4):215-9.

10. Burry L, Rose L, McCullagh IJ, Fergusson DA, Ferguson ND, Metha S. Daily sedation interruption versus no daily sedation interruption for critically ill adult patients requiring invasive mechanical ventilation (review). Cochrane Database Syst Rev. 2014 Jul 9;(7):CD009176.

11. Faustino TN, Pedreira LC, Freitas YS, Silva RMO, Amaral JB. Prevention and monitoring of delirium in older adults: an educational intervention. Rev Bras Enferm. 2016 Aug;69(4):725-32.

12. Chanques G, Ely EW, Garnier O, Perrigault F, Eloi A, Carr J et al. The 2014 updated version of the confusion assessment method for the intensive care unit compared to the 5th version of the diagnostic and statistical manual of mental disorders and other current methods used by intensivists. Ann Intensive Care. 2018 Mar 1;8(1):33.

13. Prayce R, Quaresma F, Neto IG. Delirium: o 7º parâmetro vital? Acta Med Port. 2018;31(1):51-8.

14. Faria RS, Moreno RP. Delirium in intensive care: an under-diagnosed reality. Rev Bras Ter Intensiva. 2013 Apr-Jun;25(2):137-47.

15. Gusmão-Flores D, Salluh JI, Dal-Pizzol F, Ritter C, Tomasi CD, Lima MA et al. The validity and reliability of the Portuguese versions of three tools used to diagnose delirium in critically ill patients. Clinics. 2011;66(11):1917-22.

16. United States of America. Critical Illness, Brain Dysfunction and Survivorship (CIBS) Center. Confusion assessment method for the ICU (CAM-ICU): the complete training manual. Disponível em: https://uploads-ssl.webflow.com/5b0849daec50243a0a1e5e0c/5bad3d28b04cd592318f45cc_The-Complete-CAM-ICU-training-manual-2016-08-31_Final.pdf. Acesso em: 15 mar. 2019.

17. Critical Illness, Brain Dysfunction and Survivorship (CIBS) Center. Disponível em: https://www.icudelirium.org/medical-professionals/delirium-assess-prevent-and-manage.

18. Reade MC, Finfer S. Sedation and delirium in the intensive care unit. N Engl JMed. 2014 Jan 30;370(5):444-54.

19. Elliott R, McKinleya S. The development of a clinical practice guideline to improve sleep in intensive care patients: a solution focused approach. Intensive Crit Care Nurs. 2014 Oct;30(5):246-56.

Vigilância, Prevenção e Controle de Infecções Relacionadas à Assistência à Saúde em Unidades de Terapia Intensiva

Cristini Klein
Cristófer Farias da Silva
Fabiano Nagel
Nádia Mora Kuplich

No contexto hospitalar, os pacientes internados em Unidades de Terapia Intensiva (UTIs) apresentam maior probabilidade de desenvolver infecções devido a condições como imunossupressão, gravidade da doença de base, maior exposição a procedimentos invasivos, uso excessivo de antimicrobianos, colonização por microrganismos multirresistentes, entre outras. Ao considerar a associação desses fatores de risco, verifica-se um aumento da morbimortalidade de pacientes internados em UTIs relacionada à infecção. Sabe-se que hospitais com programas de controle de infecção hospitalar ativos e estruturados, com equipe multiprofissional, e que realizam vigilância epidemiológica, são capazes de diminuir substancialmente as infecções relacionadas à assistência à saúde (IRAS).[1]

Vigilância epidemiológica em unidade de terapia intensiva

As UTIs são os locais com maior ocorrência de infecções nas instituições de saúde. Para fins epidemiológicos, as infecções são classificadas em comunitárias ou IRAS:

- **Infecções comunitárias:** são todas as infecções que se manifestam clinicamente nas primeiras 48 a 72 horas de internação hospitalar, e que não estão associadas à internação anterior. Neste contexto, devemos atentar para a infecção comunitária que pode estar incubada no momento da internação, exceto nos casos em que há mudança de microrganismo e/ou presença de sinais que sugerem nova infecção.[2]

- **IRAS:** são infecções que se manifestam após 48 a 72 horas de internação, ou mesmo após a alta hospitalar e estão relacionadas a internação ou procedimentos realizados durante internação. Elas podem ser identificadas após a alta, quando a infecção estiver relacionada a procedimentos ou tratamentos realizados durante a internação.[2]

Desde 2010, a Agência Nacional de Vigilância Sanitária (ANVISA) orienta notificação compulsória mensal de indicadores a serem monitorados em âmbito nacional. Os hospitais com leitos de UTI (adulto, pediátrica ou neonatal) necessitam, obrigatoriamente, notificar mensalmente os seguintes indicadores para a ANVISA:[3,4]

- Consumo de antimicrobianos por meio da metodologia Dose Diária Definida (DDD).

- Infecção primária de corrente sanguínea associada a cateter venoso central laboratorialmente confirmada (IPCSL).

- Pneumonia associada à ventilação mecânica (PAV).
- Infecção do trato urinário associada a cateter vesical de demora (ITU-CVD).
- Perfil de resistência aos antimicrobianos dos microrganismos encontrados nas infecções IPCSL e ITU.

Para este fim, recomenda-se que a vigilância epidemiológica de infecções do paciente internado em UTI seja global (acompanhamento de todos os pacientes internados), com início desde o momento da internação na unidade até a alta ou o óbito.

Caberá à Comissão de Controle de Infecção Hospitalar (CCIH) definir o método de busca a ser implantado, a fim de obter maior sensibilidade em identificar os casos de IRAS e, dessa forma, traçar estratégias de prevenção e controle.

Na UTI, o método de busca concorrente ou prospectivo justifica-se pela necessidade de identificação precoce de infecções e identificação de possíveis surtos de infecções. Em suma, a vigilância epidemiológica das infecções possibilita direcionar o planejamento de intervenções para redução das IRAS.

Epidemiologia

Dados internacionais mostram uma situação alarmante com relação às IRAS no Brasil. Comparativamente a dados europeus e norte-americanos, a taxa de IRAS pode ser 2 a 3 vezes maior em países de renda baixa ou intermediária,[5] e o Brasil está incluso nesse grupo. No Brasil, há evidência de que a taxa de IRAS varia com a complexidade da instituição.[6] Hospitais de referência com mais de 200 leitos apresentam taxas de IRAS maiores (12,6% a 13,5%) do que hospitais menos complexos e menores (5,5% a 7,7%). Um estudo de prevalência, realizado em UTIs de 28 hospitais brasileiros com diferentes complexidades, evidenciou uma taxa de infecções nosocomiais tão alta quanto 51%,[7] o que reforça a importância da vigilância epidemiológica em UTIs.

O perfil bacteriano das IRAS é variável, uma vez que depende do tipo de instituição hospitalar e pode ser distinto dentro de uma mesma cidade. No entanto, uma variedade de microrganismos é relevante neste contexto, como *Enterococcus faecium* resistente à vancomicina (VRE), *Staphylococcus aureus* resistente à meticilina (MRSA), *Clostridium difficile*, *Acinetobacter spp.*, *Pseudomonas aeruginosa*, e enterobactérias multirresistentes. Os microrganismos multirresistentes são outra importante preocupação na atualidade, pela dificuldade do seu tratamento, efeitos adversos dos antimicrobianos e mortalidade atribuível a estas infecções.

As informações epidemiológicas relacionadas à frequências de infecções, prevalência de microrganismos, consumo de antimicrobianos, entre outras, específicas de cada instituição, precisam ser objetivas e de conhecimento de todos para impactar o cuidado do paciente e, consequentemente, a redução das IRAS.

Critérios epidemiológicos de infecção hospitalar

Organizações mundiais, como Centers for Disease Control and Prevention (CDC), Society for Healthcare Epidemiology of America (SHEA), recomendam critérios epidemiológicos para diagnósticos de infecção hospitalar. No Brasil, para padronizar dados nacionais sobre as IRAS, a ANVISA orienta, revisa e divulga os critérios nacionais para vigilância epidemiológica de IRAS.[3,4] É importante ressaltar que o diagnóstico clínico de infecção não é necessariamente o mesmo que diagnóstico epidemiológico de infecção. Para atender a diagnóstico epidemiológico, é necessário o atendimento dos critérios diagnósticos estabelecidos pelas agências reguladoras. Os critérios epidemiológicos nacionais para diagnóstico de infecção hospitalar podem ser acessados diretamente no sítio da ANVISA (<www.anvisa.gov.br>), visto que estão em constante atualização.

Medidas de bloqueio epidemiológico

Existem diversas formas de transmissão de microrganismos e, consequentemente, fatores de risco para infecções no ambiente hospitalar. As IRAS são resultado da interação dos elos da cadeia epidemiológica. Os elos são representados pelo reservatório do agente infeccioso, o meio de transmissão e um hospedeiro suscetível.[8] Diversos microrganismos podem causar infecções, incluindo bactérias, fungos, vírus, parasitas e príons.

As medidas de controle de infecção podem ser focadas na interrupção da interação dos elos da cadeia.[8] Por exemplo, uma medida para agir no reservatório é o uso racional de antimicrobianos para tratamento de infecções, isto é, utilizar por tempo, dose e indicação adequados, de forma a diminuir a pressão de seleção microbiana e, assim, reduzir o desenvolvimento de microrganismos multirresistentes. Para diminuir infecções em um hospedeiro suscetível, podem ser realizadas medidas para reduzir a suscetibilidade a infecções, como, por exemplo, implementação de *bundles* para prevenção de ITU, IPCSL, PAV. Outro elo da cadeia a ser interrompido é a transmissão dos patógenos pelas diferentes rotas de transmissão, que podem ser:

- rota de transmissão por contato direto ou indireto;
- rota de transmissão por gotículas;
- rota de transmissão por aerossóis.

Ao considerar as rotas de transmissão para o controle de infecções, são direcionadas medidas de precaução: padrão, contato (direto e indireto), gotículas (> 5μ) e aerossóis (< 5μ), conforme Quadro 18.1.

Quadro 18.1 – Medidas de precaução para o controle de infecções.		
Precauções padrão – para todos os pacientes		
• Higienização das mãos • Luvas e avental* • Óculos e máscara* • Caixa pérfuro-cortante		
Precauções para contato	**Precauções para gotículas**	**Precauções para aerossóis**
• Luvas e avental • Óculos e máscara • Quarto privativo	• Máscara cirúrgica (profissional e paciente durante transporte) • Quarto privativo	• Máscara N-95 (profissional e familiares) • Máscara cirúrgica (paciente durante transporte) • Quarto privativo

*Quando em risco de contato com secreções.

Fonte: Adaptado de Agência Nacional de Vigilância Sanitária (ANVISA), 2014.

Os patógenos causadores das IRAS podem ser transmitidos tanto diretamente como indiretamente pelas mãos dos profissionais de saúde ou dos pacientes e familiares. A higiene das mãos é a medida mais importante para prevenção de IRAS, dado que interrompe a cadeia de transmissão dos microrganismos, de modo a prevenir infecções.[9-13] Sabe-se que 10% de incremento de higiene de mãos pode resultar em diminuição de 6% nas taxas de IRAS, quando as taxas de higiene de mãos pelos profissionais são superiores a 80%.[13]

Para adesão à higiene das mãos no contexto hospitalar, políticas institucionais isoladas não são suficientes. São necessárias a monitorização das taxas de higiene de mãos, com *feedback* individual após observação ou retorno periódico para equipes das unidades, com vista a planejamento de ações para incremento das taxas de adesão. Da mesma forma, a facilidade para acesso aos insumos (álcool, pias, papel toalha, sabonete líquido) é de suma importância para melhora e manutenção das taxas de higiene de mãos. Campanhas para estimular higiene das mãos também devem fazer parte dos calendários de capacitações dos hospitais. Recomenda-se estimular a melhoria constante nas taxas de higiene das mãos.

Em 2009, a World Health Organization (WHO) lançou um programa com recomendações para implementação e avaliação da higiene das mãos para estimular a higiene das mãos em todas as instituições de saúde. Os cinco momentos recomendados preconizados pela Organização Mundial da Saúde visam a interrupção da cadeia de transmissão dos microrganismos.[10] São eles:

1. Antes de tocar o paciente.
2. Antes de realizar procedimento limpo/asséptico.
3. Após risco de exposição a fluídos corporais.
4. Após tocar o paciente.
5. Após tocar superfícies próximas ao paciente:
   - A higiene das mãos realizada com água e sabonete é indicada quando existe presença de matéria orgânica visível nas mãos, e o tempo dispendido para esta técnica varia de 40 a 60 segundos.
   - Na ausência de matéria orgânica visível nas mãos, recomenda-se a fricção das mãos com preparação alcoólica, entre 20 e 30 segundos. Exceto na presença de matéria orgânica, a higienização das mãos com solução contendo álcool nas concentrações entre 60% e 95% é mais eficaz, despende menos custos e menor tempo para o procedimento.[10]

Outra fonte para transmissão de microrganismos dentro da UTI são as áreas próximas ao paciente (ambiente do paciente). Ao considerar que no ambiente do paciente encontram-se superfícies, equipamentos, móveis manuseados frequentemente por profissionais, pacientes e familiares, estes locais tornam-se reservatórios de microrganismos, que podem ser carreados aos pacientes e causar infecções. Para quebra deste elo de transmissão de microrganismos, uma medida importante e preconizada mundialmente para prevenção da disseminação por meio do ambiente é a limpeza e desinfecção das superfícies e equipamentos das áreas próximas ao paciente três vezes ao dia nas UTIs.[11]

Existem situações incomuns, que ocorrem de maneira aleatória e atemporal, como, por exemplo, a pandemia da covid-19, em que são necessárias condutas adicionais, para reduzir os riscos relacionados ao evento. Especificamente para o enfrentamento da covid-19, cujo colapso no sistema de saúde foi atingido, inicialmente a falta de conhecimento sobre o manejo da doença e das formas para contenção da disseminação do vírus SARS-CoV-2, além da ausência da sensibilização imunológica populacional, foram adotadas medidas de precaução "extremas", que visavam a redução da disseminação viral e promoção da segurança dos profissionais de saúde e pacientes. Estão apresentadas no Quadro 18.2 medidas amplamente adotadas.[12]

Quadro 18.2 – Síntese das medidas preventivas adotadas para o enfrentamento da covid-19.
• Medidas gerais de precaução padrão (higienização das mãos, limpeza do ambiente)
• Mascaramento universal: utilização das máscaras, tanto como equipamento de proteção individual, quanto para contenção de fonte, a respeitar a indicação do tipo de máscara para a especificidade da situação (N95/PFF2) quando geração de aerossóis; em outras situações no ambiente de assistência à saúde, é recomendada a máscara cirúrgica para o profissional de saúde e também para pacientes com sintomas respiratórios; nas demais situações, a máscara de tecido pode ser utilizada visando a contenção da fonte
• Distanciamento social: manutenção de distância mínima de 1,5 metros entre pessoas, mesmo com o uso de máscara
• Redução da circulação de pessoas no ambiente hospitalar: redução de potenciais fontes virais e, consequentemente, redução da transmissão
• Uso de escudo facial: proteção ocular e garantir a integridade das máscaras
• Uso de avental e luvas de procedimento para evitar o contato com gotículas
• Ventilação do ambiente: promover ao máximo a renovação do ar ambiente, para redução de partículas virais
• Isolamento dos pacientes ou coorte: promover atendimento por equipes dedicadas e capacitadas para o atendimento
• Triagem de pessoas sintomáticas para implementação de isolamento ou afastamento profissional
• Testagem viral para identificação precoce da covid-19
• Vacinação populacional

Fonte: Adaptado de Agência Nacional de Vigilância Sanitária (ANVISA), 2020.

Prevenção de infecções relacionadas à assistência à saúde (IRAS)

Diferentemente de ter conhecimento sobre as medidas preventivas de IRAS, é ter sucesso com a implementação das estratégias preventivas. Pacotes de medidas (*bundles*) e ações educativas são necessárias para atingir a redução efetiva das IRAS. Medidas preventivas de infecção podem ser realizadas com foco nos fatores de risco. Uma das formas sistematizadas de fazê-lo é pela aplicação de *bundles* de inserção, manutenção e retirada de dispositivos invasivos, como CVC, tubo/ventilação mecânica e CVD.

Prevenção de IPCSL

A utilização de CVC com múltiplos lúmens é uma prática comum em pacientes de cuidado intensivo, e tem como indicações infusão de medicamentos e fluidos nutricionais, coleta de sangue e até mesmo monitoramento hemodinâmico.[1] Estes pacientes podem permanecer por várias semanas, e são manipulados inúmeras vezes por diferentes profissionais, expondo-os a potencial contaminação por microrganismos.

Muitas complicações podem ocorrer em decorrência do uso de CVC, a infecção é a mais relevante. A classificação dessas infecções corresponde a IPCSL ou infecções relacionadas a CVC. Segundo a ANVISA,[1,4] as infecções de corrente sanguínea associadas a CVC podem comprometer a segurança do paciente, o que resulta em aumento do tempo de hospitalização, aumento de custos ou até mesmo no pior desfecho, o óbito.

A fisiopatogenia da IPCSL vinculada ao uso de CVC tem sua gênese nas duas primeiras semanas relacionadas, principalmente, à contaminação extra-luminal do cateter, com formação de biofilme na inserção e parte externa do cateter. Já após esse período a gênese está relacionada principalmente à contaminação da via intraluminal, onde, devido à manipulação do cateter para infusões por vezes com quebra das medidas preventivas de infecção, é a possível via de contaminação.[1,14]

As IPCSL são multifatoriais com fisiopatologia, critérios diagnósticos, implicações terapêuticas, prognósticas e preventivas distintas. Para sua definição, são importantes os seguintes elementos: presença ou ausência de hemocultura positiva, sinais sistêmicos de infecção, presença ou ausência de foco primário de origem, tipo de acesso vascular, envolvimento e possibilidade de remoção desse acesso, e sinais locais de infecção do cateter.

As IPCSL podem ser prevenidas através de três medidas multimodais, que englobam:

Cuidados na inserção do cateter

Antes da inserção, deve-se fazer uma avaliação minuciosa do paciente, que visa a seleção do cateter e local de inserção adequado de forma personalizada, a considerar fatores como medicações que serão utilizadas e tempo de tratamento necessário.

Atualmente, a ANVISA[3] somente recomenda que sejam monitorados processos relacionados à inserção do CVC. São eles:

- Taxa de adesão ao *checklist* de verificação das Práticas de Inserção Segura de Cateter Venoso Central (PIS-CVC), onde o numerador é a soma do número total de *checklist* de verificação das PIS-CVC aplicados na UTI adulto, e o denominador é o número total de inserções de CVC na UTI adulto, ambos no período de vigilância.
- Taxa de adesão às PIS-CVC na UTI onde o numerador é soma do número total de CVC inserido na UTI, seguindo todas as recomendações do *checklist* de verificação das PIS-CVC, e o denominador é o número total de inserções de CVC na UTI adulto com aplicação do *checklist* de verificação das PIS-CVC, ambas no período de vigilância.

Para este monitoramento a ANVISA[3] recomenda o *checklist* de inserção do CVC com os seis itens indicados no Quadro 18.3; apenas esses itens possuem necessidade de notificação à agência. No entanto, as UTIs podem customizar seu *checklist* adicionando mais itens, conforme particularidades do serviço.

Sugere-se que assim que possível, seja trocado o sítio de inserção do CVC inserido em situação de urgência. Ao passar o cateter, recomenda-se o cateter com menor número de lúmens (somente os necessários).

Recomenda-se a subclávia como local de inserção ao invés da femoral e jugular, com vistas à redução do risco de infecção. Exceto em pacientes com doença renal, a fim de evitar estenose da veia subclávia.[14]

O uso de ultrassom para passagem do cateter central por profissional capacitado é recomendado, a fim de evitar complicações relacionadas à passagem.[14]

Quadro 18.3 – *Bundle* de inserção de CVC.
▪ Higienizar as mãos
▪ Realizar a antissepsia da pele com gluconato de clorexidina ≥ 0,5% ou PVPI alcoólico 10%
▪ Esperar o antisséptico secar completamente antes de proceder à punção
▪ Utilizar barreira máxima com: luvas, avental estéreis, gorro, máscara e óculos de proteção
▪ Utilizar campo estéril que cubra todo o corpo do paciente (cabeça aos pés)
▪ Realizar curativo oclusivo estéril

Fonte: Agência Nacional de Vigilância Sanitária (ANVISA), 2017.

Cuidados de manutenção do cateter

Cuidados seguem no Capítulo 20, intitulado "Cuidados e Manutenção de Acessos Vasculares em Unidade de Tratamento Intensivo Adulto".

Retirada precoce

Recomenda-se a avaliação diária da necessidade de manutenção do CVC, com vistas à retirada precoce. Atualmente, não se verifica evidência para recomendar a substituição rotineira do cateter venoso central.[1,14]

Prevenção de pneumonia associada à ventilação mecânica (PAV)

A prevenção da PAV deve ser uma das pedras angulares da prática assistencial nas UTIs. Com sua prevenção, custos são diminuídos, mortes evitadas, mais leitos disponibilizados em consequência de uma permanência menor na unidade de terapia intensiva e no hospital, menos antimicrobianos utilizados, o que contribui para minimizar o surgimento de microrganismos multirresistentes.

Existe uma série de medidas e de intervenções que podem contribuir individualmente para a redução dos casos de PAV.[1,15] Seguem as principais medidas preventivas no Quadro 18.4, as quais podem ser organizadas em forma de *bundle* e monitoradas para avaliar os processos, de modo a gerar informações para implementação de melhorias as quais podem auxiliar na redução da PAV.

Quadro 18.4 – Medidas para prevenção de pneumonia associada à ventilação mecânica.
▪ Evitar entubação sempre que possível. Preferência ao uso de ventilação não invasiva ao invés de VM invasiva
▪ Minimizar o uso de sedação e bloqueadores neuromuscular. Adequar diariamente o nível de sedação e o teste de respiração espontânea
▪ Manter e melhorar a capacidade física do paciente. Programas de mobilização precoce podem ser custos efetivos
▪ Aspiração da secreção subglótica rotineiramente
▪ Manutenção consistente da cabeceira elevada (30 a 45°)

(continua)

Quadro 18.4 – Medidas para prevenção de pneumonia associada à ventilação mecânica. (continuação)
▪ Higiene oral com clorexidina parece efetiva na diminuição dos casos de PAV
▪ A troca do circuito do ventilador deve ser feita somente quando visivelmente suja ou com problemas de funcionamento
▪ Monitoramento do *cuff*, cuja pressão permaneça entre 18 e 22 mmHg ou 25 a 30 cm H_2O
▪ Instrumentos de assistência respiratória críticos devem ser esterilizados depois de adequada limpeza. Os instrumentos classificados como semicríticos devem ser submetidos, no mínimo, à desinfecção de nível intermediário após a limpeza

Fonte: Adaptado de Kalil AC, Metersky ML, Klompas M, Muscedere J, Sweeney DA, Palmer LB et al., 2016 e Agência Nacional de Vigilância Sanitária (ANVISA), 2017.

Prevenção de infecção do trato urinário relacionada ao cateter vesical de demora (ITU-CVD)

A maioria das ITU-CVD estão relacionadas ao tempo de uso da CVD. Muitas vezes, esse cateter é instalado ou mantido por conveniência dos profissionais, sem indicação apropriada ou manutenção dos cuidados adequados. Nesta perspectiva, as ITUs relacionadas ao uso de CVD são facilmente preveníveis pela redução do uso do cateter urinário.

O crescimento bacteriano em paciente com CVD ocorre em média de 3% a 10 % por dia, e entre 10% e 25% dos pacientes com CVD desenvolvem ITU.[16] Desta forma, a melhor medida preventiva para ITU relacionada a CVD é limitar o uso desnecessário e reduzir tempo de CVD. Recomenda-se que as medidas preventivas associadas à ITU-CVD sejam organizadas em um *bundle* "multimodal", cujo modelo conceitual está focado em três alvos apresentados a seguir.[1,16]

Indicação do cateter vesical de demora e remoção precoce

O CVD deve somente ser instalado frente a indicações apropriadas, como segue exemplo de uso no Quadro 18.5. Usar com parcimônia o CVD em pacientes com maior risco de ITU, entre eles: mulheres, idosos, pacientes com alterações na imunidade.

Quadro 18.5 – Indicações de uso de cateter vesical de demora.
▪ Retenção urinária aguda na saída da bexiga
▪ Controle rigoroso de diurese em paciente instável

▪ Controle rigoroso de diurese durante transoperatório de cirurgias de:
  ▪ Pacientes que necessitam de grande volume de infusões ou uso de diuréticos
  ▪ Cirurgias prolongadas
  ▪ Pacientes submetidos à cirurgia urológica ou outras cirurgias que abrangem estruturas do trato genitourinário

▪ Adjuvante do tratamento de úlceras sacral ou perianal em pacientes incontinentes
▪ Pacientes que requerem imobilização prolongada (p. ex.: instabilidade da coluna lombar ou torácica, ou politraumatizado com fratura, como fratura pélvica)
▪ Para promoção de conforto em pacientes paliativos

Fonte: Adaptado de Lo E, Nicolle LE, Coffin SE, Gould C, Maragakis LL, Meddings J et al., 2014 e Agência Nacional de Vigilância Sanitária (ANVISA), 2017.

Para pacientes cirúrgicos desaconselha-se o uso de rotina do CVD. Nos pacientes pós-cirúrgicos, recomenda-se o uso do CVD pelo período mais breve possível, preferencialmente por menos de 24 horas, exceto quando recomendado. Da mesma forma, recomenda-se o uso do CVD pelo menor tempo possível para pacientes de maneira geral. Como medida para remoção precoce do CVD, sugere-se considerar o uso de cateter externo ou sondagem vesical de alívio intermitente.

Recomendações sobre inserção do cateter vesical de demora

Recomendam-se como medidas preventivas de ITU-CVD as ações do Quadro 18.6, relacionadas à instalação do CVD.

Quadro 18.6 – Recomendações na inserção do cateter vesical de demora.
• Higiene das mãos imediatamente antes da passagem ou qualquer manipulação do cateter ou sistema de drenagem
• Garantir que a instalação do CVD seja realizada somente por profissional capacitado utilizando técnica e material estéril
• Frasco de lubrificante para inserção da sonda deve ser de uso único

Fonte: Adaptado de Lo E, Nicolle LE, Coffin SE, Gould C, Maragakis LL, Meddings J et al., 2014 e Agência Nacional de Vigilância Sanitária (ANVISA), 2017.

Recomendações durante manutenção do cateter vesical de demora

Recomendam-se como medidas preventivas de ITU-CVD as ações do Quadro 18.7, relacionadas à manutenção do CVD.

Quadro 18.7 – Recomendações para manutenção do cateter vesical de demora.
• Manter o fluxo de urina desobstruído, evitando dobras do sistema
• Manter o saco do coletor de urina abaixo do nível da bexiga, sem encostar no chão
• Manter um frasco coletor de urina individual para cada paciente. Durante a drenagem do coletor a ponta por onde drena a urina não pode encostar no frasco de drenagem ou no chão
• Higiene do meato uretral durante o banho
• Fixação adequada da sonda, com vista a prevenir movimentação do CVD e tração da uretra
• Não é recomendada a troca rotineira do CVD e saco de drenagem. É sugerido a troca da sonda uretral e saco coletor, de modo a considerar indicações clínicas, como infecção e obstrução, ou quando o sistema fechado estiver comprometido
• Não utilizar antisséptico rotineiramente para higienizar a uretra com objetivo de prevenir ITU-CVD. Higiene do meato com água e sabão de rotina é mais adequada
• Se ocorrer a desconexão do sistema do CVD, ou vazamento em qualquer parte do sistema, recomenda-se a troca de todo o sistema (cateter vesical e bolsa coletora)
• Considerar o uso de ultrassonografia à beira de leito para verificar resíduo urinário quando o paciente estiver fazendo sondagem vesical de alívio (SVA); desta forma, reduz a necessidade de SVA desnecessária. Quando for utilizado o ultrassom à beira do leito, deve-se garantir a adequada desinfecção do aparelho entre os pacientes que fizeram uso dele

Fonte: Adaptado de Lo E, Nicolle LE, Coffin SE, Gould C, Maragakis LL, Meddings J et al., 2014 e Agência Nacional de Vigilância Sanitária (ANVISA), 2017.

Referências bibliográficas

1. Brasil. Agência Nacional de Vigilância Sanitária (ANVISA). Medidas de prevenção de infecção relacionada à assistência à saúde. Brasília: Agência Nacional de Vigilância Sanitária (ANVISA), 2017.

2. Brasil. Ministério da Saúde. Portaria n. 2616, de 12 de maio de 1998. Disponível em: http://bvsms.saude.gov.br/bvs/saudelegis/gm/1998/prt2616_12_05_1998.html. Acesso em: 1 dez. 2018.

3. Brasil. Agência Nacional de Vigilância Sanitária (ANVISA). Nota técnica n. 01/2019. Brasília: Agência Nacional de Vigilância Sanitária (ANVISA), 2019. Disponível em: https://www.gov.br/anvisa/pt-br/centraisdeconteudo/publicacoes/servicosdesaude/notas-tecnicas/nota-tecnica-no-01-2019-gvims-ggtes-anvisa.pdf/view. Acesso em: 1 dez. 2018.

4. Brasil. Agência Nacional de Vigilância Sanitária (ANVISA). Critérios diagnósticos de infecções relacionadas à assistência à saúde. Brasília: Agência Nacional de Vigilância Sanitária (ANVISA), 2017.

5. Allegranzi B, Nejad SB, Combescure C, Graafmans W, Attar H, Donaldson L et al. Burden of endemic health-care-associated infection in developing countries: systematic review and meta-analysis. Lancet. 2011;377(9761):228-41.

6. Fortaleza CMCB, Padoveze MC, Kiffer CRV, Barth AL, Carneiro IC, Giamberardino HI et al. Multi-state survey of healthcare-associated infections in acute care hospitals in Brazil. Journal of Hospital Infection. 2017;96(2):139-44.

7. Braga IA, Campos PA, Gontijo-Filho PP, Ribas RM. Multi-hospital point prevalence study of healthcare-associated infections in 28 adult intensive care units in Brazil. Journal of Hospital Infection. 2018;99:318-24.

8. Siegel JD, Rhinehart E, Jackson M, Chiarello L; Health Care Infection Control Practices Advisory Committee. Guideline for isolation precautions: preventing transmission of infectious agents in health care settings. Am J Infect Control. 2007 Dec;35(10 Suppl 2):S65-164.

9. Brasil. Agência Nacional de Vigilância Sanitária (ANVISA). Precauções padrão, de contato, para gotículas e para aerossóis. 2014. Disponível em: https://www20.anvisa.gov.br/segurancadopaciente/index.php/publicacoes/item/precaucoes-padrao-de-contato-para-goticulas-e-para-aerossois. Acesso em: 15 jan. 2019.

10. Brasil. Agência Nacional de Vigilância Sanitária (ANVISA). Manual de referência técnica para a higiene das mãos. Disponível em: https://www20.anvisa.gov.br/segurancadopaciente/index.php/publicacoes/item/manual-de-referencia-tecnica-para-a-higiene-das-maos. Acesso em: 15 set. 2019.

11. Brasil. Agência Nacional de Vigilância Sanitária (ANVISA). Segurança do paciente em serviços de saúde: manual de limpeza e desinfecção de superfícies. Brasília: Agência Nacional de Vigilância Sanitária (ANVISA), 2010. Disponível em: https://www.gov.br/anvisa/pt-br/centraisdeconteudo/publicacoes/servicosdesaude/publicacoes/manual-de-limpeza-e-desinfeccao-de-superficies.pdf/view. Acesso em: 10 ago. 2021.

12. Brasil. Agência Nacional de Vigilância Sanitária (ANVISA). Nota Técnica GVIMS/GGTES/ANVISA n. 04/2020. Orientações para serviços de saúde: medidas de prevenção e controle que devem ser adotadas durante a assistência aos casos suspeitos ou confirmados de infecção do novo coronavírus (SARS-CoV2) e suas atualizações. Brasília: Agência Nacional de Vigilância Sanitária (ANVISA), 2020. Disponível em: https://www.gov.br/anvisa/pt-br/centraisdeconteudo/publicacoes/servicosdesaude/notas-tecnicas/nota-tecnica-gvims_ggtes_anvisa-04_2020-25-02-para-o-site.pdf. Acesso em: 10 ago. 2021.

13. Sickbert-Bennett EE, Di Biase LM, Willis TM, Wolak ES, Weber DJ, Rutala WA. Reduction of healthcare-associated infections by exceeding high compliance with hand hygiene practices. Emerg Infect Dis. 2016;22:1628-30.

14. O'Grady NP, Alexander M, Burns LA, Dellinger EP, Garland J, Heard SO et al.; Healthcare Infection Control Practices Advisory Committee (HICPAC). Guidelines for the prevention of intravascular

catheter-related infections. Clin Infect Dis. 2011 May;52(9):e162-93. Disponível em: https://www.cdc.gov/infectioncontrol/guidelines/bsi/updates.html#anchor_1554127635. Acesso em: 2019.

15. Kalil AC, Metersky ML, Klompas M, Muscedere J, Sweeney DA, Palmer LB et al. Management of adults with hospital-acquired and ventilator-associated pneumonia: 2016 clinical practice guidelines by the Infectious Diseases Society of America and the American Thoracic Society. Clin Infect Dis. 2016;63(5):61-111.

16. Lo E, Nicolle LE, Coffin SE, Gould C, Maragakis LL, Meddings J et al. Strategies to prevent catheter-associated urinary tract infections in acute care hospitals: 2014 update. Infect Control Hosp Epidemiol. 2014 Sep;35(Suppl 2):S32-47.

19 Administração de Medicamentos

Christian Brandão Kliemann
Daiandy da Silva
Enaura Helena Brandão Chaves
Vanelise Zortéa

A administração de medicação no ambiente hospitalar, mais especificamente em unidade de terapia intensiva (UTI), tornou-se um processo complexo que envolve diferentes etapas, realizadas por diferentes elementos que compõem a equipe multiprofissional. Todos os profissionais envolvidos neste processo devem compreender que suas ações interferem nas ações dos demais e podem ocasionar prejuízo de maior ou menor significância para o paciente. A participação do profissional farmacêutico tem se mostrado uma necessidade imperiosa em função da complexidade cada vez maior dos tratamentos medicamentosos. Eventos adversos relacionados a medicamentos estão entre as falhas mais frequentes nos cuidados de saúde.[1]

Um sistema seguro de medicação oferece aos profissionais o auxílio necessário para a prevenção de erros, por meio de medidas que tragam facilidades para a ação de medicar e criem barreiras para a ocorrência de erros.

Cuidados na administração de medicamentos

Entre as múltiplas atividades desenvolvidas pela equipe de enfermagem em UTI, o preparo e a administração de medicamentos podem ser considerados como a de maior risco e complexidade, uma vez que envolvem conhecimentos básicos de farmacologia, habilidade de realizar cálculos para mensuração correta de dosagens, entre outras. Essa prática está amparada pelo Decreto n. 94.406/87, que regula a lei do exercício da enfermagem.[2]

A Joint Commission on Accreditation of Healthcare Organizations (JCAHO) identifica cinco processos no sistema de medicação: seleção e obtenção do medicamento, prescrição, preparo e dispensação, administração e monitoramento do paciente em relação aos efeitos do medicamento.[3] Em estudo recente, foi reportado maior incidência de erros durante a preparação (69,6%), erros de horário (48,6%), erros de dosagem (1,7%) e omissão (9,5%).[4]

É na administração medicamentosa que a enfermagem está mais propensa ao erro — por ser o último momento para sua detecção. São o enfermeiro e o próprio paciente as únicas barreiras para deter o erro, caso ele exista.[5]

Conhecer os principais fatores de risco que levam ao erro pode colaborar na sua prevenção: um ambiente seguro para o preparo e administração de medicamentos, tanto físico (luminosidade, controle de temperatura, presença de ruídos, interrupções pessoais ou por telefone) como humano (aquisição de conhecimentos e anos de experiência).

Na terapia intensiva, a educação do profissional deve abordar, além das inovações em termos de equipamentos de apoio à administração de medicamentos (bomba de infusão), à atualização sobre os grupos de medicamentos, seus efeitos e possíveis reações, informações essenciais para o monitoramento do paciente em terapia medicamentosa.[6]

A dupla checagem é uma alternativa que busca garantir a segurança no preparo e administração de medicamentos de alta vigilância e de procedimentos que envolvam medicamentos como na diálise contínua, com a possibilidade de utilização de vários tipos de soluções, e nem todas são industrializadas.

A identificação correta dos medicamentos preparados, atende a meta 1 da OMS: identificar o paciente corretamente.[7]

A tradicional abordagem aplicada pela enfermagem na prevenção de erros de medicação denominada "cinco certos", foi atualizada com novas abordagens referentes à cuidados importantes e também quanto ao direito do paciente de recusar a medicação.[8] De acordo com o protocolo de segurança na prescrição, uso e administração de medicamentos, do Ministério da Saúde, hoje são 9 certos, representados no Quadro 19.1.

Quadro 19.1 – Protocolo de segurança na prescrição, uso e administração de medicamentos – os 9 certos.

Acertos	Verificações (barreiras)
1. Paciente certo	• Utilizar dois identificadores (como nome do paciente e data de nascimento) • Questionar o paciente, confirmar com a pulseira de identificação • Verificar se o nome corresponde ao nome identificado no leito, nome identificado no prontuário e nome identificado na **prescrição médica** • Evitar, dentro do possível, internar duas pessoas com nomes similares na mesma enfermaria
2. Medicamento certo	• Antes de administrar, deve-se conferir o nome do medicamento com a prescrição médica • Averiguar alergias. Pacientes que tenham alergia a alguma medicação devem ser identificados com pulseira e aviso no prontuário. Se houver associação de medicamentos (buscopam composto = dipirona + escopolamina), deve certificar-se de que o paciente não é alérgico a nenhum dos componentes
3. Via certa	• Verificar se a via de administração prescrita é a via tecnicamente recomendada para administrar determinado medicamento • Verificar se o diluente (tipo e volume) foi prescrito • Analisar se o medicamento tem compatibilidade com a via prescrita. Ver identificação da via na embalagem • Avaliar a compatibilidade do medicamento com os produtos utilizados para sua administração (seringas, cateteres, sondas, equipos e outros) • Esclarecer todas as dúvidas com a supervisão de enfermagem, prescritor ou farmacêutico previamente à administração do medicamento
4. Hora certa	• A medicação deve ser preparada na hora da administração, de preferência à beira-leito • Em caso de medicações administradas após algum tempo do preparo, atentar para o período de estabilidade (como quimioterápicos) e forma de armazenamento • A antecipação ou o atraso da administração somente poderá ser feito com o consentimento do enfermeiro e do prescritor

(continua)

Quadro 19.1 – Protocolo de segurança na prescrição, uso e administração de medicamentos – os 9 certos. (continuação)	
Acertos	**Verificações (barreiras)**
5. Dose certa	• Conferir atentamente a dose prescrita para o medicamento. Doses escritas com "zero", "vírgula" e "ponto" devem receber atenção redobrada, e as dúvidas devem ser esclarecidas com o prescritor, pois podem redundar em doses 10 ou 100 vezes superiores à desejada • Verificar a unidade de medida utilizada na prescrição, em caso de dúvida ou medidas imprecisas (colher de chá, colher de sopa, ampola), consultar o prescritor e solicitar a prescrição de uma unidade de medida do sistema métrico • Conferir a velocidade de gotejamento. Realizar dupla checagem dos cálculos para o preparo e programação de bomba para administração de medicamentos potencialmente perigosos ou de alta vigilância
6. Registro certo da administração	• Registrar na prescrição o horário da administração do medicamento e checar! • Registrar o medicamento administrado e justificar em casos de adiamentos, cancelamentos, desabastecimento, recusa do paciente e eventos adversos
7. Orientação correta	• A orientação correta refere-se tanto ao profissional quanto ao paciente! • Qualquer dúvida deve ser esclarecida antes de administrar a medicação • Informar o paciente sobre qual medicamento está sendo administrado (nome), para que "serve" (indicação), a dose e a frequência que será administrado
8. Forma certa	• Checar se o medicamento a ser administrado possui a forma farmacêutica e via de administração prescrita • Checar se a forma farmacêutica e a via de administração prescritas estão apropriadas à condição clínica do paciente (p. ex., se o nível de consciência permite administração de medicação por via oral – VO)
9. Resposta certa	• Observar cuidadosamente o paciente, para identificar se o medicamento teve o efeito desejado • Registrar em prontuário e informar ao prescritor todos os efeitos diferentes (em intensidade e forma) do esperado para o medicamento • Valorizar as informações fornecidas pelo paciente ou familiar, nunca menosprezar ou desprezar as informações concedidas

Fonte: Agência Nacional de Vigilância Sanitária (ANVISA), 2014.

Interações medicamentosas

A prescrição simultânea de vários medicamentos é uma prática utilizada com a finalidade de melhorar a eficácia dos medicamentos, reduzir a toxicidade ou tratar doenças coexistentes. Esta estratégia oferece riscos à segurança do paciente, uma vez que medicamentos são substâncias químicas que podem interagir entre si, com nutrientes ou agentes químicos ambientais e desencadear respostas indesejadas ou iatrogênicas.

Interações medicamentosas (IM) são tipos especiais de respostas farmacológicas, em que os efeitos de um ou mais medicamentos são alterados pela administração simultânea ou anterior de outros, ou pela administração concorrente com alimentos. A IM pode afetar o resultado terapêutico e quanto maior o número de medicamentos administrados é maior a possibilidade de ocorrência. A incidência de IMs em UTI é muito superior às taxas gerais do ambiente hospitalar como um todo. A ocorrência de IM tem incidência proporcional à quantidade de fármacos usados simultaneamente, a ponto de a frequência de IMs significativas saltarem de 3%, em pacientes com uso de até seis medicamentos para 20%, quando é feito uso de dez medicamentos diferentes.[9]

É essencial que o enfermeiro conheça as propriedades farmacológicas dos medicamentos e tenha acesso às informações que lhe permitam identificar as contraindicações de seu uso simultâneo, o que permitiria prevenir a possibilidade de ocorrência de IMs.[10]

Medicamentos de alta vigilância

Denominam-se medicamentos de alta vigilância aqueles que apresentam risco elevado de provocar danos significativos ao paciente em decorrência de alguma falha no seu uso, o que pode ocasionar danos permanentes ou até mesmo levar à morte.[11] O Quadro 19.2 traz exemplos desses medicamentos.

Em UTI, esse risco é maior em virtude do uso contínuo de medicamentos potencialmente perigosos empregados no tratamento dos pacientes.

Quadro 19.2 – Exemplos de medicamentos de alta vigilância.
• Eletrólitos concentrados
• Insulinas
• Heparina
• Anticoagulantes orais
• Sedativos
• Bloqueadores neuromusculares

Atenção: a lista completa de medicamentos de alta vigilância de uso hospitalar e ambulatorial encontra-se disponível em "Medicamentos potencialmente perigosos de uso hospitalar e ambulatorial – listas atualizadas 2015" (https://www.ismp-brasil.org/site/wp-content/uploads/2015/12/V4N3.pdf).

Fonte: Adaptado de Instituto para Práticas Seguras no Uso de Medicamentos, 2015.

As recomendações para prevenção de erros de medicação que envolvem medicamentos potencialmente perigosos são baseadas em três princípios: (1) reduzir a possibilidade de ocorrência de erros; (2) tornar os erros visíveis; e (3) minimizar as consequências dos erros. Tais princípios orientam o desenvolvimento de estratégias para redução de erros que envolvem esses medicamentos, que devem ser fundamentadas na simplificação e padronização de procedimentos.[11]

A implantação de medidas de precaução à ocorrência de erros deve ser estabelecida e conhecida por todos os profissionais de saúde envolvidos no cuidado do paciente (Quadro 19.3).

Quadro 19.3 – Medidas de precaução na administração de medicamentos.
• Utilizar seringas adequadas para administração de soluções orais. As conexões não podem ser adaptáveis aos sistemas de administração endovenosa
• Assegurar a identificação correta de seringas, com a utilização de etiquetas contendo nome do paciente, nome da solução, concentração e via de administração
• As ampolas devem ser identificadas com etiqueta de alerta para ressaltar que o medicamento pode ser fatal se administrado sem diluir
• Usar procedimentos de dupla checagem dos medicamentos
• Comunicar ao paciente qual o medicamento está sendo administrado e qual a sua ação no momento da administração

Fonte: Instituto para Práticas Seguras no Uso de Medicamentos, 2015.

Complicações no acesso para administração de medicamentos

Em UTI, a administração dos medicamentos é feita preferentemente por via endovenosa, uma vez que assegura uma ação imediata. Essa via permite a administração de grandes volumes de líquidos e de soluções que são contraindicadas pelas demais vias. No entanto, o uso de cateteres centrais pode também estar associado à ocorrência de complicações, como trombose venosa e flebite.[12]

A flebite é uma reação inflamatória em resposta à formação de um trombo, por infusão de soluções ácidas ou alcalinas, por trauma na veia ou pelo uso prolongado do mesmo sítio de punção, e está mais associada a pacientes imunocomprometidos.[13]

Outra complicação, relacionada à canulação de vasos periféricos, pode ser o extravasamento de fluido para o tecido ao redor, que pode acometer tendões, nervos, músculos e pele. Com maior risco de extravasamento, são a infusão de quimioterápicos, vasodilatadores ou anticoagulantes, a presença da síndrome da veia cava superior (aumento persistente da pressão endovenosa) e pacientes com história de doença vascular periférica. O dano causado vai depender da substância infundida: vasopressores podem causar isquemia tecidual local; alguns quimioterápicos são muito irritativos, podem levar a inflamação, dor e hiperemia no local; alguns antineoplásicos podem ter ação ulcerosa, pois promove um quadro mais grave com destruição tecidual. Em todos os casos de extravasamento, a infusão do medicamento deve ser interrompida e deve-se tentar aspiração do líquido extravasado; se houver formação de coleção de substância em subcutâneo, ela deve ser drenada, e o membro deve ser imobilizado acima do nível do coração.[14] Alguns casos em que ocorrem necrose tecidual e formação de úlceras podem ter indicação cirúrgica para o seu correto tratamento.

Incompatibilidades medicamentosas e estratégias de prevenção

A incompatibilidade de medicamentos são reações físicas ou químicas indesejáveis, que podem ocorrer entre dois ou mais medicamentos, medicamento e diluente, medicamento e material ou dispositivo médico utilizado para administração endovenosa. As incompatibilidades físicas são alterações visíveis, como precipitações, mudanças de cor e viscosidade, turbidez da solução ou produção de gases que podem ocorrer imediatamente após a preparação ou posteriormente. As químicas ocorrem quando há degradação de mais de 10% de um ou mais componentes da solução, e a hidrólise é a reação mais frequente. Este tipo de reação está correlacionado com a temperatura e o pH da solução do fármaco.[15,16]

A incompatibilidade é frequente e ainda pouco reconhecida. Ela pode levar à inativação do medicamento, oclusão do cateter, embolia ou reações inflamatórias.[15]

Em estudo realizado em uma UTI do sul do Brasil, os medicamentos mais envolvidos em incompatibilidades foram midazolam (73%), hidrocortisona (71%), vancomicina (52%), fenitoína (39%), sulfametoxazol + trimetoprima (36%) e cefepime (33%). Já na UTI de um hospital de ensino da Europa, os fármacos foram pantoprazol, midazolam, hidrocortisona, vancomicina e piperacilina tazobactam.[16]

Relatos de casos demonstraram que incompatibilidades medicamentosas podem aumentar a morbidade em pacientes críticos, particularmente durante uso prolongado de NPT. Há necessidade de mais estudos para estabelecer uma ligação entre o nível de exposição a incompatibilidades medicamentosas e implicação clínica.[17,18]

A prevenção de incompatibilidades é um procedimento de segurança a ser implementado em UTIs, com o uso de linhas de infusão de múltiplos lúmens e cateteres e/ou filtração em linha.[13,15]

As ferramentas propostas para reduzir a frequência de incompatibilidades podem incluir:

- Tabelas cruzadas para consultar as compatibilidades entre associações de dois medicamentos (Tabela 19.1). Acesse pelo QrCode a seguir a tabela completa no *site* do livro.
- Esquema de aprazamento e administração otimizado (Figura 19.1).
- Modelo de árvore de decisão para o manejo de incompatibilidades entre medicamentos para analisar a disponibilidade de vias de acesso e a condição do paciente (Figura 19.2).

Tabela 19.1 – Compatibilidade entre medicamentos.

Fonte: DRUGDEX System. MICROMEDEX® Truven Health Analytics. V. 2.0. The Healthcare Business of Thomson Reuters, 2017. Disponível em: http://www.micromedexsolutions.com/home/dispatch. Acesso em: 28/03/2019.

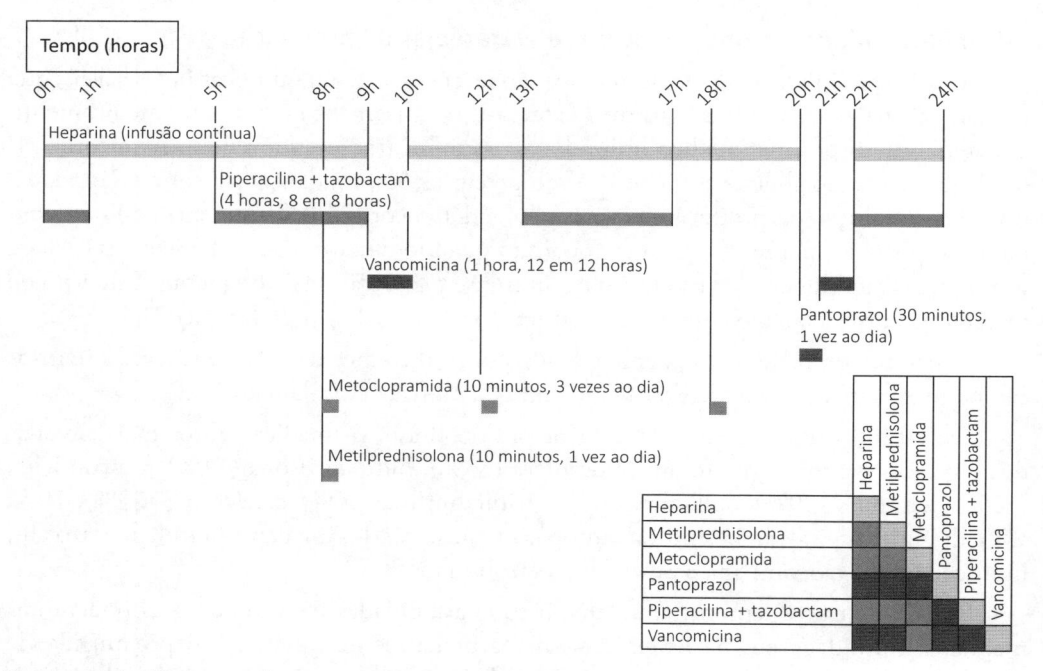

Figura 19.1 – Esquema de aprazamento e administração.
Fonte: Adaptada de Maison O, Tardy C, Cabelguenne D, Parat S, Ducastelle S, Piriou V et al., 2019.

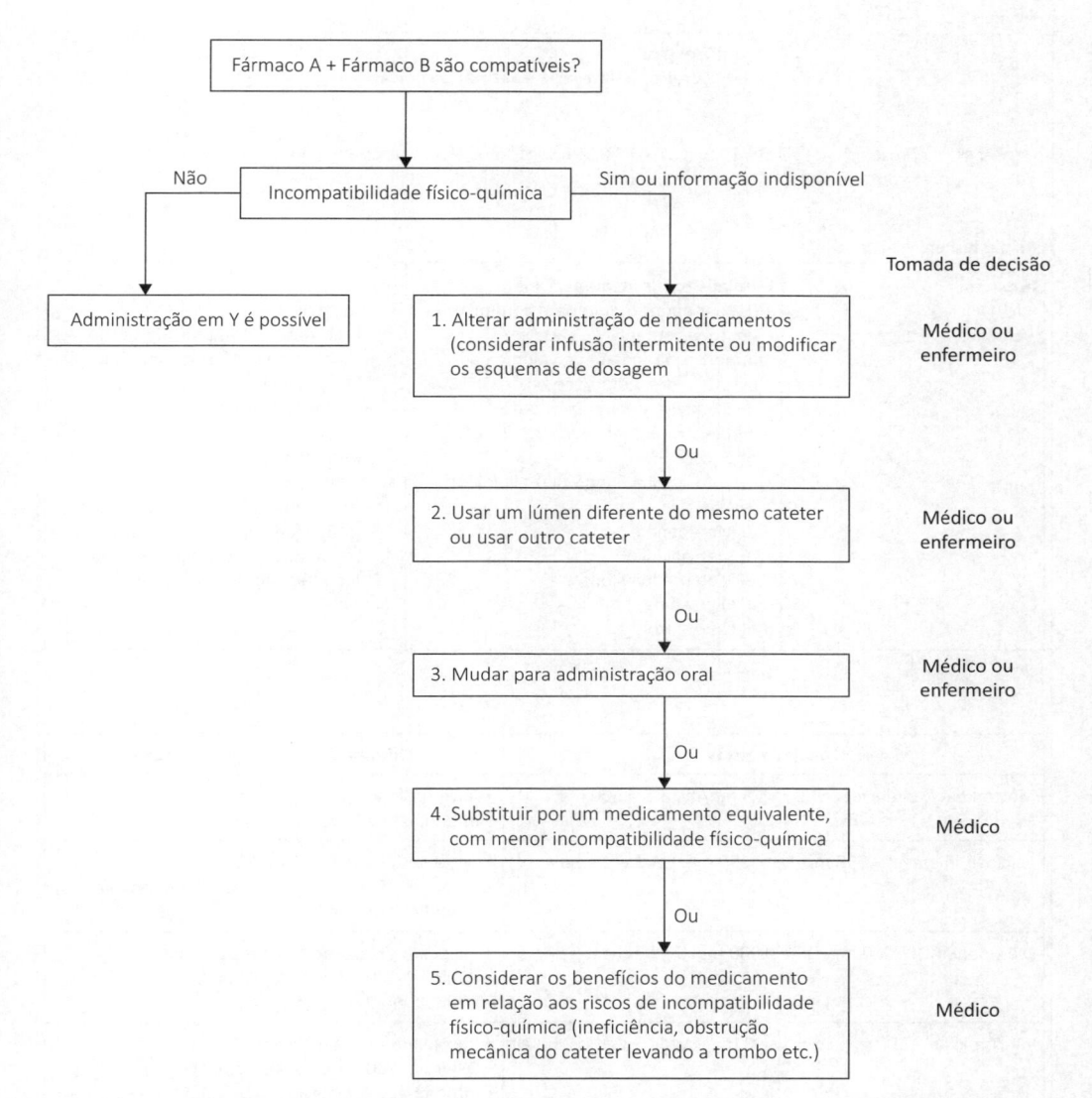

Figura 19.2 – Árvore de decisão para o manejo de incompatibilidades entre medicamentos.
Fonte: Adaptada de Maison O, Tardy C, Cabelguenne D, Parat S, Ducastelle S, Piriou V et al., 2019.

Outra forma de prevenção de IMs é a elaboração de materiais que contenham orientações de preparo e administração dos medicamentos prescritos para cada paciente de forma individualizada, conforme apresentado na Figura 19.3.

Hospital: _____
Serviço de farmácia – Farmácia clínica

Analisamos a prescrição de 20/03/2019 a 21/03/2019 e sugerimos abaixo as orientações para o preparo e administração de medicamentos.

Triplo lúmen

Proximal	Medial – todos incompatíveis	Distal

• NPT
• Lipídios
	• Revisar aprazamento **para administrar um medicamento de cada vez**
	• Infundir quantidade de volume da extensão do equipo/acesso de G 5% ou SF na via antes e após cada administração para evitar obstrução
	  – Glicose 5%
	  – Anfotericina B (complexo lipídico)
	  – Aciclovir
	  – Meropenem
	  – Metronidazol
	  – Metilprednisolona
	  – Filgrastima
	  – Omeprazol
		• Compatíveis
		  – Cloreto de cálcio (infusão contínua)
		  – Ciclosporina (infusão contínua)
		  – Vancomicina
		  – Multivitamínicos
		  – Ondansetrona
		  – Vitamina K
		• Incompatíveis
		  – Anidulafungina: incompatível com multivitamínicos e vitamina K → modificar aprazamento de vitamina K e multivitamínicos

Medicamentos	Orientações para administração
Metronidazol injetável – 500 mg, 5 mg/mL; **DS = 500 mg**; EV; de 8 em 8 horas, fixo	• Já vem em solução • Infundir em 1 hora
Aciclovir injetável – 250 mg; **DS = 250 mg**; EV; 1 vez ao dia	• Reconstituir em 10 mL de AD • Diluir em 25 mL de SF 0,9% ou SG 5% (no mínimo) • Infundir em 1 hora
Meropenem – 1.000 mg; **DS = 2.000 mg**; EV; de 8 em 8 horas	• Reconstituir cada frasco em 20 mL de AD • Diluir em 100 mL de SF 0,9% ou SG 5% • Infundir em 3 horas
Vancomicina – 500 mg; **DS = 1.000 mg**; EV; de 12 em 12 horas	• Reconstituir cada frasco em 10 mL de AD • Diluir em 200 mL de SF 0,9% ou SG 5% • Infundir em 2 horas
Anidulafungina – 100 mg; **DS = 100 mg**; EV; 1 vez ao dia	• Reconstituir cada frasco em 30 mL de AD • Diluir em 80 mL de SF 0,9% ou SG 5% • Infundir em 1 hora
Anfotericina B (complexo lipídico) – 100 mg; **DS = 350 mg**; EV; 1 vez ao dia; fixo; DI: 21/03	• Reconstituir cada frasco em 20 mL de AD • Diluir em 250 mL de **glicose 5%** • Infundir em 2 horas • **Incompatível com SF 0,9%**

Atenção: se houver alterações na prescrição, avisar a farmácia

Identificação do paciente: _____ Prontuário: _____ Leito: _____

Figura 19.3 – Modelo de orientação de preparo e administração de medicamentos intravenosos.
Fonte: Desenvolvida pela autoria do capítulo.

Referências bibliográficas

1. Oliveira JKA, Llapa-Rodriguez EO, Lobo IMF, Silva LSL, Godoy S, Silva GG. Segurança do paciente na assistência de enfermagem durante a administração de medicamentos. Rev Latino-Am Enfermagem. 2018 Abr.;26:1-8 [citado em 10 abr. 2019].

2. Brasil. Conselho Regional de Enfermagem do Rio Grande do Sul. Lei n. 7.498/86. Dispõe sobre a lei do exercício dos profissionais de enfermagem. Decreto-lei n. 94.406/87 regulamenta a Lei n. 7.498/86. Código dos Profissionais de Enfermagem. Porto Alegre: Conselho Regional de Enfermagem do Rio Grande do Sul, 2004. Disponível em: www.cofen.gov.br.

3. Estados Unidos. Joint Commission International. Padrões de acreditação da Joint Commission International. Disponível em: http://www.cbacred.org.br/site/manuais.

4. Volpe CRG, Pinho DLM, Stival MM, Karnikowski MGO. Medication errors in a public hospital in Brazil. Br J Nurs. 2014 Jun;23(11):552-9 [citado em 10 abr. 2019].

5. Fahimi F, Ariapanah P, Faizi M, Shafaghi B, Namdar R, Ardakani MT. Errors in preparation and administration of intravenous medications in the intensive care unit of a teaching hospital: an observational study. Aust Crit Care. 2008 May;21(2):110-6 [citado em 4 abr. 2019].

6. Oliveira RC, Cassiani SHB. Caracterização da estrutura para o preparo de medicamentos em hospitais de ensino: fatores que interferem na qualidade da assistência. Rev Latino-Am Enfermagem. 2007 Mar.-Abr.;15(2).

7. Brasil. Ministério da Saúde, Agência Nacional de Vigilância Sanitária (ANVISA). Documento de referência para o programa nacional de segurança do paciente. 2014. 40p. ISBN: 978-85-334-2130-1. Disponível em: bvsms.saúde.gov.br.

8. Wachter RM. Compreendendo a segurança do paciente. 2. ed. Porto Alegre: AMGH, 2013.

9. Lima REF. Interações medicamentosas potenciais em pacientes de unidade de terapia intensiva de um hospital universitário do Ceará [Dissertação de Mestrado]. Ribeirão Preto: Universidade de São Paulo (USP), 2007.

10. Faria LMP, Cassiani SHB. Interação medicamentosa: conhecimento de enfermeiros das unidades de terapia intensiva. Acta Paul Enferm [Online]. 2011;24(2):264-70 [citado em 4 abr. 2019]. Disponível em: https://www.scielo.br/j/ape/a/8zW5tWxJ76kvyDbVsRsQ6LH/abstract/?lang=pt.

11. Brasil. Instituto para Práticas Seguras no Uso de Medicamentos. Medicamentos potencialmente perigosos de uso hospitalar e ambulatorial – listas atualizadas 2015 [Internet]. Boletim ISMP Brasil. 2015 [citado em 10 abr. 2019]. Disponível em: https://www.ismp-brasil.org/site/wp-content/uploads/2015/12/V4N3.pdf.

12. Flinterman LE, Meer FJ, Rosendaal FR, Doggen CJ. Current perspective of venous thrombosis in the upper extremity. J Thromb Haemost. 2008;6(8):1262-6. doi: 10.1111/j.1538-7836.2008.03017.x.

13. Otten TR, Stein PD, Patel KC, Mustafa S, Silbergleit A. Thromboembolic disease involving the superior vena cava and brachiocephalic veins. Chest. 2003;123(3):809-12. doi: 10.1378/chest.123.3.809.

14. Al-Benna S et al. Extravasation injuries in adults. ISRN Dermatology. 2013 May 8;2013:856541. doi: 10.1155/2013/856541.

15. Maison O, Tardy C, Cabelguenne D, Parat S, Ducastelle S, Piriou V et al. Drug incompatibilities in intravenous therapy: evaluation and proposition of preventive tools in intensive care and hematology units. Eur J Clin Pharmacol [Online]. 2019 Fev;75(2):179-87 [citado em 10 abr. 2019]. Disponível em: https://www.ncbi.nlm.nih.gov/pubmed/30543036.

16. Moreira MB, Mesquita MGR, Stipp MAC, Paes GO. Potenciais interações de medicamentos intravenosos em terapia intensiva. Rev Esc Enferm USP [Online]. 2017;51:1-8 [citado em 10 abr. 2019]. Disponível em: http://www.scielo.br/pdf/reeusp/v51/pt_1980-220X-reeusp-51-e03233.pdf.

17. Kanji S, Lam J, Johanson C, Singh A, Goddard R, Fairbairn J et al. Systematic review of physical and chemical compatibility of commonly used medications administered by continuous infusion in intensive care units. Crit Care Med [Online]. 2010;38(9):1890-8 [citado em 10 abr. 2019]. Disponível em: https://www.ncbi.nlm.nih.gov/pubmed/20562698.

18. Marsilio NR, Silva D, Bueno D. Drug incompatibilities in the adult intensive care unit of a university hospital. Rev Bras Ter Intensiva [Online]. 2016;28(2):147-53 [citado em 10 abr. 2019]. Disponível em: https://www.ncbi.nlm.nih.gov/pmc/articles/PMC4943052.

Cuidados e Manutenção de Acessos Vasculares em Unidade de Tratamento Intensivo Adulto

Patrícia Maurello Neves Bairros
Leandro Augusto Hansel
Rodrigo do Nascimento Ceratti
Vanessa Kenne Longaray
Katia Kosciuk Lima
Eneida Rejane Rabelo da Silva

Pacientes críticos necessitam de, pelo menos, um acesso venoso periférico (AVP) ou central de curta (CVC), média ou longa permanência enquanto internados.[1] A escolha do dispositivo vascular deve estar alinhada com a terapia infusional proposta, ponderando os riscos e os benefícios do dispositivo escolhido, que podem cursar com infecção de corrente sanguínea, trombose, obstrução, hemotórax ou pneumotórax, entre outras complicações.[2]

A decisão clínica multiprofissional e o envolvimento do paciente (quando possível) e da família determinam os melhores resultados, o que diminui a morbidade relacionada aos acessos vasculares.[3]

Será abordada, neste capítulo, a terapia infusional como ponto de partida para a escolha do melhor dispositivo vascular – tipos de acessos venosos periféricos, cateter centrais de curta, média e longa permanência. Será possível, ao final deste capítulo, identificar o melhor dispositivo para pacientes críticos baseado nas características da terapia infusional proposta.

Terapia infusional

O tipo de dispositivo de acesso vascular está diretamente relacionado à terapia infusional proposta. Entre as características das soluções, deve sempre ser analisado o potencial hidrogeniônico (pH) e sua osmolaridade (concentração osmótica), para avaliar o potencial de soluções irritantes ou vesicantes ao vaso sanguíneo ou compatível com a fluidez sanguínea. Baseado nos valores de pH das soluções e osmolaridade é possível, em equipe multiprofissional, discutir o melhor acesso para o paciente, ponderando riscos, benefícios e, principalmente, a manutenção do acesso até o final do tratamento proposto.[4]

A seguir, no Quadro 20.1, descreveremos os dispositivos de acessos vasculares e as indicações que suportam sua escolha.

Quadro 20.1 – Dispositivos de acessos vasculares e indicações.

Punção de cânula venosa curta periférica

- A punção venosa periférica é um dos procedimentos mais comuns em pacientes internados, tanto em condições eletivas como de urgência ou emergência. Esse procedimento tem o objetivo de terapia de reposição volêmica e infusão de medicações, a fim de estabilizar as funções básicas do organismo[5]

- Na maioria das vezes, compete à equipe de enfermagem a realização da punção. Ao enfermeiro cabe supervisionar a prática da punção venosa realizada pelo técnico de enfermagem, porém, a responsabilidade legal da terapia intravenosa é designada ao enfermeiro[6]

- A escolha das veias para punção deve levar em conta a habilidade do executor, o diâmetro da veia, o comprimento do segmento venoso, além do calibre do cateter, para minimizar complicações com a escolha do cateter de menor calibre possível[7]

Punção venosa periférica orientada por ultrassom

- O uso da ultrassonografia na orientação da punção venosa periférica proporciona diversos benefícios ao paciente, como aumento da assertividade, diminuição da taxa de complicações e maior segurança do procedimento.[8,9] Além dos benefícios para os pacientes, observa-se também que esta tecnologia propicia experiências positivas ao enfermeiro, com reflexo em sua satisfação pessoal e profissional, promovendo mais segurança, assertividade e tranquilidade[10] (assunto abordado no Capítulo 21 – Punção Venosa Periférica e Cálculo do Volume Vesical com Ultrassom – Implicações para Enfermagem)

Cateteres venosos de linha média (*midline*)

- Os dispositivos periféricos mais longos (*midline*) são fabricados com diferentes tipos de materiais (silicone ou poliuretano), o comprimento pode variar de 8 a 20 cm e calibres de 3 French (mono lúmen), 4 French (mono lúmen), 5 French (mono lúmen) e 5 French (duplo lúmen). Geralmente são introduzidos nas veias acima da fossa antecubital.[11] Esses dispositivos já estão disponíveis para uso no Brasil e estão registrados na Agência Nacional de Vigilância Sanitária (ANVISA).[12] O cateter deve ser inserido, preferencialmente, por punção orientada pelo ultrassom e os vasos de escolha são a veia basílica, braquial ou cefálica. A extremidade distal do cateter deve terminar na topografia da veia axilar, logo antes da veia subclávia[13]

- O *midline* é inserido com técnica asséptica e barreira de proteção máxima, com a utilização da técnica de Seldinger modificada, e pode ficar de 2 a 14 dias. Sugere-se não ultrapassar quatro semanas de uso do mesmo cateter,[1,4,14] uma vez que ele necessita ser removido assim que o tratamento terminar

- O *midline* é indicado para hidratação, controle da dor, infusão de antitérmicos, cirurgias de trauma, terapia infusional com medicações não irritantes ou vesicantes (não indicado para infusões com osmolaridade acima de 900 mOsm/L). Evitar o uso em pacientes renais crônicos ou com taxa de filtração glomerular inferior a 45 mL/min.[1,4] O *midline* também pode ser utilizado para infusão em alta pressão com fluxo necessário para tomografias computadorizadas com contraste, pois são compatíveis com injetores de até 325 psi

- As principais complicações dos cateteres de linha média são semelhantes a outros cateteres periféricos, como infecção de corrente sanguínea, presença de dor de qualquer característica, mudança da cor de pele ao redor do sítio de inserção – como eritema ou branqueamento –, mudança na temperatura da pele para muito quente ou muito fria, presença de edema, presença de endurecimento, secreção na inserção do cateter, resistência durante os *flushings* ou não retorno do sangue.[15] Diante dessas complicações, recomenda-se a remoção do cateter. Atente, também, para a indicação de manutenção deste dispositivo, com avaliações periódicas para sua retirada precoce

- Cuidados com a troca de curativo também são os mesmos que com cateter curto. Utiliza-se a técnica asséptica com clorexidina alcoólica e película protetora de 7/7 dias ou quando necessário. Na técnica de SAS (salinização-administração-salinização), salinizar o cateter antes e após administração de medicamentos conforme rotina da instituição e melhores práticas[16]

Fonte: Adaptado de Ortega R, Sekhar P, Song M, Hansen C, Peterson L, 2008; Amaral MCKD, Pettengill MAM, 2010; Cardoso JMRM, Rodrigues EC, Rodrigues BMRD, Pacheco STA, Faria JCO, 2011; Chopra V, Flanders AS, Saint S, Woller SC, O'Grady NP, Safdar N et al., 2015; Ismailoglu EG, Zaybak A, Akarca FK, Kiyan S, 2015; Little A, Vinsant C, Khandelwal S, 2016; Almeida CESD, 2016; Moreau N, Chopra V, 2016; Schweitzer G, Nascimento ERPD, Nascimento KCD, Moreira AR, Amante LN, Malfussi LBHD, 2017; Whalen M, Maliszewski B, Baptiste DB, 2017; Agência Nacional de Vigilância Sanitária (ANVISA), 2017; Brum ID, Hansel LA, Bairros PMM, Longaray VK, Unicovsky MAR, 2018; Moureau NL, 2019 e Gorski L, Hadaway L, Hagle ME, McGoldrick M, Orr M, Doellman D, 2021.

Cateter venoso central de curta permanência

Os cateteres venosos centrais (CVC) de curta permanência, também chamados de cateteres venosos centrais "agudos" ou "de curto prazo", são utilizados preferencialmente com duração de sete a 14 dias.[1] Deve ser retirado tão logo não se justifique seu uso, ou possibilidade de troca por acesso periférico.

O comprimento destes dispositivos intravenosos (IV) varia entre 15 e 25 cm, a depender do fabricante e do calibre do cateter, e podem ser colocados por punção direta das veias jugulares internas, subclávias ou femorais internas, sob condições de barreira máxima. É preconizado o uso do ultrassom para aumentar as taxas de sucesso e diminuir as complicações relacionadas à inserção. Esse cateter poderá ter um, dois ou três lúmens. A extremidade distal do cateter atinge a veia cava (superior ou inferior) e/ou junção cavoatrial.[4,16] Em pacientes com doença renal crônica, deverá ser considerada a veia jugular interna esquerda ou, secundariamente, a veia jugular externa, a observar os benefícios e riscos para cada sítio de acesso.[16]

O CVC é indicado para uso de medicações irritantes e vesicantes, nutrição parenteral ou infusões com osmolaridade superior a 900 mOsm/L. Também é recomendado para reposição volêmica e infusão de contraste.[16]

Entre as complicações deste tipo de cateter, estão os problemas de punção, como o pneumotórax ou punção arterial, que podem ser minimizados com uso de ultrassom.[4,13] Outras complicações, como infecção de corrente sanguínea,[17] podem ser minimizadas ou evitadas ao seguir as recomendações do Centers for Disease Control and Prevention (CDC): higiene de mãos, utilização de barreira máximas na inserção, desinfecção local com clorexidina, evitar punção femoral, e prontamente remoção de cateteres venosos centrais quando término de terapia ou quando existir possibilidade de punção periférica.

A trombose venosa profunda (TVP), que é uma complicação que também pode ocorrer, pode ser evitada ao se realizar uma avaliação previa à inserção, evitando-se, contudo, grupo de maior risco: paciente com histórico de trombose; presença de doenças crônicas associadas a um estado hipercoagulável, como câncer e diabetes; presença conhecida de doenças de coagulação, como, por exemplo, fator V Leiden, protrombina mutação; gravidez ou uso de contraceptivos orais; história de múltiplos cateteres centrais, especialmente com diferentes inserção traumática.[16] Para minimizar esta complicação, as sociedades especializadas recomendam que o cateter termine no terço inferior da veia cava superior ou junção cavo atrial.[4] A oclusão do CVC também é uma complicação que pode ocorrer, e pode ser minimizada com o posicionamento adequado do cateter, com a utilização de conectores tipo *plug* que evita o refluxo ao término das medicações, com o cuidado no uso de drogas incompatíveis, assim como a realização de lavagem em turbilhonamento entre as infusões/medicamentos utilizadas no cateter.[16]

Os cuidados de manutenção do CVC podem ser consultados na INS 2021 e serão descritos no Quadro 20.2.[16]

> **Quadro 20.2 –** Cuidados de manutenção do cateter venoso central.
>
> **Cobertura:** curativo estéril utilizado na cobertura na inserção cutânea. Utilizar película transparente, de membrana semipermeável e estéril, o que possibilita a visualização da inserção do cateter. A periodicidade de troca desta cobertura é de cinco a sete dias, a respeitar a diretriz institucional. Coberturas com **gaze estéril** devem ser trocadas a cada dois dias. As coberturas de fixação devem ser substituídas sempre que soltas, sujas e/ou úmidas, independentemente do seu prazo de validade
>
> **Cuidados com os sinais de complicações:** como sinais flogísticos locais (na inserção, vermelhidão, calor, edema) ou sistêmicos, podem estar relacionados a um processo infeccioso relacionado ao dispositivo intravascular. Edema local, dor e calor também podem ser manifestações de trombose venosa; com isso, diagnósticos diferenciais devem ser realizados para descartar tal complicação. Na vigência de alterações no cateter, todas as possibilidades devem ser consideradas. Embolia por cateter, obstruções, todas essas complicações são possíveis de acontecer, mas também são situações evitáveis, desde que sejam seguidos os protocolos institucionais, consensos e, principalmente, educação com treinamentos periódicos (tanto para os profissionais de saúde quanto para usuários)[16]
>
> **Prevenção de infecções de corrente sanguínea relacionada a cateteres:**
> * Higienização com solução antisséptica (álcool 70% ou clorexidina alcoólica maior que 0,5%) do *hub* do cateter e demais conexões sempre que forem acessadas e/ou utilização de dispositivos de higienização passiva
> * Troca periódica dos equipos e dispositivos de conexões, conforme regramento institucional
> * Padronização do preparo de drogas para evitar contaminação
> * Troca das tampas oclusoras do *hub* a cada uso
> * Uso de seringas de solução salina preenchidas reduz o risco de contaminação na preparação
> * Educação permanente da equipe

Observação: as medidas anteriormente descritas são premissas básicas, e diversas outras poderão ser implementadas, conforme necessidade e capacidade de cada serviço.

Fonte: Adaptado de Gorski L, Hadaway L, Hagle ME, McGoldrick M, Orr M, Doellman D, 2021.

Cateter venoso central de inserção periférica (CCIP ou PICC)

Cateter central de inserção periférica (CCIP – sigla em português ou PICC em inglês – *peripheral central catheter inserted*) é um dispositivo vascular de média/longa permanência, mono, duplo ou triplo lúmen, com válvula (ponta fechada) ou sem válvula (ponta aberta), de tamanho > 45 cm, inserido em veia periférica, geralmente da parte superior do braço em adultos, com sua posição final na região denominada de junção cavo-atrial.[16] No Hospital de Clínicas de Porto Alegre, esse dispositivo é inserido por enfermeiros capacitados e habilitados para esse procedimento.

Para a inserção do PICC, é preconizado o uso da tecnologia de ultrassom para aumentar as taxas de sucesso e diminuir as complicações relacionadas à inserção. Além disso, a inserção correta exige o uso de precauções de barreira estéril máxima.[16]

Esse dispositivo é semelhante aos CVCs, na medida em que proporcionam acesso à circulação central, mas o fazem com menores riscos de inserção associados à punção direta de veias profundas no pescoço, no tórax ou na virilha.[18] São indicados para pacientes que necessitam de administração de terapias intravenosas, entre as quais incluem-se nutrição parenteral total (NPT), tratamento quimioterápico e medicações como antibióticos. É contraindicado em pacientes com doença renal crônica, devido aos riscos de estenose e oclusão da veia central, o que inviabiliza a criação de fístula.[16] Esse dispositivo também permite mais conforto para os pacientes e seu uso em ambiente domiciliar é recomendado.[1]

Apesar dessas vantagens, algumas complicações estão associadas ao uso deste dispositivo, como, por exemplo, obstrução, mau posicionamento da ponta do cateter, tromboflebite ou infecção no local da inserção do PICC. Ainda assim, com menos frequência, podem ocorrer trombose venosa profunda e infecção da corrente sanguínea.[4] O risco de trombose venosa com o uso do PICC pode ser estimado pelo uso da Michigan Risk Score; no entanto, ainda não se tem a validação desse escore para paciente em uso de PICC no Brasil.[5]

Todos esses riscos podem ser minimizados ou evitados se práticas seguras de inserção, manuseio e manutenção forem seguidas rigorosamente[16] (Quadro 20.3).

Quadro 20.3 – Cuidados de manutenção do PICC.
▪ **Medida de circunferência** do braço antes da inserção do PICC e, no mínimo, uma vez por semana ou quando clinicamente indicado para avaliar a presença de edema e possível TVP. Realize essa medida 10 cm acima da fossa antecubital; atentar para presença de edema e sinais flogísticos
▪ **Cobertura/curativo estéril:** as mesmas acima citadas.[15,19] O *statlock* (fixador adesivo) deve ser trocado, preferencialmente, a cada 7 dias, para garantir a fixação do PICC
▪ **Medida externa do PICC:** deve ser monitorada após a confirmação da ponta do cateter com verificação diária. A equipe de acesso vascular deve ser comunicada sempre que o enfermeiro identificar deslocamento do cateter ou medida diferente daquela indicada pela equipe da instituição responsável pelo procedimento, ou retirada do cateter sem término da terapia proposta para sua indicação
▪ **Complicações:** sinais flogísticos na inserção ou sinais de infecção sistêmica como aumento da temperatura axilar e calafrios podem estar relacionados a um processo infeccioso relacionado ao dispositivo intravascular. Edema local, dor e calor também podem ser manifestações de trombose venosa. A equipe assistente deve ser acionada para discussão da conduta e realização de exame de imagem para esclarecer o diagnóstico. Outras complicações, como obstrução, rompimento do cateter, deslocamento, podem ocorrer, contudo, são situações evitáveis, desde que sejam adotadas boas práticas, como orientar pacientes, familiares e cuidadores, que são coadjuvantes do cuidado diário[12,16]
▪ **Pressão que o cateter suporta:** o cateter de PICC suporta a pressão de 4 psi quando o gotejamento por gravidade, e 8 psi quando utilizada bomba de infusão[20]
▪ **Educação:** orientar paciente e cuidador sobre a terapia prescrita e o plano de cuidados necessários, que incluem a terapia infusional, o dispositivo inserido e os cuidados relacionados, complicações, potenciais riscos e benefícios.[19] Para pacientes ambulatoriais, fornecer educação: prevenção de embolia aérea e manejo do cateter – se houver suspeita de embolia –, prevenção de danos no cateter, limitações em viver com um dispositivo de acesso, inclusive limitações nas atividade e proteção do dispositivo enquanto realizar atividades da vida diária, como, por exemplo, proteção para o banho[16]
▪ **Prevenção de infecções:** os mesmos cuidados descritos quando discorremos sobre CVC[12,16]
▪ **Prevenção de trombose:** além dos cuidados citado no CVC,[1] manter uma relação adequada entre o calibre do vaso escolhido e o cateter, isto porque uma taxa de ocupação menor que 45% minimiza o risco de trombose[16]
▪ **Lavagem e fechamento:** recomenda-se utilizar a técnica de lavagem pulsátil que é descrita como realizar 10 bólus curtos de 1 mL interrompido por breves pausas, por ser mais eficaz na remoção de depósitos sólidos, por exemplo: fibrina, precipitado de drogas, bactérias intraluminais, em comparação com técnicas contínuas de baixo fluxo. Para adultos recomenda-se fechamento do cateter com soro fisiológico 0,9% sem conservante[16]

Fonte: Adaptado de New K, Webster J, Marsh NM, Hewer B, 2014; Moreau N, Chopra V, 2016; Empresa Brasileira de Serviços Hospitalares, 2017; Agência Nacional de Vigilância Sanitária (ANVISA), 2017 e Moureau NL, 2019.

Remoção dos dispositivos venosos centrais

A remoção dos acessos centrais traz riscos que merecem nossa atenção, entre os mais comuns o sangramento e a embolia aérea.[21] Não há evidência de embolia nas retiradas de PICC ou de cateter inseridos na femoral.[2] Porém, a retirada de acesso central deve seguir as diretrizes de retiradas dos dispositivos de acesso vascular central. Conforme a última diretriz de acesso vasculares de 2021,[16] para iniciar a remoção do dispositivo de acesso vascular, siga os passos do Quadro 20.4.

> **Quadro 20.4 – Passos para a retirada do dispositivo de acesso vascular.**
>
> 1. Mantenha o cateter fechado, sem a infusão de nenhuma substância
> 2. Colocar o paciente em decúbito dorsal e em posição de Trendelenburg, na qual o sítio de inserção do cateter está abaixo do nível do coração, o que evita a entrada de ar pelo pertuito de inserção do cateter
> 3. Instrua o paciente a realizar a manobra de Valsalva, se possível
>   - Esta manobra é contraindicada a pacientes com hipertensão intracraniana, disfunções cardíacas, infarto recente, glaucoma, retinopatia, e para aqueles que não estejam conscientes, alertas e cooperativos. A manobra de Valsalva consiste em realizar uma inspiração profunda e manter o ar por alguns segundos. Esta manobra aumenta a pressão intratorácica de seu nível normal (3 a 4 mmHg)
> 4. Após a remoção do cateter, aplique pressão digital com uso de gaze estéril até que a hemostasia seja alcançada
> 5. Realizar curativo estéril no local e oriente a mantê-lo por 24 horas para selar o local e diminuir o risco de embolia
> 6. Incentive o paciente a permanecer nesta posição de retirada por 30 minutos após a remoção. Quaisquer alterações, como dispneia, tosse, falta de ar, dor, taquiarritmia, hipotensão, sibilância pulmonar, comunique imediatamente a equipe médica de emergência[16]

Fonte: Adaptado de Gorski L, Hadaway L, Hagle ME, McGoldrick M, Orr M, Doellman D, 2021.

Cateteres venosos centrais de longa permanência

Cateteres venosos centrais de longa permanência estão associados a pacientes com doenças crônicas que necessitam de terapias prolongadas; contudo, os pacientes que utilizam esses tipos de cateteres podem necessitar de cuidados em terapia intensiva. Portanto, a despeito desses cateteres não configurarem como dispositivos terapêuticos de primeira escolha na rotina da terapia intensiva, a equipe assistencial deve conhecer o seu correto funcionamento e sua manutenção, para assim, garantir a continuidade e segurança do cuidado prestado em casos de transferência ou internação de pacientes com estes dispositivos.

Esses cateteres são implantados em ambiente controlado (centro cirúrgico ou sala de hemodinâmica) pelo médico.[4,16] São inseridos em vaso de localização central, com sua extremidade distal posicionada na veia cava superior, na junção com o átrio direito.[4] A liberação do uso do cateter está diretamente relacionada ao protocolo institucional, e pode ser utilizado logo após a inserção.[22] Esses dispositivos podem ser subdivididos em cateteres totalmente implantáveis e cateteres tunelizados.

Cateteres totalmente implantáveis

O cateter venoso totalmente implantado, usualmente é chamado de Portocath®, Port-a-Cath® ou Port®.[23] Seu uso está indicado a terapias cíclicas, como a quimioterapia e a antibioticoterapia, bem como infusão de hemocomponentes, nutrição parenteral, contrastes e coletas de amostras sanguíneas para exames laboratoriais.[23,24] Os cateteres pediátricos, chamados de Baby-ports®, tem uso restrito apenas para a infusão, e não é recomendada a coleta ou infusão de hemoderivados e contrastes. O Portocath® é o dispositivo menos visível, mais confortável, não necessita de cuidados domiciliares e pode permanecer no local por meses ou anos.[4,23,24]

Esse dispositivo apresenta um reservatório, com um septo autosselante de silicone, para injeção e/ou aspiração implantado no tecido subcutâneo, que pode ser acessado por técnica asséptica (Figuras 20.1 e 20.2), com agulha do tipo Huber (não cortante) (Figura 20.3) por cerca de 2.000 punções.[19,23,24]

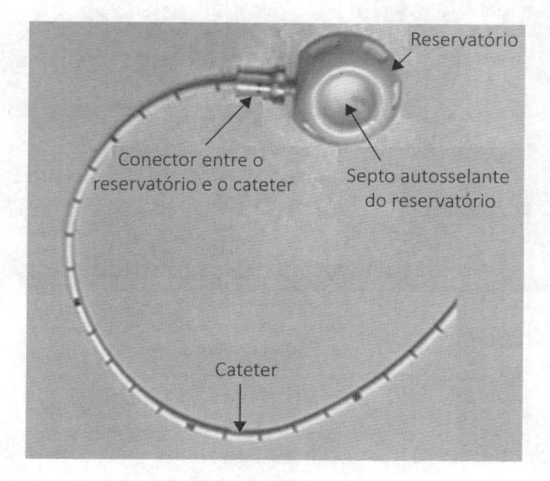

Figura 20.1 – Portocath®, Port-a-Cath® ou Port®.
Fonte: Acervo da autoria do capítulo.

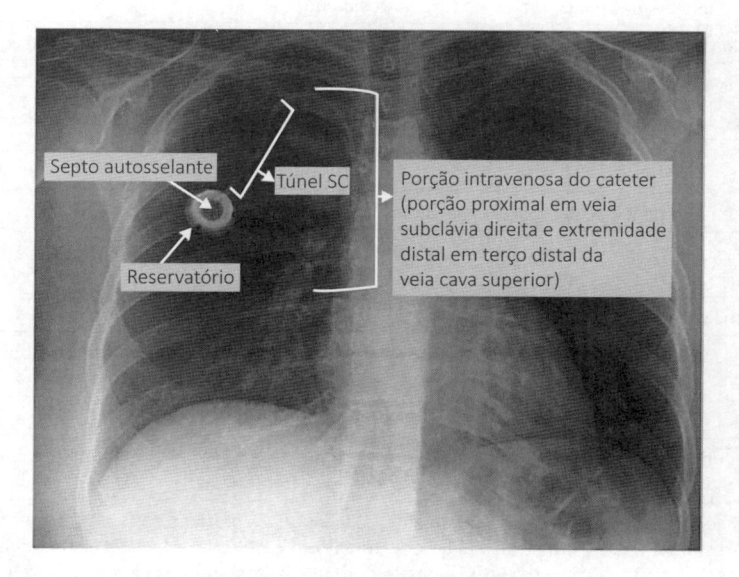

Figura 20.2 – Radiografia de tórax com Portocath®, Port-a-Cath® ou Port®.
Fonte: Acervo da autoria do capítulo.

A punção e a troca de agulha de Huber a cada 7 dias é atividade privativa do enfermeiro.[23,25,26] Demais cuidados de manutenção devem seguir as recomendações institucionais.[12,16] As complicações específicas mais frequentes incluem a inserção incompleta da agulha no reservatório, a rotação do reservatório, a tração acidental da agulha após a punção, e presença de sinais flogísticos locais[22,24,27] (Quadro 20.5).

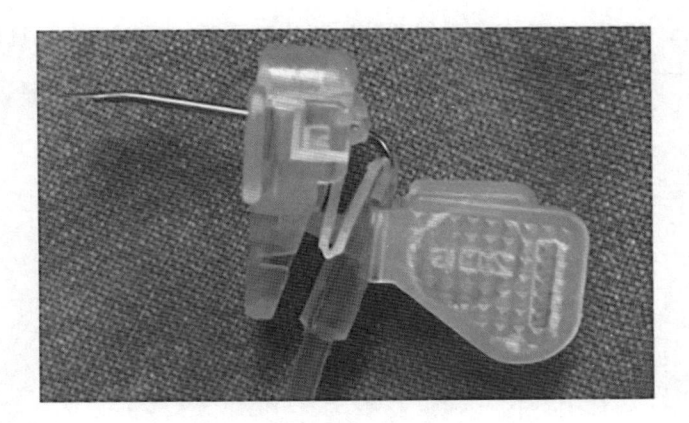

Figura 20.3 – Agulha de Huber.
Fonte: Acervo da autoria do capítulo.

Quadro 20.5 – Cuidados com cateteres totalmente implantáveis com o local de inserção, punção e coberturas.
▪ Avaliar diariamente as condições da pele e inserção, observando sinais flogísticos ou outras alterações
▪ Avaliar as necessidades e preferências do paciente relacionadas ao manejo da dor durante a punção. Pode ser indicado o uso de anestésico tópico no local antes da punção
▪ Definir a agulha apropriada e a cobertura a ser usada, verificando a profundidade do cateter no tecido subcutâneo
▪ Aderir à técnica asséptica para punção do Portocath®, de acordo com protocolo institucional
▪ Realizar a antissepsia da pele antes da punção, preferencialmente, com clorexidina alcoólica em concentração maior que 0,5%; o tempo de aplicação é de 30 segundos e deve ser realizada por meio de movimentos de vai e vem
▪ Se houver uma contraindicação à clorexidina, antissépticos à base de iodo ou álcool 70% podem ser utilizados
▪ Aguardar a secagem espontânea do antisséptico antes de proceder à punção, para permitir, assim, o correto tempo de ação do produto (Figura 20.4)
▪ Antes de puncionar, o enfermeiro deve preencher com solução fisiológica o espaço morto da agulha
▪ A punção é realizada em ângulo de 90°, deve ser aspirado o conteúdo de manutenção do reservatório, e depois, testar o fluxo e refluxo do cateter (Figura 20.5)
▪ Agulha de Huber deverá estar nivelada com a pele (para prevenir o desalinhamento) (Figura 20.6)
▪ A troca da agulha deverá ser realizada a cada 7 dias. Orienta-se observar a contagem de plaquetas antes do procedimento, devido ao risco de sangramento no sítio da punção
▪ Utilizar uma cobertura estéril para fixação da agulha de Huber. A periodicidade de troca dessa cobertura é de 7 dias, a respeitar a diretriz institucional. Coberturas com gaze estéril devem ser trocadas a cada 2 dias. As coberturas de fixação devem ser substituídas sempre que soltas, sujas e/ou úmidas, independentemente do seu prazo de validade
▪ Em caso de deslocamento da agulha, não a reposicionar. Deverá ser retirada e nova punção ser realizada
▪ Caso o cateter não apresente fluxo ou refluxo imediatamente após a punção, deverá ser comunicado a equipe assistente, para evitar o manuseio do dispositivo
▪ Qualquer resistência ou inconsistência detectada no teste de funcionalidade deve ser registrada no prontuário do paciente, e o devido encaminhamento deve ser tomado

Fonte: Adaptado de Harada MJCS, Pedreira MLG, 2011; Agência Nacional de Vigilância Sanitária (ANVISA), 2017 e Gorski L, Hadaway L, Hagle ME, McGoldrick M, Orr M, Doellman D, 2021.

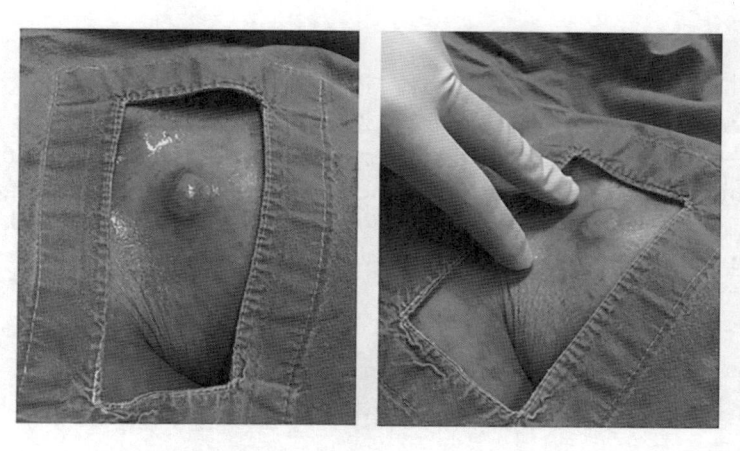

Figura 20.4 – Ação do antisséptico cutâneo.
Fonte: Acervo da autoria do capítulo.

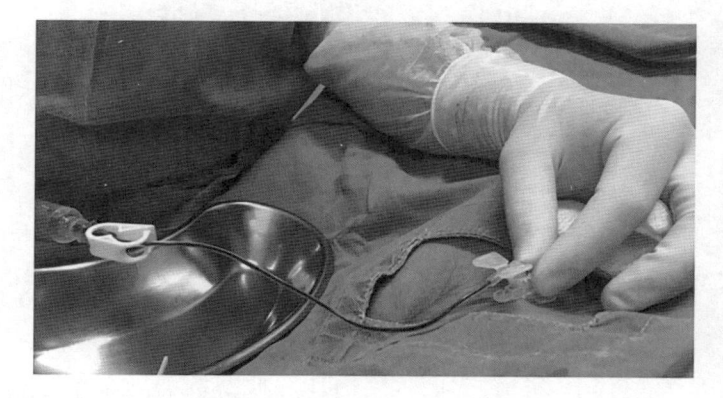

Figura 20.5 – Aspiração da substância de manutenção da permeabilidade do cateter.
Fonte: Acervo da autoria do capítulo.

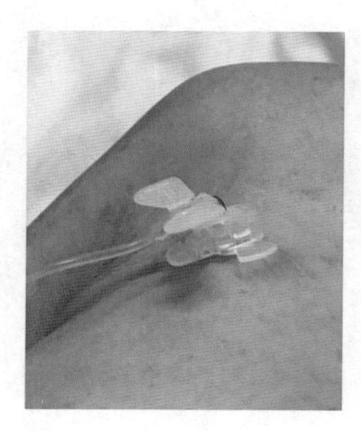

Figura 20.6 – Alinhamento da agulha de Huber com a pele.
Fonte: Acervo da autoria do capítulo.

Cateteres tunelizados

Cateter de Hickman

O cateter de Hickman (Figuras 20.7 e 20.8) é considerado um cateter de acesso seguro para atender as demandas de pacientes submetidos a transplante de medula óssea. Adicionalmente, também para indivíduos que necessitem de terapias prolongadas, em que se faz necessária a infusão de drogas quimioterápicas, nutrição parenteral total, antibióticos, hemocomponentes, contrastes, bem como a realização de plasmaferese e coletas de amostras sanguíneas.[22,23,27]

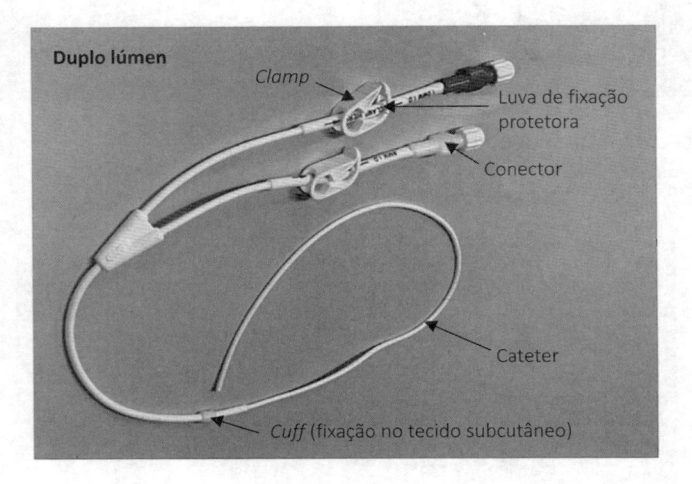

Figura 20.7 – Cateter de Hickman.
Fonte: Acervo da autoria do capítulo.

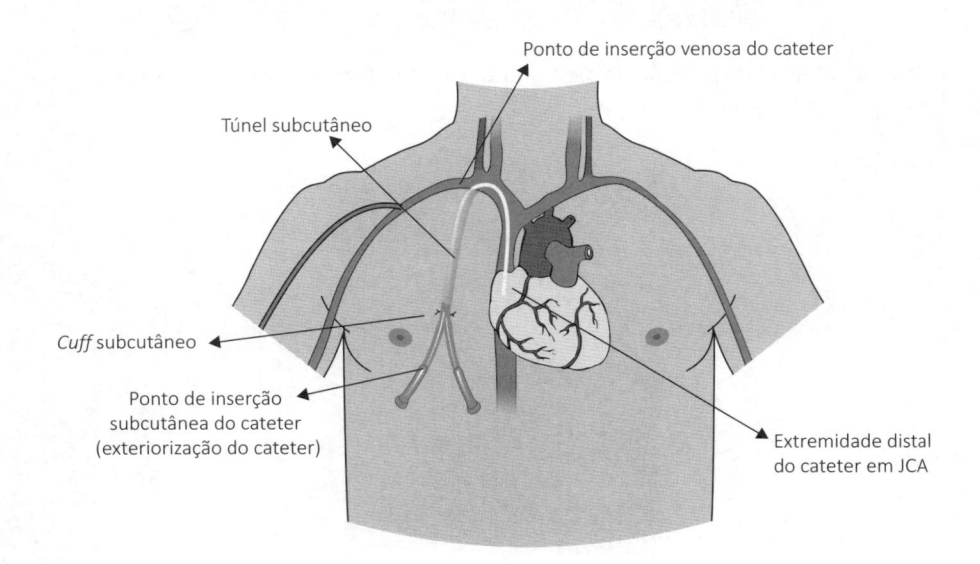

Figura 20.8 – Apresentação das partes fundamentais de um cateter tunelizado.
Fonte: Adaptada de Chopra V, Flanders SA, Saint S et al., 2015.

Os cateteres tunelizados são de silicone, revestidos de uma camada de teflon, e podem possuir 1, 2 e 3 lúmens.[23] A principal característica desse tipo de dispositivo é que o local de inserção na pele e o local da venopunção final são separados fisicamente por um túnel subcutâneo. Todos os cateteres têm um *cuff* de Dacron, que fica cerca de 5 cm acima do ponto de saída do cateter. Em poucas semanas esse *cuff* fica coberto por fibroblastos fixando o cateter no lugar e diminuindo o risco de infecção bacteriana ascendente, devido a uma barreira química que tem efeito antibiótico a longo prazo.[23,27] Como desvantagens podemos citar maior risco de infecção, mais propensos a danos físicos, como quebra e perfuração, e necessitam de cuidados de manutenção semanais.[23]

Os cuidados com cateter estão descritos nos Quadros 20.6 e 20.7.[12,16,24,28]

Quadro 20.6 – Cuidados de enfermagem com os cateteres tunelizados com o local de inserção e coberturas.
▪ Avaliar diariamente o local de inserção, a pontuação e o trajeto do subcutâneo, e atentar para sinais flogísticos
▪ Comunicar a equipe assistente em caso de exteriorização do *cuff* de Dacron, associado à tração do cateter
▪ Fixar adequadamente a parte exteriorizada do cateter, para diminuir o risco de tração
▪ Utilizar uma cobertura estéril para inserção do cateter. A periodicidade de troca dessa cobertura é de 7 dias, a respeitar a diretriz institucional. Coberturas com gaze estéril devem ser trocadas a cada 2 dias. As coberturas de fixação devem ser substituídas sempre que soltas, sujas e/ou úmidas, independentemente do seu prazo de validade

Fonte: Adaptado de Harada MJCS, Pedreira MLG, 2011; Agência Nacional de Vigilância Sanitária (ANVISA), 2017 e Gorski L, Hadaway L, Hagle ME, McGoldrick M, Orr M, Doellman D, 2021.

Quadro 20.7 – Cuidados de enfermagem em cateteres totalmente implantáveis e cateteres tunelizados com conectores, coleta de exames laboratoriais e manutenção do cateter
▪ Conexões tipo *luer-lok* estão indicadas
▪ Realizar antissepsia, com sachê de álcool 70%, das conexões antes da manipulação do cateter
▪ Observar o protocolo institucional para troca de soluções, equipos, conectores e outros dispositivos
▪ Indica-se o uso exclusivo de seringas de 10 ou 20 mL no manuseio do cateter, pois elas geram menor pressão de infusão, o que reduz o risco de embolia, rompimento e/ou desconexões do cateter
▪ Quando em uso, indica-se o uso de bombas de infusão para administração contínua das soluções, para evitar a obstrução do cateter
▪ Seguir o protocolo institucional de coleta de amostras laboratoriais em CVCs. Realizar a técnica de salinização-administração-salinização (SAS) na administração de medicamentos e hemoterápicos. Em adultos, sugere-se turbilhonamento com SF 20 mL após administração de hemocomponentes ou coletas sanguíneas, isso reduz a possibilidade de acúmulo de detritos e o risco de obstrução
▪ Proteger adequadamente o cateter e suas conexões antes do banho, e imediatamente após reavaliar a necessidade de troca do curativo
▪ Observar o local adequado para o fechamento do *clamp* quando as vias não estiverem em uso, para evitar a danificação do cateter
▪ Para o fechamento do cateter, indica-se um *flush* de solução fisiológica, seguida da heparinização do dispositivo e seu fechamento com a técnica de pressão positiva, que evita o refluxo sanguíneo

Fonte: Adaptado de Harada MJCS, Pedreira MLG, 2011; Agência Nacional de Vigilância Sanitária (ANVISA), 2017; Gorski L, Hadaway L, Hagle ME, McGoldrick M, Orr M, Doellman D, 2021 e Viana RAPP, 2013.

Conclusão

A inserção, manutenção e retirada precoce dos dispositivos de acessos vasculares deve estar presente diariamente no cuidado promovido pelos enfermeiros em terapia intensiva. O planejamento e a discussão multiprofissional do melhor acesso vascular para a terapia infusional proposta deve fazer parte da rotina dos enfermeiros e da equipe das UTI.

O uso da ultrassonografia à beira-leito pelos enfermeiros é uma tecnologia que deve ser buscada de modo a incorporá-la para qualificar a assistência. O uso dessa tecnologia traz um benefício muito grande para os pacientes, principalmente pela retirada precoce de dispositivos de acesso central.

A atualização e treinamentos da equipe de enfermagem devem ser uma meta permanente das instituições, para manter a equipe atualizada com as diretrizes e novas tecnologias. Salienta-se que a educação dos pacientes e família em relação ao conhecimento dos cuidados com a sua saúde também é necessária neste contexto.

Referências bibliográficas

1. Moureau NL. Vessel health and preservation: the right approach for vascular access. Springer Open [Ebook]. 2019. doi:10.1007/978-3-030-03149-7. ISBN:978-3-030-031149-7. Disponível em: https://link.springer.com/book/10.1007%2F978-3-030-03149-7.

2. Smith SN, Moureau N, Vaughn VM, Boldenow T, Kaatz S, Grant PJ et al. Patterns and predictors of peripherally inserted central catheter occlusion: the 3P-O study. J Vasc Interv Radiol. 2017;28(5):749-56. doi: 10.1016/j.jvir.2017.02.005.

3. Brasil. Instituto Brasileiro para Segurança Paciente (IBSP). Quem somos: todos juntos pela segurança do paciente. São Paulo: Instituto Brasileiro para Segurança Paciente (IBSP), 2019. Disponível em: https://www.segurancadopaciente.com.br/quem-somos.

4. Chopra V, Flanders AS, Saint S, Woller SC, O'Grady NP, Safdar N et al. The Michigan Appropriateness Guide for Intravenous Catheters (MAGIC): results from a multispecialty panel using the RAND/UCLA. Ann Intern Med. 2015 Sep;163(6):S1-40. doi: 10.7326/M15-0744. Disponível em: https://annals.org/aim/fullarticle/2436759/michigan-appropriateness-guide-intravenous-catheters-magic-results-from-multispecialty-panel.

5. Schweitzer G, Nascimento ERPD, Nascimento KCD, Moreira AR, Amante LN et al. Intervenções de emergência realizadas nas vítimas de trauma de um serviço aeromédico. Rev Bras Enferm [Online]. 2017 Jan.-Feb.;70(1):54-60. doi: 10.1590/0034-7167-2016-0311. Disponível em: http://www.scielo.br/scielo.php?pid=S0034-71672017000100054&script=sci_arttext&tlng=pt.

6. Cardoso JMRM, Rodrigues EC, Rodrigues BMRD, Pacheco STA, Faria JCO. Escolha de veias periféricas para terapia intravenosa em recém-nascidos pela equipe de enfermagem. Rev RENE. 2011 Apr;12(2):365-73. ISSN: 1517-3852. Disponível em: https://www.redalyc.org/articulo.oa?id=324027975021.

7. Ortega R, Sekhar P, Song M, Hansen C, Peterson L. Videos in clinical medicine: peripheral intravenous cannulation. N Engl J Med. 2008 Nov;359(21):26-9. doi: 10.1056/NEJMvcm0706789. Disponível em: https://www.researchgate.net/profile/Rafael_Ortega2/publication/23484391_Videos_in_clinical_medicine_Peripheral_intravenous_cannulation/links/54662ed80cf2f5eb1801683a.pdf.

8. Whalen M, Maliszewski B, Baptiste DB. Establishing a dedicated difficult vascular access team in the emergency department. J Infus Nurs. 2017 May-Jun;40(3):149-54. doi: 10.1097/NAN.0000000000000218. Disponível em: https://journals.lww.com/journalofinfusionnursing/Abstract/2017/05000/Establishing_a_Dedicated_Difficult_Vascular_Access.4.aspx.

9. Ismailoglu EG, Zaybak A, Akarca FK, Kiyan S. The effect of the use of ultrasound in the success of peripheral venous catheterisation. Int Emerg Nurs. 2015 Apr;23(2):89-93. doi: 10.1016/j.ienj.2014.07.010. Disponível em: https://www.sciencedirect.com/science/article/abs/pii/S1755599X14002559.

10. Amaral MCKD, Pettengill MAM. Uso do ultrassom para guiar a punção venosa periférica em crianças: significado para a enfermeira. Acta Paul Enferm. 2010;23(4):472-8. ISSN: 0103-2100. Disponível em: https://www.redalyc.org/articulo.oa?id=307023863005.

11. Little A, Vinsant C, Khandelwal S. The midline catheter: a clinical review. J Emerg Med. 2016 Sep;51(3):252-58. doi: 10.1016/j.jemermed.2016.05.029. Disponível em: https://www.sciencedirect.com/science/article/abs/pii/S0736467916301597.

12. Brasil. Agência Nacional de Vigilância Sanitária (ANVISA). Medidas de prevenção de infecção relacionada à assistência à saúde. Brasília: Agência Nacional de Vigilância Sanitária (ANVISA), 2017. Disponível em: http://portal.anvisa.gov.br/documents/33852/3507912/Caderno+4+-+Medidas+de +Preven%C3%A7%C3%A3o+de+Infec%C3%A7%C3%A3o+Relacionada+%C3%A0+Assist%C3 %AAncia+%C3%A0+Sa%C3%BAde/a3f23dfb-2c54-4e64-881c-fccf9220c373.

13. Almeida CESD. Vascular access: the impact of ultrasonography. Einstein, São Paulo. 2016 Oct-Dec;14(4):561-6. doi: 10.1590/s1679-45082016rw3129. Disponível em: http://www.scielo.br/scielo.php?pid=S1679-45082016000400561&script=sci_arttext&tlng=pt.

14. Brum ID, Hansel LA, Bairros PMM, Longaray VK, Unicovsky MAR. O papel do enfermeiro no uso de cateter central de inserção periférica em adultos na unidade de emergência. In: Associação Brasileira de Enfermagem; Unicovsky MAR, Spezani RS, Waldman BF (org.). PROENF – Programa de Atualização em Enfermagem: urgência e emergência – Ciclo 6. Sistema de educação continuada a distância. Porto Alegre: Artmed Panamericana, 2018. p. 109-35.

15. Moreau N, Chopra V. Indications for peripheral, midline and central catheters: summary of the MAGIC recommendations. Br J Nurs. 2016 Apr-May;25(8):S15-24. doi: 10.12968/bjon.2016.25.8.S15. Disponível em: https://www.magonlinelibrary.com/doi/abs/10.12968/bjon.2016.25.8.S15.

16. Gorski L, Hadaway L, Hagle ME, McGoldrick M, Orr M, Doellman D. Infusion therapy standards of practice. Journal of Infusion Nursing. 2021 Jan/Feb;44(1S):S1-224. doi: 10.1097/NAN.0000000000000396.

17. Iordanou S, Middleton N, Papathanassoglou E, Palazis L, Raftopoulos V. Should the CDC's recommendations for promptly removing unnecessary centrally inserted central catheters be enhanced? Ultrasound-guided peripheral venous cannulation to fully comply. J Vasc Access. 2019 Jul:1129729819863556 [Epub ahead of print]. doi: 10.1177/1129729819863556. Disponível em: https://journals.sagepub.com/doi/abs/10.1177/1129729819863556?rfr_dat=cr_pub%3Dpubmed &url_ver=Z39.88-2003&rfr_id=ori%3Arid%3Acrossref.org&journalCode=jvaa5.

18. Schears GJ, Ferko N, Syed I, Arpino JM, Alsbrooks K. Peripherally inserted central catheters inserted with current best practices have low deep vein thrombosis and central line-associated bloodstream infection risk compared with centrally inserted central catheters: A contemporary meta-analysis. J Vasc Access. 2021 Jan;22(1):9-25 [Epub 2020 May 1]. doi: 10.1177/1129729820916113. PMID: 32356479.

19. New K, Webster J, Marsh NM, Hewer B. Intravascular device use, management, documentation and complications: a point prevalence survey. Aust Health Rev. 2014 Jun;38(3):345-9. doi: 10.1071/AH13111. Disponível em: http://www.publish.csiro.au/ah/AH13111.

20. Brasil. Ministério da Saúde. Empresa Brasileira de Serviços Hospitalares (EBSERH), Serviço de Educação em Enfermagem e Comitê de Terapia Infusional. Central de inserção periférica (PICC) neonatal e pediátrico: implantação, manutenção e remoção. Uberaba: Empresa Brasileira de Serviços Hospitalares (EBSERH), 2017. 30p. Disponível em: http://www2.ebserh.gov.br/documents/147715/0/PROTOCOLO++N%C3%9ACLEO+DE+PROTOCOLOS+ASSISTENCIAIS+MULTIPROFISSIONAIS.pdf/650e5903-d194-488a-bcaa-9342d382c72b.

21. Cook LS. Infusion-related air embolism. J Infus Nurs. 2013 Jan-Feb;36(1):26-36. doi: 10.1097/NAN.0b013e318279a804. Disponível em: https://insights.ovid.com/article/00129804-201301000-00003.

22. Wolosker N, Kuzniec S. Acessos vasculares para quimioterapia e hemodiálise. São Paulo: Atheneu, 2007.

23. Bonassa EMA, Gato MIR (org.). Terapêutica oncológica para enfermeiros e farmacêuticos. 4. ed. São Paulo: Atheneu, 2012.

24. Harada MJCS, Pedreira MLG. Terapia intravenosa e infusões. São Paulo: Yendis, 2011.

25. Brasil. Lei n. 7.498, de 25 de junho de 1986. Dispõe sobre a regulamentação do exercício da enfermagem e dá outras providências. Diário Oficial da União, Brasília. 1986.

26. Brasil. Decreto n. 94.406/87, de 30 de março de 1987. Regulamenta a Lei n. 7.498, de 25 de junho de 1986, que dispõe sobre o exercício da enfermagem, e dá outras providências. Diário Oficial da União, Brasília. 1987.

27. Petenusso M, Krieger D. Manual de saúde para manuseio de sondas, drenos e cateteres. São Paulo: Yendis, 2016.

28. Viana RAPP. Sepse para enfermeiros: as horas de ouro identificando e cuidando do paciente séptico. 2. ed. São Paulo: Atheneu, 2013.

Odon Melo Soares
Kely Regina da Luz
Régis Bueno Albuquerque

O desenvolvimento da ciência e o crescente emprego de tecnologia em todas as áreas de conhecimento, inclusive na saúde, contribuíram para a evolução das intervenções. Estes avanços são acompanhados por mudanças de paradigma na atenção à saúde, cujas principais características enfatizam a promoção da saúde, a redução de riscos, a reestruturação para redução dos custos e a integração dos sistemas de atendimento.[1]

A tecnologia em saúde auxilia na tomada de decisões, na prática clínica e nas intervenções profissionais. O uso do equipamento de ultrassom portátil pela enfermagem a beira-leito aumenta a segurança e melhora a assistência prestada ao doente crítico por meio de treinamentos e protocolos institucionais.

Neste capítulo, serão abordadas as atividades do enfermeiro capacitado e habilitado para realização de punção venosa periférica (Decreto n. 94.406/87 e Coren-SP CAT n. 003/2009 3)[2,3] e cálculo do volume vesical (Parecer Coren-SP n. 029/2014 e Parecer Coren-CE n. 069/2019)[4,5] com auxílio do ultrassom.

Noções básicas de ultrassonografia

O **aparelho de ultrassom** é um equipamento que transmite pulsos curtos de ondas sonoras ao corpo, uma vez que é capaz de medir o tempo de ida e volta, assim como a intensidade de cada um dos numerosos ecos de retorno após o pulso, o que forma, assim, a imagem das estruturas observadas.[6]

O instrumento que gera e recebe esses pulsos de som é o **transdutor**, que é um componente crítico do sistema devido ao seu profundo efeito na qualidade da imagem.[7]

O transdutor é construído com vários pequenos elementos de cristal piezoelétricos dispostos em linha reta (assim linear) na face da sonda.[7] Estes cristais têm a propriedade de vibrar ou mudar o formato ao serem atravessados por uma corrente elétrica, que converte pulsos de energia elétrica em vibrações mecânicas, as quais produzem as ondas de ultrassom.

A **onda de ultrassom** constitui uma onda mecânica, com diversas características semelhantes à onda sonora. A **frequência de vibração** ou velocidade de oscilação do som é medida em hertz (Hz) e a amplitude ou energia mede-se em decibéis. A frequência do ultrassom tem vibração acima da capacidade de percepção do ouvido humano (20 Hz a 20 kHz).

A **frequência** é definida como o número de ciclos de ultrassom gerados por unidade de tempo (1 MHz = 1 milhão de ciclos por segundo). A mudança de frequência em um transdutor define resolução da imagem e ecogenicidade:[7]

- **Maior frequência:** maior resolução, menor penetração.
- **Baixa frequência:** pior resolução, maior penetração.
- Use a frequência mais alta possível para atingir a necessária profundidade.

O **modo B** (modo de brilho), no qual são realizadas as imagens para a práticas deste capítulo, refere-se à imagem bidimensional em tons de cinza, conforme padrão de densidade do tecido. A **ecogenicidade** é a capacidade relativa de um órgão ou tecido para produzir ecos e seus brilhos dependem da força do eco que veio a partir desse local, que forma imagens por meio de pixels em tons de cinza descritas a seguir:[6]

- **Hiperecoica:** tecidos que criam ecos mais brilhantes do que os tecidos adjacentes (osso, gordura, parede vesicular).
- **Hipoecoica:** tecidos que criam ecos menos brilhantes do que tecidos adjacentes (linfonodos, líquidos, músculos).
- **Anecoica (preta):** aquele que é livre de ecos, ou seja não possui nenhuma diferença de meio dentro de si (vasos sanguíneos, urina normal).

Existem, basicamente, três tipos de transdutores (júnior):

1. **Linear:** a frequência varia entre 5 e 11 MHz e varredura em forma de retângulo. A alta frequência permite maior resolução dos tecidos próximos à superfície da pele. Uma forma linear (plana) é ideal para imagens de veias, pois permite que o operador aplique compressão uniforme ao distinguir artérias de veias (Figura 21.1).

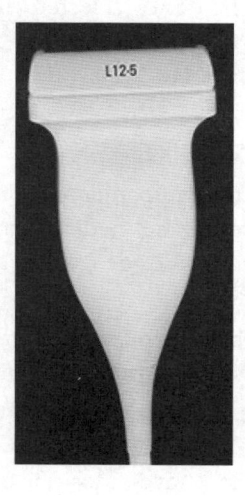

Figura 21.1 – Transdutor linear.
Fonte: Acervo da autoria do capítulo.

2. **Setorial:** tem pequena área de contato e permite varredura intercostal setorial. Utilizado, principalmente, nos exames de ecocardiografia. A frequência varia entre 5 e 8 MHz (Figura 21.2).

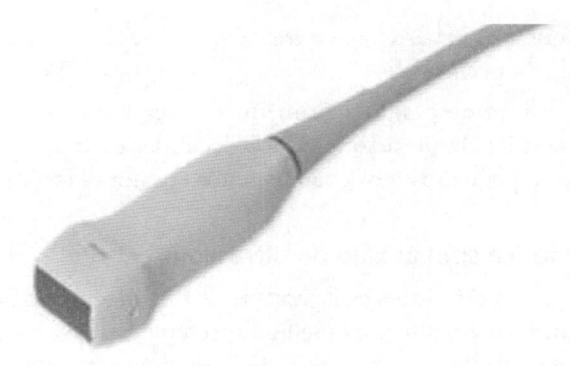

Figura 21.2 – Transdutor setorial.
Fonte: Acervo da autoria do capítulo.

3. **Convexo:** tem varredura em forma de leque. Utilizado, principalmente, em exames abdominais e obstétricos. A frequência varia entre 3 e 6 MHz (Figura 21.3).

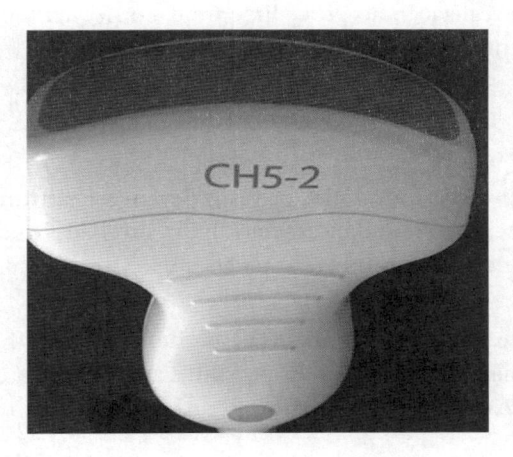

Figura 21.3 – Transdutor convexo.
Fonte: Acervo da autoria do capítulo.

Reconhecer a orientação do transdutor é, provavelmente, o mais importante fator para começar um exame. A maioria dos fabricantes de transdutores fornece uma marca como orientação, em geral, uma pequena saliência ou luz em um lado do transdutor. Normalmente, essa marca deve ser voltada para a cabeça do paciente para cortes sagitais, e lado direito para cortes transversais.[7]

- Oriente o transdutor corretamente.
- Lembre-se de que o corpo é uma anatomia tridimensional.
- Use o feixe de ultrassom como uma tocha, a apontar para o que você precisa ver.
- Segure a sonda de forma que os dedos controlem a face do transdutor.

Por uma variedade de razões, é importante usar gel suficiente sobre a área de digitalização. Um erro comum cometido por iniciantes é usar gel fazer pouco contato com a superfície da pele (o que produz artefatos e imagem deficiente) e reduzir a mobilidade da face do transdutor sobre a pele.

Execute uma varredura de pesquisa primeiro da área em questão: quando a área de interesse foi revisada e a janela ultrassonográfica decidida, os movimentos do transdutor devem ser retardados em pequenos movimentos feitos em um plano de cada vez.[7]

Punção venosa periférica com auxílio do ultrassom

Cateteres intravenosos são utilizados para várias finalidades terapêuticas. Estudos na área contribuíram significantemente para melhorar a efetividade da terapia, reduzir complicações infecciosas e não infecciosas, promover alívio da dor, bem como o desenvolvimento de materiais e equipamentos que adaptam as necessidades do paciente aos objetivos terapêuticos planejados.[1]

Pesquisas têm demonstrado que o uso da ultrassonografia (US) poderia contribuir para a realização de punções intravenosas mais efetivas. Novos aparelhos de ultrassom portáteis podem ser utilizados à beira do leito por enfermeiros treinados, de modo a melhorar seu desempenho durante a realização do procedimento e, consequentemente, aprimorar o cuidado prestado ao paciente.[1]

O ultrassom permite a visualização de veias que não são aparentes em exame físico, o que resulta em menos picadas de agulha, canulação mais rápida e menos desconforto em pacientes com difícil acesso.[8]

Quando vistos com ultrassom, todos os vasos devem ser estruturas tubulares anecoicas (pretas), enquanto os tecidos circundantes terão algum nível de cinza. As veias se distinguem das artérias na ultrassonografia porque têm paredes mais finas, ovais e são mais facilmente comprimidas.

A colocação de cateteres intravenosos (IV) periféricos é uma habilidade fundamental que todos os profissionais de saúde devem possuir. Para o sucesso do procedimento é necessário o preparo[8-10] do paciente e configuração do ultrassom (Tabela 21.1). Existem duas técnicas de punção:

1. **Técnica estática:** é realizada a avaliação anatômica da veia em que será inserido o cateter e demarcado o ponto de punção.
2. **Técnica dinâmica:** possibilita a visualização em tempo real do cateter e, também, a visualização imediata das complicações.

Tabela 21.1 – Preparação para punção venosa periférica com uso de ultrassom.

- Lave as mãos, siga as precauções universais de prevenção de infecção
- Ajuste a posição e altura do paciente e o monitor de ultrassom para que você possa trabalhar confortavelmente, sem dobrar ou inclinar-se, ou virar a cabeça para ver as imagens do ultrassom
- A seleção do transdutor é importante. Transdutores de matriz linear com altas frequências (5 a 14 MHz) são feitas especificamente para procedimentos guiados por ultrassom
- Limpe o ultrassom e transdutor com uma solução germicida, coloque um torniquete e aplique gel no transdutor
- Escolha a predefinição de exame apropriada *Presset*, o que é fundamental. A predefinição otimiza parâmetros como escala de velocidade, que podem afetar a qualidade da imagem. O cenário "vascular periférico, venoso" ou "vascular superficial, venoso" geralmente é ideal

(continua)

Tabela 21.1 – Preparação para punção venosa periférica com uso de ultrassom. (continuação)

- Ajuste as configurações de ganho, profundidade do sistema e zona focal do ultrassom para que os vasos pareçam pretos e fiquem no centro da imagem do ultrassom
- Ganho: refere-se ao brilho da imagem em tons de cinza, análogo ao volume de um rádio
- Profundidade: refere-se à profundidade do tecido incluído no campo de visão. Uma profundidade adequada inclui a veia a ser canulada e uma pequena quantidade de tecido mais profundo (Figura 21.4)
- Zona focal: refere-se ao nível de profundidade em que as ondas sonoras estarão mais focadas e produzirão a melhor resolução de imagem. Posicione a zona focal ao nível da veia
- Certifique-se de que o lado esquerdo do transdutor se correlaciona com o lado esquerdo da imagem de ultrassom. Identifique a veia alvo e observe a profundidade da veia
- Encontre uma veia apropriada, examinando o braço na orientação transversal, que fornece uma visão transversal da anatomia e permite visualização de veias, artérias e outras estruturas
- Os vasos aparecem como estruturas circulares, e veias são facilmente distinguidas das artérias porque as veias colapsam com compressão
- Ao escolher uma veia, lembre-se de que uma veia com um diâmetro relativamente grande tem mais probabilidade de resultar em cateterismo bem-sucedido
- A profundidade de uma veia não é tão importante quanto seu diâmetro, mas cateteres IV mais longos são necessários para veias que se encontram a mais de 1 cm da superfície da pele
- Os cateteres IV têm 3,2 cm (32 mm) de comprimento. Angiocateteres com 6,4 cm de comprimento são adequados para canular vasos que têm, no máximo, cerca de 2 cm da superfície da pele

Fonte: Adaptada de Deam RK, Kluger R, Barrington MJ, McCutcheon CA, 2007; Hebard S, Hocking G, 2011 e Joing S et al., 2012.

Existem, também, duas abordagens comuns para a posição do transdutor durante a colocação de cateteres IV guiada por ultrassom: **transversal** (Tabela 21.2) e **longitudinal** (Tabela 21.3) que serão descritas a seguir.

Tabela 21.2 – Abordagem transversal de punção venosa periférica.

- Identifique a veia alvo e observe a sua profundidade
- Limpe a pele com uma solução antisséptica
- Centralize a veia a ser puncionada na tela do ultrassom, de modo que esteja situada abaixo do ponto médio do transdutor, para que o feixe de ultrassom esteja disposto e tranversalmente ao trajeto do vaso (Figura 21.4)
- Insira a agulha pela pele a alguns milímetros de distância do centro do transdutor (mesma distância em relação à profundidade do vaso), em direção ao vaso em um ângulo de 45°, que forma a relação de um triângulo retângulo (Figura 21.5)
- Avance a agulha em direção à veia e procure a ponta da agulha (Figura 21.6)
- A agulha é inserida perpendicularmente ao plano do ultrassom à medida que passa pela pele, aparece como apenas um único ponto brilhante com sombra posterior ou um artefato repetido (Figura 21.6)
- Conforme você avança com a ponta da agulha, siga-a e verifique ou incline o transdutor na direção em que a agulha segue
- Se você não consegue identificar a ponta da agulha, procure por compressão e movimento do tecido mole adjacente da parede anterior da veia
- Ao saltar ou vibrar, a agulha aumentará o movimento do tecido mole adjacente a ela, e poderá ajudá-lo a identificar a posição da ponta da agulha

(continua)

Tabela 21.2 – Abordagem transversal de punção venosa periférica. (continuação)

- Observe o retorno do sangue como uma indicação de que a ponta da agulha entrou na veia

- Diminua o ângulo da agulha e avance mais 1 ou 2 mm para se certificar de que toda a ponta da agulha e a ponta do cateter estão dentro da veia

- Enquanto segura a agulha, avance o cateter sobre a agulha e para dentro da veia

- Prenda o cateter da maneira padrão e lave o acesso com solução salina

Fonte: Adaptada de Joing S et al., 2012.

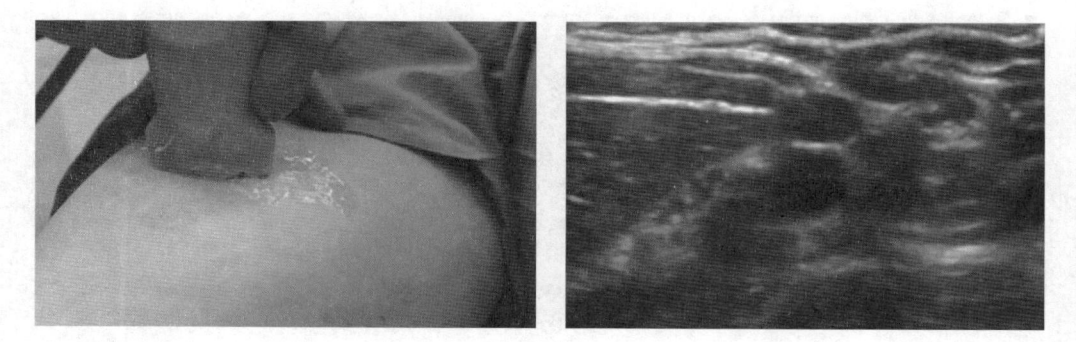

Figura 21.4 – Abordagem transversal e imagem do vaso sanguíneo no ultrassom.
Fonte: Joing S et al., 2012.

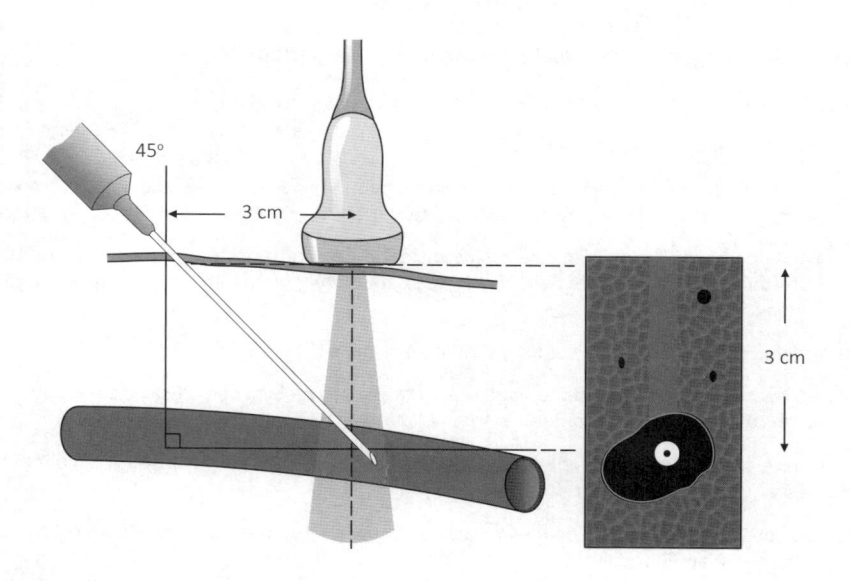

Figura 21.5 – Relação das medidas e ângulo da inserção da agulha.
Fonte: Desenvolvida pela autoria do capítulo.

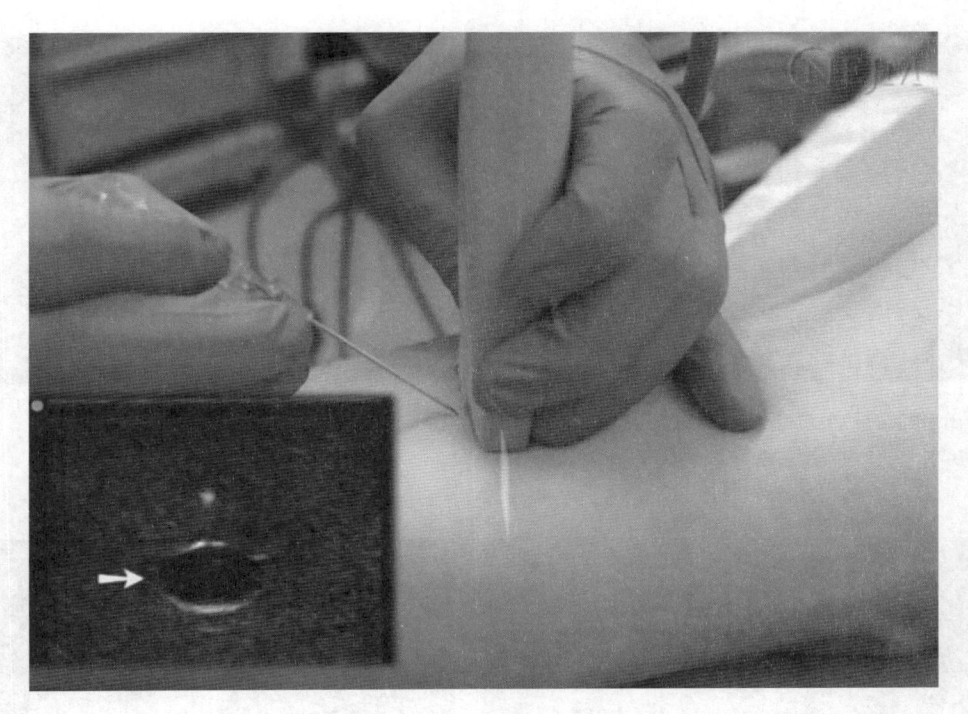

Figura 21.6 – Identificação da agulha na tela do ultrassom com abordagem transversal.
Fonte: Joing S et al., 2012.

Tabela 21.3 – Abordagem longitudinal de punção venosa periférica.

- Identifique a veia alvo e as estruturas circundantes com o uso da visão transversal e, em seguida, gire o transdutor 90° em relação ao eixo longitudinal da veia (Figura 21.7)

- Este procedimento é crucial para saber qual lado da imagem do ultrassom representa a veia distal, porque é onde a agulha entrará na imagem

- Ancorar sua mão no paciente para manter o transdutor completamente parado durante o procedimento, para que você não perca o local da veia enquanto avança a agulha

- Limpe a pele com antisséptico

- Insira a agulha pela pele precisamente no centro do eixo longo do transdutor, em um ângulo de 30°, e avance-o cuidadosamente dentro do plano do ultrassom, a agulha deve ser bem visualizada no eixo longo (Figura 21.8)

- Se você pode ver a veia, mas não a agulha, então ela deve estar lateral à veia. Faça uma revisão e redirecione a agulha, conforme necessário

- Não avance a agulha a menos que você possa visualizar sua ponta

- A parede anterior da veia pode ficar comprimida em resposta à agulha contato, então, use um movimento rápido para a frente para perfurá-la

- Visualize a ponta da agulha em lateral da veia e observe o cateter à medida que avança para fora da agulha e para dentro da veia

- Prenda o cateter e lave com solução salina

Fonte: Adaptada de Joing S et al., 2012.

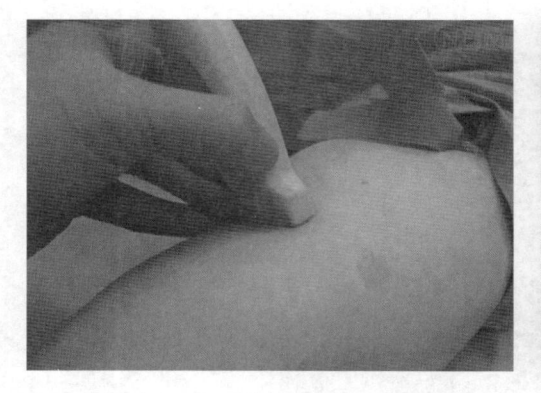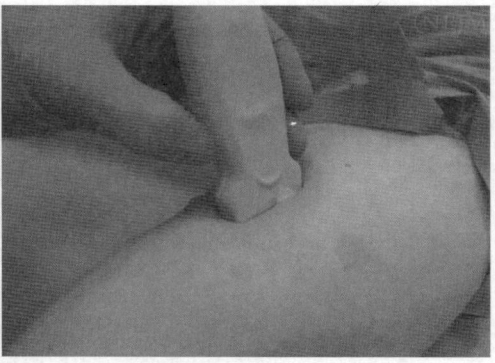

Figura 21.7 – Visão transversal e rotação de 90° para o eixo longitudinal.
Fonte: Joing S et al., 2012.

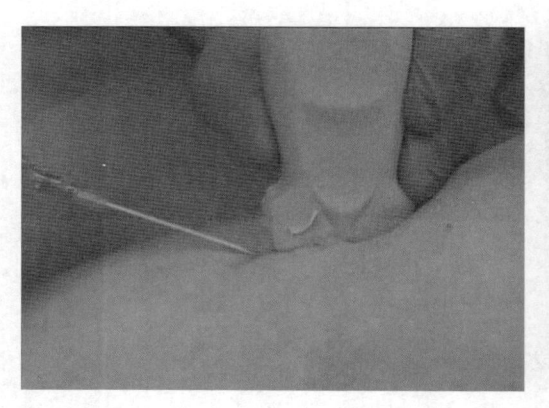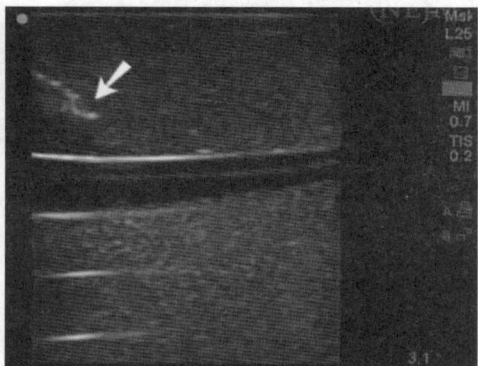

Figura 21.8 – Visualização da agulha no eixo longitudinal.
Fonte: Joing S et al., 2012.

Avaliação do volume vesical com uso da ultrassonografia

O uso apropriado de ultrassonografia do volume vesical pode reduzir a taxa de danos à bexiga, bem como a necessidade de usar a sondagem vesical de demora. Também pode levar a uma diminuição na taxa de infecções do trato urinário, um menor risco de disseminação de bactérias gram-negativas multirresistentes e menores custos hospitalares.[11]

A retenção urinária (RU) é uma condição potencialmente fatal caracterizada por uma incapacidade de urinar, associada a forte desconforto na área suprapúbica,[12] que causa danos à bexiga. As causas da RU podem ser categorizadas conforme Quadro 21.1.[11]

Entre as intervenções de enfermagem mais comuns relacionadas ao tratamento da RU encontra-se a sondagem vesical, que causa cerca de 80% das infeções do trato urinário adquirido no hospital.[11,13] A sondagem vesical é de responsabilidade do enfermeiro (Resolução n. 450/2013),[14] assim como o levantamento de dados clínicos do paciente para o correto diagnóstico e adequadas intervenções de enfermagem na RU.[13]

Quadro 21.1 – Fatores que precipitam a retenção urinária aguda.
▪ Consumo excessivo de álcool
▪ Exposição ao frio
▪ Medicamentos
▪ Instrumentação geniturinária
▪ Procedimentos cirúrgicos não geniturinários
▪ Fatores contribuintes: anestesia, dor, fluidos perioperatórios, imobilização
▪ Termoterapia transuretral por micro-ondas
▪ Braquiterapia para câncer de próstata localizado
▪ Remoção "precoce" do cateter urinário após prostatectomia retropúbica radical

Fonte: Adaptado de Lepor H, 2005.

Até 65% a 70% das infecções do trato urinário relacionadas à sondagem vesical de demora podem ser evitadas. Neste contexto, o uso da ultrassonografia da bexiga pode reduzir a taxa do uso da sonda vesical de demora e infecções do trato urinário, bem como custos hospitalares (Quadro 21.2).[11]

Quadro 21.2 – Indicações para uso do aparelho de ultrassom na avalição do volume vesical.	
Profissional de saúde	▪ Como parte de uma avaliação de continência ▪ Para confirmar a retenção urinária ▪ Para identificar o esvaziamento incompleto da bexiga ▪ Para avaliar urina residual pós-micção ▪ Para avaliar o nível de sensação da bexiga em relação ao volume da bexiga ▪ Para determinar se a remoção precoce de uma sonda vesical de demora foi apropriada ▪ Para avaliar o volume da bexiga se o cateter não estiver drenando ▪ Para identificar se a sonda vesical de demora está obstruída ▪ Para determinar o volume vesical em um cliente com diminuição da produção de urina
Paciente	▪ Para identificar quaisquer problemas de esvaziamento antes de um procedimento invasivo ▪ Para monitorar clientes pós-operatórios ou aqueles que são fisicamente incapazes de urinar ▪ Em um programa de retreinamento da bexiga, para determinar a necessidade de urinar com base no volume da bexiga ▪ Para avaliar a eficácia do esvaziamento mecânico da bexiga ▪ Para identificar o nível de sensação da bexiga relacionada ao seu volume ▪ Para identificar se os efeitos colaterais adversos da retenção urinária estão presentes, como com medicamentos, por exemplo, anticolinérgicos ▪ Como uma investigação padrão para grupos de risco (por ex.: doença neurológica, diabetes) quando apresentar problemas urinários ▪ Monitoramento anual da função da bexiga em pessoas com doenças crônicas ou progressivas, como, por exemplo, esclerose múltipla

Fonte: Adaptado de Johansson RM, Malmvall BE, Gäre B, Larsson B, Erlandsson I, Sund L et al., 2012.

Anatomia da bexiga urinária

A bexiga urinária (um reservatório que armazena e expulsa fluido) é um órgão muscular oco, moldado como um balão e situado na parte frontal inferior da pelve, logo atrás do osso púbico. A capacidade da bexiga adulta é de aproximadamente 300 a 500 mL.[15,16]

Nos homens, a base da bexiga fica entre o reto e a sínfise púbica, enquanto nas mulheres a base está abaixo do útero e anterior à vagina. Na base da bexiga, há um pequeno triângulo chamado trígono. Esta área é altamente sensível ao estiramento e fica irritada por estranhos corpos como cateteres.[17]

À medida que a bexiga normal se enche, ela se estende gradualmente para conter o volume crescente de urina, e mantém, assim, a pressão dentro da bexiga em um nível baixo constante. Durante a micção, o músculo detrusor comprime a bexiga, e empurra a urina para a uretra.[15]

Cálculo do volume urinário com ultrassom

Antes do desenvolvimento da ultrassonografia da bexiga, as opções disponíveis para avaliação e investigação de drenagem urinária eram realizadas por meio da anamnese, exame físico da bexiga (palpação e percussão), cateterismo vesical e investigação radiológica.

A sondagem vesical tem sido considerada o padrão-ouro em determinar o volume urinário residual. Embora a sondagem vesical seja invasiva, às vezes desconfortável e com risco de infecção ou trauma uretral, ainda pode ser usada para determinar volume urinário residual se o ultrassom não estiver disponível.

O cálculo do volume urinário com uso do ultrassom é simples e não causa desconforto ao cliente, oferece vantagens (Quadro 21.3)[15] sobre outras intervenções como, por exemplo: definir a posição da sonda vesical (Figura 21.9),[18] realização do cateterismo intermitente e medir o volume residual pós-miccional.

Quadro 21.3 – Vantagens do cálculo do volume urinário.	
Profissional de saúde	• Alto grau de precisão • Resultados instantâneos, com tempo de avaliação reduzido • Pode ser realizado rapidamente, mais rápido do que o cateterismo • Nenhum cálculo matemático necessário em aparelhos modernos • Impressão do volume gravável disponível • Indica se há necessidade de sondagem vesical • Ao contrário da sondagem vesical, nenhum risco de introdução de infecção do trato urinário ou trauma • Não invasivo, sem contato com as membranas mucosas • Luvas esterilizadas não necessárias • Sem exposição à radiação • Com educação, a avaliação vesical com ultrassom é fácil de usar e bem aceita pela equipe • Reutilizável e econômico ao longo do tempo • Portátil • Auxilia na tomada de decisão clínica
Paciente	• Sem dor ou desconforto • Ansiedade mínima • Sem exposição dos órgãos genitais, o que mantém, assim, a privacidade e dignidade • Melhores resultados de atendimento ao cliente • Fácil e adequado para uso com crianças e adultos • Fornece *feedback* instantâneo para o paciente • Capaz de ser avaliado em casa ou na comunidade

Fonte: Gilbert R, 2005.

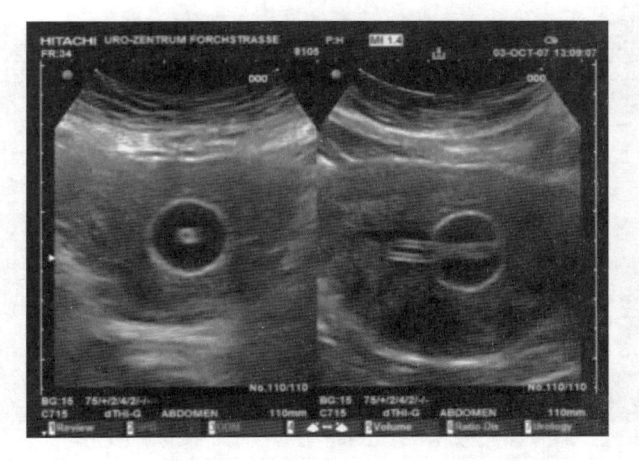

Figura 21.9 – Balonete da sonda vesical de demora no interior da bexiga.
Fonte: Trinkler F, 2005.

Devido a grandes variações no volume residual pós-miccional em qualquer cliente, pelo menos três leituras consecutivas são recomendadas para garantir uma leitura correta. As circunstâncias individuais do cliente devem ser consideradas para ajudar a determinar a frequência das avaliações com ultrassom.[19]

Existem vários aparelhos de ultrassom disponíveis no mercado. É recomendado que os profissionais de saúde consultem as orientações do fabricante para obter informações sobre o uso de cada equipamento institucional.

Enfermeiros que receberam treinamento e baseados em protocolos institucionais são considerados competentes para realizar uma avaliação do volume urinário com ultrassom. A estimativa do volume e o esvaziamento vesical eficaz são componentes-padrão na sistematização da assistência de enfermagem.[20]

Cálculo de volume vesical com uso do ultrassom

O cálculo do volume vesical (Quadro 21.4)[21] deve permitir algum erro de medição, isto porque a bexiga nunca é totalmente esférica. O volume da bexiga pode ser calculado quando se examina a bexiga transversal e longitudinalmente, e usando a seguinte fórmula elipsoide:[18]

$$\text{Volume} = \text{altura} \times \text{largura} \times \text{profundidade} \times 0,5236$$

Quadro 21.4 – Técnica para o cálculo do volume vesical com o aparelho de ultrassom.
▪ Lave as mãos, siga as precauções universais de prevenção de infecção
▪ Ajuste a posição e altura do paciente e o monitor de ultrassom para que você possa trabalhar confortavelmente, sem dobrar ou inclinar-se, ou virar a cabeça para ver as imagens do ultrassom
▪ A seleção do transdutor é importante. Transdutores de matriz convexas com baixa frequências (3 a 6 MHz) são feitos especificamente para procedimentos abdominais guiados por ultrassom
▪ Limpe o ultrassom e transdutor com uma solução germicida, aplique gel no transdutor
▪ Escolha a predefinição de exame apropriada *Presset* (abdominal), o que é fundamental. A predefinição otimiza parâmetros para o cálculo automático do volume vesical

(continua)

Quadro 21.4 – Técnica para o cálculo do volume vesical com o aparelho de ultrassom. (continuação)
▪ Ajuste as configurações de ganho, profundidade do sistema e zona focal do ultrassom para que o volume vesical apareça em preto e fique no centro da imagem do ultrassom
▪ Certifique-se de que o lado esquerdo do transdutor se correlaciona com o lado esquerdo da imagem do ultrassom
▪ Divida a tela do ultrassom
▪ Identifique e centralize a bexiga
▪ Encontre a imagem da maior circunferência transversal para a primeira tela e fixe a imagem estática
▪ Encontre a imagem da maior circunferência longitudinal na segunda tela e fixe a imagem estática
▪ Selecionar as teclas **cálculo** e **volume**
▪ Realizar as três medidas diferentes (D1 – eixo longitudinal, D2 – anteroposterior e D3 – superoinferior) do espaço interno da bexiga (parte anecoica ou preta)
▪ Após confirmar as três medidas, o aparelho informa automaticamente o volume

Fonte: Adaptado de Mago AJD, Helayel PE, Bianchini E, Kozuki H, Oliveira Filho GR, 2010.

A urina normal parece em forma anecoica, e em pacientes com infecção crônica da bexiga, o conteúdo da bexiga parece turvo devido ao reflexo de leucócitos e proteínas.

Durante as pesquisas realizadas pelo autor, foram encontrados diferentes métodos para determinar a técnica do cálculo de volume urinário (medidas: altura × largura × profundidade). A escolhida pelo autor foi a técnica descrita por Mago et al., 2010.[21]

Mago et al. descrevem as imagens ultrassonográficas da bexiga em dois planos de corte, eixo transversal e longitudinal para realização do cálculo do volume vesical (Figura 21.10). À esquerda da Figura 21.10, vê-se uma imagem obtida com o transdutor alinhado no plano transverso da bexiga. A linha pontilhada representa o maior diâmetro transverso. A imagem à direita da Figura 21.10, foi obtida com o transdutor alinhado ao eixo longitudinal da bexiga. As linhas pontilhadas representam os diâmetros anteroposterior e superoinferior da bexiga.

No canto inferior direito da Figura 21.10, identificam-se os valores das três medidas (eixo longitudinal × anteroposterior × superoinferior). Com essas medidas, o aparelho informa, automaticamente multiplicado por uma constante, o resultado total do volume vesical.

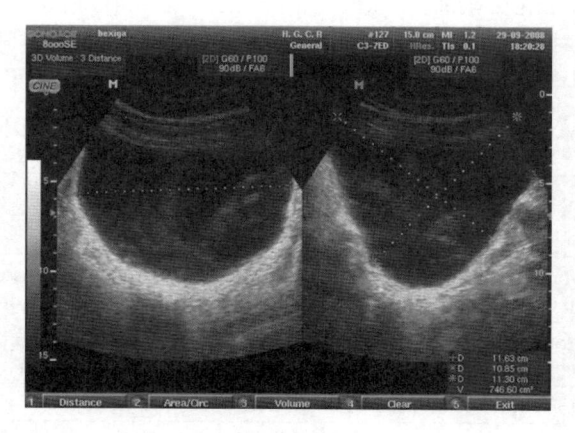

Figura 21.10 – Medidas para cálculo do volume vesical.
Fonte: Mago AJD, Helayel PE, Bianchini E, Kozuki H, Oliveira Filho GR, 2010.

Outra técnica está representada na Figura 21.11. Importante lembrar que a escolha da técnica a ser realizada em cada instituição deve estar descrita em protocolo institucional para o cálculo do volume vesical por ultrassom.

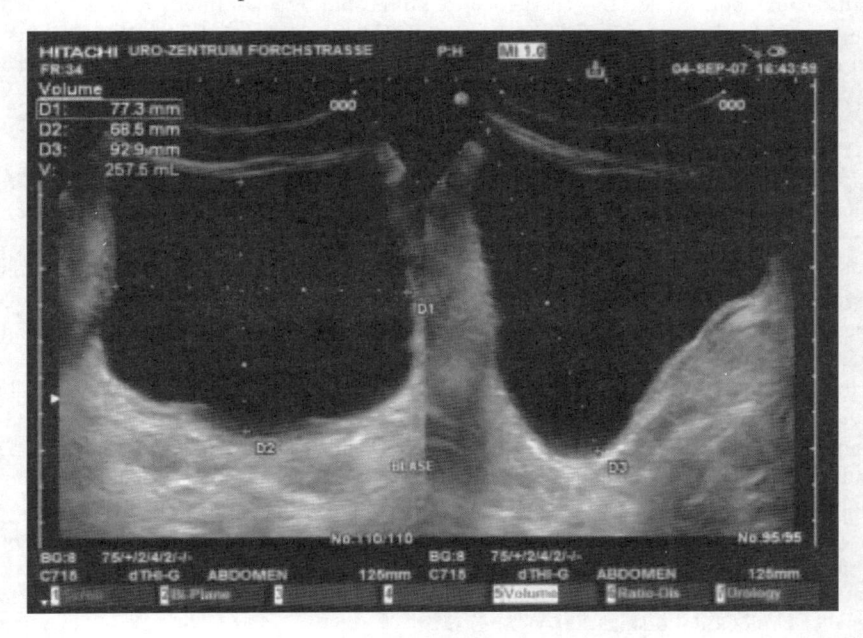

Figura 21.11 – Cálculo do volume vesical com aparelho de ultrassom.
Fonte: Ostaskiewicz J, 2007.

Referências bibliográficas

1. Pedreira MLG, Peterlini MAS, Pettengill MAM. Ultrassonografia na punção intravenosa periférica: inovando a prática de enfermagem para promover a segurança do paciente. Acta Paul Enferm [Online]. 2008;21(4):667-9 [citado em 20 ago. 2020].

2. Brasil. Conselho Federal de Enfermagem (Cofen). Decreto n. 94.406/87. Disponível em: http://www.cofen.gov.br/decreto-n-9440687_4173.html. Acesso em: 1 ago. 2020.

3. Brasil. Conselho Regional de Enfermagem (Coren) de São Paulo. Parecer Coren-SP CAT n. 003/2009. Disponível em: https://portal.coren-sp.gov.br/sites/default/files/N°%20003-2009%20-%20Realização%20de%20ultrassonografia%20vascular%20por%20enfermeiros.pdf. Acesso em: 1 ago. 2020.

4. Brasil. Conselho Regional de Enfermagem (Coren) de São Paulo. Parecer Coren-SP CT n. 029/2014. Disponível em: https://portal.coren-sp.gov.br/wp-content/uploads/2014/08/parecer_coren_sp_2014_029.pdf. Acesso em: 1 ago. 2020.

5. Brasil. Conselho Regional de Enfermagem (Coren) do Ceará. Parecer Câmara Técnica de Atenção a Saúde Coren-CE n. 069/2019. Disponível em: http://ouvidoria.cofen.gov.br/uploads/72015-parecer-camara.pdf. Acesso em: 1 ago. 2020.

6. Junior FAC et al. Equipamentos de ultrassom: funcionalidades básicas e otimização da imagem. In: Assunção MSC, Barros DS, Bravim BA (ed.). Ecografia em terapia intensiva e na medicina de urgência. Rio de Janeiro: Atheneu, 2019.

7. Kremkau FW. Diagnostic ultrasound: principles and instruments. 5th ed. Philadelphia: Saunders, 1998. ISBN: 0-7216-7148-8.

8. Joing S et al. Ultrasound-guided peripheral – IV: Placement. N Engl J Med. 2012;366:e38.

9. Hebard S, Hocking G. A tecnologia ecogênica pode melhorar a visibilidade da agulha durante a anestesia regional guiada por ultrassom. Reg Anesth Pain Med. 2011;36:185.

10. Deam RK, Kluger R, Barrington MJ, McCutcheon CA. Investigação de uma nova agulha ecogênica para uso com bloqueios de nervos periféricos por ultrassom. Anaesth Intensive Care. 2007;35:582.

11. Johansson RM, Malmvall BE, Gäre B, Larsson B, Erlandsson I, Sund L et al. Guidelines for preventing urinary retention and bladder damage during hospital care. Journal of Clinical Nursing. 2012;22.

12. Lepor H. Managing and preventing acute urinary retention. Rev Urol. 2005;7(Suppl 8):S26-33. PMID: 16985887; PMCID: PMC1477632.

13. Meska MHG, Mazzo A, Jorge BM, Souza-Junior VD, Negri EC, Chayamiti EMPC. Urinary retention: implications of low-fidelity simulation training on the self-confidence of nurses. Rev Esc Enferm USP. [Online]. 2016 Oct;50(5):831-7 [citado em 20 ago. 2020].

14. Brasil. Conselho Federal de Enfermagem (Cofen). Resolução Cofen n. 0450/2013. Disponível em: http://www.cofen.gov.br/resolucao-cofen-no-04502013-4_23266.html. Acesso em: 1 ago. 2020.

15. Gilbert R. Using essence of care benchmarking to develop clinical practice. Nursing Times. 2005;101(2):54-6.

16. Smeltzer S, Bare B, Hinkle J, Cheever K. Assessment of renal and urinary tract function. In: Darcy P, Cann M, Bellus M, Gibbins T, Kors E (ed.). Brunner & Suddarth's textbook of medical-surgical nursing. 11 ed. United States of America: Lippincott Williams & Wilkins, 2008. p. 1492-513.

17. Balmforth J, Mantle J, Bidmead J, Cardozo L. A prospective observational trial of pelvic floor muscle training for female stress urinary incontinence. BJU International. 2006;98:811-7.

18. Trinkler F. Ultrasound of the bladder. UroZentrum Zurich, Forchstrasse Zollikkkon Switzerland. Boston (MA): Pearson, 2005. p. 371-2.

19. Ostaskiewicz J. Incomplete bladder emptying in frail older adults: a clinical conundrum. International Journal of Urological Nursing. 2007;1(2):87-91.

20. Patraca K. Measure bladder volume without catheterization. Nursing. 2005;35(4):46-7.

21. Mago AJD, Helayel PE, Bianchini E, Kozuki H, Oliveira Filho GR. Prevalência e fatores preditivos de retenção urinária diagnosticada por ultrassonografia no período pós-anestésico imediato. Revista Brasileira de Anestesiologia. 2010;60(4):387-90.

22

Transporte Intra-Hospitalar do Paciente Crítico

Tais Hochegger
Eloni Terezinha Rotta
Adriana Meira Guntzel Chiappa
Rogério Daroncho da Silva

Com o avanço tecnológico, o tratamento aos pacientes críticos teve um desenvolvimento considerável, porém, nem todos os cuidados podem ser oferecidos à beira-leito.[1] O Transporte Intra-Hospitalar do Paciente Crítico (TIHPC), muitas vezes faz-se necessário para intervenções diagnósticas ou terapêuticas. É um dos grandes desafios da equipe multiprofissional das Unidades de Terapia Intensivas (UTI), pois estes profissionais necessitam garantir a segurança do paciente durante todo o transporte.

Para TIHPC, retira-se o paciente de um ambiente altamente especializado, e o mesmo é transportado e exposto a ambientes mais desprotegidos. Por isso, existe a necessidade de padronização de procedimentos, que resultem em condutas homogêneas para reduzir efeitos adversos e garantir um transporte mais seguro. A resolução do Conselho Federal de Enfermagem n. 0588/2018, de outubro de 2018, estabelece normas para a atuação da equipe de enfermagem no processo de transporte de pacientes em ambiente interno dos serviços de saúde, de modo a garantir a segurança do paciente e a melhoria da qualidade nos serviços de saúde.[2]

Riscos do transporte e impactos fisiológicos para o paciente crítico

Os riscos envolvidos no processo do transporte do paciente crítico precisam ser previstos pela equipe antes de indicar um procedimento diagnóstico ou terapêutico.[3] Esses riscos envolvem diferentes fatores, que são:

- **Relacionados ao paciente:** condição clínica e hemodinâmica, o uso de medicamentos de alto risco.
- **Fatores técnicos ou do sistema:** equipamentos, materiais e instalações.
- **Fatores humanos:** falta de supervisão e treinamento, falta de comunicação entre os profissionais e equipes.

O transporte em si pode levar a complicações clínicas, conforme Quadro 22.1.[3,4,5]

Além dos riscos para o paciente, durante o seu transporte podem ocorrer possíveis violações de controle de infecção com disseminação nosocomial, como nos casos suspeitos ou confirmados de covid-19.[6]

Quadro 22.1 – Complicações clínicas que podem ocorrer durante o transporte de paciente crítico.	
Complicações pulmonares	▪ Pneumotórax sintomático e atelectasias ▪ Trombose venosa profunda ▪ Embolia pulmonar ▪ Deslocamento dos dispositivos de vias aéreas (extubação acidental), dessaturação de oxigênio
Complicações hemodinâmicas	▪ Taquicardia, hipotensão e complicações cardíacas ▪ Atenção deve ser dedicada a populações vulneráveis ▪ Parada cardíaca – *never* evento (raro, mas devastador)
Infecção	TIHPC aumenta em 1,4 a 3 vezes o risco de pneumonia associada à ventilação mecânica
Trauma	Mobilização de pacientes com fraturas ortopédicas ou pacientes neurocirúrgicos pode exacerbar a lesão existente ou resultar em uma lesão secundária inesperada
Interrupção de terapias críticas ou especiais	▪ Risco de interrupção de infusões vitais (vasopressor, inotrópico) ▪ Possibilidade de erros de medicação
Hipoglicemia e hiperglicemia	–
Transtornos ácido/básicos	Decorrentes de alterações na ventilação mecânica, nas infusões de fluidos e drogas vasoativas, dinâmica circulatória e perfusão de órgãos-alvo alterados. Condições acidóticas podem alterar a eficácia dos vasopressores e predispor os pacientes a arritmias

Fonte: Adaptado de Kowitlawakul Y et al., 2015; Knight PH, Maheshwari N, Hussain J, Scholl M, Hughes M, Papadimos TJ et al., 2015 e Veiga VC, Postalli NF, Alvarisa TK, Travassos PP, Vale RTS, Oliveira CZ et al., 2019.

Objetivos do transporte seguro

As diretrizes para transporte seguro do paciente crítico destacam como princípios básicos para um procedimento seguro: a utilização de um protocolo de transporte intra-hospitalar bem definido e sedimentado entre as equipes e a garantia de que o paciente crítico irá receber o mesmo nível de monitoramento fisiológico durante o transporte, como durante a permanência na UTI.[7]

Os objetivos do transporte seguro do paciente crítico constam do Quadro 22.2.

Quadro 22.2 – Objetivos do transporte seguro do paciente crítico.
▪ Minimizar o risco de alterações clínicas decorrentes da mobilização e transporte
▪ Sistematizar o transporte, reduzir o risco de eventos adversos e reconhecer fatores de risco
▪ Garantir que todo o transporte de paciente crítico seja realizado por profissionais treinados e capacitados
▪ Evitar desconexão dos artefatos terapêuticos
▪ Garantir a manutenção da terapêutica durante o afastamento do paciente da UTI
▪ Garantir a segurança dos profissionais envolvidos no transporte
▪ Garantir a não disseminação de agentes infecciosos

Fonte: Adaptado de Brunsveld-Reinders AH, Arbous MS, Kuiper SG, De Jonge E, 2015 e Liew MF, Siow WT, Yau YW, See KC, 2020.

A identificação das fases do transporte é fundamental para seu planejamento e execução com sucesso.

Equipamentos e insumos para o transporte

Os equipamentos para transporte desempenham um papel importante na segurança deste processo. Alguns requisitos desses equipamentos estão descritos no Quadro 22.3.

Quadro 22.3 – Equipamentos e monitorização para transporte.
▪ Equipamentos com dimensões adequadas e autonomia (bateria/gases) suficiente para o transporte, com alarme de falha/interrupção
▪ Os monitores e ventiladores com alarmes visuais e sonoros para os principais parâmetros monitorados e com alarmes customizados a cada paciente
▪ Equipamentos exclusivos para realização de transportes, guardados em locais de fácil acesso às equipes
▪ Atentar sempre para as conexões entre fios, cabos, linhas dos diversos equipamentos antes do transporte
▪ Necessário haver protocolos institucionais que estabeleçam a monitorização mínima para os pacientes durante o transporte: indicada monitorização da frequência cardíaca contínua (ECG), oximetria de pulso, monitoramento da pressão arterial não invasiva e de CO_2 ao final da expiração (ET CO_2) para pacientes neurológicos
▪ Utilizar monitorização contínua da pressão arterial invasiva em casos de uso de drogas vasoativas, instabilidade hemodinâmica ou quando o paciente já estiver fazendo uso da monitorização contínua na UTI
▪ Utilizar um desfibrilador/marca-passo, idealmente integrado ao monitor multiparâmetros, ou definir protocolos de quais pacientes devem usá-los
▪ Para paciente com fios temporários de marca-passo é sugerido que conste no transporte um marca-passo portátil
▪ Para pacientes transportados em ventilação invasiva deve estar disponível um sistema de aspiração portátil
▪ O transporte deve contar sempre com um dispositivo manual de ressuscitação, testado previamente em cada transporte (independentemente de o paciente estar em uso de ventilação invasiva). Quando em ventilação invasiva, o uso da ventilação manual deve ser evitado e utilizado somente quando ocorrer falha do ventilador portátil
▪ Ventiladores portáteis devem contar com os mesmos parâmetros e modos ventilatórios que os disponíveis na UTI
▪ Filtro bacteriano deve ser sempre utilizado para garantir a umidificação adequada das vias aéreas e a proteção do ventilador portátil
▪ Todos os equipamentos devem ser higienizados após o uso e colocados para recarregar a bateria

Fonte: Adaptado de Knight PH, Maheshwari N, Hussain J, Scholl M, Hughes M, Papadimos TJ et al., 2015 e Kowitlawakul Y et al., 2015.

É fundamental que se tenham protocolos para planejamento e ações imediatas em caso de necessidade de substituição de quaisquer equipamentos em caso de avaria e falhas.

O transporte deve sempre ser realizado com o uso de um *kit*/maleta de urgência, com medicações e materiais de urgência. A Tabela 22.1 ilustra a sugestão de lista de materiais e medicamentos para compor maleta de transporte/*kit* de urgência.

Tabela 22.1 – Lista de materiais e medicamentos da maleta de transporte.

1ª gaveta		**2ª gaveta**	
Cadarço	2	Abocath ns. 14 a 24	2 de cada
Agulha (asp) 1,2 × 25	6	Cateter nasal n. 8	2
Agulha 0,8 × 25	4	Pilha para laringoscópio	2
Dânulas	2	Elétrodos	5
Protetor de dânula	4	–	–
Protetor de equipo	2	–	–
Elétrodos	5	–	–

(continua)

Tabela 22.1 – Lista de materiais e medicamentos da maleta de transporte. (continuação)

Parte inferior			
TOT n. 7,5	2	Seringa 20 mL	3
TOT n. 8	2	Seringa 10 mL	3
TOT n. 8,5	2	Seringa 5 mL	3
Lâmina de laringo ns. 4 e 5	1 de cada	Extensor 60 cm	1
Guia de intubação	1	Equipo gotas	1
Cabo de laringo	1	Equipo BI	1
Cânula de Guedel	1	SF 0,9%, 250 mL	2
Sonda de asp n. 12	4	Gaze	2 pacotes
Estetoscópio	1	Micropore	1
Medicamento		**Quantidade**	
Noradrenalina (MAV)		2	
Adrenalina		4	
Atropina		4	
Fentanil 10 mL/FR		1	
Midazolan 5 mg/mL		1	
Succinilcolina FR		1	
AD 20 mL		4	
Lidocaína gel TB		1	

Fonte: Adaptada de Hospital de Clínicas de Porto Alegre.

A necessidade de medicamentos "extras" deverá ser verificada pelo médico no pré--transporte e devem ser prescritos antes do transporte.

Equipe de transporte

A equipe que realizará o transporte pode ser composta por vários membros, idealmente por pelo menos um médico, um enfermeiro, um técnico de enfermagem e um fisioterapeuta.[8,9] Porém, um mínimo de duas pessoas treinadas para acompanhar o paciente parece ser a realidade mais factível, uma vez que é fundamental a presença de um médico e um membro da equipe de enfermagem capacitados. As taxas de eventos adversos durante os transportes são menores quando médicos com maior experiência e equipes especializadas transportam paciente críticos.[3,8]

A comunicação está entre as etapas mais importantes quando pensamos nas estratégias de organização e preparo do transporte seguro do paciente crítico. Os membros das equipes transportadoras necessitam alinhar informações básicas pertinentes ao paciente.[8,9]

Na UTI do Hospital de Clínicas de Porto Alegre (HCPA) utiliza-se um *checklist*, no qual o médico responsável pelo paciente se guia, com critérios de alertas para definição da equipe multidisciplinar que acompanhará o paciente durante todo transporte. A Figura 22.1 mostra uma sugestão de definição da equipe transportadora baseada em critérios de alerta de gravidade do paciente, parte desse *checklist*. O preenchimento é realizado antes de todo TIHPC, e acompanha o paciente durante o procedimento e após o retorno do paciente a UTI.

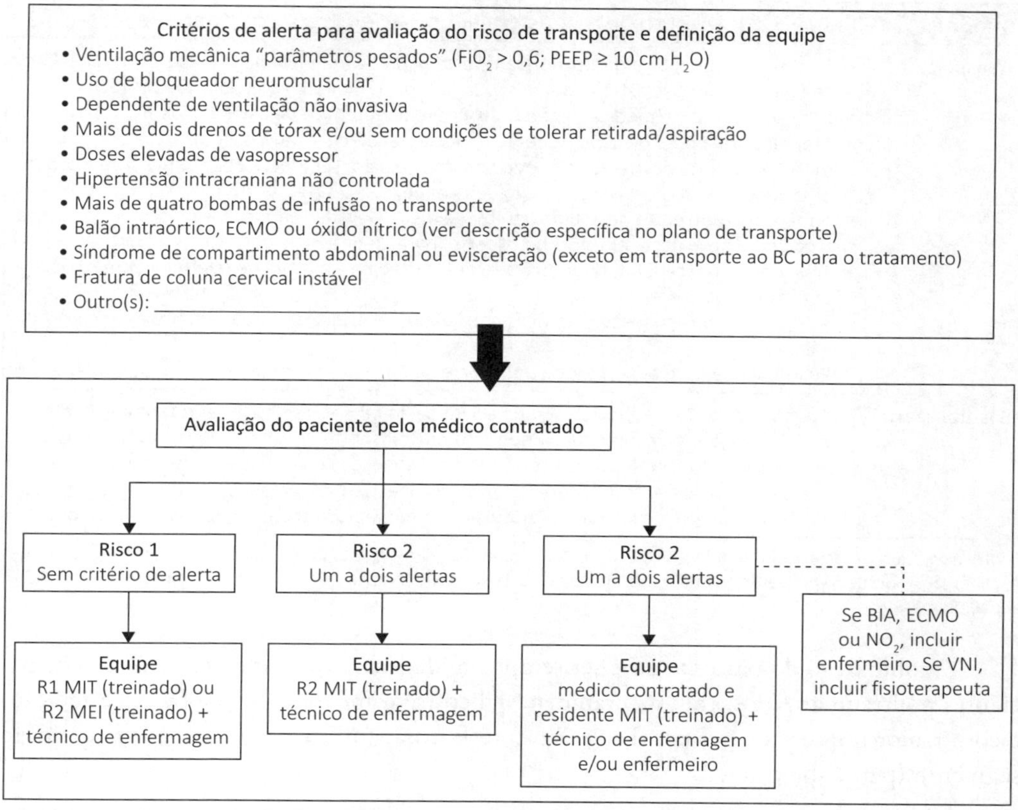

Critérios de alerta para avaliação do risco de transporte e definição da equipe
- Ventilação mecânica "parâmetros pesados" ($FiO_2 > 0,6$; PEEP $\geq$ 10 cm H_2O)
- Uso de bloqueador neuromuscular
- Dependente de ventilação não invasiva
- Mais de dois drenos de tórax e/ou sem condições de tolerar retirada/aspiração
- Doses elevadas de vasopressor
- Hipertensão intracraniana não controlada
- Mais de quatro bombas de infusão no transporte
- Balão intraórtico, ECMO ou óxido nítrico (ver descrição específica no plano de transporte)
- Síndrome de compartimento abdominal ou evisceração (exceto em transporte ao BC para o tratamento)
- Fratura de coluna cervical instável
- Outro(s): _____

Avaliação do paciente pelo médico contratado

Risco 1	Risco 2	Risco 2	
Sem critério de alerta	Um a dois alertas	Um a dois alertas	Se BIA, ECMO ou NO_2, incluir enfermeiro. Se VNI, incluir fisioterapeuta
Equipe R1 MIT (treinado) ou R2 MEI (treinado) + técnico de enfermagem	Equipe R2 MIT (treinado) + técnico de enfermagem	Equipe médico contratado e residente MIT (treinado) + técnico de enfermagem e/ou enfermeiro	

Figura 22.1 – Definição da equipe de transporte intra-hospitalar.
Fonte: Adaptada de Hospital de Clínicas de Porto Alegre.

A utilização de listas de verificação possibilita uma estruturação do transporte de pacientes críticos, e é responsável pela redução dos riscos atribuídos a este processo.[7]

As etapas do transporte

O TIHPC é subdividido em três etapas. As ações essenciais nessas etapas estão descritas no Quadro 22.4.[4,7,10]

Quadro 22.4 – Etapas do transporte intra-hospitalar do paciente crítico.	
Pré-transporte	■ Análise do risco/benefício do exame e do transporte previamente à solicitação pelo médico responsável, principalmente em casos que envolvem modificações diagnósticas, terapêuticas ou prognósticas
	■ Combinação realizada em relação aos membros da equipe que acompanharão o transporte e avaliação ou estudo da rota/caminho a ser utilizada, e que considera a acessibilidade ao local, elevadores e corredores. Preferir o caminho mais curto e seguro. Em caso de uso de elevadores, realizar reserva para evitar aglomerações e atrasos
	■ Verificação de medicação, fluidos e equipamentos, inclusive carrinho de transporte, dispositivos de monitoramento e equipamentos adicionais

(continua)

Quadro 22.4 – Etapas do transporte intra-hospitalar do paciente crítico. (continuação)	
Transporte	• Continuar o monitoramento no transporte e procedimento diagnóstico ou terapêutico, com verificação e registro dos sinais vitais a cada 15 minutos ou conforme protocolo • Realizar manejo de medicamentos/infusões e manutenção da estabilidade fisiológica • Atentar para a possibilidade de retirada acidental de dispositivos. Transporte por meio de maca, o paciente deve estar olhando para frente, para subir e descer rampas com a cabeça para cima (exceto no caso de estado de choque) • A maca de transporte deve ter as grades sempre elevadas para evitar o risco de quedas, e o paciente deve ficar com o corpo coberto, para diminuir a exposição • Transporte com cadeiras de rodas, descer rampa com a cadeira de ré e subir com o paciente olhando para frente • A segurança das conexões elétricas e oxigênio deve ser garantida durante a execução do exame • Posicionar sempre o monitor de transporte de forma visível para manter o monitoramento
Pós-transporte	• Após a instalação e estabilização do paciente, é imprescindível verificar o acompanhamento e a medicação, e documentar o percurso do transporte no prontuário (estado do paciente durante e após o transporte, eventos e intervenções ocorridos durante o transporte). O equipamento de transporte deve ser limpo e conectado novamente na fonte de alimentação • Realização do *debriefing* na fase pós-transporte para correções e educação da equipe

Fonte: Adaptado de Brunsveld-Reinders AH, Arbous MS, Kuiper SG, De Jonge E, 2015; Gimenez F, Camargo W, Gomes A, Nihei TS, Andrade M, Valverde M et al., 2017 e Veiga VC, Postalli NF, Alvarisa TK, Travassos PP, Vale RTS, Oliveira CZ et al., 2019.

A mobilização do paciente deve ser sempre cuidadosa, principalmente em caso de pacientes politraumatizados, trauma cranioencefálico (sem movimentos de flexão e rotação) e com maior número de pessoas. Pacientes com fraturas (ou suspeita) devem ter apoio do segmento (perna, braço etc.).

Cuidados de enfermagem importantes a serem realizados no preparo e transporte do paciente crítico estão listados no Quadro 22.5.

Quadro 22.5 – Cuidados de enfermagem no TIHPC.
• Instalar e estabilizar o paciente no ventilador de transporte pelo menos 15 minutos antes da saída da UTI
• Para exame com uso de contraste, um acesso periférico calibroso deverá ser providenciado antes do TIHPC
• Acessos e bombas de infusão com drogas vasoativas devem ser identificados. Definir uma via de urgência para rápido acesso em situações de intercorrências
• Verificar previamente à saída da UTI se a quantidade de drogas é suficiente e a previsão da duração da bateria dos equipamentos
• Avaliação de padrões hemodinâmicos e ventilatórios; manter SpO$_2$ entre 90% e 100%. Conferir fluxo de O$_2$
• Certificação de vias aéreas pérvias, realizar aspiração, verificação de pressão do balonete e comissura labial do tubo orotraqueal
• Antes da saída para o transporte, avaliar a estabilidade hemodinâmica, ventilatória e neurológica
• Aplicação de escala de avaliação de dor ou sedação preconizada pela instituição, checagem das infusões de sedativos, analgésicos e/ou bloqueadores neuromusculares, bem como a necessidade de bólus de drogas
• Pausa na nutrição enteral, nutrição parenteral e insulina parenteral
• Revisão da fixação de dispositivos como tubos, sondas, drenos e cateteres

Fonte: Adaptado de Almeida ACG, Neves ALD, Souza CLB, Garcia JH, Lopes JL, Barros ALBL, 2012.

Nas instituições onde é preconizado incluir listas de verificação ou *checklist* para o preparo e realização dos transportes, preconiza-se que na etapa pré-transporte já se inicie o preenchimento, de modo a sistematizar as atividades entre todos os membros das equipes. A uniformização dos processos que envolvem o TIHPC é importante desde o planejamento da fase inicial, pois não é incomum que a decisão e o preparo do paciente iniciem em turno anterior ao do transporte em si. A padronização das etapas entre todos os membros da equipe evita não apenas retrabalho, mas garante, principalmente, a segurança do processo.

Transporte do paciente com covid-19

A covid-19 destaca-se pela rapidez de disseminação, dificuldade para contenção e gravidade. Desta forma, para o TIHPC de pacientes covid-19, deve-se considerar os seguintes princípios:[6] 1°) reconhecimento precoce de possível deterioração do paciente – entubar na UTI antes do transporte pode ser mais seguro; 2°) segurança da equipe de saúde (uso de equipamentos de proteção individual (aventais, gorros, luvas, máscaras N-95); 3°) segurança de terceiros – utilização de rotas específicas para o transporte desses pacientes, dentro do possível; 4°) planos de contingência para emergências médicas durante o transporte; 5°) descontaminação pós-transporte.

Além dos cuidados gerais citados anteriormente, o TIHPC com covid-19 está indicado no Quadro 22.6.

Quadro 22.6 – Cuidados adicionais no transporte do paciente crítico com covid-19.
▪ Colocar máscara cirúrgica no paciente que ventila espontaneamente durante o transporte
▪ Evitar o uso de circuitos respiratórios abertos ou oxigenação nasal de alto fluxo e pressão positiva não invasiva durante o transporte
▪ Adicionar filtros HEPA* aos tubos endotraqueais, aos ramos expiratórios dos circuitos respiratórios e à bolsa de ventilação manual (ambu)
▪ Evitar desconexão desnecessária do circuito respiratório durante o transporte
▪ Ensacamento do ambu para reduzir a aerossolização em caso de agravamento da hipoxemia
▪ Equipe de higienização específica e com uso de EPI para realizar a limpeza terminal da rota e elevador logo após o transporte
▪ Equipe deve remover o EPI de forma adequada após o transporte

*High-efficiency particulate air.

Fonte: Adaptado de Liew MF, Siow WT, Yau YW, See KC, 2020.

Transferência do cuidado

A transição do cuidado é uma das etapas que deve ser pensada e planejada no TIHPC, seja temporária ou definitiva. Trocas de informações ineficientes podem contribuir com lacunas de informação e falhas na segurança do paciente. Quando a equipe da UTI é também a transportadora, a utilização de instrumentos formalizados de transferência de cuidado pode não ser necessária. Em transferências definitivas, como altas ou procedimentos terapêuticos, estratégias formais de transferência de cuidados são necessárias, pois objetivam a uniformização e completude de informações.[5]

As equipes transportadoras necessitam ter experiência, uma vez que precisam estar familiarizadas com os protocolos institucionais, fases do TIHPC e manejo no atendimento ao paciente crítico e possíveis intercorrências. O objetivo primordial será sempre garantir a segurança ao doente grave, além de desafiar os membros das equipes a expandirem os limites físicos da UTI.

Referências bibliográficas

1. Zuchelo LTS, Chiavone PA. Intrahospital transport of patients on invasive ventilation: cardiorespiratory repercussions and adverse events. Jornal Brasileiro de Pneumologia. 2009;35(4);367-74.
2. Brasil. Conselho Federal de Enfermagem (Cofen). Resolução Cofen n. 588/2018. Atualiza e normatiza a atuação da equipe de enfermagem no processo de transporte de pacientes em ambiente interno aos serviços de saúde. Diário Oficial da União. n. 198, 15 out. 2018. Disponível em: http://www. cofen.gov.br/wp-content/uploads/2018/10/Resolu%C3%A7%C3%A3o-588-18.pdf.
3. Knight PH, Maheshwari N, Hussain J, Scholl M, Hughes M, Papadimos TJ et al. Complications during intrahospital transport of critically ill patients: focus on risk identification and prevention. Int J Crit Illn Inj Sci. 2015 Oct-Dec;5(4):256-64.
4. Veiga VC, Postalli NF, Alvarisa TK, Travassos PP, Vale RTS, Oliveira CZ et al. Adverse events during intrahospital transport of critically ill patients in a large hospital. Rev Bras Ter Intensiva. 2019 Feb.
5. Kowitlawakul Y et al. Observation of handover process in an intensive care unit (ICU): barriers and quality improvement strategy. Int J Qual Health Care. 2015 Apr;27(2):99-104.
6. Liew MF, Siow WT, Yau YW, See KC. Safe patient transport for covid-19. Critical Care. 2020;24:94. doi: 10.1186/s13054-020-2828-4.
7. Brunsveld-Reinders AH, Arbous MS, Kuiper SG, De Jonge E. A comprehensive method to develop a checklist to increase safety of intra-hospital transport of critically ill patients. Crit Care. 2015 May;19:214.
8. Almeida ACG, Neves ALD, Souza CLB, Garcia JH, Lopes JL, Barros ALBL. Transporte intra-hospitalar de pacientes adultos em estado crítico: complicações relacionadas à equipe, equipamentos e fatores fisiológicos. Acta Paul Enferm. 2012;25(3):471-6.
9. Kue R, Brow P, Ness C, Scheulen J. Adverse clinical events during intrahospital transport by a specialized team: a preliminary report. Am J Crit Care. 2011;20(2):153-62.
10. Gimenez F, Camargo W, Gomes A, Nihei TS, Andrade M, Valverde M et al. Analysis of adverse events during intrahospital transportation of critically ill patients. Critical Care Research and Practice. 2017 Sep.

Atendimento em Parada Cardiorrespiratória (PCR)

Odon Melo Soares
Taciana de Castilhos Cavalcanti
Mara Lucia Drey de Oliveira
Gisele Baldez Piccoli
Angela Enderle Candaten

As Diretrizes da American Heart Association (AHA) de 2020 para ressuscitação cardiopulmonar (RCP) e atendimento cardiovascular de emergência fornecem uma revisão abrangente das recomendações baseadas em evidências para ressuscitação e atendimento cardiovascular de emergência.[1,2] As diretrizes de atendimento à PCR intra-hospitalar (PCRIH) em adultos é dividida em Suporte Básico de Vida (SBV) e Suporte Avançado de Vida em Cardiologia (SAVC) e incluem um conjunto abrangente de recomendações para o atendimento às vítimas.

Neste capítulo, serão abordadas as diretrizes do SBV no atendimento ao paciente crítico adulto em PCRIH.

A PCRIH é recorrente de quadros respiratórios ou circulatórios que se agravam e que são precedidos de alterações dos sinais vitais. Neste sentido, sugere-se que as instituições de saúde implementem um "Time de Resposta Rápida (TRR)", com o objetivo de identificar e tratar precocemente pacientes que apresentem deterioração clínica ou estejam em risco de morte, fora do ambiente de unidades críticas.

Suporte básico de vida

O SBV define a sequência primária de ações para salvar vidas. Por mais adequado e eficiente que seja um SAVC, se as ações de SBV não forem realizadas de maneira adequada, será extremamente baixa a possibilidade de sobrevivência de uma vítima de PCR. O SBV consiste em RCP precoce e quando disponível desfibrilação, com o uso de desfibriladores externos automáticos (DEA).[2]

Acredita-se que grande parte da variação nas taxas de sobrevivência seja devida à força dos elos descritos a seguir na cadeia de sobrevivência (Figura 23.1). A cadeia de sobrevivência é uma sequência de ações, organizada de forma lógica para aumentar as chances de vítimas PCR a alcançarem o retorno à circulação espontânea (*return of spontaneous circulation* – ROSC). Ela, atualmente, é dividida em ambiente intra e extra-hospitalar, com destaque para as propriedades de cada situação em que a vítima foi encontrada.[3]

Um sexto elo, "recuperação", foi adicionado na versão 2020 das diretrizes para enfatizar a importância da recuperação e sobrevivência aos resultados da ressuscitação.[2]

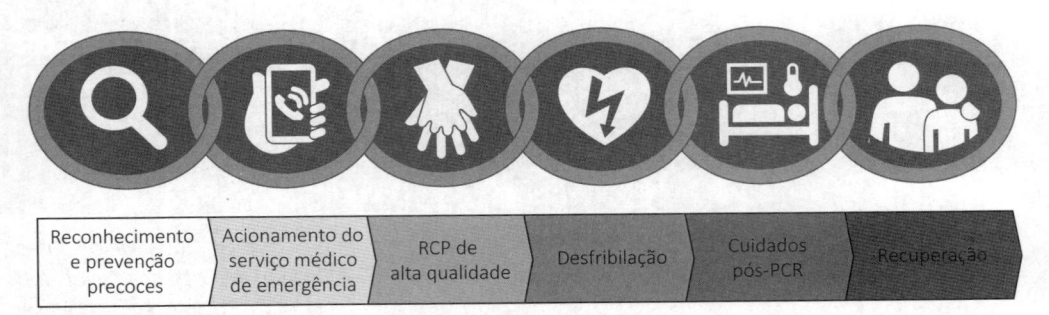

Figura 23.1 – Cadeia de sobrevivência PCR intra-hospitalar.
Fonte: Adaptada de American Heart Association, 2020.

Sequência do SBV para profissionais da saúde (Figura 23.2)

Segurança do local

O profissional deve certificar-se de que o local seja seguro para quem está socorrendo e para a vítima. Se o local estiver seguro, prossiga com o atendimento.[2,3]

Avaliação do nível de consciência

O socorrista que testemunha a PCR de uma pessoa ou se depara com uma pessoa aparentemente sem resposta, deve tocar no ombro da pessoa para confirmar essa ausência e gritar: "você está bem?". Se a vítima não responder, chame ajuda imediatamente.[4]

Chame ajuda

Se a pessoa não responder, o socorrista pede ajuda, ativa o sistema de resposta a emergências e inicia compressões torácicas.[2]

O uso dos telefones celulares é benéfico no acionamento do serviço médico de emergência, pois não é necessário deixar a vítima, a fim de acionar o socorro, o que permite iniciar a RCP prontamente.

Cheque respiração e pulso

As diretrizes da AHA enfatizam que mesmo profissionais bem treinados podem ter dificuldade em determinar se os pulsos estão presentes (Figura 23.3) ou se a respiração é adequada em pacientes que não respondem aos procedimentos.[2]

Após avaliar a capacidade de resposta, os profissionais de saúde devem verificar rapidamente o pulso do paciente. Enquanto isso, é razoável que o profissional de saúde avalie visualmente as respirações do paciente.

É apropriado supor que o paciente esteja em PCR se a respiração estiver ausente ou anormal (ofegar, por exemplo) ou se um pulso não puder ser prontamente palpado em 10 segundos.

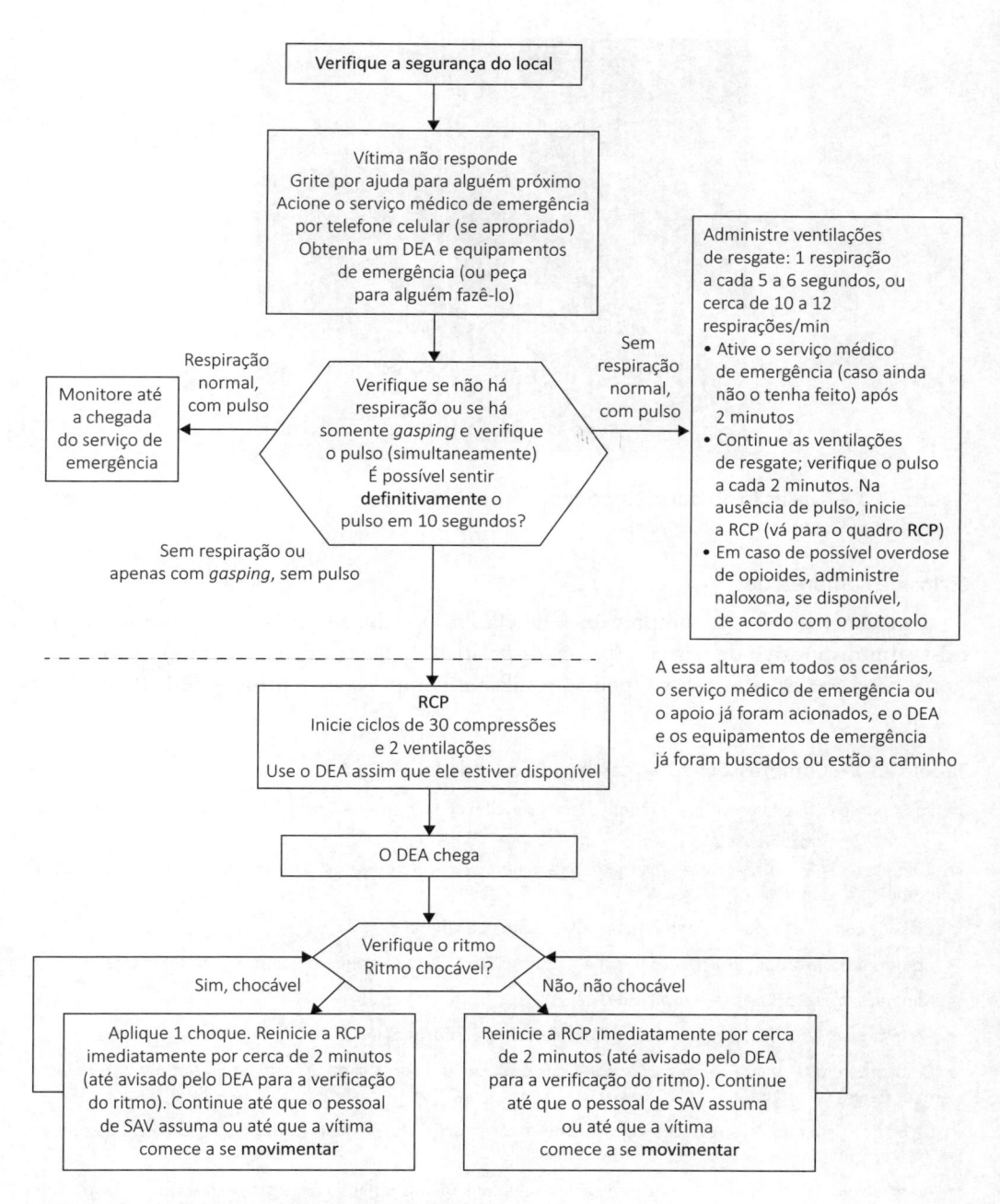

Figura 23.2 – Fluxograma de atendimento SBV.
Fonte: Adaptada de American Heart Association, 2020.

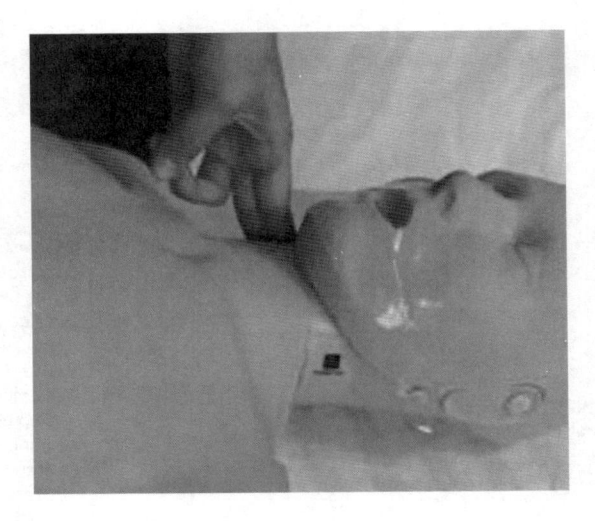

Figura 23.3 – Avaliação do pulso carotídeo.
Fonte: American Heart Association, 2020.

Ciclos de compressões

Iniciar ciclos de 30 compressões (Tabela 23.1) e duas ventilações, e considerar que exista um dispositivo de barreira (p. ex.: dispositivo de bolsa válvula máscara). Se o profissional não tiver esse dispositivo, poderá realizar as compressões contínuas de 100 a 120 por minuto.

Tabela 23.1 – Compressões torácicas de alta qualidade.

■ Posicione-se ao lado da vítima e mantenha seus joelhos com certa distância um do outro, para que tenha melhor estabilidade
■ Coloque a região hipotenar de uma mão sobre a metade inferior do esterno da vítima e a outra mão sobre a primeira, de modo a entrelaçá-la (Figura 23.4)
■ Estenda os braços e os mantenha cerca de 90° acima da vítima
■ Comprima com força (pelo menos 5 cm) e rápido (100 a 120/min) e aguarde o retorno total do tórax
■ Minimize interrupções nas compressões
■ Permita o retorno completo do tórax após cada compressão, para evitar apoiar-se no tórax da vítima
■ O socorrista que realiza compressões torácicas deve ser trocado a cada dois minutos, sempre que houver mais de um socorrista
■ Se o socorrista não conseguir realizar as compressões adequadas, é melhor trocar os socorristas imediatamente, para manter as compressões profundas
■ A análise do ritmo sem compressões deve ser realizada apenas em intervalos pré-planejados (a cada 2 minutos). Essas interrupções não devem exceder 10 segundos, exceto para intervenções específicas, como desfibrilação
■ Evite ventilação excessiva
■ Sem via aérea avançada, relação compressão-ventilação de 30:2
■ Capnografia (PETCO$_2$) quantitativa com forma de onda
■ Se PETCO$_2$ estiver baixo ou em queda, reavalie a qualidade da RCP

Fonte: American Heart Association, 2020.

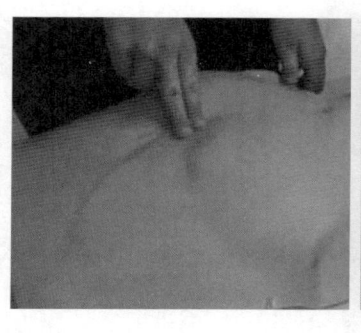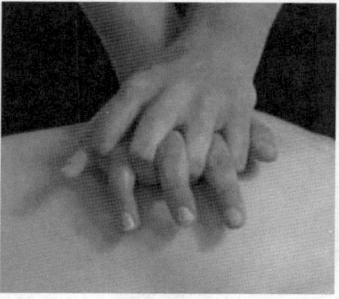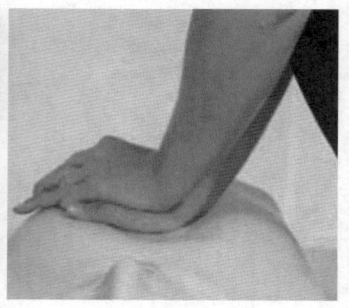

Figura 23.4 – Posição das mãos para compressão torácica de alta qualidade.
Fonte: American Heart Association, 2020.

Ciclos de ventilações

Durante a fase inicial da PCR, quando os alvéolos pulmonares provavelmente contêm níveis adequados de oxigênio e os vasos pulmonares e o coração contêm sangue oxigenado suficiente para atender as demandas marcadamente reduzidas, a importância das compressões substitui as ventilações. Consequentemente, o início de excelentes compressões torácicas é o primeiro passo para melhorar o fornecimento de oxigênio aos tecidos.[4,5]

Essa é a lógica por trás da abordagem de compressões – vias aéreas – respirações (C-A-B-D) da RCP preconizada nas diretrizes da AHA.[3] O "C" corresponde a compressões (30 compressões), "A" é a abertura das vias aéreas, "B" remete à boa ventilação (duas ventilações) e "D" à desfibrilação.[3]

Quando o socorrista não conseguir realizar a abertura das vias aéreas com a manobra de elevação do ângulo da mandíbula (Figura 23.5) e suspeitar de trauma cervical, sem evidência de lesão na cabeça, devem-se utilizar as manobras de inclinação da cabeça e elevação do queixo (Figura 23.6), pois apenas 0,12% a 3,7% das vítimas apresentam lesão espinhal, com risco elevado quando há lesão craniofacial ou Glasgow < 8.[3]

Devem ser realizadas em uma proporção de 30 compressões para 2 ventilações, com duração de apenas 1 segundo cada, o que fornece quantidade de ar suficiente para promover a elevação do tórax. A hiperventilação é contraindicada, pois pode aumentar a pressão intratorácica, diminui a pré-carga e o débito cardíaco (DC), e compromete a sobrevida.[3]

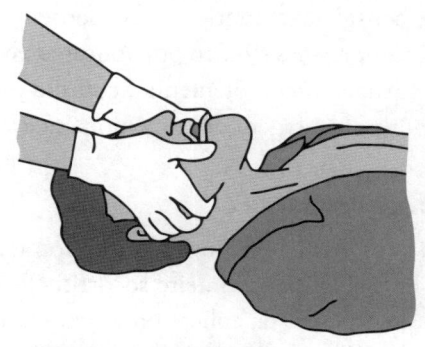

Figura 23.5 – Manobra de elevação do ângulo da mandíbula.
Fonte: Adaptada de Bernoche C, Timerman S, Polastri TF, Giannetti NS, Siqueira AWS, Piscopo A et al., 2019.

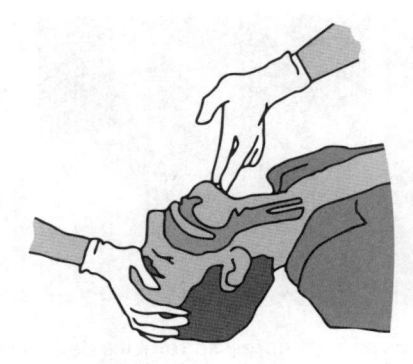

Figura 23.6 – Manobra da inclinação da cabeça e elevação do queixo.
Fonte: Adaptada de Bernoche C, Timerman S, Polastri TF, Giannetti NS, Siqueira AWS, Piscopo A et al., 2019.

Ventilação com a máscara de bolso – pocket mask

Profissionais de saúde e socorristas leigos podem hesitar em realizar ventilações boca a boca. Assim, é indicada a utilização de uma máscara de bolso (*pocket mask*) para realização das ventilações (Figura 23.7).[3]

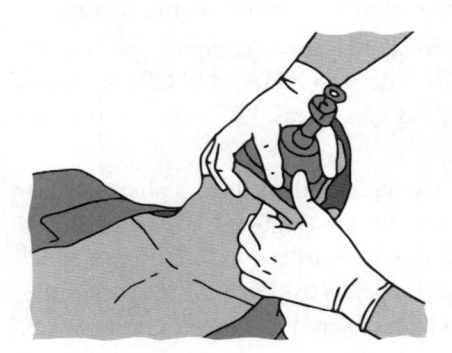

Figura 23.7 – Posicionamento utilizando máscara de bolso com hiperextensão da cabeça.
Fonte: Adaptada de Bernoche C, Timerman S, Polastri TF, Giannetti NS, Siqueira AWS, Piscopo A et al., 2019.

Ventilação com bolsa-válvula-máscara (BVM)

O uso da BVM requer considerável prática e deve ser feito na presença de dois socorristas: um responsável pelas compressões e outro por aplicar as ventilações com o dispositivo (Figura 23.8). Se disponível oxigênio complementar, conecte-o na BVM, assim que possível, de modo a oferecer maior porcentagem de oxigênio para a vítima.[3]

Ventilação com via aérea avançada no SAVC

Quando uma via aérea avançada (p. ex.: intubação endotraqueal, Combitube®, máscara laríngea) estiver instalada (Tabela 23.2), o primeiro socorrista deve administrar compressões torácicas contínuas e o segundo socorrista, aplicar uma ventilação a cada 6 segundos – cerca de 10 ventilações por minuto (Figura 23.9). Não se devem pausar as compressões para aplicar as ventilações, em caso de via aérea avançada instalada.[2,3]

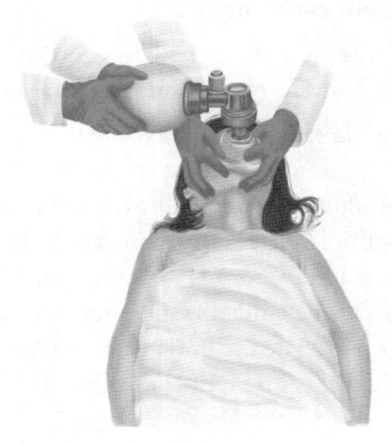

Figura 23.8 – Demonstração da ventilação com a utilização de bolsa-válvula-máscara.
Fonte: Adaptada de Bernoche C, Timerman S, Polastri TF, Giannetti NS, Siqueira AWS, Piscopo A et al., 2019.

Tabela 23.2 – Via aérea avançada no SAVC.

- Capnografia com forma de onda ou capnometria para confirmar e monitorar o posicionamento do tubo endotraqueal
- Ao ventilar com bolsa-válvula-máscara, pressionar a bolsa durante, aproximadamente, 1 segundo para cada ventilação, que é, geralmente, o suficiente para produzir elevação do tórax e manter oxigenação em pacientes sem respiração
- Não se devem pausar as compressões para aplicar ventilações quando via aérea avançada instalada
- Quando houver uma via aérea avançada, administre 1 ventilação a cada 6 segundos (10 ventilações/min) com compressões contínuas

Fonte: American Heart Association, 2020.

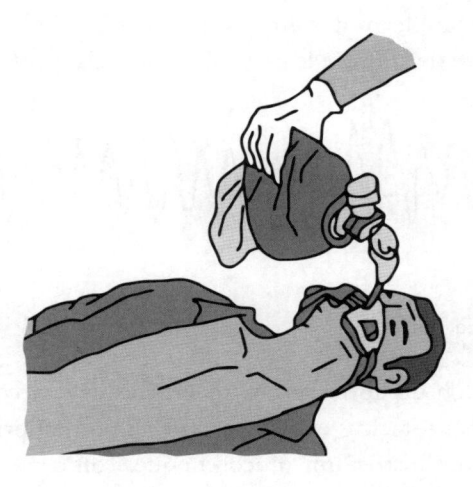

Figura 23.9 – Demonstração da ventilação com via aérea avançada.
Fonte: Adaptada de Bernoche C, Timerman S, Polastri TF, Giannetti NS, Siqueira AWS, Piscopo A et al., 2019.

Suporte avançado de vida em cardiologia

Neste capítulo, serão abordadas as diretrizes SAVC no atendimento ao paciente crítico adulto em PCRIH (parada cardiorrespiratória intra-hospitalar).

O SAVC é o último passo da cadeia da sobrevivência, é a agregação da equipe treinada que desempenha uma conduta sistematizada em forma de algoritmo, conforme protocolo de Utstein, acrescido de utensílios utilizados no SBV com equipamentos como carro de emergência que contenha desfibrilador e monitorização cardíaca com 3 derivações, medicamentos, material para acesso intravenoso (IV)/intraósseo (IO), dispositivo de via aérea avançada, capnógrafo, marca-passo e cuidados subsequentes na recuperação após o ROSC e estabelecer uma avaliação contínua de melhoria da assistência e atendimento, para que se possam reduzir as lacunas existentes entre o desempenho ideal e real durante RCP.[3]

Classificação

O tratamento agudo da PCR consiste em dois objetivos: circulação artificial de sangue oxigenado para o coração/cérebro e choque elétrico. Com esse propósito, os ritmos são divididos em chocáveis e não chocáveis.[6]

- **Ritmos chocáveis:** fibrilação ventricular (FV) e taquicardia ventricular sem pulso (TVSP).
- **Ritmos não chocáveis:** atividade elétrica sem pulso (AESP) e assistolia.

Após determinar o ritmo, deve-se tomar atitudes específicas em forma de algoritmos, porém, a equipe deve estar atenta de forma que um sujeito que inicia com um ritmo pode degenerar rapidamente para outro e, assim, ter sua manobra de RCP modificada.

FV ou TVSP

A FV (Figura 23.10) caracteriza-se pela ausência de atividade elétrica organizada, com distribuição caótica de complexos de várias amplitudes. Ao ECG, apresenta-se com ondas absolutamente irregulares de amplitude e duração variáveis[3] (SBC).

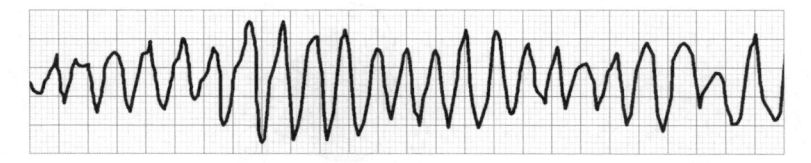

Figura 23.10 – FV.
Fonte: American Heart Association, 2020.

Ao se preparar para a desfibrilação, os socorristas devem continuar com a execução de excelentes compressões torácicas enquanto carregam o desfibrilador até pouco antes de estarem prontos para administrar um único choque, conforme indicado, e compressões excelentes devem retomar imediatamente após a administração do choque ou após a determinação de que nenhum choque é indicado.

A FV é a modalidade mais comum de PCR fora do ambiente hospitalar, com estimativa de 85% entre as PCRs extra-hospitalares não traumáticas. No cenário das UTIs brasileiras, a FV é a terceira causa de PCR intra-hospitalar (5,4%).[7]

A TVSP (Figura 23.11) é a sequência rápida de batimentos ectópicos ventriculares (superior a 100 por minuto) que chega à ausência de pulso arterial palpável por deterioração hemodinâmica. Segundo registros brasileiros, a TVSP corresponde a 5% das PCRs em UTI.[7] O eletrocardiograma (ECG) apresenta-se com repetição de complexos QRS alargados (maiores que 0,12 segundos) não precedidos de ondas P.

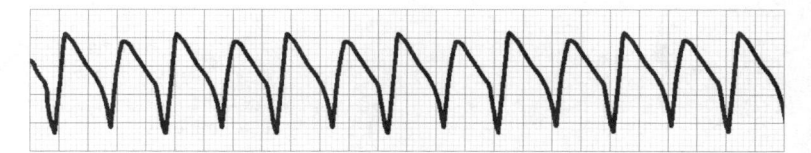

Figura 23.11 – TV sem pulso.
Fonte: American Heart Association, 2020.

FV e TVSP são tratadas com desfibrilação elétrica, com a aplicação de um choque de 200 J bifásico (pode iniciar com 120, 150 a 200J, a depender de formato de onda e das especificações do fabricante) ou de 360 J monofásico. O não retorno do ritmo cardíaco normal caracteriza a refratariedade da FV à desfibrilação, e as manobras de RCP (compressão torácica e ventilação) sequenciadas devem ser mantidas por 2 minutos ou cinco ciclos de 30:2 após cada tentativa de desfibrilação, ocasião em que o ritmo deve ser checado (ver Figura 23.12).

A sequência de atendimento pode recomendar a realização mais precoce de intubação orotraqueal (IOT) para garantir a qualidade da ventilação (após insucesso do primeiro ou segundo choque), caso não seja adequada com bolsa-valva-máscara, ou quando da disponibilidade de um capnógrafo quantitativo com formato de onda. Convém reforçar que a IOT não deve justificar a interrupção das compressões torácicas, a despeito de sua dificuldade de realização.

AESP e assistolia

A sequência do atendimento da AESP (Figura 23.13) assemelha-se à realizada na assistolia (Figura 23.14) e, como as demais, também deve manter especial atenção à potencial causa do evento, de modo a relembrar a regra mnemônica dos 5Hs e 5Ts (Quadro 23.1), válida para todas as modalidades de PCR, mas, particularmente, de maior impacto para esta modalidade. Nesta abordagem secundária, devem-se realizar avaliações e tratamentos específicos. Diferentemente da FV/TVSP e da assistolia, o pulso deve ser checado a após dois minutos ou cinco ciclos (30:2) de RCP. A assistolia deve ter seu diagnóstico confirmado em mais de uma derivação, conforme protocolo da linha reta. Nesta modalidade de PCR, deve-se administrar adrenalina ou vasopressina, nas mesmas doses descritas para a FV/TV sem pulso, e checar o ritmo após dois minutos ou cinco ciclos (30:2) de RCP.[2]

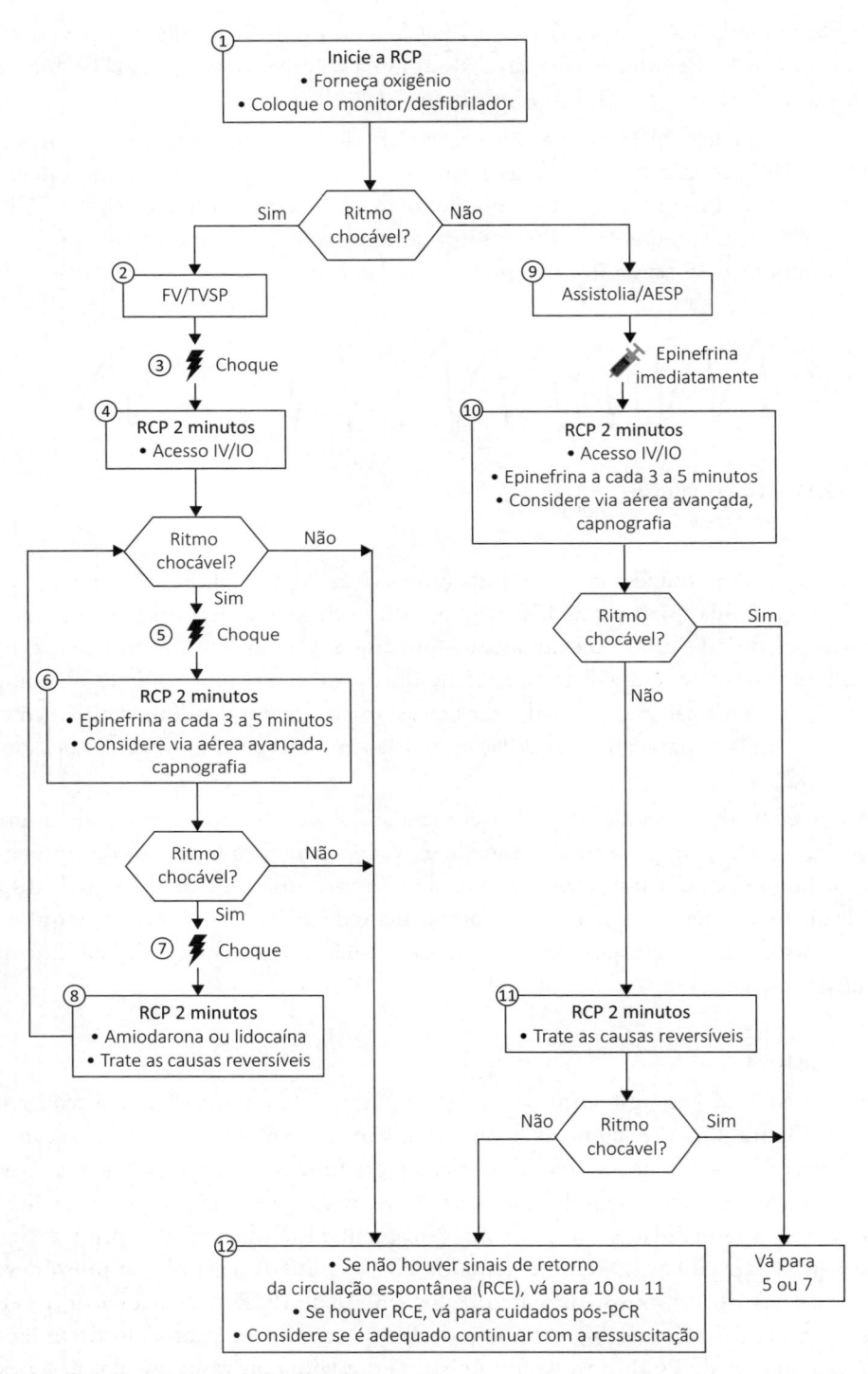

Figura 23.12 – Algoritmo de PCR para adulto.

Fonte: American Heart Association, 2020.

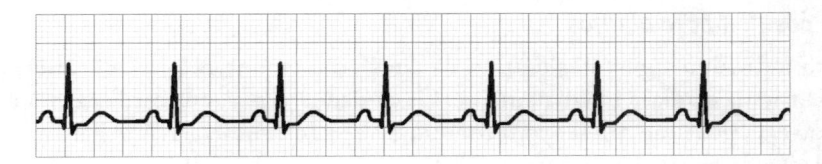

Figura 23.13 – Atividade elétrica sem pulso.
Fonte: American Heart Association, 2020.

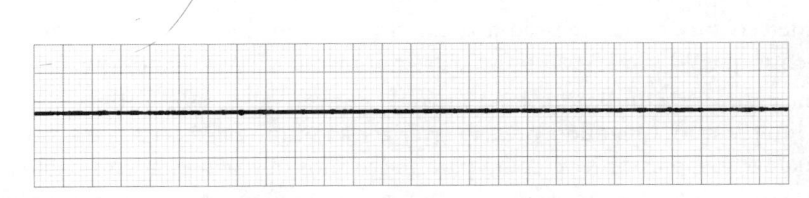

Figura 23.14 – Assistolia.
Fonte: American Heart Association, 2020.

A seguir, o Quadro 23.1 resume as principais causas de PCR em AESP de acordo com as diretrizes mundiais de RCP.

Quadro 23.1 – Principais causas de PCR em AESP.	
Causas reversíveis de parada cardiorrespiratória (5Hs e 5Ts)	
• Hipovolemia • Hipóxia • Hidrogênio, íon (acidose) • Hipo/hipercalemia • Hipotermia	• Tensão no tórax (pneumotórax hipertensivo) • Tamponamento, cardíaco • Toxinas • Trombose, pulmonar • Trombose, coronária

Fonte: American Heart Association, 2020.

Medicamentos

A implantação de acesso intravenoso (IV) ou intraósseo (IO) para administração de fármacos, além da monitorização contínua do ritmo cardíaco, são também efetuadas nesse momento. É importante lembrar que cada administração de fármaco deve vir seguida de um bólus ou *flush* de 20 mL de solução fisiológica a 0,9% ou água destilada e a elevação do membro por 20 segundos, para facilitar o retorno venoso.[2]

O fármaco inicial de escolha é a epinefrina/adrenalina, na dose de 1 mg IV/IO a cada 3 a 5 minutos, ou dose única de 40 UI IV/IO de vasopressina. Em caso de não reversão da FV/TV sem pulso após as medidas inicialmente descritas, deve-se administrar 300 mg IV/IO de amiodarona, e pode ser repetida após 5 a 10 minutos na dose de 150 mg IV/IO.[2]

A lidocaína também pode ser utilizada na dose de 1 a 1,5 mg/kg IV/IO em bólus, e pode ser repetida de 3 a 5 minutos na dose de 0,5 a 0,75 mg/kg (dose cumulativa máxima de 3 mg/kg), seguida de desfibrilação. Convém lembrar que este fármaco não tem melhor evidência que a amiodarona, uma vez que é usado como alternativa a ela. Nos casos de TV polimórfica tipo *torsades de pointes* e suspeita de hipomagnesemia, pode-se utilizar sulfato de magnésio na dose de 1 a 2 g IV em bólus diluídos em 10 mL de SG 5%, seguido de desfibrilação.[2]

Cuidados pós-PCR para adultos

Se um indivíduo apresentar retorno da circulação espontânea (RCE), inicie o atendimento pós-parada cardíaca imediatamente. Os cuidados pós-parada cardíaca visam otimizar a ventilação e a circulação, preservar o coração e o tecido/função cerebral e manter os níveis recomendados de glicose no sangue.[2,8]

Suporte de pressão sanguínea e vasopressores

Considere o suporte de pressão arterial em qualquer indivíduo com pressão arterial sistólica menor que 90 mmHg ou pressão arterial média (PAM) menor que 65 mmHg.

A menos que contraindicado, 1 a 2 litros de solução salina IV ou Ringer com lactato é a primeira intervenção. Quando a pressão arterial está muito baixa, considere vasopressores. A epinefrina é o vasopressor de escolha para indivíduos que não estão em parada cardíaca. Dopamina, fenilefrina e metoxamina são alternativas à epinefrina. A norepinefrina é geralmente reservada para hipotensão grave ou como agente de última linha. Ajuste a taxa de infusão para manter a pressão arterial desejada.[2,8]

Hipotermia

A hipotermia é a única intervenção documentada que melhora/aumenta a recuperação do cérebro após uma parada cardíaca. Pode ser realizada em indivíduos que não respondem aos procedimentos (ou seja, comatosos) e deve ser continuado por pelo menos 24 horas. O objetivo da hipotermia induzida é manter uma temperatura corporal central entre 32 e 36 °C. A hipotermia deve ser induzida e monitorada por profissionais treinados. A hipotermia induzida não deve afetar a decisão de realizar intervenção coronária percutânea (ICP), porque ICP e hipotermia concomitantes são relatadas como viáveis e seguras.[2,8]

Cuidados na RCP em paciente confirmado ou com suspeita de covid-19 (Quadro 23.2)

Junto com outras sociedades profissionais, a AHA forneceu orientação provisória para suporte básico de vida (BLS) e suporte avançado de vida (ALS) em adultos, crianças e recém-nascidos com suspeita ou confirmação de infecção por covid-19.

Quadro 23.2 – Cuidados na RCP em paciente confirmado ou com suspeita de covid-19.
▪ Reduzir a exposição de socorristas ao covid-19
▪ Todos os socorristas devem fazer o uso de EPI antes de entrar na cena
▪ Limitar o número de socorristas para o atendimento
▪ Considere a substituição das compressões torácicas manuais por dispositivos mecânicos de RCP para reduzir o número de socorristas
▪ Comunicar claramente o diagnóstico de covid-19 a qualquer socorrista, antes de sua chegada ao local
▪ Priorize a oxigenação e ventilação com o menor risco de aerossolização
▪ Conecte um filtro HEPA com segurança, se disponível, a qualquer dispositivo de ventilação manual ou mecânica no caminho do gás exalado antes de administrar qualquer ventilação
▪ Depois que os profissionais de saúde avaliarem o ritmo e desfibrilarem quaisquer arritmias ventriculares, os pacientes em parada cardíaca devem ser intubados com um tubo com *cuff* na primeira oportunidade possível. Conecte o tubo endotraqueal a um ventilador com filtro HEPA, quando disponível

(continua)

Quadro 23.2 – Cuidados na RCP em paciente confirmado ou com suspeita de covid-19. (continuação)

- Minimize a probabilidade de tentativas de intubação malsucedidas da seguinte forma:
  - Organizar o material, paciente e a equipe, para permitir ao socorrista a melhor chance de sucesso na primeira passagem do tubo endotraqueal
  - Pausar as compressões torácicas para intubar
  - A videolaringoscopia pode reduzir a exposição do socorrista a partículas aerossolizadas e deve ser considerada, se disponível
  - Antes da intubação, use um dispositivo de bolsa-máscara (ou peça T em neonatos) com um filtro HEPA e uma vedação hermética, para adultos. Considere a oxigenação passiva com uma máscara facial não reinalante coberta por uma máscara cirúrgica
  - Se a intubação for retardada, considere a ventilação manual com uma via aérea supra glótica ou dispositivo com bolsa-máscara com filtro HEPA
  - Uma vez em um circuito fechado, minimize as desconexões para reduzir a aerossolização

- Considere a adequação de iniciar e continuar a ressuscitação

- Aborde as metas de cuidado com pacientes com covid-19

- Adote políticas para orientar a determinação do cuidado, o que leva em consideração os fatores de risco do paciente para estimar a probabilidade de sobrevivência

- Não há dados suficientes para apoiar a RCP extracorpórea para pacientes com covid-19

Fonte: American Heart Association, 2020.

Referências bibliográficas

1. Merchant RM, Topjian AA, Panchal AR et al. Part I: Executive summary – 2020 American Heart Association guidelines for cardiopulmonary resuscitation and emergency cardiovascular care. Circulation. 2020;142(Suppl 2).
2. Estados Unidos. American Heart Association. Destaques das diretrizes de RCP e ACE de 2020 da American Heart Association. Disponível em: https://www.revistaemergencia.com.br/wp-content/uploads/2020/10/Hghlghts_2020ECCGuidelines_Portuguese.pdf. Acesso em: dez. 2020.
3. Bernoche C, Timerman S, Polastri TF, Giannetti NS, Siqueira AWS, Piscopo A et al. Atualização da diretriz de ressuscitação cardiopulmonar e cuidados de emergência da Sociedade Brasileira de Cardiologia. Arq Bras Cardiol. 2019;113(3):449-663.
4. Berg RA, Hemphill R, Abella BS et al. Part V: Adult basic life support – 2010 American Heart Association guidelines for cardiopulmonary resuscitation and emergency cardiovascular care. Circulation 2010;122:S685.
5. Panchal AR et al. Part III: Adult basic and advanced life support – 2020 American Heart Association guidelines for cardiopulmonary resuscitation and emergency cardiovascular care. Circulation. 2020:S366-468.
6. Cheng A et al. Part VI: Resuscitation education science – 2020 American Heart Association guidelines for cardiopulmonary resuscitation and emergency cardiovascular care. Circulation. 2020.
7. Guimarães HP, Lane JC, Flato UA, Lopes RD. Ressuscitação cardiopulmonar. In: Guimarães HP, Tallo FS, Truffa AAM, Lopes RD, Lopes AC (ed.). Manual de bolso de UTI. 3. ed. São Paulo: Atheneu, 2012. p. 96-102.
8. Berg KM et al. Part VII: Systems of care – 2020 American Heart Association guidelines for cardiopulmonary resuscitation and emergency cardiovascular care. Circulation. 2020;142:S580-604.

Isis Marques Severo
Ruy de Almeida Barcellos
Miriane Melo Silveira Moretti
Sílvia Daniela Minossi
Rose Plotnik

As doenças neurológicas têm importância epidemiológica e magnitude mundial, diante da elevada morbimortalidade e das repercussões que podem causar no paciente, sua família e no sistema de saúde. Em Unidade de Terapia Intensiva (UTI), os pacientes internados requerem cuidados especializados e criteriosos na assistência à beira-leito. Independentemente da causa de sua internação, a avaliação do estado neurológico deve fazer parte da rotina dos profissionais que atuam neste cenário.[1-3]

Nos pacientes com doenças neurológicas, deve ser ampliado o exame para as características específicas em relação às terapêuticas, às monitorizações que envolvem o cuidado neurológico e aos cuidados intensivos específicos,[1,2] cuja equipe assistencial deve estar atenta, tanto para gravidade, quanto à estabilidade do quadro, aspectos que indicarão ou não avaliações frequentes.[1,3]

Avaliação e monitorização

A avaliação e a monitorização do paciente neurológico em UTI consistem em identificar precocemente, por meio da anamnese e exame físico e com o auxílio de monitorização invasiva e não invasiva, sinais e sintomas de hipertensão intracraniana (HIC) e/ou outras alterações que possam levar à diminuição da perfusão cerebral e até mesmo à morte encefálica.[1]

Durante a admissão na UTI, a avaliação do paciente deve abordar um *checklist* de monitorização neurológica como: escala de coma de Glasgow (ECGl) (Tabela 24.1); nível de consciência; nível de sedação, analgesia e *delirium*; formato e reação das pupilas; função motora; sensibilidade; função cognitiva; função cerebelar e avaliação de nervos cranianos.[2,4-7]

Assim, o exame neurológico deve ser direcionado de forma sistematizada e que permita, no menor tempo possível, um maior número de informações para o raciocínio clínico, levantamento de hipóteses diagnósticas, implementação de intervenções e avaliação da assistência prestada. Todos esses elementos são fundamentais para que o cuidado multiprofissional ocorra com qualidade e segurança, para minimizar complicações e sequelas neurológicas.[1]

Tabela 24.1 – Escala de coma de Glasgow.

Critério	Classificação	Pontuação
Abertura ocular		
Olhos abertos previamente à estimulação	Espontânea	4
Abertura ocular após ordem em tom de voz normal ou voz alta	Ao som	3
Abertura ocular após estimulação das extremidades dos dedos (aumentando progressivamente a intensidade por 10 segundos)	À pressão	2
Ausência persistente de abertura ocular, sem fatores de interferência	Ausente	1
Olhos fechados, em razão de fator local. Mantém os olhos fechados por causa de fatores que impedem a sua abertura, como edema periorbital, hematoma periorbital, trauma ocular, lesão do II par craniano (ptose palpebral) e medicamentos	Não testável	NT
Resposta verbal		
Resposta adequada relativa a nome, local e data	Orientada	5
Resposta não orientada, mas com comunicação coerente	Confusa	4
Palavras isoladas inteligíveis	Palavras	3
Apenas gemidos	Sons	2
Ausência de resposta audível, sem fatores de interferência	Ausente	1
Fator que interfere na comunicação. Presença de fatores que impedem a fala, como tubo endotraqueal, traqueostomia, afasia, disfasia, fratura mandibular e medicamentos	Não testável	NT
Resposta motora		
Cumprimento de ordens com duas ações	As ordens	6
Elevação da mão acima do nível da clavícula ao estímulo na cabeça (estímulo no arco supraorbitário ou na incisura supraorbitária) ou no pescoço (pinçamento do trapézio). Estímulo na cabeça ou no pescoço	Localizadora	5
Flexão rápida do membro superior ao nível do cotovelo, padrão predominante não anormal	Flexão normal	4
Flexão do membro superior ao nível do cotovelo, padrão predominante claramente anormal	Flexão anormal	3
Extensão do membro superior ao nível do cotovelo	Extensão	2
Ausência de movimentos dos membros superiores/inferiores, sem fatores de interferência	Ausente	1
Fator que limita a resposta motora. Ausência de resposta motora devido a fatores, como lesões medulares ou de nervos periféricos, doenças neuromusculares, imobilizações devido a fraturas e bloqueadores neuromusculares	Não testável	NT

Fonte: Adaptada de Teasdale G, Jennett B, 1974; Diccini S, Whitaker IY, Cintra EA, 2016 e Araújo JAM, 2018.

Monitorização não invasiva e invasiva

A consciência é definida como um estado de percepção de si mesmo e do ambiente, e possui dois componentes principais: o conteúdo e o despertar. No conteúdo, são realizadas avaliações relacionadas aos aspectos: atenção e concentração; memória; estado afetivo; linguagem; raciocínio e orientação.[3]

O despertar pode sofrer alterações, as quais são classificadas como letargia ou sonolência; obnubilação; estupor ou torpor e *delirium* ou estado confusional agudo. As escalas utilizadas para monitorização destes pacientes estão listadas no Quadro 24.1.

Quadro 24.1 – Escalas utilizadas na avaliação da alteração de consciência.	
Escalas	**Observações**
Confusion assessment method for the intensive care (CAM-ICU)	Utilizada no diagnóstico de *delirium*
ECGl	Avaliação estruturada e padronizada dos domínios abertura ocular, resposta verbal e resposta motora
Escala de graduação do Medical Research Council (MRC)	Avaliação da força muscular
Escala de agitação sedação de Richmond (*Richmond agitation-sedation scale* – RASS)	Nível de sedação

Fonte: Adaptado de Teasdale G, Jennett B, 1974; Carvalho JPLM, Almeida ARP, Gusmão-Flores DG, 2013; Hickey JV, 2014; Diccini S, Whitaker IY, Cintra EA, 2016 e Araújo JAM, 2018.

A avaliação pupilar é realizada por meio do diâmetro (em milímetros), da forma e do reflexo fotomotor. O diâmetro da pupila varia de 1 a 9 mm, com variação normal de 3 a 6 mm. O diâmetro pupilar (Figura 24.1) é mantido pelo sistema nervoso autônomo; ao simpático, cabe a função de dilatação da pupila (midríase) e ao parassimpático a função de constrição (miose). O diâmetro da pupila pode ser medido por meio de uma régua ou um pupilômetro. As pupilas com o mesmo diâmetro (simétricas) e a mesma forma são chamadas de isocóricas e, quando uma é maior do que a outra, são denominadas anisocóricas (assimétricas).[3]

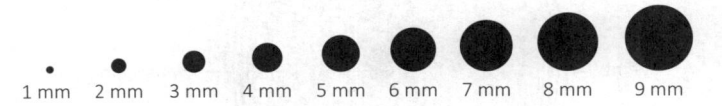

1 mm 2 mm 3 mm 4 mm 5 mm 6 mm 7 mm 8 mm 9 mm

Figura 24.1 – Diâmetro pupilar (mm).
Fonte: Adaptada de Osis SL, Diccini S, Pôrto VA, 2017.

O *neurocheck* é uma avaliação neurológica rápida que inclui o registro seriado da ECGl, pupilas, tipo de respiração e déficit neurológicos focais.[8,9] Outras monitorizações não invasivas são utilizadas, como: pressão arterial não invasiva (evitar pressão arterial sistólica PAS < 90 mmHg), frequência cardíaca e/ou eletrocardiograma (ECG), frequência respiratória, temperatura corporal (termômetro esofágico, retal), oximetria de pulso (manter de 92% a 94%), glicemia capilar (manter 140 a 180 mg/dL), controle de diurese, entre outros.[1,6,8]

As monitorizações invasivas (Tabela 24.2)[8,10-12] no paciente neurocrítico são ferramentas utilizadas para auxiliar no diagnóstico e avaliação das respostas às medidas terapêuticas.

A monitorização direta da PIC consiste na inserção de um cateter por meio de um orifício no crânio (trepanação) ou craniotomia. A porção distal do cateter pode ser inserida nos principais locais (Figura 24.2).

Tabela 24.2 – Monitorização invasiva.

Monitorização invasiva	Valores de referência
Pressão intracraniana (PIC)	PIC normal valores entre 5 e 10 mmHg ou entre 7,5 e 20 cm H_2O. A depender da patologia do paciente, valores ≥ 15 mmHg necessitam de terapêuticas de tratamento. HIC também deve ser considerada quando ocorrer PIC > 20 mmHg, sustentada por 10 minutos ou mais sem estímulos externos e mensurações repetidas de PIC > 20 mmHg sem estímulos externos
Pressão da perfusão cerebral (PPC)	▪ PPC = pressão arterial média (PAM) – PIC ▪ Os valores de PPC devem ser mantidos entre 60 e 70 mmHg
Pressão arterial média (PAM)	Evitar hipotensão (≤ 65 mmHg). Os valores de pressão arterial (PA) devem ser combinados com a equipe médica, de forma individualizada
Temperatura cerebral	Hipertermia cerebral ≥ 38,5 °C. A temperatura cerebral é superior à corporal cerca de 3 °C
Oxigenação cerebral	Saturação venosa de oxigênio do bulbo da jugular ($SvjO_2$) = 55% a 75%

Fonte: Adaptada de Cecil S, Chen PM, Callaway SE, Rowland SM, Adler DE, Chen JW, 2011; Medicina Intensiva Brasileira (AMIB), 2016-2017; Viana RAPP, Torre M, 2017 e Osis SL, Ribeiro RM, 2019.

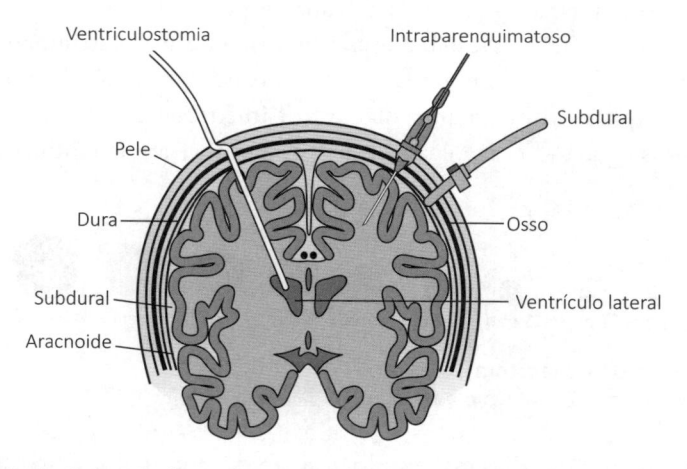

Figura 24.2 – Principais locais de posicionamento do cateter de PIC.
Fonte: Adaptada de Giugno KM, Maia TR, Kunrath CL, Bizzi JJ, 2003.

O padrão ouro para a monitorização da PIC é o intraventricular, pois permite, além de sua monitorização, tratamento com drenagem de liquor, se necessário.[12,13] A curva da PIC compreende três componentes: P1, P2 e P3 (Figura 24.3).[14]

O primeiro componente P1, também chamado de pico de pressão, é a onda de maior amplitude, reflete o pico sistólico e apresenta-se em forma de pico. O componente P2, chamado onda de maré ou *tidal wave*, caracteriza-se por amplitude variável e representa a complacência cerebral. Trata-se de um dos componentes mais importantes na avaliação. Já a onda P3, denominada onda dicrótica, ocorre após o nó dicrótico e representa a porção venosa da onda.[12]

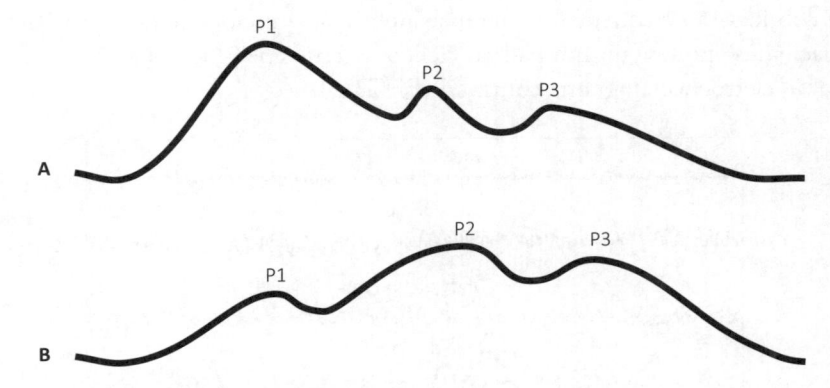

Figura 24.3 – Curva PIC normal (A) e HIC (B).
Fonte: Adaptada de Hirzallah M, Choi H, 2016.

Na PIC normal P1 > P2 > P3 (Figura 24.3 A). Quando ocorre diminuição da complacência cerebral, as ondas P2 e P3 apresentam amplitude aumentada (Figura 24.3 B) e equipare-se ou supera a P1 (geralmente P2 > P1). Isso pode ocorrer antes mesmo da instalação da HIC.[12]

Eletroencefalograma (EEG) na UTI

O registro eletroencefalográfico consiste na captação da atividade elétrica cerebral pelos elétrodos, e é transmitida e amplificada para a tela computadorizada. O elétrodo não invasivo metálico é colocado no escalpo, segundo o Sistema Internacional 10-20, o qual se baseia em pontos anatômicos específicos (pré-auriculares, glabela e protuberância occipital) (Figura 24.4).

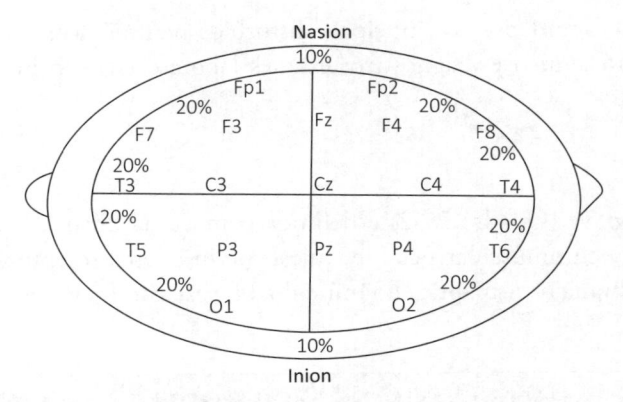

Figura 24.4 – Posição elétrodos do EEG.
Fonte: Adaptada de Montenegro MA, Cendes F, Guerreiro MM, Guerreiro CAM, 2001.

A colocação de 21 elétrodos tem como objetivo cobrir todas as áreas do escalpo. EEG registra ondas de várias frequências, com as mais comuns beta (> 13 ciclos/seg), alfa (8 a 13 ciclos/seg), teta (4 a 7 ciclos/seg) e delta (< 4 ciclos/seg) (Figura 24.5).[15] O EEG é essencial na UTI para detectar crises epilépticas e pode auxiliar na previsão do prognóstico do coma.

Crises epilépticas são frequentes na terapia intensiva, principalmente as não convulsivas. Alguns pacientes apresentam um padrão cíclico de crise epiléptica, que somente será diagnosticada no eletroencefalograma contínuo (EEGc).[15]

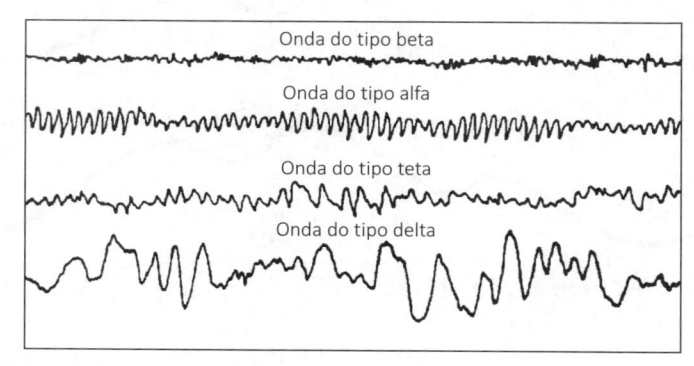

Figura 24.5 – Ondas do EEG.
Fonte: Adaptada de Montenegro MA, Cendes F, Guerreiro MM, Guerreiro CAM, 2001.

As indicações do uso EEG na UTI são: pacientes com lesão cerebral aguda, inexplicada e persistente alteração da consciência; diagnóstico e manejo do estado epiléptico; titular medicações antiepilépticas e sedativos; avaliar prognóstico do paciente em coma após traumatismo cranioencefálico (TCE) ou parada cardíaca; paciente com inexplicada redução do sensório, principalmente nos casos de sepse ou insuficiência hepática ou renal; diagnóstico de morte encefálica e detecção de isquemia, principalmente devido ao vasoespasmo na hemorragia subaracnoide (HSA).[8]

Principais distúrbios neurológicos em UTI

A seguir serão abordados os principais distúrbios neurológicos em UTI, desde a(s) etiologia(s); quadro clínico e diagnóstico; exames laboratoriais e complementares; até o tratamento.

Miastenia grave

A miastenia grave (Quadro 24.2) é definida como uma doença autoimune que leva à lesão da junção neuromuscular pela destruição de inúmeros receptores de acetilcolina, presentes na membrana pós-sináptica do músculo, que causam fraqueza muscular flutuante e fadiga.[16]

Quadro 24.2 – Miastenia grave – da etiologia ao tratamento.	
Etiologia e incidência	<ul><li>Causa não conhecida. Provavelmente alterações genéticas</li><li>Incidência elevada em mulheres a partir dos 30 anos de idade e em homens a partir dos 60 anos</li></ul>
Quadro clínico e tratamento	<ul><li>Ptose palpebral, visão turva, diplopia, fraqueza bulbar com disfagia, disfonia e fraqueza em membros superiores</li><li>Pode apresentar crise miastênica (taquicardia, músculos flácidos, pupilas formato normal ou dilatadas e pele pálida e fria)</li></ul>

(continua)

Quadro 24.2 – Miastenia grave – da etiologia ao tratamento. (continuação)	
Exames laboratoriais e complementares	• Testes sorológicos para identificação de anticorpos contrarreceptores de ACh e dosagem de anticorpos contrarreceptores muscarínicos (anti-MUSK) • Eletromiografia e estimulação de nervos periféricos podem evidenciar a diminuição da transmissão do impulso do nervo da placa motora muscular
Tratamento	• Inibidores da anticolinesterase (piridostigmina e neostigmina), imunossupressão a longo prazo (azatioprina, ciclosporina e ciclofosfamida), corticosteroides, imunomodulação a curto prazo (plasmaferese, imunoglobulina) e tratamento cirúrgico (timectomia)

Fonte: Adaptado de Ribeiro RM, 2018.

Síndrome de Guillain-Barré (SGB)

A SGB (Quadro 24.3) é uma forma rara de paralisia aguda, geralmente causada por uma inflamação autoimune dos nervos periféricos. Cerca de 25% dos pacientes com a síndrome necessitam de ventilação mecânica, 5% destes evoluem a óbito e em torno de 10% ficam incapacitados.[17]

Quadro 24.3 – SGB – da etiologia ao tratamento.	
Etiologia e incidência	• Causa não conhecida • Pode ser desencadeada por uma infecção viral ou bacteriana • Mais comum em idosos
Quadro clínico e diagnóstico	• O diagnóstico é primariamente clínico • Fraqueza progressiva de mais de um membro ou de músculos cranianos de graus variáveis, desde paresia leve até plegia. Progressão dos sintomas ao longo de quatro semanas. Relativa simetria da paresia em membros, fraqueza bilateral dos músculos faciais, dor e disfunção autonômica
Exames laboratoriais e complementares	• Análise do líquido cefalorraquidiano e diagnóstico eletrofisiológico
Tratamento	• Imunoglobulina humana e/ou plasmaferese

Fonte: Adaptado de Berg B, Walgaard C, Drenthen J, Fokke C, Jacobs BC, Doorn PA, 2014.

Esclerose múltipla (EM)

A EM é uma doença crônica neurológica inflamatória do grupo das doenças desmielinizantes (Quadro 24.4).[18,19]

Quadro 24.4 – EM – da etiologia ao tratamento.	
Etiologia e incidência	• Doença de etiologia autoimune e está entre as principais causas de incapacidade neurológica não traumática nos adultos jovens
Quadro clínico e diagnóstico	• O diagnóstico baseia-se nos achados clínicos (surtos episódicos), evidência histórica e testes laboratoriais auxiliares. Para confirmação de um diagnóstico definitivo, os ataques precisam envolver diferentes áreas do sistema nervoso central (SNC), prolongarem-se por mais de 24 horas e estarem separados por um período de pelo menos um mês
Exames laboratoriais e complementares	• Análise do liquor, estudo de potenciais evocados e ressonância nuclear magnética (RNM)
Tratamento	• Corticoides e imunomoduladores

Fonte: Adaptado de Costa CR, Fonteles JL, Praça LR, Andrade AC, 2005 e Costa TM, Domingos MM, Silva BC, Souza Neto VL, Negreiros RV, Silva RA, 2017.

Polineuropatia do paciente crítico

A polineuropatia do paciente crítico (Quadro 24.5) é a fraqueza muscular, uma complicação frequente em pacientes internados em UTI.[20]

Quadro 24.5 – Polineuropatia do paciente crítico – da etiologia ao tratamento.	
Etiologia e incidência	<ul><li>Sem etiologia definida. Seus fatores de risco são disfunção de múltiplos órgãos, hipóxia, hipotensão, febre e idade avançada</li><li>Acomete, em média, 46% dos pacientes em UTI. Nos casos de sepse a taxa é de 70% a 100%</li><li>Essa doença tem sido reconhecida como uma das mais prevalentes no paciente crítico em internação prolongada</li></ul>
Quadro clínico e diagnóstico	<ul><li>Sensitivo-motora, afeta simetricamente a porção distal de membros inferiores e superiores, e também a musculatura respiratória</li><li>Há também perda da sensibilidade dolorosa, térmica e vibratória</li><li>Ao mensurar força muscular em três grupos em cada membro, por meio do MRC, a presença de polineuropatia é sugerida com escore < 48 pontos (escore total é de 60 pontos)</li></ul>
Exames laboratoriais e complementares	<ul><li>Não há elevação de enzimas musculares</li><li>Alguns autores relatam elevação proteica no liquor. Biópsia de nervo mostra degeneração axonal sem evidência de infiltrado inflamatório. Biópsia de músculo mostra atrofia consistente com denervação</li></ul>
Tratamento	Não há tratamento específico. O foco deve ser direcionado para a doença de base. A neuropatia melhora à medida que a doença de base é corrigida

Fonte: Adaptado de Zamora VEC, Cruz MR, 2013.

Crise convulsiva e estado epiléptico (EE)

O EE é definido como uma crise epiléptica clínica ou eletroencefalográfica contínua por um período de cinco minutos ou mais; ou crises recorrentes sem completa recuperação da consciência nos intervalos.[21]

A incidência varia entre 10 e 41 casos por 100 mil pessoas/ano e é maior nos idosos. O EE é uma emergência neurológica, a qual pode ser fatal ou causar devastadoras sequelas neurológicas. Os principais fatores relacionados com o prognóstico são a etiologia, faixa etária e duração do EE. Rápido controle das convulsões é fundamental para prevenir danos cerebrais e complicações sistêmicas secundárias.[21] Diferentes tipos de crises podem determinar um EE. As crises são definidas conforme dados clínicos e eletroencefalográficos.

O EE pode ser, semiologicamente, classificado em: a) EE convulsivo (EEC): convulsões associadas a movimentos rítmicos das extremidades. Frequentemente ocorrem convulsões generalizadas; b) EE não convulsivo (EENC): atividade epiléptica detectada no EEG, sem manifestações clínicas convulsivas.

Nos adultos, a causa mais comum de EE é a ausência de nível terapêutico de drogas antiepilépticas (DAE) em pacientes com conhecida doença epiléptica. A história clínica e o exame neurológico podem sugerir as prováveis causas (Quadro 24.6). Os exames laboratoriais nesta avaliação, para todos os pacientes, são: glicemia, ureia, creatinina, sódio, potássio, cálcio, magnésio, hemograma e níveis séricos de DAE. Os pacientes sem explicação para alteração de sensório devem realizar uma tomografia de crânio (TC).[21]

Quadro 24.6 – Etiologia do EE.

- **Patologias neurológicas:** acidente vascular cerebral (AVC) isquêmico ou hemorrágico, tumor e infecção no SNC, encefalites não infecciosas e TCE
- **Toxicidade drogas:** antibióticos, antivirais, antidepressivos tricíclicos, antipsicóticos, cocaína, anfetamina e álcool
- **Abstinência drogas:** álcool, barbitúricos, benzodiazepínicos, opioides
- **Anormalidades metabólicas:** hipofosfatemia, hipomagnesemia, hiponatremia, hipoglicemia, disfunção renal/hepática

Fonte: Associação de Medicina Intensiva Brasileira (AMIB), 2016-2017.

Tratamento do estado EE

Medidas de suporte

A estratégia inicial inclui assegurar via aérea, ventilação e circulação (ABC). Seguem alguns pontos a serem destacados:

- Monitoração da frequência respiratória e oximetria de pulso.
- Glicemia capilar: para diagnóstico de hipoglicemia. Administrar tiamina (100 mg) antes da glicose 50% (50 mL).
- Monitoração da PA, FC, débito urinário (SVD) e EEG.
- Hipotensão (PAS < 90 mmHg) deve ser prontamente revertida (reposição volêmica e/ou vasopressor).
- Temperatura corporal (termômetro esofágico ou retal): hipertermia (risco de necrose neuronal) pode ser um sinal de infecção ou do aumento de atividade motora. A temperatura corporal deve ser mantida normal (36 a 37 °C) por meio de medidas de resfriamento e/ou drogas antitérmicas.
- Monitoração com EEG: indicado para pacientes em uso de bloqueador neuromuscular (BNM), os que permanecem inconscientes após a fase inicial de tratamento com DAE e para os EE refratários.[22]

Medidas terapêuticas específicas

O objetivo dessa terapia é a pronta cessação da atividade convulsiva clínica e eletroencefalográfica. A terapia com DAE pode ser dividida em três estágios:

1. **Terapia de início emergencial:** benzodiazepínicos (BZD) como diazepam EV ou midazolam IM. Os efeitos adversos desses medicamentos são: depressão respiratória, hipotensão e redução do nível de consciência.
2. **Terapia de controle urgente:** após a administração dos BZD, todos devem receber com urgência as DAE para controle ou prevenção de recorrência das crises, a menos que a causa desencadeante seja identificada e definitivamente revertida (p. ex., hipoglicemia grave). As drogas indicadas nesse estágio são: fenitoína, ácido valproico, levotiracetam e fenobarbital, todos EV.
3. **Terapia do EE refratário:** EE refratário é o EE clínico e/ou eletroencefalográfico que persiste após o uso de BZD e da DAE de controle urgente. Avançar nos cuidados intensivos: suporte ventilatório, monitoração cardiovascular, cateter venoso

central e arterial. A monitoração EEGc é essencial. As drogas indicadas são midazolam, propofol e tiopental, todos EV em infusão contínua.[21]

Infecção do SNC

Algumas infecções do SNC podem ser: meningites, encefalites, abcessos, infecções de órte-
se e próteses, neurotoxoplasmose e cisticercose. As meningites serão abordadas na Tabela 24.3.[23]

Tabela 24.3 – Meningites – da etiologia ao tratamento.

Etiologia	Meningite bacteriana	Meningite linfocitária
Incidência	Tem mortalidade em torno de 25% na comunitária e 35% na nosocomial. Agentes etiológicos: *Streptococcus pneumoniae, Neisseria meningitidis, Listeria monocytogenes, Haemophilus influenzae* e *Escherichia coli*	Etiologias: enterovírus (80% a 85%), e predominam os dos gêneros coxsackie e echo, os herpes vírus e o HIV
Quadro clínico e diagnóstico	▪ Febre, cefaleia intensa com fotofobia, vômitos e rigidez de nuca, alterações do estado mental ▪ Lesões petequiais cutâneas e conjuntivais podem sugerir meningocócica	Sintomatologia gripal, como a febre, dores musculares, cefaleia e rigidez de nuca. O paciente pode apresentar depressão da consciência, crises convulsivas, paresias ou plegias focais
Exames laboratoriais e complementares	Avaliação do liquor com o aumento da celularidade total e da dosagem de proteínas. Na ausência de achados sugestivos repetir em 24 a 48 horas. Nos casos de piora do sensório, realizar TC e/ou RNM	Avaliação do liquor. Na suspeita de herpes realizar EEG, TC e/ou RNM
Tratamento	▪ O início do(s) antimicrobiano(s) deve ser de acordo com a faixa etária, quadro clínico, epidemiologia e características do liquor ▪ Isolamento respiratório é necessário durante as primeiras 24 horas de terapia eficaz	▪ Não há tratamento específico, em geral a evolução é satisfatória no período de 7 a 10 dias ▪ Nos casos de meningite por herpes simples I e II é indicada a administração EV de aciclovir ▪ Prognóstico reservado, caso não haja rápida instituição da terapia específica

Fonte: Adaptada de Knobel E, 2016.

Acidente vascular cerebral (AVC)

O AVC pode ser definido como o surgimento de um déficit neurológico súbito causado
por um problema nos vasos sanguíneos do SNC.[24] No Quadro 24.7[1,24-27] serão abordadas as
etiologias do AVC hemorrágico e isquêmico.

Quadro 24.7 – AVC – classificação e etiologia.		
	Classificação	**Etiologia**
AVC isquêmico (AVCi)	Ocorre pela obstrução ou redução brusca do fluxo sanguíneo em uma artéria cerebral, que causa hipóxia tecidual no território vascular. Responsável por aproximadamente 85% dos casos de AVC	Aterosclerose de grandes artérias, cardioembolismo, oclusão de pequenas artérias. Outras: vasculopatias não ateroscleróticas (Moyamoya, dissecção arterial), desordens hematológicas (anemia falciforme), coagulopatias, vasculites (lúpus, meningite) e infartos de origem indeterminada

(continua)

Quadro 24.7 – AVC – classificação e etiologia. (continuação)	
Classificação	**Etiologia**
AVC hemorrágico (AVCh)	Ocorre pela ruptura espontânea (não traumática) de um vaso, com extravasamento de sangue para o interior do cérebro (hemorragia intracerebral), para o sistema ventricular (hemorragia intraventricular) e/ou espaço subaracnóideo (hemorragia subaracnoide – HSA). A hemorragia intraparenquimatosa é o subtipo de AVC de pior prognóstico, com até 65% de mortalidade em um ano	▪ Primária (80% a 85% dos casos): ruptura de pequenos vasos cronicamente danificados pela hipertensão arterial sistêmica (HAS) ou está associada à angiopatia amiloide ▪ Secundária (15% a 25% dos casos): ruptura de aneurismas ou malformações arteriovenosas (MAV), uso de anticoagulação oral ou drogas antiplaquetárias, coagulopatias, cirrose hepática, neoplasias, vasculites, trauma, entre outras causas

Fonte: Adaptado de Sociedade Brasileira de Doenças Cerebrovasculares; Pontes-Neto OM, Oliveira-Filho J, Valiente R, Friedrich M, Pedreira B, Rodrigues BCB et al., 2009; Ministério da Saúde, 2013; Diccini S, 2018 e Hospital Sírio Libanês, 2018.

Fatores de risco[26-28]

- **Não modificáveis:** idade avançada, sexo masculino, negros, história familiar de ocorrência de AVC, história pregressa de acidente isquêmico transitório (AIT) e anemia falciforme.
- **Modificáveis:** HAS, tabagismo, diabetes *mellitus*, dislipidemia, fibrilação atrial.
- **Risco potencial:** sedentarismo, obesidade, uso de contraceptivo oral, terapia de reposição hormonal pós-menopausa, alcoolismo e uso de drogas.

Manifestações clínicas[27,28]

Deve-se suspeitar de AVC sempre que o paciente apresentar início súbito de déficit focal, com ou sem alteração do nível de consciência. Principais sinais de alerta (súbitos): perda de força ou formigamento de um lado do corpo; dificuldade de falar ou compreender; perda visual em um ou ambos os olhos; tontura, perda de equilíbrio e/ou de coordenação e dor de cabeça intensa sem causa aparente.

Diagnóstico[27]

O diagnóstico clínico é realizado pela anamnese e exame físico, apoiado por exames complementares. Recomenda-se a realização de estudos de imagem cerebral dentro de 20 minutos após a chegada ao hospital para pacientes que podem ser candidatos a alteplase EV e/ou trombectomia mecânica. A realização de um exame de neuroimagem (TC ou RNM) é obrigatória para descartar a presença de lesões cerebrais de causas não vasculares e na presença de lesões cerebrais de causa vascular, e permitir a diferenciação entre os quadros de AVCi e AVCh.

Cuidados clínicos

Seguem os cuidados clínicos do paciente com AVC na Tabela 24.4.

Tabela 24.4 – Cuidados clínicos no AVC.

▪ Verificar os sinais vitais
▪ Avaliar ABC (vias aéreas, respiração e circulação)

(continua)

Tabela 24.4 – Cuidados clínicos no AVC. (continuação)

- Posicionar a cabeceira a 0° nos casos de AVCi (fase aguda) e 30° nos AVCh
- Acesso venoso periférico
- Manter oximetria > 94%
- Glicemia capilar, manter de 140 a 180 mg/dL e < 60 mg/dL deve ser tratada
- Determinar a hora do início dos sinais e sintomas (último momento que o paciente foi visto sem sinais e sintomas neurológicos) e aplicar a National Institutes of Health Stroke Scale (NIHSS)
- Não reduzir níveis pressóricos, exceto se PAS ≥ 220 mmHg ou pressão arterial diastólica (PAD) ≥ 120 mmHg, ou se outra doença associada exija a redução da PA (dissecção de aorta, infarto agudo do miocárdio, edema pulmonar)
- Corrigir hipotensão e hipovolemia para manter a perfusão, com a utilização de solução salina isotônica. Evitar o uso das soluções glicosadas, para reduzir o risco de hiperglicemia e distúrbios do sódio
- Utilizar antitérmico se temperatura axilar > 38 °C e manter temperatura corporal de 36 a 37 °C

Fonte: Adaptada de Associação de Medicina Intensiva Brasileira (AMIB), 2016-2017; Osis SL, Diccini S, Pôrto VA, 2017 e Araújo JAM, 2018.

Tratamento do AVCi

Quanto mais cedo iniciar o tratamento dentro da janela de tempo, maior o benefício para os pacientes. O tempo desde o início dos sintomas até a utilização da trombólise com ativador do plasminogênio tissular recombinante (rt-PA) deve ser inferior a três horas e nunca mais de 4 horas e 30 minutos.[29] A Tabela 24.5 destaca os critérios de inclusão, exclusão e cuidados no tratamento com rt-PA.

Tabela 24.5 – Critérios rt-PA.

Critérios de inclusão para uso de rt-PA
- AVCi em qualquer território encefálico
- Possibilidade de se iniciar a infusão do rt-PA dentro de 4 horas e 30 minutos do início dos sintomas
- TC ou RNM sem evidência de hemorragia
- Idade > 18 anos

Critérios de exclusão para uso de rt-PA
- Uso de anticoagulantes oral com tempo de protrombina (TP), INR > 1,7. Uso de heparina nas últimas 48 horas com TTPA elevado
- AVCi ou TCE grave nos últimos três meses
- História pregressa de hemorragia intracraniana ou de MAV
- TC com hipodensidade precoce > 1/3 do território da artéria cerebral média (ACM)
- PAS ≥ 185 mmHg ou PAD ≥ 110 mmHg (em três medidas com 10 minutos de intervalo) refratária ao tratamento anti-hipertensivo
- Melhora rápida e completa dos sinais e sintomas no período anterior ao início da trombólise
- Déficits neurológicos leves (sem repercussão funcional significativa)
- Cirurgia de grande porte ou procedimento invasivo nos últimos 14 dias
- Punção lombar nos últimos sete dias
- Hemorragia geniturinária ou gastrointestinal nos últimos 21 dias ou história de varizes esofágicas
- Punção arterial em local não compressível na última semana

(continua)

Tabela 24.5 – Critérios rt-PA. (continuação)

Critérios de exclusão para uso de rt-PA
▪ Coagulopatia com INR > 1,7, TTPA elevado ou plaquetas < 100.000/mm³
▪ Glicemia < 50 mg/dL com reversão dos sintomas após correção
▪ Evidência de endocardite ou êmbolo séptico, gravidez
▪ Infarto do miocárdio recente (três meses) – contraindicação relativa
▪ Suspeita clínica HSA ou dissecção aguda de aorta
▪ Uso do trombolítico
▪ Iniciar a infusão de rt-PA EV 0,9 mg/kg com a administração de 10% em bólus em um minuto e o restante em uma hora
▪ Não exceder a dose máxima de 90 mg
▪ Deve haver um rigoroso controle do estado neurológico a cada 15 minutos durante a infusão do rt-PA, e a cada 30 minutos durante as primeiras seis horas. Após, a cada hora, até completar 24 horas
▪ Controle rigoroso da PA (< 180/105 mmHg) devido ao risco de hemorragia cerebral. Utilizar anti-hipertensivo EV, como nitroprussiato de sódio, metoprolol e esmolol, se necessário
▪ Não utilizar antitrombóticos (antiagregantes, heparina ou anticoagulante oral) nas primeiras 24 horas pós-trombolítico
▪ Não realizar cateterização venosa central ou punção arterial nas primeiras 24 horas
▪ Não introduzir sonda vesical até, pelo menos, 30 minutos do término da infusão do rt-PA. Evitar sonda naso-enteral nas primeiras 24 horas após a infusão do rt-PA
▪ Sugere-se realização de TC ou RNM de controle 24 horas após a administração do rt-PA
▪ Alerta para náuseas, vômitos, cefaleia, piora do nível de consciência e elevação súbita da PA. Se ocorrerem, a infusão deve ser interrompida imediatamente e realizada reavaliação com TC para investigação de sangramento

Fonte: Adaptada de Martins SCO, Freitas GR, Pontes-Neto OM, Pieri A, Moro CHC, Jesus PAP et al., 2012; Ministério da Saúde, 2012, 2013; Hospital Sírio Libanês, 2018; Powers WJ, Rabinstein AA, Ackerson T, Adeoye OM, Bambakidis NC, Becker K et al., 2018 e American Heart Association/American Stroke Association; 2018.

O tratamento também pode ser realizado por trombectomia mecânica, que está indicada em pacientes com AVCi agudo que apresentam oclusão de artéria carótida interna ou ACM proximal com até seis horas do início dos sintomas, idade ≥ 18 anos e pontuação ≥ 6 na NIHSS. O rt-PA é a terapia de escolha quando o tempo de evolução do AVCi estiver dentro da janela terapêutica.[27,29]

Tratamento do AVCh[25-27]

As medidas terapêuticas não diferem daquelas dispensadas ao paciente com AVCi. Abordaremos a hemorragia intraparenquimatosa devido à sua maior prevalência. As principais recomendações são as constantes na Tabela 24.6.[30]

Tabela 24.6 – Tratamento AVC hemorrágico.

▪ Realização de exame de neuroimagem no diagnóstico
▪ PA: o tratamento da HAS deve ser mais agressivo do que no AVCi e deve ser instituído tão logo que possível, para evitar a expansão do sangramento. Recomenda-se valores de PA entre 140 e 160 mmHg, com a utilização de drogas EV contínuas
▪ Pacientes em coma (ECGl < 8) e hipertensão intracraniana (HIC) podem se beneficiar do monitoramento da PIC. Medidas para controle da PIC incluem: elevação da cabeceira a 30°, analgesia, sedação, doses moderadas de manitol a 20%, solução salina hipertônica e hiperventilação (manter $PaCO_2$ entre 31 e 35 mmHg)

(continua)

Tabela 24.6 – Tratamento AVC hemorrágico. (continuação)

• Glicemia 140 a 180 mg/dL e evitar hipoglicemia
• Tratar hipertermia
• Mobilização e reabilitação precoce
• Usar dispositivo de compressão pneumática para profilaxia de tromboembolismo venoso nas primeiras 72 horas. Após estabilização do hematoma, considerar o uso de heparina não fracionada ou heparina de baixo peso molecular
• Nos casos de hemorragia intracraniana associada ao uso de anticoagulantes orais, usar complexo protrombínico, plasma fresco congelado associado à vitamina K para reverter o efeito do cumarínico, até normalização do INR
• São considerados tratamento cirúrgico nos casos de hematoma cerebelar > 3 cm de diâmetro com alteração do nível de consciência, que evoluem com deterioração neurológica ou apresentem sinais de compressão de tronco cerebral ou hidrocefalia

Fonte: Adaptada de Pontes-Neto OM, Oliveira-Filho J, Valiente R, Friedrich M, Pedreira B, Rodrigues BCB et al., 2009; Ministério da Saúde, 2013 e Hospital Sírio Libanês, 2018.

TCE

O TCE é qualquer agressão física que acarrete lesão anatômica ou comprometimento funcional do couro cabeludo, crânio, meninges, liquor ou encéfalo, em qualquer combinação. Acidentes de trânsito são sua maior causa e acontecem com mais frequência em adolescentes e adultos jovens.[31]

É classificado quanto ao mecanismo do trauma (penetrante ou fechado), gravidade clínica (ECGl) e acesso ao dano estrutural por neuroimagem (escala tomográfica de Marshall). A ECGl classifica o TCE em leve (14 e 15), moderado (9 a 13) e grave (3 a 8).[31]

A lesão cerebral primária é o resultado de um dano mecânico direto que ocorre no momento do trauma. A fisiopatologia da lesão primária pode ser dividida em lesões focal (contusões, hematomas extradurais, subdurais ou intraparenquimatosos) e difusa (lesão axonal difusa-LAD). Na prática clínica, traumatismo axonal difuso e lesões cerebrais focais coexistem frequentemente.[31]

A lesão cerebral secundária ocorre depois do trauma inicial e é definida como os danos devido às respostas fisiopatológicas (liberação de neurotransmissores, produção de radicais livres, lesão cálcio-mediada, inflamação, disfunção mitocondrial) ao trauma inicial. Hipotensão, hipóxia, HIC e queda da PPC levam à isquemia cerebral e são os principais fatores de agravamento da lesão cerebral secundária.[31]

A TC é o método de escolha para detecção inicial das lesões intracranianas. A RNM de crânio não oferece, na fase aguda, informações mais relevantes do que as da TC. Entretanto, na LAD e para algumas feridas penetrantes, a RNM passa a ser importante.[31]

A abordagem inicial padronizada do TCE grave é preconizada por determinar acentuada queda na mortalidade. Os objetivos na fase pré-hospitalar e na sala de emergência são a estabilização, de acordo com a sequência ABCDE recomendada pelo *advanced trauma life support* (ATLS):

- **A (*airway*):** estabilizar a coluna cervical, estabelecer uma via aérea adequada.
- **B (*breathing*):** ventilação adequada, SatO$_2$ > 90%.

- **C (*circulation*):** acesso venoso e reposição volêmica, SF 0,9%, PAS > 90 mmHg.
- **D (*disability*):** nível de consciência (ECGl) e exame das pupilas.
- **E (*exposure*):** remover roupas e avaliar lesões.

No tratamento inicial, faz parte reconhecer e tratar cirúrgica e corretamente as lesões intracranianas, além da exclusão de traumatismo raquimedular (TRM).[31]

Manejo do TCE grave no CTI – revisar ABCD:

- **A:** tubo orotraqueal pérvio, no calibre adequado e bem posicionado.
- **B:** ventilação mecânica, adequadamente sedado e analgesiado (sincrônico): SpO_2 92% a 94%, capnografia, gasometria arterial e PaO_2 ~ 100 mmHg e $PaCO_2$ ~ 35 mmHg.
- **C:** ressuscitação volêmica baseada em metas (perfusão periférica, diurese, lactato). Cateter venoso central/linha arterial/sonda vesical demora; PAM > 80 mmHg (antes da inserção da PIC); PPC ~ 60 mmHg e solução isotônica ou hipertônica/ drogas vasoativas (noradrenalina).
- **D:** manter PIC < 20 mmHg; *neurocheck*, manejo da HIC.

A Tabela 24.7[32] apresenta o tratamento do TCE.

Tabela 24.7 – Tratamento do TCE.

Medidas gerais	• Posicionamento no leito adequado • Cabeceira 30° e alinhamento do pescoço • Sedação e analgesia adequadas • Tratamento da febre e crises convulsivas
Medidas de primeira linha	• Drenagem liquórica pela derivação ventricular externa (DVE) • Soluções hiperosmolares: manitol e a solução salina hipertônica (SSH) • Hiperventilação leve ($PaCO_2$ de 31 a 34 mmHg)
Medidas de segunda linha	• Hiperventilação moderada ($PaCO_2$ < 30 mmHg) • Coma barbitúrico • Hipotermia • Craniectomia descompressiva

Fonte: Adaptada de Tagliaferri F, Compagnone C, Gennarelli T, 2010 e Frattalone AR, Ling G, 2013.

Pós-operatório neurológico

Na admissão do paciente em pós-operatório imediato (POI) de neurocirurgia, é importante conhecer a condição clínica e neurológica do paciente no pré-operatório, a doença neurológica que foi tratada, o procedimento realizado e quais as possíveis complicações, a fim de evitar lesões secundárias.[1,33]

Nas cirurgias de grande porte intracranianas e medulares, o POI deve ser realizado em UTI, devido à monitorização intensiva e disponibilidade de recursos de alta complexidade à beira-leito, enquanto nas cirurgias de pequeno e médio, o paciente pode ser recebido na sala de recuperação anestésica. A transferência de cuidados com comunicação de informações do paciente e o procedimento realizado no bloco cirúrgico são ferramentas importantes na redução de eventos adversos na UTI[33] (Quadro 24.8).

Ao considerar as especificidades do atendimento ao paciente crítico com distúrbio neurológico, a Tabela 24.8 apresenta os principais cuidados ao paciente neurocirúrgico.

Quadro 24.8 – Transferência de cuidados do paciente neurocirúrgico (equipe bloco-cirúrgico para UTI).

Identificação e alergias	Diagnóstico médico e procedimento cirúrgico	Pós-operatório
▪ Nome completo ▪ Número do prontuário ▪ Idade ▪ Histórico de alergias	▪ Patologias prévias ▪ Exame neurológico prévio ▪ Diagnóstico médico ▪ Cirurgia realizada ▪ Tempo cirúrgico e perdas sanguíneas ▪ Tempo de anestesia e medicamentos utilizados ▪ Intercorrências ▪ Dispositivos	▪ Planejamento do cuidado pós-operatório ▪ Realização de exames de controle

Fonte: Adaptado de Hickey JV, 2014 e Diccini S, 2018.

Tabela 24.8 – Cuidados ao paciente neurocirúrgico.

Avaliação neurológica	▪ ECGl ▪ Avaliação de pupilas (pupilômetro) e fotorreação ▪ Escala de força ▪ Escala de RASS ▪ BIS (índice bispectral) ▪ Dor (principalmente escala visual/verbal numérica) ▪ Escala visual analógica ou CPOT ▪ CAM-ICU
PA	▪ PA não deve ser > 20% a 30% dos valores do pré-operatório ▪ Hipotensão deve ser evitada (risco de lesão secundária) ▪ Combinar com o médico níveis pressóricos de modo individualizado para cada paciente
Hipertermia	▪ Manter a temperatura 36 a 37 °C ▪ Prevenção/tratamento da febre (> metabolismo cerebral) ▪ Diminuição gradual da temperatura, para evitar tremores que podem aumentar a PIC ▪ Administrar antitérmicos ▪ Remover roupa excessiva, lençóis e cobertores ▪ Aplicar compressas frias ou manta térmica para resfriamento ▪ Em pacientes neurocríticos, instalar termômetro esofágico ou retal para controle contínuo da temperatura corporal
Ventilação	▪ Evitar hipóxia (PaO$_2$ < 60 mmHg/SatO$_2$ < 95%), hipercapnia (PaCO$_2$ > 45 mmHg) e hipocapnia (PaCO$_2$ < 30 mmHg), pois agravam o edema cerebral e a PIC ▪ Em pacientes entubados, cuidados com a fixação do cadarço (para evitar compressão de vasos venosos cervicais), comissura labial (prevenir tubo seletivo ou tracionado) e pressão do *cuff* 6/6 horas (34 cmH$_2$O ou 25 mmHg) ▪ A aspiração do tubo orotraqueal ou cânula de traqueostomia deve ser realizada, no máximo, entre 10 e 15 segundos, para evitar desaturação e ↑ PIC ▪ Se necessário, realizar ventilação assistida pré-aspiração (↑ fração inspirada de oxigênio) para prevenção de hipóxia
Posicionamento do paciente	▪ Cabeceira elevada a 30°, associada a um alinhamento mento-esternal (cabeça em posição neutra), para facilitar o retorno venoso e a redução da PIC ▪ Em alguns tipos de cirurgias, a indicação de cabeceira pode variar de zero a 45° (drenagem de hematoma subdural crônico-cabeceira pode estar prescrita de zero a 30°; ressecção de tumor de hipófise via transesfenoidal-cabeceira 45°) ▪ Utilizar medidas para evitar pé-equino e mãos em garra (botas protetoras de espuma ou talas podem ser necessárias)
Glicemia	▪ Hipoglicemia e hiperglicemia estão associadas a piores desfechos ▪ Manter entre 140 e 180 mg/dL

(continua)

Tabela 24.8 – Cuidados ao paciente neurocirúrgico. (continuação)

Pele	Hidratação da pele e prevenção de lesões por pressão
Curativo	Deve ser realizado de 24 a 48 horas após a cirurgia. O primeiro curativo, geralmente, é realizado pela equipe neurocirúrgica. É realizada a limpeza da incisão com soro fisiológico 0,9% e oclusão com gaze estéril e micropore. A colocação de touca craniana pode ser indicada, especialmente nos pacientes com DVE, o que auxilia na fixação do cateter. O aspecto da ferida operatória e sua localização devem ser registrados em prontuário, assim como a presença de coleção subgaleal ou drenagem de liquor (fístula liquórica). As alterações devem ser comunicadas a equipe neurocirúrgica
Nutrição	Jejum nas primeiras 24 horas. Atenção especial deve ser dada a cirurgias na região infratentorial, com lesão de pares cranianos (IX e X) responsáveis pela deglutição e reflexo de vômito. O início da dieta é gradual e está indicada a avaliação do paciente pela nutricionista e fonoaudiologia
Eliminações urinárias e intestinais	A sonda vesical de demora dever ser retirada logo que possível. A presença de retenção urinária deve ser avaliada. Constipação pode ocorrer devido ao repouso e uso de medicações. Indicada a inclusão de fibras na dieta e/ou laxantes
Dreno	O dreno de Portovac é um sistema de drenagem com pressão negativa. Seu tempo de permanência é, geralmente, de 24 a 48 horas após a cirurgia. Evitar dobras ou tração no dispositivo. Registrar sua drenagem a cada 12 horas, ou conforme rotina de cada instituição. O dreno deve ser colocado abaixo da sua inserção, no nível da cama. No caso de outros tipos de drenos, sua altura deverá estar em prescrição médica, conforme recomendação da equipe neurocirúrgica
Profilaxias	• TVP (ver complicações sistêmicas a seguir) • Lesão de córnea: colírios podem ser necessários, além de higiene ocular e oclusão das pálpebras • Úlcera *stress*: pacientes em ventilação mecânica e com HIC são os de maior risco. Profilaxia com protetores gástricos

Fonte: Adaptada de Hickey JV, 2014 e Diccini S, 2018.

Referências bibliográficas

1. Diccini S. Enfermagem em neurologia e neurocirurgia. Rio de Janeiro: Atheneu, 2018. 523p.
2. Santos AA, Farias CCP, Barili SLS, Almeida APR. Admissão do paciente grave. In: Vargas MA, Nascimento ERP (org.). PROENF – Programa de atualização em terapia intensiva. Porto Alegre: Artmed, 2018. cic. 2, v. 1, p. 9-32.
3. Hickey JV. Neurological assessment. In: Hickey JV (ed.). The clinical practice of neurological and neurosurgical nursing. 7th ed. Philadelphia: Lippincott Willians & Wilkins, 2014. p. 154-81.
4. Teasdale G, Jennett B. Assessment of coma and impaired consciousness: a pratical scale. Lancet. 1974;2:81-4.
5. Carvalho JPLM, Almeida ARP, Gusmão-Flores DG. Escalas de avaliação de delirium em pacientes graves: revisão sistemática da literatura. Rev Bras Ter Intensiva. 2013;25(2):148-54.
6. Diccini S, Whitaker IY, Cintra EA. Exame neurológico. In: Barros ALBL (org.). Anamnese e exame físico: avaliação diagnóstica de enfermagem no adulto. 3. ed. Porto Alegre: Artmed, 2016. p. 129-70.
7. Araújo JAM. Escala de coma de Glasgow: orientações e associação com a avaliação pupilar. Ceará: QUALIS, 2018.
8. Brasil. Associação de Medicina Intensiva Brasileira (AMIB). Curso de imersão em terapia intensiva neurológica. 2016-2017.
9. Osis SL, Diccini S, Pôrto VA. Avaliação das necessidades humanas básica no contexto da terapia intensiva: regulação neurológica. In: Vargas MAO, Nascimento ERP (org.). PROENF – Programa de atualização em terapia intensiva. Porto Alegre: Artmed Panamericana, 2017. cic. 1, p. 31-89.
10. Cecil S, Chen PM, Callaway SE, Rowland SM, Adler DE, Chen JW. Traumatic brain injury: advanced multimodal neuromonitoring from theory to clinical pratice. Crit Care Nurse. 2011;312:25-37.
11. Viana RAPP, Torre M. Enfermagem em terapia intensiva: práticas integrativas. Barueri: Manole, 2017.

12. Osis SL, Ribeiro RM. Monitorização da pressão intracraniana e cuidados com a derivação ventricular externa. In: Vargas MA, Nascimento ERP (org.). PROENF – Programa de atualização em terapia intensiva. Porto Alegre: Artmed, 2019. cic. 2, v. 3, p. 43-81.

13. Giugno KM, Maia TR, Kunrath CL, Bizzi JJ. Tratamento da hipertensão intracraniana. Jornal de Pediatria. 2003;79(4):287-96.

14. Hirzallah M, Choi H. The monitoring of brain edema and intracranial hypertension. Journal of Neurocritical Care. 2016;9(2):92-104.

15. Montenegro MA, Cendes F, Guerreiro MM, Guerreiro CAM. EEG na prática clínica. São Paulo: Lemos, 2001.

16. Ribeiro RM. Miastenia grave. In: Diccini S, Ribeiro RM (org.). Enfermagem em neurointensivismo. Rio de Janeiro: Atheneu, 2018. p. 339-45.

17. Berg B, Walgaard C, Drenthen J, Fokke C, Jacobs BC, Doorn PA. Síndrome de Guillain-Barré: patogênese, diagnóstico, tratamento e prognóstico. Nat Rev Neurol. 2014;10(8):469-82.

18. Costa CR, Fonteles JL, Praça LR, Andrade AC. O adoecimento do portador de esclerose múltipla: percepções e vivências a partir da narrativa de dois casos clínicos. RBPS. 2005;18(3):117-24.

19. Costa TM, Domingos MM, Silva BC, Souza Neto VL, Negreiros RV, Silva RA. Diagnósticos, resultados e intervenções de enfermagem em pacientes com esclerose múltipla. Revista Cubana de Enfermería. 2017;33(3). Disponível em: http://www.revenfermeria.sld.cu/index.php/enf/article/view/1331.

20. Zamora VEC, Cruz MR. Polineuromiopatia do paciente crítico: uma revisão da literatura. Revista Hospital Universitário Pedro Ernesto. 2013;12(3):118-29.

21. Datar S. New developments in refractory status epilepticus. Neurosurg Clin N Am. 2018;29:273-9.

22. Brophy GM, Bell R, Classen J et al. Guidelines for the evaluation and management of status epilepticus. Neurocrit Care. 2012;17(1):3-23.

23. Knobel E. Condutas no paciente grave. 4. ed. São Paulo: Atheneu, 2016.

24. Brasil. Sociedade Brasileira de Doenças Cerebrovasculares. Acidente vascular cerebral. Disponível em: http://www.sbdcv.org.br/publica_avc.asp.

25. Pontes-Neto OM, Oliveira-Filho J, Valiente R, Friedrich M, Pedreira B, Rodrigues BCB et al. Diretrizes para o manejo de pacientes com hemorragia intraparenquimatosa cerebral espontânea. Arq Neuropsiquiatr. 2009;67(3-B):940-50.

26. Brasil. Ministério da Saúde. Manual de rotinas para atenção ao AVC. Brasília: Ministério da Saúde, 2013. Disponível em: http://bvsms.saude.gov.br/bvs/publicacoes/manual_rotinas_para_atencao_avc.pdf.

27. Brasil. Hospital Sírio Libanês. Protocolo gerenciado de acidente vascular cerebral. 2018. Disponível em: https://www.hospitalsiriolibanes.org.br/institucional/gestao-da-qualidade/Documents/2018-11-01-protocolos/Protocolo%20Gerenciado%20de%20Acidente%20Vascular%20Cerebral/Protocolo%20AVC_VF.pdf.

28. Brasil. Ministério da Saúde. Protocolos clínicos e diretrizes terapêuticas: linha de cuidados em acidente vascular cerebral (AVC) na rede de atenção às urgências e emergências. Brasília: Ministério da Saúde, 2012.

29. Powers WJ, Rabinstein AA, Ackerson T, Adeoye OM, Bambakidis NC, Becker K et al. On behalf of the American Heart Association Stroke Council – 2018 Guidelines for the early management of patients with acute ischemic stroke: a guideline for healthcare professionals from the American Heart Association/American Stroke Association. Stroke. 2018;49:e46-99.

30. Martins SCO, Freitas GR, Pontes-Neto OM, Pieri A, Moro CHC, Jesus PAP et al. Diretrizes para tratamento da fase aguda do acidente vascular cerebral isquêmico. Comitê Executivo da Sociedade Brasileira de Doenças Cerebrovasculares e Departamento Científico de Doenças Cerebrovasculares da Academia Brasileira de Neurologia. 2012. Disponível em: http://www.sbdcv.org.br/documentos/Diretrizes_SBDCV_AVC_Parte2_Português.pdf.

31. Tagliaferri F, Compagnone C, Gennarelli T. In: Torbey MT (ed.). Neurocritical care. Cambridge: Cambridge University Press, 2010. p. 209-19.

32. Frattalone AR, Ling G. Moderate and severe traumatic brain injury: pathophysiology and management. Neurosurg Clin N Am. 2013;24:309-19.

33. Ribeiro RM. Cuidados de enfermagem no paciente submetido a cirurgias intracranianas. In: Diccini S, Ribeiro RM (org.). Enfermagem em neurointensivismo. Rio de Janeiro: Atheneu, 2018. p. 189-98.

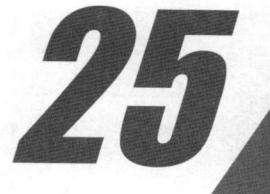

Odon Melo Soares
Wagner da Silva Naue

Muitos dos distúrbios do sistema respiratório têm efeitos temporários, restritos a um desconforto suave a moderado, todavia, outros distúrbios das vias aéreas são agudos, graves e ameaçadores à vida, devido à oferta inadequada de sangue oxigenado às estruturas vitais, como o cérebro e o coração.

Insuficiência respiratória

A insuficiência respiratória (IRpA) é definida como uma condição clínica que ocorre quando o sistema respiratório deixa de manter sua função principal, que é a troca gasosa, na qual a PaO_2 é inferior a 60 mmHg e/ou a $PaCO_2$ é superior a 50 mmHg.[1]

O reconhecimento imediato das causas (Quadro 25.1) e sinais e sintomas (Quadro 25.2) da IRpA e a ação rápida por parte da equipe multiprofissional, podem reverter o quadro clínico do paciente e prevenir eventos adversos, etapa fundamental para a redução da morbidade e da mortalidade.[2]

Quadro 25.1 – Causas pulmonares e extrapulmonares da insuficiência respiratória.
Sistema nervoso central: devido à depressão do impulso neural para respirar, como em casos de overdose de um narcótico e sedativo
Distúrbios do sistema nervoso periférico: fraqueza dos músculos respiratórios e da parede torácica como nos casos de síndrome de Guillian-Barré e miastenia *gravis*
Obstrução das vias aéreas superiores e inferiores: por várias causas, como nos casos de exacerbação de doenças pulmonares obstrutivas crônicas e asma brônquica aguda grave
Anormalidades dos alvéolos: que resultam em insuficiência respiratória do tipo 1 (hipoxêmica), como nos casos de edema pulmonar e pneumonia grave

Fonte: Shebl E, Burns B, 2021.

Quadro 25.2 – Sinais e sintomas da insuficiência respiratória.

Hipoxemia	Hipercapnia
• Dispneia, irritabilidade • Confusão, sonolência, convulsões • Taquicardia, arritmia • Taquipneia • Cianose	• Dor de cabeça • Mudança de comportamento • Coma • *Asterixis* • Papiledema • Extremidades quentes

Sintomas e sinais da doença subjacente
• Febre, tosse, produção de expectoração, dor no peito em casos de pneumonia • História de sepse, politrauma, queimadura ou transfusões de sangue antes do início da insuficiência respiratória aguda pode apontar para a síndrome do desconforto respiratório agudo

Fonte: Shebl E, Burns B, 2021.

A IRpA pode ser classificada de acordo com as anormalidades dos gases sanguíneos em tipo 1 e tipo 2 (Tabelas 25.1 e 25.2).[1,3]

Tabela 25.1 – Valores da gasometria arterial.

• pH = 7,35 a 7,45
• PO_2 = 80 a 100 mmHg
• PCO_2 = 35 a 45 mmHg
• HCO_{-3} = 22 a 26 mEq/L
• BE = −2 a +2 mEq/L
• O_2Sat = 93,5% a 99%
• TCO_2 = 23 a 27 mmol/L

Fonte: Adaptada de Evora PRB, Reis CL, Ferez MA, Garcia LV et al., 1999.

Tabela 25.2 – Tipos de insuficiência respiratória.

Insuficiência respiratória do tipo 1 (hipoxêmica)
• PaO_2 < 60 mmHg com $PaCO_2$ normal ou subnormal
• Troca gasosa é prejudicada ao nível da membrana alveolar-capilar. Por exemplo: edema pulmonar carcinogênico ou não cardiogênico e pneumonia grave

Insuficiência respiratória do tipo 2 (hipercapnica)
• $PaCO_2$ > 50 mmHg
• Hipoxemia é comum e se deve à falha da bomba respiratória

Fonte: Shebl E, Burns B, 2021.

No cenário atual frente à pandemia do coronavírus 19 (covid-19), a síndrome respiratória aguda grave causada pelo coronavírus 2 (SARS-CoV-2) trouxe muitos desafios para a equipe multiprofissional de terapia intensiva. Os pacientes que necessitam de internação em UTI por IRpA aguda determinada por pneumonia viral, geralmente apresentam aumento da frequência respiratória e hipoxemia, que podem evoluir com disfunção multiorgânica.[4]

Suporte ventilatório

A escolha do suporte ventilatório invasivo ou não invasivo depende da gravidade e situação clínica do paciente, seja ela aguda ou crônica. Se não houver indicações absolutas para ventilação mecânica invasiva e se não existirem contraindicações para ventilação não invasiva, a ventilação não invasiva é preferida, particularmente em casos de exacerbação da doença pulmonar obstrutiva crônica (DPOC), edema pulmonar cardiogênico e síndrome de hipoventilação da obesidade.[1]

Nesse sentido, a oxigenoterapia é um dos pilares do tratamento desta condição clínica. As orientações divulgadas pelo Ministério da Saúde e pela Associação de Medicina Intensiva Brasileira (AMIB) sobre a otimização do uso de oxigênio e suporte ventilatório e intubação orotraqueal em pacientes com covid-19 serão abordadas na Tabela 25.3.[4]

Tabela 25.3 – Otimização do uso de oxigênio e suporte ventilatório e intubação orotraqueal.

Meta de saturação periférica de oxigênio (SpO$_2$)
- Manter a SpO$_2$ igual ou acima de 90% até o máximo de 94%
- Reduzir a suplementação de oxigênio se SpO$_2$ acima de 94%

Uso de ventilação não invasiva (VNI) – Adotá-la em unidades com equipe experiente no seu uso, que deve observar os seguintes aspectos:
- Conexão da máscara a dispositivo HME e circuito duplo do ventilador mecânico convencional com módulo de ventilação não invasiva, com filtro HEPA no ramo expiratório
- Na vedação da máscara, usar película protetora, para evitar lesão de pele e minimizar vazamento
- Ajustar a pressão expiratória (EPAP) em até 10 cmH$_2$O e delta de pressão máximo em até 10 cmH$_2$O (com pressão inspiratória [IPAP], e não exceder 20 cmH$_2$O), de forma a garantir volume corrente entre 4 e 8 mL/kg de peso predito pela altura e sexo (vide Tabela 25.6). Esses ajustes visam obter a meta de SpO$_2$ entre 90% e 94%, frequência respiratória menor do que 28/min e sincronia do paciente com o ventilador
- Reavaliar em 30 a 60 minutos. Manter a VNI se houver melhora da dispneia, queda da frequência respiratória, SpO$_2$ entre 90% e 94% e, se disponível, gasometria arterial adequada (meta: pH > 7,25 e PaCO$_2$ < 50 mmHg). Caso contrário, está indicada ventilação mecânica invasiva
- Utilizar EPI apropriado, uma vez que essa modalidade também está associada à potencial geração de aerossóis
- Uso preferencial em quarto individual (com pressão negativa, se disponível) ou em unidade exclusiva aos pacientes com covid-19

Uso de cateter nasal de alto fluxo (CNAF) – No tratamento da insuficiência respiratória hipoxêmica, o CNAF pode ser utilizado para evitar ventilação mecânica invasiva. Esta alternativa será considerada apenas quando houver dispositivo pronto para uso imediato na unidade e equipe treinada nesta técnica
Passos sugeridos para a instalação do CNAF:
- Selecionar cateter nasal conforme as dimensões das narinas do paciente
- Iniciar CNAF com fluxo de 40 L/min (limitado a 60 L/min), de modo a ajustá-lo para manter frequência respiratória abaixo de 25/min, e avaliar o conforto respiratório
- Titular a fração inspirada de oxigênio (FIO$_2$) para manter SpO$_2$ entre 90% e 94%. Isso pode ser feito por meio de misturador (*blender*) em aparelhos próprios para CNAF, que já tem esse recurso
- Quando o sistema para CNAF for montado com um reservatório umidificador e dois fluxômetros (um para oxigênio, outro para ar comprimido), a combinação dos fluxos resultará na FIO$_2$ ofertada. Por exemplo, fluxo de 20 L/min de O$_2$ e 20 L/min de ar comprimido resultam em FIO$_2$ de 60%
- Orientar o paciente a manter a boca fechada o máximo de tempo possível
- Manter temperatura do fluxo do gás inspirado entre 37 e 38 °C
- Reavaliar em 30 a 60 minutos. Manter o CNAF se houver melhora da dispneia, queda da frequência respiratória, SpO$_2$ entre 90% e 94% e, se disponível, gasometria arterial adequada (meta: pH > 7,25 e PaCO$_2$ < 50 mmHg). Caso contrário, está indicada ventilação mecânica invasiva
- Utilizar EPI apropriado, uma vez que essa modalidade também está associada à potencial geração de aerossóis
- Uso preferencial em quarto individual (com pressão negativa, se disponível) ou em unidade exclusiva aos pacientes com covid-19

(continua)

Tabela 25.3 – Otimização do uso de oxigênio e suporte ventilatório e intubação orotraqueal. (continuação)

Sequência rápida de intubação orotraqueal (IOT) – A intubação é um momento crítico no contexto do tratamento da covid-19 e, por isso, é fundamental seguir protocolos que visam simplificar este processo, para garantir qualidade e segurança assistencial:
- Deve-se otimizar o processo para que a intubação seja exitosa na primeira tentativa
- A intubação deve ser feita, preferencialmente, pelo profissional mais capacitado no momento
- Garantir adequada proteção aos profissionais envolvidos no processo de intubação, conforme as etapas a seguir
  - **Etapa 1:** preparar material para a intubação e garantir os equipamentos de proteção individual. Sugere-se que os serviços mantenham *kits* pré-montados para agilizar o processo
  - **Etapa 2:** posicionar o paciente adequadamente
  - **Etapa 3:** pré-oxigenação. O objetivo da pré-oxigenação é aumentar as reservas de oxigênio do paciente, a fim de prolongar o tempo até a dessaturação, uma vez que o paciente será submetido à apneia durante o procedimento de intubação
  - **Etapa 4:** pré-medicação. A pré-medicação é utilizada para mitigar os efeitos fisiológicos adversos da laringoscopia e intubação orotraqueal, e deve ser feita dois minutos antes do procedimento
  - **Etapa 5:** sedativos e bloqueadores neuromusculares. Doses recomendadas:
    - Sedativos
      - Cetamina – 2 mg/kg IV OU
      - Etomidato – 0,3 mg/kg IV OU
      - Propofol – 2 mg/kg IV OU
      - Midazolam – 0,2 mg/kg IV
    - Bloqueadores neuromusculares
      - Succinilcolina – 1,5 mg/kg IV OU
      - Rocurônio – 1,2 mg/kg IV
Em pacientes com risco de hipercalemia ou doenças neuromusculares, a opção terapêutica será o rocurônio. Na falta dos bloqueadores mencionados, pode-se usar como opções:
  - Cisatracúrio – 0,2 mg/kg IV OU
  - Atracúrio – 0,5 mg/kg IV OU
  - Pancurônio – 0,1 mg/kg IV OU
  - Vecurônio – 0,1 mg/kg IV
Em casos de utilização destes medicamentos alternativos, haverá necessidade de ventilação sob máscara por, pelo menos, 3 minutos
Atenção: Estes medicamentos devem ser injetados por meio de bólus lento
  - **Etapa 6:** intubação. Após a administração dos medicamentos, é realizada a intubação orotraqueal
  - **Etapa 7:** checagem da intubação. Após intubação, deve ser feita a insuflação do balonete do tubo com volume de ar suficiente para conseguir uma vedação adequada. Auscultar o tórax do paciente, para checar se a ventilação está simétrica e assegurar que a intubação não foi esofágica. Feito isto, o tubo deve ser fixado com tira adesiva ou cadarço. Solicitar radiografia de tórax (RX), se disponível, para conferir a posição do tubo

Fonte: Adaptada de Ministério da Saúde.

Ventilação mecânica (VM)

A ventilação mecânica propicia melhora das trocas gasosas e diminuição do trabalho respiratório, e pode ser utilizada de forma não invasiva (ventilação mecânica não invasiva – VNI) por meio de uma interface externa, geralmente uma máscara facial, e de forma invasiva (ventilação mecânica invasiva – VMI) por um tubo endotraqueal ou cânula de traqueostomia.[5]

Ventilação mecânica não invasiva (VNI)

Esse método de suporte ventilatório é realizado sem recurso a métodos invasivos de via aérea artificiais, como tubo endotraqueal, máscara laríngea, combitubo ou traqueostomia (Quadros 25.3 a 25.6).[6,8-12] O paciente é conectado ao ventilador por meio de máscaras especiais (interfaces) adaptadas ao nariz (máscara nasal), à boca/nariz (oronasal, facial) ou à face por completo (*total face*) ou, mais recente, por capacete (*helmet*) (Quadro 25.7).[6,7]

É uma técnica que exige grande disponibilidade e dedicação do médico, enfermeiro e fisioterapeuta, o que os obriga a reavaliações frequentes, principalmente na fase inicial (primeiras horas), pois só assim se garante o sucesso e a detecção precoce do insucesso, com indicação para intubação orotraqueal.[6]

Quadro 25.3 – Objetivos da ventilação mecânica não invasiva.

1. Reduzir o trabalho respiratório para proporcionar conforto
2. Melhorar e estabilizar as trocas gasosas e/ou reduzir a retenção de CO_2
3. Aumentar o volume pulmonar
4. Diminuir o metabolismo anaeróbio
5. Minimizar riscos associados a métodos ventilatórios invasivos
6. Promover melhor sincronia paciente-ventilador
7. Evitar a intubação ou reintubação traqueal
8. Abreviar o tempo de internação na unidade de terapia intensiva

Fonte: Adaptado de Ferreira S et al., 2009 e Tallo FS, Guimarães HP, Lopes RD, 2011.

Quadro 25.4 – Indicações da ventilação mecânica não invasiva.

Nível I (ensaios clínicos controlados)	Nível II (estudos de coortes, ensaios não controlados)
• Descompensação da DPOC (doença pulmonar obstrutiva crônica) • Edema agudo de pulmão • Pacientes imunossuprimidos • Desmame de paciente DPOC	• Medidas paliativas em terminalidade • Prevenção da insuficiência respiratória na asma, pneumonias graves • Falha na extubação • Insuficiências respiratória pós-operatória

Fonte: Tallo FS, Guimarães HP, Lopes RD, 2011.

Quadro 25.5 – Vantagens e desvantagens VNI.

Vantagens no uso de ventilação mecânica não invasiva

• Fácil aplicação e remoção

• Não é necessária sedação

• Preserva a via aérea superior

• Garante maior conforto ao paciente

• Evita o trabalho resistivo do tubo traqueal e as complicações da própria intubação, como traumatismos de vias aéreas superiores ou pneumonia nosocomial

• Permite ao doente falar, manter tosse eficaz e alimentação oral

• Pode ser efetuada fora de uma unidade de cuidados intensivos (UCI)

• Diminuição do custo, tempo de internação hospitalar e mortalidade

Desvantagens no uso de ventilação mecânica não invasiva

• Embolia gasosa

• Não adaptações do paciente

• Correção mais lenta dos distúrbios de troca gasosa

(continua)

Quadro 25.5 – Vantagens e desvantagens VNI. (continuação)

Desvantagens no uso de ventilação mecânica não invasiva

- Necessidade de maior número de profissionais à beira do leito para sua implementação
- Problemas com as interfaces (vazamentos, inadaptação)
- Dificuldades no acesso à via aérea inferior, sobretudo em pacientes com hipersecreção brônquica

Fonte: Adaptado de Buist AS, Global Initiative for Chronic Obstructive Lung Disease (GOLD); Holanda MA et al., 2001; Schettino GP, Reis MA, Galas F et al., 2007; Rocha E, Carneiro EM, 2008 e Ferreira S et al., 2009.

Quadro 25.6 – Contraindicações da ventilação mecânica não invasiva.

Absolutas (sempre evitar)

Necessidade de intubação de emergência, parada cardíaca ou respiratória

Relativas (analisar caso a caso, observando a relação risco × benefício)

- Incapacidade de cooperar, proteger as vias aéreas, ou secreções abundantes
- Rebaixamento de nível de consciência (exceto acidose hipercápnica em DPOC)
- Falências orgânicas não respiratórias (encefalopatia, arritmias malignas ou hemorragia digestivas graves com instabilidade hemodinâmica)
- Cirurgia facial ou neurológica
- Trauma ou deformidade facial
- Alto risco de aspiração
- Obstrução de vias aéreas superiores
- Anastomose de esôfago recente (evitar pressurização acima de 20 cmH$_2$O)

Fonte: Adaptado de Associação de Medicina Intensiva Brasileira (AMIB), Sociedade Brasileira de Pneumologia e Tisiologia (SBPT), 2013.

Interfaces para ventilação mecânica não invasiva

Atualmente, várias interfaces estão disponíveis no mercado (Quadro 25.7): máscaras nasais, faciais (oronasais), faciais totais, capacete, peças bucais e almofadas nasais. Essas interfaces devem ser leves e transparentes, proporcionar boa vedação e possuir um sistema que minimize a pressão excessiva sobre os locais de contato com a pele, para evitar lesões faciais e desconforto.[13]

Quadro 25.7 – Interfaces para VNI.

Máscara nasal (Figura 25.1): provavelmente é a interface mais confortável, porém a resistência das narinas ao fluxo de ar e a presença do vazamento de ar pela boca podem limitar o seu uso em alguns pacientes. Elas são as mais utilizadas em ventilação domiciliar por serem mais bem toleradas, o que permite ao doente a comunicação e a alimentação oral.[6] O uso de máscara facial também possibilita que o paciente continue a usar os óculos, se for o caso. A desvantagem é que exige que o nariz esteja acessível e patente e que o paciente esteja plenamente consciente e cooperativo para lembrar-se de respirar somente com o nariz, de modo a evitar vazamentos pela boca[13]

Máscara oronasal (Figura 25.2): este tipo de máscara tem sido usado principalmente em pacientes com insuficiência respiratória aguda, mas também pode ser útil para aplicações crônicas. Também conhecida como facial, é a interface mais utilizada, pois permite maior volume corrente, consequentemente, correção mais rápida das trocas gasosas. Não existem evidências suficientes para recomendar o uso da máscara oronasal ao invés da nasal.[14] Contudo, essas máscaras, assim como as faciais totais e o capacete, são muitas vezes mal toleradas, devido à sensação de claustrofobia e ao maior risco de aspiração de vômito.[6] A compressão em pontos de contato entre a máscara e a face pode causar grande desconforto, lesões e necrose; portanto, recomenda-se utilizar placas protetoras nos locais de maior compressão[7]

(continua)

Quadro 25.7 – Interfaces para VNI. (continuação)

Máscara facial total (Figura 25.3): possui a capacidade de diminuir o vazamento e possibilitar o uso de maiores pressões inspiratórias. Maior área de contado entre a máscara e a face do paciente pode diminuir as lesões de pele e tornar o seu uso mais confortável. A reinalação de CO_2 durante o uso da máscara facial total é semelhante à das máscaras oronasais.[8] A vedação é obtida por meio de uma película de silicone que adere e contorna toda a região periférica do rosto. Deve ser fixada com faixas ao redor da cabeça, de forma que as extremidades são presas à máscara lateralmente com tiras de tecido aderente (tipo velcro), que permitem a remoção rápida e fácil, caso seja necessário (presença de vômito ou expectoração)[7]

Capacete (*helmet*) (Figura 25.4): possui a vantagem de eliminar o contato com interface e face do paciente, uma vez que evita a lesão de pele. O grande espaço-morto dos capacetes e a sua parede muito complacente levam, respectivamente, à reinalação de CO_2 e necessidade do uso de maiores valores de pressão inspiratória, para garantir a correção das trocas gasosas, e o ruído interno pode ser fator limitante.[8] Seu formato assemelha-se a um cilindro feito de material plástico, inflável e transparente. Possui adaptações para entrada e saída de ar, válvula de segurança no caso de interrupção da entrada dos gases via ventilador/gerador de fluxo e abertura para passagem de fios ou tubos, como sondas, se necessário. O sistema também possui um colar de vedação ao redor do pescoço e um sistema para fixação[14]

Fonte: Desenvolvido pela autoria do capítulo.

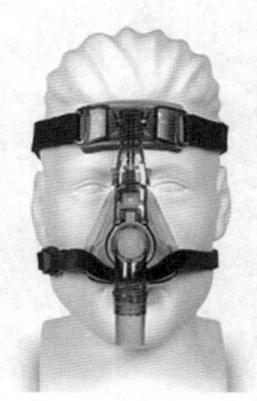

Figura 25.1 – Máscara nasal.
Fonte: Lumiar Healthcare.

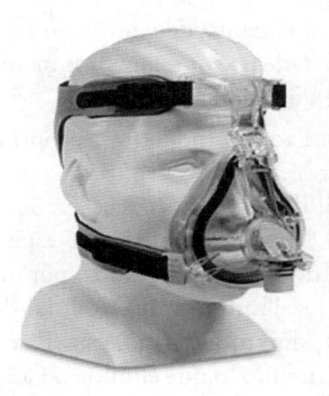

Figura 25.2 – Máscara oronasal.
Fonte: Practice Gases Healthcare.

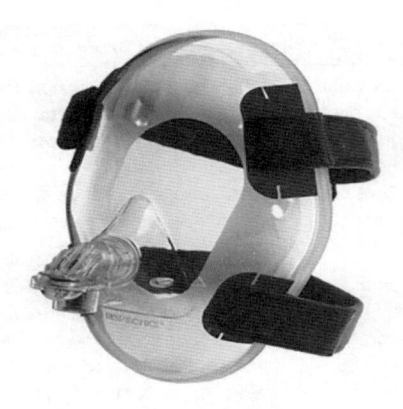

Figura 25.3 – Máscara facial total.
Fonte: Lumiar Healthcare.

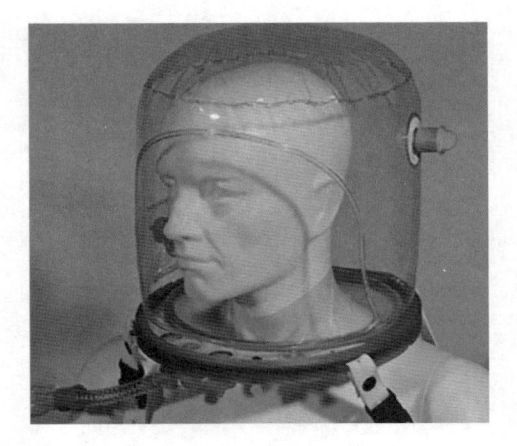

Figura 25.4 – Capacete (*helmet*).
Fonte: Medscape Reference.

Ventiladores para ventilação mecânica não invasiva

A indicação do melhor equipamento de ventilação não invasiva depende do tipo de paciente assistido, da disponibilidade de equipamentos na instituição e do grau de conhecimento e treinamento da equipe que assiste o paciente.[8]

A vantagem de alguns ventiladores modernos, próprios para VNI, é que eles incorporaram tecnologias semelhantes aos convencionais, o que permite a monitorização de alguns parâmetros (p. ex.: VT e FR), monitorização gráfica, alarmes (apneia, FR, pressão) e controle da FiO_2 (Quadro 25.8).[13,14] Os ventiladores específicos para VNI têm como característica principal a presença de um circuito único, por onde ocorrem tanto a inspiração como a expiração. Um orifício localizado na porção distal desse circuito é obrigatório para minimizar a reinalação de CO_2 durante a inspiração. Esse orifício faz com que haja um vazamento contínuo de ar pelo circuito, o que elimina o CO_2 exalado pelo paciente durante a expiração. Por esse motivo, os ventiladores específicos para VNI foram desenhados para funcionar na presença de vazamento.[8]

Quadro 25.8 – Modalidades ventilatórias.

Ventilação com pressão suporte e pressão positiva ao final da expiração (PEEP – *positive end-expiratory pressure*): por se tratar de um modo assistido em que o fluxo é livre, o paciente se adapta muito bem e há redução do trabalho respiratório, em especial nos pacientes portadores de DPOC.[15] Nessa modalidade, a PS (IPAP – *inspiratory positive airway pressure*) deve ser ajustada para gerar um volume-corrente por volta de 6 a 8 mL/kg e frequência respiratória < 30/min. Devido à dificuldade de medir a PEEP intrínseca em ventilação espontânea, sugere-se o uso da EPAP (*expiratory positive airway pressure*) igual a PEEP, inicialmente em torno de 6 cmH$_2$O. A disfunção respiratória do paciente pode dificultar o ajuste inicial dos parâmetros da ventilação não invasiva

BiPAP (*bilevel positive airway pressure*): o termo BIPAP TM (Respironics®) corresponde a um aparelho portátil que se acopla a uma máscara e oferece suporte ventilatório por modo assistido, também denominado binível ou *bilevel*.[7] Por realizar ciclos espontâneos, a IPAP corresponde à pressão de suporte inspiratória e a EPAP é igual à PEEP[7]

Ventilação com pressão positiva contínua nas vias aéreas (CPAP – *continuous positive airway pressure*): o CPAP pode ser aplicado ao acoplar-se a máscara diretamente a um ventilador mecânico ou por meio de dispositivos menos complexos com sistema de fluxo contínuo.[7] Ao realizar uma constante pressão durante a inspiração e a expiração, CPAP aumenta a capacidade residual funcional e abrem os alvéolos subventilados, melhora a oxigenação e complacência pulmonar, o que diminui o trabalho ventilatório[14]

Ventilação proporcional assistida (PAV): na PAV, o ventilador reconhece o esforço do paciente ao invés de pressão ou de volume. Instantaneamente realiza o rastreamento do fluxo inspiratório do paciente e seu volume, uma vez que utiliza um pneumotacógrafo, pois esta modalidade tem a capacidade de resposta rápida.[14] O ventilador gera volume e pressão proporcionais ao trabalho inspiratório do paciente, de modo a reajustar a pressão da via aérea que, por sua vez, resulta em mudanças na oferta de fluxo e volume, para proporcionar ao paciente maior autonomia sobre o padrão ventilatório[7]

Fonte: Desenvolvido pela autoria do capítulo.

Os ventiladores geradores de fluxo são dispositivos que têm a vantagem de serem pequenos, portáteis e de menor custo, quando comparados a um ventilador pulmonar convencional. Entretanto, em razão de suas limitações, não é considerado um ventilador, visto que fornece somente uma única opção de ventilação com pressão positiva (CPAP), que é igual e constante. Outra desvantagem é que não possui alarmes, e recomenda-se uma adaptação a um sistema de umidificação.[13,14]

Ventilação mecânica invasiva

A ventilação mecânica invasiva (VM) é definida como um suporte pressórico invasivo, realizado pelo ventilador mecânico. Capaz de auxiliar ou substituir o trabalho ventilatório dos pacientes que apresentam insuficiência respiratória aguda, com objetivos e indicações específicas (Tabelas 25.4 e 25.5).[16]

Tabela 25.4 – Objetivos e indicações de VM.

Principais objetivos

Alívio do trabalho da musculatura ventilatória e a manutenção das trocas gasosas. Ambos visam eliminar a hipoxemia e narcose carbônica; caso isso não ocorra, teremos como consequência a acidose respiratória. Além disso, a VM é utilizada durante a recuperação anestésica de pacientes submetidos a procedimentos cirúrgicos, uma vez que objetiva a manutenção das trocas gasosas[16-18]

(continua)

Tabela 25.4 – Objetivos e indicações de VM. (continuação)

Indicações
A principal indicação para aplicação da VM é a manutenção das trocas gasosas (PaO$_2$ ≤ 80 mmHg e PCO$_2$ ≤ 45 mmHg). Entre as alterações que afetam esta troca, destacam-se: ■ **Parada cardiorrespiratória**: causa colapso no sistema cardiorrespiratório, pois impede as trocas gasosas   ■ **Alterações ventilatórias por hipoventilação ou apneia**: causa retenção de gás carbónico (CO$_2$), o que indica alteração nas trocas alveolares, comum a pacientes com alterações do centro respiratório (abuso de drogas, embolias pulmonares, doenças com alterações de fluxo aéreo e obesidade mórbida)   ■ **Insuficiência respiratória aguda devido a doença pulmonar intersticial e hipoxemia**: causada por alteração da ventilação-perfusão com redução da pressão arterial de oxigênio (PaO$_2$)   ■ **Falência mecânica do aparelho ventilatório**: devido à doença muscular degenerativa, doença neuromuscular, paralisia da musculatura ventilatória, trauma neurológico grave, acidente vascular encefálico, entre outras doenças do centro ventilatório[16,17]

Fonte: Desenvolvida pela autoria do capítulo.

Tabela 25.5 – Alterações em sinais e sintomas que apontam necessidade de VM.

	Normal	Necessidade de VM
Frequência respiratória (irpm)	12 a 20	> 35
Volume corrente (mL/kg)	4 a 8	< 4
Capacidade vital (mL/kg)	65 a 75	< 50
Volume/minuto (L/min)	5 a 6	> 10
Pressão inspiratória máxima (cmH$_2$O)	80 a 120	> 25
Pressão expiratória máxima (cmH$_2$O)	80 a 100	< 25
PaCO$_2$ (mmHg)	35 a 45	> 50
PaO$_2$ (mmHg)	> 75	< 50

Fonte: Adaptada de Toufen C, Carvalho CRR, 2007.

Fases da ventilação mecânica

As fases da ventilação mecânica correspondem ao ciclo ventilatório do paciente, o qual é dividido em quatro fases, conforme Quadro 25.9 e Figura 25.5.

Quadro 25.9 – Fases da VM.
Fase 1 – Inspiratória: o ventilador realiza a insuflação do pulmão com a abertura da válvula inspiratória para entregar o fluxo de ar conforme os parâmetros previamente setados e a mecânica pulmonar do paciente (complacência, resistência e elastância)
Fase 2 – Ciclagem: neste momento, inicia a mudança da fase inspiratória para a fase expiratória, com a desaceleração do fluxo inspiratório até o fechamento da válvula inspiratória
Fase 3 – Expiratória: com o fechamento da válvula inspiratória ocorre, em seguida, a abertura da válvula expiratória, o que permite, assim, uma desinsuflação pulmonar passiva (conforme a elastância do paciente), de modo a levar a um equilíbrio com a pressão expiratória final (PEEP) setada no ventilador
Fase 4 – Disparo: ocorre na fase final expiratória, cujo paciente ou o próprio ventilador inicia uma nova inspiração por meio da abertura da válvula inspiratória. Dá-se início a um novo ciclo ventilatório[16]

Fonte: Desenvolvido pela autoria do capítulo.

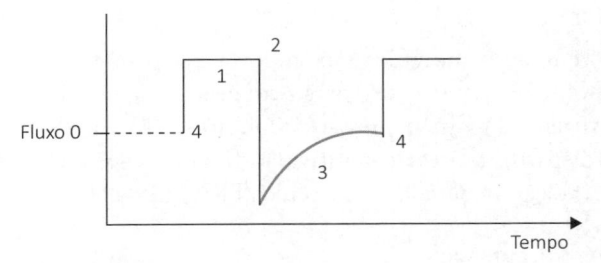

Figura 25.5 – Gráfico fluxo/tempo.
Fonte: Adaptada de Toufen C, Carvalho CRR, 2007.

Modos ventilatórios

Basicamente, pode-se controlar a VM dos pacientes de duas formas: a volume ou à pressão (Quadro 25.10).

Quadro 25.10 – Modos ventilatórios.
Ventilação a volume controlada (VCV): durante este modo ventilatório, o ventilador mecânico entrega ao paciente um fluxo de ar com curva crescente até atingir um volume corrente (VC) previamente setado, volume este (3 a 6 mL/kg) calculado conforme peso predito do paciente. Desta forma, a entrega de volume vai gerar uma pressão na via aérea variável, ou seja, impossível de ser controlada. Essa variação vai ocorrer conforme a complacência e resistência pulmonar de cada paciente. Além disso, a frequência com que esta entrega de volume ocorre é previamente setada no ventilador mecânico, e varia geralmente em um adulto, de 12 a 25 ventilações por minuto[16]
Ventilação à pressão controlada (PCV): a entrega de fluxo ao paciente feita pelo ventilador mecânico se dá por uma curva de fluxo descendente com liberação da pressão setada instantaneamente. Desta forma, ocorre uma variação ciclo a ciclo do VC conforme a complacência e resistência pulmonar, que impossibilita, desta forma, o controle do VC. Além disso, (como na VCV) a frequência respiratória também é previamente setada no ventilador mecânico.[15,17,19] Estas duas formas principais de ventilar os pacientes (volume ou pressão) possuem alguns modos derivados, principalmente da variação da interação entre o paciente e o ventilador mecânico. Eles podem ser divididos em: ventilação assisto-controlada a volume (VACV), ventilação assisto-controlada a pressão (PACV) e ventilação com pressão suporte (PSV)
Ventilação assisto-controlada a volume (VACV): neste modo ventilatório, o volume corrente a ser entregue ao paciente é previamente ajustado (3 a 6 mL/kg), o que permite a variação de pressão nas vias aéreas, como na ventilação a volume; porém, o ajuste da sensibilidade do ventilador mecânico permite que o paciente inspire nos intervalos da frequência ventilatória previamente ajustadas, uma vez que recebe também nessas ventilações espontâneas o mesmo volume corrente. Desta forma, o volume minuto do paciente é composto pela frequência previamente ajustada somado às frequências espontâneas, o que permite, assim, uma maior interação entre o paciente e o ventilador[17]
Ventilação assisto-controlada à pressão (PACV): neste modo ventilatório, como no controlado à pressão, será entregue ao paciente uma pressão previamente ajustada no ventilador. A diferença é que, durante os intervalos das frequências controladas, conforme o ajuste da sensibilidade e o *drive* do paciente, ele receberá a mesma pressão previamente ajustada, desta forma, somam-se os ciclos controlados com as inspirações espontâneas, que formam o volume minuto. Como no modo VAC, esse modo ventilatório possibilita a interatividade paciente-ventilador[17]
Ventilação com pressão suporte (PSV): diferentemente dos modos ventilatórios anteriores, neste modo ventilatório é imprescindível que o paciente possua *drive* ventilatório. Ou seja, que o paciente seja capaz de gerar uma pressão negativa ou alteração de fluxo no circuito do ventilador, para que entregue a pressão de suporte previamente ajustada. Desta forma, esse modo ventilatório é caracterizado por uma entrega de pressão na via aérea do paciente a partir de um o esforço de sua musculatura ventilatória, capaz de vencer a sensibilidade do ventilador mecânico e dispará-lo. Os pacientes que se beneficiam desse modo ventilatório necessitam estar pouco sedados ou conscientes, capazes de gerar ventilações espontâneas. Devido a isso, esse modo ventilatório é, preferencialmente, utilizado em pacientes que estejam em período de desmame ventilatório[17,19]

Fonte: Desenvolvido pela autoria do capítulo.

Ajustes do ventilador

Os ajustes da ventilação mecânica são importantes para que possamos determinar a melhor maneira de ventilar os pacientes; para isso, leva-se em consideração alguns aspectos, como: o volume corrente (VC) ou pressão inspiratória (PI), a interatividade do mesmo com o ventilador (disparo), a pressão positiva ao final da expiração (PEEP), a frequência respiratória (FR) e a fração inspirada de oxigênio (FiO_2) (Tabela 25.6).

Tabela 25.6 – Ajustes do ventilador.

Volume corrente ou PI: estes parâmetros devem ser ajustados ao se levar em consideração, inicialmente, o peso predito do paciente, calculado pela fórmula: homens **50 + 0,91 (altura em centímetros – 152,4)** e mulheres **45,5 + 0,91 (altura em centímetros – 152,4)**. Em seguida, ajusta-se o volume corrente ou a pressão inspiratória conforme esse VC alvo, que pode variar de 3 a 6 mL/kg do peso predito previamente calculado[19]

Disparo: este ajuste vai determinar a interatividade do paciente com a máquina, ou seja, sua capacidade de interferir no ciclo ventilatório. Desta forma, esse ajuste, quando bem realizado, vai possibilitar uma maior harmonia entre o ventilador e o paciente, o que permite, assim, que o paciente possa disparar algumas ou todas as frequências espontâneas ventilatórias conforme sua necessidade. Esse ajuste geralmente é feito para que o paciente consiga realizar esses disparos espontâneos, em torno de 5 litros a fluxo e-1 cmH_2O à pressão. Deve-se ter cuidado com autos disparos, quando o paciente não dispara a máquina e ela dispara sozinha por um ajuste equivocado (muito sensível)[17]

PEEP: é a pressão positiva ao final da expiração, tem a finalidade de manter um volume residual pulmonar para evitar o colabamento e a abertura cíclica das unidades alveolares durante o ciclo ventilatório. Níveis altos de PEEP (acima de 15 cmH_2O) podem levar à diminuição do retorno venoso, mas são muito usados em pacientes com síndrome da angústia respiratória aguda (SARA) para manter e ou recrutar as unidades alveolares, com o objetivo de melhorar as trocas gasosas. A PEEP deve ser ajustada com o menor valor possível, de forma que mantenha uma saturação periférica de oxigênio (SpO_2) igual ou superior a 94%[17]

FR: o ajuste da frequência ventilatória determina a quantidade de vezes, em um minuto, que o ventilador entrega o VC ou a PI pré-determinada durante a fase inspiratória. Essa FR ajustada associada ao volume corrente vai determinar o volume minuto do paciente (não ocorrem disparos espontâneos). A regulagem da FR inicial fica entre 12 e 16 respirações por minuto (rpm) com um tempo inspiratório 0,9 a 1,2 segundos, o que leva a uma relação inspiração: expiração (I:E) em torno de 1:2, ou seja, uma parte do ciclo ventilatório para inspiração e duas partes para a expiração. Este ajuste inicial deve ser reavaliado após primeira gasometria, a aumentar ou diminuir a FR com o objetivo de manter a pressão arterial de gás carbônico (PCO_2) entre 35 e 45 mmHg e um pH de 7,35 a 7,45 mmHg (com exceção de situações específicas como a hipercapnia permissiva, SARA grave). Outro cuidado ao ajustar a FR é a auto-PEEP, comum em pacientes com DPOC, pois frequências respiratórias elevadas podem não permitir um correto tempo expiratório, uma vez que ocasionam alçaponamento de ar e, consequentemente, esforço ventilatório[20]

FiO_2: este ajuste determina a porcentagem de oxigênio que vai ser acrescida ao ar comprimido, para formar a mistura de gases ofertada aos pacientes a cada respiração. Os ventiladores que possuem *blender* (misturador de gases) permitem uma oferta de 21% a 100% de oxigênio. Essa oferta de FiO_2 deve ser a mínima necessária para manutenção de uma SpO_2 93% a 97%. Manutenção de frações inspiradas de oxigênio são deletérias para os mecanismos de defesa pulmonar e podem facilitar o aparecimento de atelectasias, porém, cabe ressaltar que a hipoxemia sempre é prioritária, a FiO_2 deve ser suficientemente elevada para a manutenção de uma SpO_2 acima de 93%. Em caso de hipoxemia crônica, valores menores de SpO_2 90% podem ser tolerados[17,19,21]

Fonte: Desenvolvida pela autoria do capítulo.

Desmame da VM

Caracterizado como a retirada gradual do suporte ventilatório até que o paciente seja capaz de assumir totalmente o controle da ventilação, é responsável por até 40% do tempo total da VM. Pode ser dividido em sete passos, como demostrado na Figura 25.6 e no Quadro 25.11.

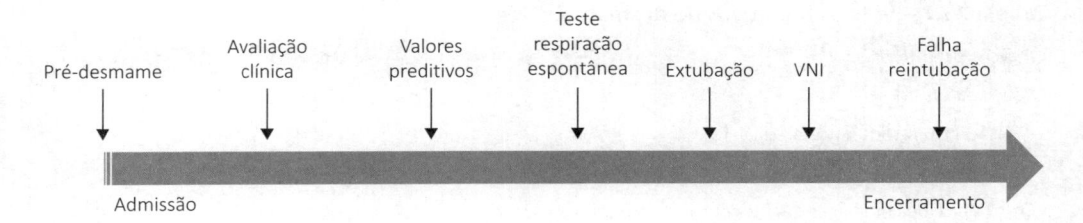

Figura 25.6 – Passos do desmame.
Fonte: Adaptada de Tobin MJ, 2013.

Quadro 25.11 – Passos para o desmame ventilatório.
Pré-desmame: neste período, o paciente ainda não apresenta estabilidade clínica para iniciar o processo de desmame, mas é importante já buscar o máximo de sua autonomia durante o ciclo ventilatório. Ou seja, é de suma importância que o paciente passe a ventilar em modos assisto controlados ou em pressão suporte o mais breve possível, desde que tenha *drive* ventilatório. Ele assume, assim, parte do comando da ventilação e minimiza a atrofia diafragmática. Essa atrofia diafragmática já foi observada em pacientes que ficaram mais de 18 horas em ventilação mecânica controlada e, quando estabelecida, pode dificultar o processo de desmame da VM[17,22]
Avaliação clínica: neste momento, a equipe considera a possibilidade de iniciar o processo de desmame. Nesse sentido, é estritamente necessário que o paciente possua condições clínicas para isso. O paciente deve ter, no mínimo, a causa da sua necessidade da VM controlada, bem como consciência para assumir o controle do ciclo ventilatório. Nesse momento, cabe revisar as condições fisiopatológicas do paciente para que a sobrecarga da musculatura respiratória, imposta pelo controle do ciclo ventilatório, possa ser suportada[17]
Valores preditivos: uma vez conferida a situação clínica do paciente, e está adequada somada a um adequado nível de consciência (*drive* ventilatório), avaliam-se os valores preditivos do desmame. Esses valores servem para indicar se o paciente vai ter capacidade de assumir por completo o ciclo ventilatório e sustentá-lo. Destacam-se os seguintes índices preditivos conforme a Tabela 25.7
Teste de respiração espontânea: neste momento, após ter aferido os índices preditivos, e eles estarem nos padrões de normalidade, realiza-se o decréscimo da pressão suporte (PSV) ou teste da respiração espontânea (desconexão do paciente do ventilador e oferta de oxigênio por peça T-*ayre*). Este período de teste dura 30 minutos, no qual se avalia o paciente e, se ele apresentar sinais de intolerância ao teste, como aumento da FR, aumento da frequência cardíaca (FC), uso evidente da musculatura acessório da respiração, sudorese excessiva e agitação psicomotora, interrompe-se o teste e retorna-se o paciente para o ventilador mecânico[17]
Extubação: quando o paciente não apresenta sinais de intolerância ao teste, devemos preparar o paciente para a extubação, com a aspiração das vias aéreas e a colocação de um suporte de oxigênio (cateter ou óculos nasal). Em seguida, extuba-se o paciente e avaliam-se os sinais de colabamento de vias aéreas (estridor, sibilância e murmúrios vesiculares abolidos) e os sinais vitais. O paciente só é considerado como extubado com sucesso após 24 horas de ventilação sem a via aérea artificial[17]
VNI (ventilação não invasiva): seu uso deve ser programado, e realizado imediatamente após a extubação. Somente deve ser usada em pacientes com patologias prévias específicas (doenças pulmonares, insuficiência cardíaca congestiva, alterações neurológicas). Nunca deve ser usada para resgate da falha da extubação, pois pode aumentar a mortalidade dos pacientes por retardar o momento da intubação
Falha e reintubação: neste momento, ocorre a recolocação da prótese ventilatória (tubo), pois o paciente falhou em se manter ventilando espontaneamente sem o auxílio do suporte ventilatório. Após a reintubação, o paciente deve ser reavaliado minuciosamente, para que o motivo da falha seja identificado e corrigido, só depois se inicia outro processo de desmame[16]

Fonte: Desenvolvido pela autoria do capítulo.

Tabela 25.7 – Índices preditivos de desmame.

Índices preditivos	Valores
Volume minuto	10 a 15 L/min
Pressão inspiratória máxima ($Pi_{máx}$)	≤ −20 a −30 cmH_2O
Pressão de oclusão da via aérea ($P_{0,1}$)	0,3
Crop (índice de complacência, frequência respiratória, oxigenação e pressão)	13
Frequência respiratória (FR)	≤ 30 a 38
Volume corrente (VC)	< 325 a 408 mL (4 a 6 mL/kg)
Índice da respiração superficial (FR/VC)	< 105 respirações/min/L
Integrative weaning index (IWI)	> 25 mL/cmH_2O respirações/min/L

Fonte: Adaptada de Associação de Medicina Intensiva Brasileira (AMIB), Sociedade Brasileira de Cirurgia Torácica (SBCT), 2014.

Ventilação Mecânica na Doença Pulmonar Obstrutiva Crônica (DPOC)

Nos pacientes com exacerbação do DPOC, a VM deve ser utilizada quando a VNI não for indicada (trauma de face, insuficiência respiratória não hipercápnica, perda de consciência com PCO_2 normal, inabilidade de proteção de vias aéreas) ou quando VNI falhar na reversão da hipercapnia.

A VM tem como objetivo, nestes casos, diminuir ou substituir o trabalho ventilatório e manter as trocas gasosas nos níveis de normalidade, para manter os níveis de Ph arterial entre 7,35 e 7,45. O modo ventilatório a ser escolhido fica a cargo da experiência da equipe (PCV ou VCV), porém, deve ser monitorado de perto para evitar o aumento do alçaponamento de ar (auto-PEEP) comum a estes pacientes. Para evitar está complicação, o ajuste da FR deve ser de 8 a 12 frequência respiratórias por minuto e a relação I:E de 1:3, de modo que o tempo expiratório seja suficiente, e evitar a hiperinsuflação pulmonar. A FiO_2 deve ser a mínima para manter uma PaO_2 entre 65 e 85 mmHg, com uma SpO_2 de 92% a 95%, e o volume corrente deve ser ajustado para suprir 6 mL/kg do peso predito, para corrigir por meio do volume minuto o Ph arterial e não os valores de PCO_2 apresentados na gasometria dos pacientes.[19]

Cuidados com a ventilação mecânica invasiva[17]

As "Diretrizes Brasileiras de Ventilação Mecânica", de 2013, são um documento que reúne recomendações e sugestões baseadas em evidências relacionadas à ventilação mecânica (não invasiva e invasiva) na população adulta. Os cuidados em relação à VMI são disponibilizados conforme descrito na Tabela 25.8.

Tabela 25.8 – Cuidados de enfermagem em relação à VMI.

- Manter com filtro a umidificação e o aquecimento das vias aéreas inferiores durante a ventilação mecânica
- Recomenda-se a troca dos dispositivos trocadores de umidade e calor de 7/7 dias (higroscópico e hidrofóbico), desde que sejam mantidas altura e posição adequadas do dispositivo em relação ao tubo endotraqueal
- Os circuitos dos ventiladores mecânicos requerem desinfecção de alto nível (hipoclorito de sódio na concentração de 0,5% e tempo de contato de 60 minutos), ou esterilização

(continua)

Tabela 25.8 – Cuidados de enfermagem em relação à VMI. (continuação)

- Não realizar troca rotineira do circuito do ventilador mecânico, somente quando apresentar sujidade visível a olho nu, dano ou ventilação prolongada (> 30 dias)

- Realizar avaliação dos sinais vitais, análise e registro dos parâmetros do ventilador mecânico (modo ventilatório, pressão de pico, PEEP, f, VC e FiO_2), checagem dos alarmes e de parâmetros clínicos antes da realização do banho de leito e da mudança de decúbito. Observar um período de equilíbrio de 5 a 10 minutos antes de determinar a intolerância/instabilidade hemodinâmica pela mudança de decúbito e ou banho de leito

- Utilizar o sistema de aspiração fechado para aspiração traqueal em pacientes instáveis hemodinamicamente, para evitar dessaturação em pacientes de risco (p. ex.: neuropatas), em pacientes com SARA com PEEP ≥ 10 cmH_2O para manter recrutamento alveolar, e para prevenir atelectasias. Deve-se trocar o sistema de 7/7 dias. O sistema de aspiração fechado não mostrou diminuição no desenvolvimento de PAV, na mortalidade e no tempo de internação em UTI quando comparado ao sistema aberto

- Manter elevada a cabeceira da cama dos pacientes ventilados para uma posição entre 30 e 45°. As evidências são conflitantes a respeito de aspiração de conteúdo gástrico (45°) e úlceras por pressão (30°)

- Manter a pressão do balonete da prótese traqueal entre 18 e 22 mmHg ou 25 a 30 cmH_2O ("cuffômetro") visando evitar vazamentos de ar sem compressão excessiva da mucosa traqueal. Evitar pressões do balonete maiores que 22 mmHg ou 30 cmH_2O

- Verificar a pressão balonete no mínimo 4 vezes/dia e antes de realizar a higiene bucal

- Manter o tubo traqueal fixado e centralizado com fixador adesivo ou cadarço para que ocorra uma distribuição homogênea da pressão do balonete na traqueia. Atentar para as lesões na cavidade oral, comissura labial e face

- Cuidados durante a mudança de decúbito e ao lateralizar o paciente:
  - Visualizar todos os extensores e equipamentos conectados ao paciente
  - Cuidado com a tração do circuito do ventilador mecânico durante elevação da cama, lateralização para mudança decúbito e ou banho de leito, para evitar extubações acidentais
  - Checar a fixação do dispositivo ventilatório ao soltar o circuito do ventilador do suporte
  - Realizar mudança de decúbito de 2/2 horas, com lençol móvel e com, no mínimo, dois profissionais de enfermagem
  - Subir o paciente no leito, e manter os olhos no dispositivo ventilatório
  - Lateralizar o paciente com a sua cabeça apoiada no posicionador
  - Proceder a higiene do dorso e dos glúteos, em grande parte, já no decúbito lateral que corresponda ao lado onde se situa o ventilador
  - Elevar a cabeceira e fixar o circuito no suporte do ventilador com folga para que, caso ocorra deslocamento do paciente no leito, o dispositivo ventilatório não sofra tração do circuito

Fonte: Tobin MJ, 2013.

Referências bibliográficas

1. Shebl E, Burns B. Respiratory failure. In: StatPearls [Internet]. Treasure Island (FL): StatPearls Publishing, 2021 Jan [atualizado em: 29 jul. 2021].

2. Grossbach I, Chlan L, Tracy MF. Overview of mechanical ventilatory support and management of patient and ventilator-related responses. Crit Care Nurse. 2011 Jun;31(3):30-44.

3. Evora PRB, Reis CL, Ferez MA, Garcia LV et al. Distúrbios do equilíbrio hidroeletrolítico e do equilíbrio acidobásico: uma revisão prática. Medicina, Ribeirão Preto. 1999 Out./Dez.;32:451-69.

4. Brasil. Ministério da Saúde. Diretrizes brasileiras para tratamento hospitalar do paciente com covid-19 – Capítulo I: uso de oxigênio, intubação orotraqueal e ventilação mecânica. Brasília, 2021. Disponível em: http://conitec.gov.br.

5. Smeltzer SC, Bare BG (org.). Brunner & Suddarth: tratado de enfermagem médico-cirúrgico. 12. ed. Rio de Janeiro: Guanabara Koogan, 2011.

6. Ferreira S et al. Ventilação não invasiva. Rev Port Pneumol. 2009;15(4):655-67.

7. Tallo FS, Guimarães HP, Lopes RD. Guia de ventilação mecânica para medicina. São Paulo: Atheneu, 2011.

8. Schettino GP, Reis MA, Galas F et al. In: III Congresso Brasileiro de Ventilação Mecânica: ventilação mecânica não invasiva com pressão positiva. J Bras Pneumol. 2007;33:(Supl 2):S92-105.

9. Rocha E, Carneiro EM. Benefícios e complicações da ventilação mecânica não invasiva na exacerbação aguda da doença pulmonar obstrutiva crônica. Rev Bras Ter Intensiva. 2008;20(2):184-9.

10. Buist AS; Global Initiative for Chronic Obstructive Lung Disease (GOLD). Global strategy for the diagnosis, management, and prevention of chronic obstructive pulmonary disease [Internet]. Disponível em: http://www.goldcopd.com.

11. Holanda MA et al. Ventilação não invasiva com pressão positiva em pacientes com insuficiência respiratória aguda: fatores associados à falha ou ao sucesso. J Pneumologia. 2001;27(6):301-9.

12. Brasil. Associação de Medicina Intensiva Brasileira (AMIB); Sociedade Brasileira de Pneumologia e Tisiologia (SBPT). Diretrizes brasileiras de ventilação mecânica. 2013.

13. Zanei SSV. Ventilação não invasiva. In: Padilha KG, Vattimo MFF, Silva SC, Kimura M (org.). Enfermagem em UTI: cuidando do paciente crítico. Barueri (SP): Manole, 2010.

14. Mehta S, Hill NS. Noninvasive ventilation. Am J Respir Crit Care Med. 2001;163(2):540-77.

15. Liesching T et al. Acute application of noninvasive positive pressure ventilation. Chest. 2003;124:699-713.

16. Toufen C, Carvalho CRR. Mechanical ventilators. J Bras Pneumol. 2007;33(Suppl 2):S71-91.

17. Tobin MJ. Principles and practice of mechanical ventilation. 3rd ed. McGraw-Hill, 2013. 1585p.

18. Borges JB, Costa ELV, Suarez-Sipmann F, Widström C, Larsson A, Amato M et al. Early inflammation mainly affects normally and poorly aerated lung in experimental ventilator-induced lung injury. Crit Care Med. 2014 Apr.

19. Barbas CSV, Isola AM, Farias AMC, Cavalcanti AB, Gama AMC, Duarte ACM et al. Brazilian recommendations of mechanical ventilation, 2013. Rev Bras Ter Intensiva. 2014 Jun.;26(2):89-121.

20. Natalini G, Tuzzo D, Rosano A, Testa M, Grazioli M, Pennestrì V et al. Effect of external PEEP in patients under controlled mechanical ventilation with an auto-PEEP of 5 cmH_2O or higher. Ann Intensive Care. 2016 Dec.

21. Honda A, Murayama R, Matsuda Y, Tsuji K, Sawahara T, Fukushima W et al. Effects of hydrogen peroxide on mucociliary transport in human airway epithelial cells. Toxicol Mech Methods. 2014 Mar.;24(3):191-5.

22. Brochard L, Thille AW. What is the proper approach to liberating the weak from mechanical ventilation? Crit Care Med. 2009 Oct.

Dulce Inês Welter
Danusa Cassiana Rigo Batista
Gracieli Nadalon Deponti
Sílvia Daniela Minossi
Vanessa Martins de Oliveira

Definição de Síndrome do Desconforto Respiratório Aguda (SDRA)

A despeito dos avanços tecnológicos, a mortalidade pela SDRA (Síndrome do Desconforto Respiratório Aguda) permanece elevada (30% a 40 %) e o reconhecimento precoce dos pacientes com alto risco permite a aplicação de terapêutica específica e redução de mortalidade.[1]

Desde a primeira descrição da síndrome, muitas definições foram propostas até a publicação, em 1994, do Consenso Americano-Europeu (AECC). Esta definição apresentava diversas limitações e, a fim de solucioná-las, este conceito foi revisado, em 2012, por um painel mundial de *experts*, sendo chamado de "Definição de Berlim", que está apresentada na Tabela 26.1.[2]

Tabela 26.1 – Definição de Berlim para SDRA.

Tempo	Início agudo, dentro de 7 dias de um evento definido (pulmonar ou extrapulmonar), ou o agravamento dos sintomas respiratórios		
Imagem torácica	• Opacidades bilaterais compatíveis com edema pulmonar em raio-X ou TC do tórax • Insuficiência respiratória não explicada por insuficiência cardíaca ou sobrecarga de líquidos • Necessidade de avaliação objetiva – p. ex., ecocardiografia – para excluir edema hidrostático		
Oxigenação	**Leve**	**Moderada**	**Severa**
	• $200 < PaO_2/FiO_2 < 300$ • PEEP ≥ 5 cmH_2O	• $100 < PaO_2/FiO_2 < 200$ • PEEP ≥ 5 cmH_2O	• $PaO_2/FiO_2 ≤ 100$ • PEEP ≥ 5 cmH_2O

PEEP: pressão positiva expiratória final; PaO_2: pressão arterial de oxigênio; FiO_2: fração inspirada de oxigênio.

Fonte: Adaptada de ARDS Definition Task Force, 2012.

Epidemiologia

Os principais estudos de incidência em SDRA publicados na última década que utilizam a definição da AECC apresentam discrepâncias quanto à incidência da síndrome. Os estudos europeus[3] relatam de 5 a 7,2 novos casos de SDRA por 100 mil habitantes/ano, bem mais baixa que a dos estudos americanos, cuja incidência em estudo recente[4] alcança 33,8 novos casos por 100 mil habitantes/ano.

Observa-se redução de mortalidade por SDRA nas últimas décadas, mas ainda se mantém em torno de 30% a 40%. Sepse e disfunção multiorgânica (49%) são as causas mais comuns de morte por essa síndrome, e apenas uma pequena parcela tem como causa direta do óbito a hipoxemia refratária (16%). Dados da literatura apontam que 80% dos pacientes com SDRA morrem nas primeiras 2 a 3 semanas do início do quadro. A alta mortalidade pode ser associada com vários fatores, além da gravidade da relação PaO_2/FiO_2 (< 200 mmHg), como a idade, o grau de disfunção orgânica e a presença de sepse.

Etiologia

A SDRA pode ser desencadeada por inúmeras condições classificadas como eventos primários ou secundários, de acordo com sua origem (pulmonar ou extrapulmonar). Os fatores de risco pulmonares mais frequentes são pneumonia (46%), aspiração de conteúdo gástrico (11%), ou inalação de substâncias químicas. Os eventos extrapulmonares mais comuns são trauma (7%), sepse por infecções extrapulmonares (33%) e qualquer insulto que desencadeie lesão de isquemia-reperfusão em órgãos. Entretanto, a severidade da síndrome e o desfecho final independem do fator predisponente.

Diagnóstico

O diagnóstico de SDRA é basicamente clínico, por meio da aplicação da Definição de Berlim[2] que requer ventilação com pressão positiva (PEEP > 5 mmHg), relação PaO_2/FiO_2 e avaliação da função ventricular esquerda. Na suspeita do diagnóstico de SDRA, procura-se identificar os fatores de risco, os fatores mimetizadores e afastar congestão pulmonar.

Fatores de risco para SDRA

Os fatores de causa direta devem ser investigados por meio da história e de exames laboratoriais e de imagem. Causas diretas: pneumonia, aspiração, contusão pulmonar, embolia gordurosa, quase-afogamento, injúria de inalação, edema pulmonar de reperfusão. Causas indiretas: sepse, trauma, *bypass* cardiopulmonar, overdose de drogas, pancreatite aguda e politransfusão.

Tratamento

O tratamento da SDRA é principalmente suportivo, baseado em três pilares:

1. Reconhecer pacientes com lesão pulmonar e excluir outras causas de hipoxemia.
2. Identificar e tratar a doença subjacente.
3. Evitar maior lesão pulmonar, com o uso de ventilação protetora.

Terapêuticas não ventilatórias

- **Terapias farmacológicas:** estatinas, anticoagulação, inibidores da enzima conversora de angiotensina, ácido linoleico e antioxidantes, surfactante e agonistas-B2 foram avaliadas nas últimas duas décadas com quase nenhum sucesso.
- **Corticosteroides:** os dados atuais não suportam o uso rotineiro de corticosteroides para SDRA.
- **Fluidoterapia:** quando a estabilidade hemodinâmica é conseguida, a infusão de líquidos deve ser diminuída, a fim de não gerar balanço positivo, o que poderia aumentar o edema pulmonar.

- **Bloqueadores neuromusculares:** com base em revisões e metanálises, é preconizado o uso dos bloqueadores neuromusculares nas primeiras 48 horas de SDRA grave.

Terapêuticas ventilatórias

- **Ventilação protetora:** evita danos pulmonares por superdistensão na fase inspiratória, e lesão de abertura e fechamento cíclico alveolar. Portanto, baixos volumes correntes (4 a 6 mL/kg de peso predito), limitação da pressão de platô (menos de 28 a 30 cm de H_2O) e PEEP adequados parecem ser componentes-chave de uma estratégia ventilatória protetora.[5]
- **Pressão de distensão alveolar (*driving pressure*):** estratégias de ventilação que utilizem pressões de platô e volumes de ar corrente menores melhoram a sobrevida.
- **Manejo da hipoxemia refratária:** define-se hipoxemia refratária perante PaO_2/FiO_2 < 100 mmHg ou SaO_2 < 88% ou PaO_2 < 60 mmHg, com platô das vias aéreas pressão > 30 cm H_2O, com FiO_2 > 0,8 por mais de 1 hora.[6]

Recrutamento alveolar (RM)

O recrutamento alveolar (RM) tem como finalidade abrir alvéolos colapsados, para melhorar a oxigenação e a mecânica pulmonar, atenuar os efeitos prejudiciais da abertura fechamento repetitivo dos alvéolos, e melhorar a relação ventilação-perfusão. A melhora do fluxo sanguíneo pulmonar reduz a vasoconstrição dos capilares pulmonares pela hipóxia, o que auxilia a função do VD e débito cardíaco.[6]

- **Outras formas de recrutamento:** descompressão e relaxamento da parede torácica e abdominal e cessação da atividade diafragmática;[6] prona.
- **Complicações do recrutamento:** a hipotensão e as arritmias são as mais frequentes, mas são autolimitadas após a descontinuação da manobra. Outras complicações observadas: hipoxemia, barotrauma e necessidade de aumento da sedação e do bloqueio neuromuscular.

PRONA

A posição PRONA vem sendo estudada como estratégia para o tratamento da SDRA, ganhando popularidade por melhorar a hipoxemia em 70% dos casos.[7]

A melhora significativa da hipoxemia pode ser atestada por inúmeros mecanismos: distribuição mais uniforme da pressão transpulmonar e a geração de pressões pleurais mais negativas, fator que favorece o recrutamento do pulmão em regiões com atelectasia sem superdistender áreas já recrutadas. A estabilização de unidades dorsais pulmonares e a melhor redistribuição do peso dos órgãos sob o pulmão alivia o tecido pulmonar da compressão cardíaca e do conteúdo abdominal. além de melhorar a relação ventilação-perfusão.[7]

Estudo randomizado[8] (PROSEVA) incluiu pacientes nas primeiras 12 a 24 horas de SDRA grave, em ventilação protetora, com duração da manobra em média de 17 horas (16 a 20 horas) e uso obrigatório de curare, demonstrou uma redução da mortalidade com mínimas complicações, fator que pode ser explicado pelo treinamento e experiência da equipe em realizar a manobra. Metanálises recentes corroboram a redução da mortalidade.

Indicações

SDRA moderada a grave (relação $PaO_2/FiO_2 \leq 150$ mmHg) nas primeiras 48 horas do início do quadro; e/ou presença de disfunção de ventrículo direito; e/ou impossibilidade de manter ventilação protetora (pressão de platô ≤ 30 cmH$_2$O, volume de ar corrente < 6 mL/kg ou pressão de distensão alveolar ≤ 15 cmH$_2$O).[9]

Contraindicações

- **Absolutas:** instabilidade hemodinâmica (elevação progressiva do vasopressor) arritmia aguda (reavaliar, quando revertida ou controlada), gestante, traumas de face ou cirurgia maxilofacial, politrauma, hipertensão intracraniana; convulsões, instabilidade da coluna vertebral, síndrome compartimental abdominal; esternotomia recente, cirurgias cardíaca, oftalmológica, abdominal recente ou isquemia intestinal.

- **Relativas:** fístula broncopleural; hemoptise; traqueostomia recente (primeiras 24 horas); anormalidades importantes da caixa torácica; pressão intra-abdominal elevada > 20 mmHg, sem sinais de síndrome compartimental e gestantes (primeiro trimestre).[7]

Critérios de resposta à posição prona

Avaliar com gasometria arterial coletada com 1 hora de prona:

- **Respondedor:** 50% respondedores persistentes, que mantêm ganho após reposicionados em posição supina; e 25% respondedores não persistentes. Aumento na relação PaO_2/FiO_2 de 20 mmHg ou aumento da $PaO_2 > 10$ mmHg em relação à posição supina. Deve se manter em posição prona por 16 a 20 horas.

- **Não respondedor:** 25% dos pacientes podem ser respondedores lentos. Repetir a gasometria com 6 horas, se o paciente continuar sem preencher critérios de sucesso, manter em posição prona por 17 horas e repetir gasometria ou reavaliar necessidade de outra terapêutica.

Tempo de cessar a posição prona

Reavaliar diariamente a necessidade da manobra. Suspensão do procedimento quando melhora ventilatória ou complicações:[7]

- **Melhora ventilatória:**
  - Relação $PaO_2/FiO_2 > 150$ mmHg com PEEP ≤ 10 cmH$_2$O e $FiO_2 < 60\%$ em posição supina, por no mínimo 4 horas após o fim da última sessão de prona.

- Diminuição da relação PaO_2/FiO_2 > 20% em comparação à posição supina após duas sessões de prona.
- **Complicações:**
  - As complicações mais comuns são as úlceras de pressão, pneumonia associada à ventilação mecânica e obstrução ou extrusão do tubo endotraqueal.[1]
  - **Durante a manobra:** saturação de oxigênio menor que 85% na oximetria de pulso ou PaO_2 < 55 mmHg por mais de 5 minutos com FiO_2 de 1, parada cardiorrespiratória, frequência cardíaca inferior a 30 batimentos por minuto durante mais de 60 segundos, queda da pressão sistólica superior a 60 mmHg por mais de 5 minutos, ou qualquer outra situação ameaçadora da vida.[7,8]

Cuidados

Os cuidados necessários para a realização da manobra, bem como sua manutenção, são rigorosos. Por se tratar de um paciente grave com múltiplos dispositivos invasivos e infusões, tem alto risco de eventos adversos. Portanto, o papel de cada membro da equipe multidisciplinar deve ser a preservação da segurança do paciente.[10]

As ações da equipe devem estar voltadas a prevenir possíveis eventos adversos e, se ocorrerem, recobrar condição segura tão logo possível. Para tal, é necessário que a equipe esteja instrumentalizada. No hospital de Clinicas de Porto Alegre estão disponibilizados o Procedimento Operacional Padrão (POP) e o *checklist*[11] para a realização das manobras (prona e supina), que descrevem detalhadamente cada fase do processo e os cuidados necessários, e designar o profissional responsável para a realização de cada atividade.

As listas de verificação estão entre as diferentes ferramentas utilizadas na prática para suporte da equipe interdisciplinar. A aplicação do *checklist* na manobra de prona é recomendada considerando que a mesma não faz parte da rotina da grande maioria das equipes, e exige cuidados específicos que, se ignorados ou mal executados, podem colocar em risco a segurança do paciente. A ferramenta deve incluir toda a equipe durante a checagem, para que todos os membros respeitem cada um dos itens da lista e tenham o entendimento de que sua realização é fundamental para um desfecho positivo da manobra. A comunicação é essencial para o sucesso do procedimento e o *checklist* faz com que isto ocorra de forma efetiva. Sua utilização amplia a segurança dos processos, além de organizar os cuidados necessários de forma sucinta.[11]

Na Figura 26.1 serão descritos os cuidados a serem realizados pela equipe assistencial.[10-12]

Checklist da PRONA segura

Data: __/__/__   Turno: _____   Hora da prona: _____   Hora do retorno para a supina: _____

Realizar as atividades abaixo, conforme sigla: TEC (técnico de enfermagem), ENF (enfermeiro), FIS (fisioterapeuta) e MED (médico)

| Etiqueta do paciente aqui |

Pré-manobra – *Time in*	Execução da manobra	Pós-manobra – *Time out*
Dieta	**Registros**	**Posicionamento**
□ TEC: pausar a dieta e **abrir** SNE em frasco, se possível 2 horas antes da manobra	□ TEC: BIS, sinais vitais, parâmetros da VM	□ MED: confirmar posição do TOT ou TQT
Materiais	**Preparação para manobra**	□ ENF/MED/FIS: **retirar a fixação das conexões da VM** – SN
□ ENF/FIS: providenciar coxins	□ ENF: posicionar elétrodos e dômus da PAM nos MsSs e alinhar cabos de monitorização e oximetria	□ ENF/FIS: posicionar coxim facial – *olhos livres de pressão*
□ *Confecção: coxim de piramidal + fronha e colar com fita crepe + 2 (ou mais) lençóis + fronhas presos com fita crepe*	□ TEC: desconectar BIS, frasco de SNE, extensor de aspiração	□ TEC 1: reiniciar as infusões
□ TEC: aproximar carro PCR e caixa de intubação	□ TEC: clampear sondas e drenos **(exceto dreno de tórax)** e posicionar entre as pernas ou braços do paciente	□ *ENF: posicionar dômus da PAM (revisar ponto zero)*
□ TEC: testar material de aspiração e ambu		□ TEC 1: posicionar elétrodos no dorso
Cuidados	**Execução da manobra**	□ TEC 2: posicionar sondas/drenos e abrir clampes
□ TEC: realizar cuidados oculares (hidratação e oclusão)	□ TEC: posicionar cabeceira em posição plana, inflar colchão e alinhar membros	□ ENF/FIS: posição de nadador – face voltada para o membro elevado
□ Pele: curativo adesivo *opsite* em ( ) face – queixo/laterais, ( ) tórax, ( ) crista ilíaca, ( ) joelho, ( ) _____	□ Soltar traqueias do ventilador	□ TEC/FIS: posicionar coxins (mão, abaixo e acima do joelho, piramidal nos joelhos)
	□ TEC: pausar infusões e desconectar *(manter apenas vasopressores e NPT)*	□ TEC: Trendelemburg reverso *(10°)* *em todos os leitos*
□ **Verificar lençol móvel, deve estar um pouco acima dos ombros e centralizado** – ajustar	□ ENF/FIS: posicionar os coxins – pelve e tórax	**Cuidados**
□ ENF: revisar fixação dos dispositivos invasivos e curativos. *Revisar comprimento dos extensores*	□ TEC: posicionar o lençol móvel sobre o paciente	□ ENF: reiniciar hemodiálise contínua após a 1ª gasometria (se estabilidade hemodinâmica ventilatória)
□ ENF: pausar hemodiálise, recircular e heparinizar cateter	□ TEC/ENF/FIS: formar o envelope *(enrolar a borda dos lençóis o mais próximo possível do corpo do paciente)*	□ ENF/TEC/FIS/MED: alternar posição de nadador de 2/2 horas ou 4/4 horas, aplicando colírio em ambos os olhos
Via aérea	□ Realizar a manobra *(não esquecer os três momentos do giro, levando o paciente para o lado contrário do ventilador)*	□ ENF/FIS/TEC: aliviar pontos de pressão, mamas e pênis livres
□ TEC: aspirar TOT ou TQT e VAS	**Atenção**	□ TEC: registrar BIS, sinais vitais, parâmetros da VM, comissura labial, pressão do balonete e intercorrências
□ ENF: verificar fixação do cadarço, registrar comissura labial e pressão do balonete	• Não realizar raio-X em prona	□ ENF: solicitar consultoria psicológica
□ MED/FIS: pré-oxigenar (FiO$_2$: 100% por 10 minutos)	• Dreno de tórax: não clampear	**Dieta**
□ MED: **conferir as conexões de VM/ fixar com *micropore*** SN	• Se PCR reanimar paciente em posição prona, sem coxins e com tábua, se possível	□ ENF: reiniciar dieta 1 hora após (30 mL/h ou conforme **avaliação médica**), se não houver intercorrência de reinício da dieta: _____ h
Analgesia e sedação		
□ MED: avaliar necessidade de repique de sedação e curatização (avaliar valor do BIS)		□ Observar tolerância à dieta e progredir: 40 mL/h após 6 horas e 50 mL/h após 12 horas de prona

Figura 26.1 – *Checklist* da PRONA segura.

Fonte: Acervo da autoria do capítulo.

Cuidados pré-manobra

- Pausar a dieta enteral tão logo possível (preferencialmente 2 horas antes), testando a posição da sonda por ausculta e abrindo a sonda em frasco.
- Confeccionar os coxins de tórax e pelve-preparados com retalho de colchão piramidal + lençóis (Figura 26.2).

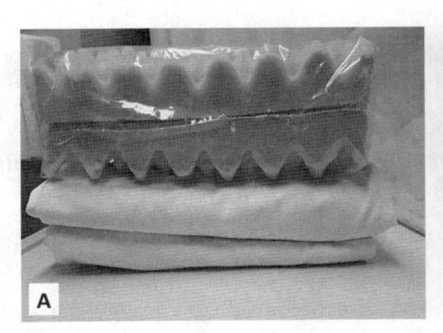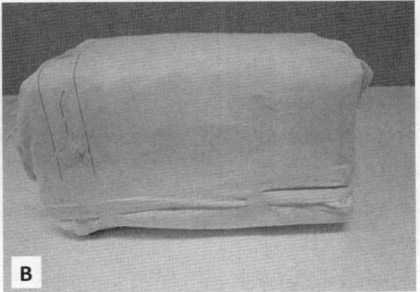

Figura 26.2 – Modelo coxim piramidal e lençol (A), modelo coxim pronto (B).
Fonte: Acervo da autoria do capítulo.

- Testar funcionamento do sistema de aspiração e bolsa-válvula-máscara (ambu).
- Aproximar carro de parada cardiorrespiratória com material de intubação.
- Avaliar comprimento e posicionamento das linhas do ventilador mecânico.
- Realizar os cuidados de higiene: ocular com devida lubrificação e oclusão, higiene oral com clorexidina aquosa, de meato urinário ou perineal.
- Cuidados com a pele: aplicação de curativos hidrocoloides ou outros curativos adesivos acolchoados nas proeminências ósseas expostas à pressão durante a posição prona (face, tórax, cristas ilíacas e joelhos).
- Verificar e reforçar a fixação de sondas, tubos, drenos e cateteres, a fim de evitar eventos adversos, como extrusão e/ou avulsão destes dispositivos. Trocar os curativos, se necessário. Revisar comprimentos de equipos e extensores dos medicamentos que não serão suspensos-drogas vasoativas e/ou NPT.
- Pausar hemodiálise contínua, se for o caso, e deixar o equipamento em recirculação.
- Aferir a pressão do balonete do TOT, registrar a comissura labial e realizar a ausculta pulmonar.
- Pré-oxigenar o paciente com FiO_2 a 100%.
- Avaliar a necessidade de repique de sedação e administrar medicamentos necessários a critério médico.

Execução da manobra

- Verificar e registrar sinais vitais, BIS, parâmetros da VM.
- Posicionar eletrodos nos membros superiores (V na porção anterior do ombro direito; RA e RL na posição anterior do braço direito; e LA e LL na porção anterior do braço esquerdo).

- Posicionar o transdutor da pressão arterial invasiva no braço, respeitando a altura do eixo flebostático e alinhar cabos de monitorização e oximetria.

- Desconectar BIS, frasco de SNE e extensor de aspiração.

- Clampear sondas e drenos, exceto dreno de tórax. Manter o mesmo na altura dos pés, com o extensor ao longo do corpo, e que fique ao cuidado exclusivo de um profissional.

- A sonda vesical de demora deve ser clampeada e mantida junto de seu coletor, entre os membros inferiores do paciente.

- Manter cabeceira reta (em 0°) e, se houver colchão de ar, insuflar. Manter os braços do paciente ao longo do corpo, aproximar o máximo possível os membros inferiores e posicionar os coxins de tórax e pelve (que ficarão dentro do envelope).

- Pausar e desconectar do acesso venoso as infusões contínuas, exceto drogas vasoativas e NPT.

- Formar o "envelope" com lençol móvel, conforme descrição e imagens a seguir.

Descrição da "manobra do envelope"

Sugerimos seis profissionais, no mínimo, devendo cada caso ser avaliado de acordo com o peso do paciente e necessidade de cuidados adicionais (dreno de tórax ou outros dispositivos externos). Um profissional será o responsável exclusivamente por realizar a leitura e confirmação das ações previstas no *checklist* durante o procedimento, e deverá estar posicionado ao pé do leito. O médico deve ser o coordenador da manobra e responsável por segurar o tubo orotraqueal, cateteres e sondas, se posicionando na cabeceira do leito. Nas laterais do leito devem ficar dois profissionais de cada lado, prioritariamente mais próximos à cabeceira a enfermeira e fisioterapeuta, para o atendimento imediato de intercorrências, caso ocorram. Outros dois profissionais se posicionarão nas laterais distais do leito para auxiliar no giro. Se o paciente estiver com dreno de tórax, será necessário mais um profissional responsável pelo posicionamento deste dispositivo durante o giro, caso tenha dois drenos de tórax, dois profissionais serão requeridos.

Preconizamos a utilização de dois lençóis, do mesmo tamanho, um embaixo do paciente (lençol móvel) e outro sobre ele, que devem ser unidos pelas pontas e enrolados firmemente, para propiciar um "envelope" seguro para o giro do paciente.

A manobra acontece em três momentos ao comando do médico:

1. deslocar;
2. lateralizar;
3. girar.

Na ausência de drenos de tórax, a lateral contrária ao ventilador deve ser a escolhida para o deslocamento do paciente para o giro. Uma vez presente o dreno de tórax, a lateral da inserção do disposistivo deve predominar, e o ventilador deve ser deslocado para o mesmo lado.

Quando o paciente estiver lateralizado, realizar a troca de mãos entre os profissionais. Recomendamos a manutenção do braço dominante próximo ao paciente (em contato com a cama) e outro na porção superior do "envelope", uma vez que favorece a ergonomia da equipe, conforme Figura 26.3.

Girar o paciente para decúbito ventral, para assegurar a manutenção dos coxins sob tórax e pelve.

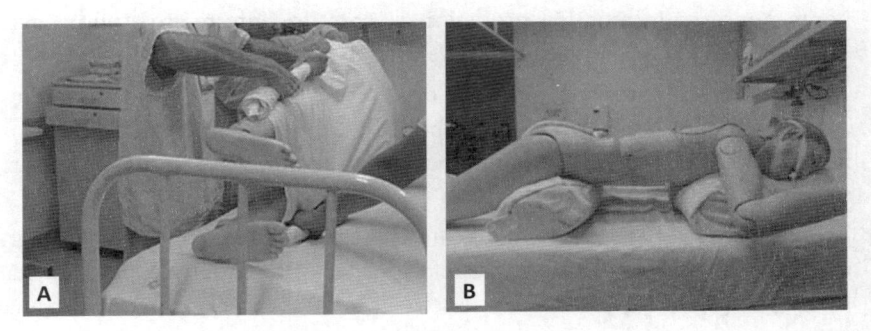

Figura 26.3 – Giro lateral na "manobra do envelope" (A) e posição final em prona (B).
Fonte: Acervo da autoria do capítulo.

Cuidados pós-manobra

- Verificar o correto posicionamento do tubo, através da comissura labial e pressão do balonete, ausência de escape aéreo pela cavidade oral e realizar a ausculta pulmonar.
- Posicionar o coxim facial e os coxins de membros superiores e membros inferiores, para evitar sobrecarga de peso sobre o joelho – colocar coxim na coxa e logo abaixo do joelho.
- Reposicionar os eletrodos no dorso do paciente.
- Recolocar o transdutor de pressão no suporte, ajustar altura e zero do sistema.
- Revisar as conexões dos cateteres venosos e reiniciar as infusões pausadas.
- Elevar membro superior do paciente em posição nadador para garantir a posição neutra do ombro e punho.
- Reavaliar a mecânica ventilatória do paciente, registrar os dados.
- Iniciar a posição em Trendelemburg reverso, com altura de 8 a 10° (reduz pressão intra-abdominal e risco de aspiração).
- Após avaliação da gasometria de controle, a hemodiálise contínua poderá ser restabelecida, com atenção especial aos fluxos dos cateteres.
- Alternar a posição "nadador" de 2/2 horas, e atentar para os fluxos dos cateteres e sinais de perviedade do TOT, por meio do volume de ar corrente.
- O alívio dos pontos de pressão e ajuste do posicionamento dos coxins deve ser feito após cada mudança na posição de "nadador".
- Registrar sinais vitais, conforme rotina do serviço.
- Acionar o serviço de psicologia – se disponível, e/ou proporcionar apoio e compreensão dos objetivos da manutenção da PRONA para os familiares.
- O reinício da dieta enteral deve ser discutido individualmente, porém, se houver pouca ou nenhuma drenagem pela SNE, poderá ser reiniciada 1 hora após a manobra. Idealmente, iniciar com 50% da dose prévia, que pode ser progredida após 4 a 6 horas para a dose completa, caso seja bem tolerada, conforme avaliação médica.

Cuidados para manutenção da posição prona

- É recomendada realização da mudança de decúbito nadador de 2/2 horas ou 4/4 horas, por, no mínimo, dois profissionais, com um enfermeiro – pode haver necessidade de mais profissionais, que deverá ser avaliado caso a caso.

- A mecânica ventilatória do paciente deve ser reavaliada após cada mudança de decúbito "nadador" – restrições de mobilidade cervical, ou mesmo "dobras" do TOT podem prejudicar a ventilação, neste caso, a mudança de decúbito "nadador" deverá ser suspensa.

- Atenção especial para os fluxos dos cateteres centrais, de medicamentos e/ou sangue, no caso de hemodiálise contínua, relacionada à alternância de posição "nadador". Em caso de interrupção dos dispositivos por "dobra", ela deve ser reavaliada pela equipe.

- Cuidados de higiene adicionais podem ser necessários, pela drenagem de secreções pela cavidade oral/nasal, no mínimo dois profissionais devem realizar a atividade.

- Assegurar que não haja compressão ocular direta.

- Analgesia e sedação devem ser constantemente monitoradas, idealmente com BIS (índice bispectral).

- Pró-cinéticos poderão ser administrados nesse período – a critério médico.

Para o retorno à posição supina, recomendamos utilização de *checklist* específico, porém, os cuidados em si são os mesmos.

Considerações da manobra de prona em situações especiais

Alguns pacientes com indicação de prona, apresentam alguns dificultadores, e necessitam de cuidados adicionais para garantir a segurança e efetividade da manobra:

- **Paciente com traqueostomia (TQT):** o risco de deslocamento e compressão da prótese ventilatória são maiores. No momento da execução da manobra, as traqueias devem ser posicionadas de forma que passem sobre a cabeça do paciente em direção ao lado contrário do ventilador, para evitar dobras ou desconexões do sistema e/ou as traqueias fiquem sob o paciente. É importante ainda, a presença de duas pessoas na cabeceira (uma para assegurar o posicionamento da TQT e a condução das traqueias do ventilador e outra para manter a cabeça alinhada durante a manobra). Pelo risco de compressão da TQT, devem ser utilizados coxins de face e cintura escapular mais altos. Com relação ao posicionamento, é necessário manter a cabeça na posição neutra (frontal) e os braços serão alternados juntos para cima ou para baixo.

- **Paciente com pouca mobilidade cérvico-torácica:** cada caso deve ser avaliado individualmente, optando por posicionamentos mais neutros para cabeça, que podem alternar a posição neutra com leves lateralizações, conforme a amplitude de movimento articular possível, para minimizar lesões. Os demais cuidados devem ser mantidos.

- **Paciente politraumatizado:** poderá ser necessário um número maior de pessoas, de acordo com a presença de dispositivos. No caso de presença de fixadores externos ou talas gessadas, durante o giro, um profissional ficará exclusivamente responsável por cada membro acometido. Utilizar coxins acessórios para manutenção do membro acometido na posição mais neutra possível, para evitar pontos de pressão.

Cuidados fisioterapêuticos específicos

Como iniciar o acompanhamento fisioterapêutico

Os cuidados fisioterapêuticos se iniciam desde a sua admissão na UTI e devem ser baseados em uma avaliação criteriosa. O início das intervenções será determinado pela condição clínica do paciente, principalmente pela estabilidade hemodinâmica, mesmo que ele esteja em uso de drogas vasoativas em alta dose, se não houver necessidade de aumento progressivo durante duas horas ou outro sinal de descompensação hemodinâmica.[13]

O fisioterapeuta deve considerar a história clínica do paciente e realizar o exame físico, no qual devem constar os dados básicos de nível de consciência, avaliação de dor, avaliação cardiorrespiratória, uso de medicações, e, principalmente, a condição funcional prévia e atual do paciente. Na avaliação de funcionalidade gradual, a força muscular pelo MRC (Medical Research Council) avalia a mobilidade em UTI pela escala de PERME[14] e a presença de deformidades estruturais e/ou alterações de mobilidade articular.

A partir desta avaliação, elabora-se a impressão diagnóstica e os objetivos para o paciente. De modo geral, os principais objetivos são: manter vias aéreas pérvias; promover a melhora das trocas gasosas; auxiliar na expansão pulmonar e higiene brônquica; evitar complicações por imobilismo no leito; melhorar posicionamento e alinhamento corporais, e proporcionar alívio dos pontos de pressão.

Assim, o acompanhamento pode ser dividido em dois momentos distintos:

1. participação na manobra de prona;
2. intervenções fisioterapêuticas específicas no paciente em posição prona.

Participação na manobra de prona

Seguem algumas considerações importantes em cada momento da manobra:

- No momento **pré-manobra** atuar, principalmente, nos cuidados com as vias aéreas e na confecção dos coxins. O principal objetivo da colocação de coxins nas regiões de cintura escapular e pélvica é deixar o abdômen liberado, para minimizar os efeitos de aumento de pressão intra-abdominal e permitir melhor expansão pulmonar durante a insuflação por pressão positiva em VM.[1,15] Assim, a confecção dos coxins deve levar em consideração o peso e o tamanho da paciente. Os demais coxins (face, membros superiores e membros inferiores) são posicionados para aliviar os pontos de pressão.

- Na **execução da manobra** de envelope, posicionar-se em uma das laterais do paciente, na altura do tórax, para auxiliar o médico que está na cabeceira a posicionar o circuito do ventilador, a prótese ventilatória e os acessos vasculares.

- No momento **pós-manobra**, verificar o alinhamento corporal, e realizar o ajuste dos coxins de tórax e pelve para real liberação do abdômen. Também auxilia no posicionamento em "nadador", com a rotação de cervical e elevação de um dos membros superiores em 80° e abdução, com o cotovelo fletido a 90°; com a face voltada para o membro em elevação, "olhando para a mão". Este posicionamento minimiza o risco de lesão de plexo braquial.

- Durante as **trocas de posição de nadador**, deve ser com um dos dois profissionais indicados para a realização do procedimento de forma mais segura. Essa troca de posição reduz os efeitos de edema de face e membros superiores, bem como o risco de lesões de pele pelo contato com o coxim da cabeça. Atentar para o risco de extubação acidental, de dobras do TOT ou de cateteres que podem ser fatais e os pontos de compressão no coxim da face (olhos, nariz e orelha).

Intervenções fisioterapêuticas específicas

As intervenções poderão ser realizadas com o paciente tanto em posição prona, quanto em posição supina. As condutas são relacionadas à mobilização e ao posicionamento do paciente e relacionadas à função pulmonar:[16]

- **Mobilização e posicionamento corporal:** manter o alinhamento corporal com posição funcional das articulações, com modificação permanente das áreas de pressão corporal.[17] A mobilização e o alongamento dos segmentos corporais serão realizados de forma passiva e o mais precocemente possível, a respeitar os planos de movimento e as amplitudes de movimento articulares.

- **Condutas para melhora da função pulmonar:** realizar manobras torácicas para reexpansão pulmonar e desobstrução brônquica, se presença de secreção, e adaptar a posição das mãos do fisioterapeuta no tórax do paciente quando em posição prona, de modo a abranger as porções laterais e posteriores. Com sistema de aspiração fechado, a aspiração pode ser realizada com uso de pausa expiratória por 5 a 10 segundos. Esta técnica evita episódios de piora da hipoxemia e possíveis perdas de recrutamento alveolar, além de promover uma aspiração mais efetiva, com maior volume de secreções aspiradas.[18]

Considerações finais

A posição prona é uma manobra complexa, indicada, na maioria das vezes, para pacientes graves que fazem uso de vários dispositivos invasivos e terapias complementares.

Ressaltamos a importância de uma equipe multiprofissional qualificada e a utilização de ferramentas apropriadas, como protocolo assistencial e *checklist*, que acrescentam confiança aos profissionais envolvidos e promove a segurança do paciente durante o procedimento, além de evitar eventos adversos.

Destacamos, ainda, a importância da sistematização da assistência e individualização dos cuidados nesse grupo de pacientes, além da necessidade de capacitações regulares para todos os profissionais envolvidos nesse processo.

Referências bibliográficas

1. Guerin C, Reignier J, Richard JC et al. Prone positioning in severe acute respiratory distress syndrome. N Engl J Med. 2013;368(23):2159-68.

2. American-European Consensus Conference (AECC). The ARDS Definition Task Force – Acute respiratory distress syndrome: the Berlin Definition. JAMA. 2012;307(23).

3. Sigurdsson MI, Sigvaldason K, Gunnarsson TS et al. Acute respiratory distress syndrome: nationwide changes in incidence, treatment and mortality over 23 years. Acta Anaesthesiol Scand. 2013;57:37-45.

4. Li G, Malinchoc M, Cartin-Ceba R et al. Eight-year trend of acute respiratory distress syndrome. Am J Respir Crit Care Med. 2011;183:59-66.

5. Acute Respiratory Distress Syndrome Network. Ventilation with lower tidal volumes as compared with traditional tidal volumes for acute lung injury and the acute respiratory distress syndrome. New England Journal of Medicine. 2000;342:1301-8.

6. Hodgson C, Keating JL, Holland AE, Davies AR, Smirneos L, Bradley SJ, Tuxen D. Recruitment manoeuvres for adults with acute lung injury receiving mechanical ventilation. Cochrane Database Syst Rev. 2009;2:CD006667.

7. Gattinoni L, Taccone P, Carlesso E, Marini JJ. Prone position in acute respiratory distress syndrome: rationale, indications and limits. Am Journal of Resp and Critical Care Medicine. 2013;188(11): 12861293.

8. Guerin C, Reignier J, Richard JC et al; PROSEVA Study Group. Prone positioning in severe acute respiratory distress syndrome. N Engl J Med. 2013;368:21592168.

9. Brasil. Associação de Medicina Intensiva Brasileira (AMIB). Diretrizes brasileiras de ventilação mecânica. Associação de Medicina Intensiva Brasileira (AMIB), Comitê de Ventilação Mecânica e Sociedade Brasileira de Pneumologia e Tisiologia (SBPT), Comissão de Terapia Intensiva da SBPT, 2013.

10. Oliveira VM et al. Good practices for prone positioning at the bedside: construction of a care protocol. Rev Assoc Med Bras. 2016;62(3):287-93.

11. Oliveira VM, Piekala DM, Deponti GN, Batista DCR, Minossi SD, Chisté M et al. Safe prone checklist: construction and implementation of a tool for performing the prone maneuver. RBTI. 2017;29(2):131-41.

12. Batista DCR, Piekala DM, Chisté M, Minossi SD. Posição prona no paciente com ventilação mecânica. In: Vasconcelos R, Romano MLP, Guimarães HP (ed.). Ventilação mecânica para enfermeiros. Rio de Janeiro: Atheneu, 2016. p. 185-204.

13. Ambrosino N, Makhabah DN. Comprehensive physiotherapy management in ARDS. Minerva Anestesiologica. 2013 May;79(5):554-63.

14. Kawaguchi YMF, Nawa RK, Figueiredo TB, Martins L, Pires-Neto RC. Perme intensive care unit mobility score e ICU mobility scale: tradução e adaptação cultural para a língua portuguesa falada no Brasil. J Bras Pneumol. 2016;42(6):429-34.

15. Kirkpatrick AW, Pelosi P, De Waele JJ, Malbrain ML, Ball CG, Meade MO et al. Clinical review – Intra-abdominal hypertension: does it influence the physiology of prone ventilation? Crit Care. 2010;14(4):232.

16. Chung F, Mueller D. Physical therapy management of ventilated patients with acute respiratory distress syndrome or severe acute lung injury. Physiotherapy Canada. 2011;63(2):191-8.

17. Girard R, Baboi L, Ayzac L, Richard JC, Guérin C. The impact of patient positioning on pressure ulcers in patients with severe ARDS: results from a multicentre randomized controlled trial on prone positioning. Intensive Care Med. 2014;40(3):397-403.

18. Yazdannik AR, Haghighat S, Saghaei M, Eghbali M. Comparing two levels of closed system suction pressure in ICU patients: evaluating the relative safety of higher values of suction pressure. Iran J Nurs Midwifery Res. 2013;18(2):117-22.

27 Pacientes com Distúrbios do Sistema Cardiovascular

Deise Maria Bassegio
Dulce Inês Welter
Graziella Badin Aliti
Fernanda Bandeira Domingues
Ruy de Almeida Barcellos

As doenças cardiovasculares (DCV) são a principal causa de morte no mundo: mais pessoas morrem, anualmente, por essas enfermidades do que por qualquer outra causa. O diagnóstico primário de DCV na admissão na Unidade de Tratamento Intensivo (UTI) deve ser avaliado como preditor de mortalidade e a intensificação do seu tratamento pode melhorar os desfechos.[1]

Avaliação cardiovascular

Anamnese cardiovascular

Há muitas doenças que são quase exclusivamente diagnosticadas pela história clínica, como a angina de peito, por exemplo. Ou pode haver mais de um sintoma-guia, como aumento de peso e o edema de membros inferiores na insuficiência cardíaca descompensada.

Os elementos que compõem a anamnese do paciente com DCV com seus principais achados estão descritos no Quadro 27.1.[2]

Quadro 27.1 – Revisão dos sistemas com ênfase em achados de interesse cardiovascular.	
Sintomas gerais	Astenia, fraqueza, cansaço, aumento ou perda de peso, alteração da pele (palidez, cianose) e alterações do desenvolvimento físico (acromegalia – acarreta importantes alterações estruturais e funcionais sobre o sistema cardiovascular)
Cabeça e pescoço	Turgência venosa jugular a 45°, pulsações anormais
Olhos	Escotomas cintilantes
Ouvidos	Zumbidos, vertigem, diminuição da acuidade auditiva (ototoxicidade dos diuréticos)
Cavidade bucal	Alteração do apetite, dentes sépticos (importante em caso de cirurgia de troca valvar ou etiologia da endocardite)
Tórax	• Dor relacionada à movimentação do tórax, dificuldade respiratória, dispneia, tosse, expectoração, hemoptise, soluço • Dispneia: a dispneia de origem cardíaca precede a tosse e pode vir acompanhada de sudorese e sibilos • Dispneia paroxística noturna, ortopneia
Coração e grandes vasos	Dor (isquêmica, pericardite, com irradiação), palpitações (relação com esforço, fatores desencadeantes), história de chiado no peito (relação com dispneia e tosse), síncope, cianose, edema (local, se é agudo ou crônico, mole ou endurecido)

(continua)

Quadro 27.1 – Revisão dos sistemas com ênfase em achados de interesse cardiovascular. (continuação)	
Abdômen	Alteração da forma do abdômen, dor (hepatomegalia-hipocôndrio direito), icterícia, náusea, vômito, desconforto epigástrico, pirose, diarreia, constipação, sangramento digestivo. Refluxo hepatojugular a 45° é positivo quando há enchimento da veia jugular à compressão hepática. Esse teste reflete o volume de sangue da circulação abdominal e a capacidade de resposta ventricular ao aumento do retorno venoso forçado – detecção de insuficiência cardíaca congestiva (ICC)
Geniturinário	Alteração do volume urinário (oligúria, anúria, hematúria)
Antecedentes pessoais e familiares	Doenças na infância (febre reumática, amigdalites, infecções de repetição etc.) e na vida adulta: hipertensão arterial sistêmica (HAS), diabetes *mellitus* (DM), câncer, doença renal, úlcera péptica, internações hospitalares; alergias; medicamentos utilizados, cirurgias)
Hábitos de vida	• Alimentação habitual: sal/doces/gorduras, ingestão hídrica diária • Atividade física • Tabagismo/bebidas alcoólicas/drogas ilícitas

Fonte: Porto CC, Porto AL, 2017.

Exame físico cardiovascular

A semiotécnica do exame cardiológico é realizada por meio da inspeção, palpação e ausculta[2,3] (Tabela 27.1).

Tabela 27.1 – Semiotécnica do exame cardiológico.

Inspeção	Atitude	• Dificuldade em manter-se em decúbito dorsal (atitude ortopneica); se há preferência pelo repouso (para evitar ocorrência de dor torácica, cansaço ou dispneia)
	Coloração da pele/mucosas	• Observar se há cianose e diferenciá-la de cianose central (pacientes cianóticos, mas com as extremidades aquecidas e perfusão adequada) ou cianose periférica (vasoconstrição que provoca extremidades frias e sudoréticas)
	Veias jugulares	• Turgência ou ingurgitamento da veia jugular a 45°
Palpação	Extremidades	• Temperatura, umidade, perfusão periférica. O tempo de enchimento capilar é útil na identificação de estados de hipofluxo sanguíneo em pacientes hemodinamicamente instáveis
	Avaliação do *ictus cordis*	• Palpação do precórdio em decúbito dorsal (4º ou 5º espaço intercostal/linha hemiclavicular), em decúbito lateral esquerdo (desloca-se 2 cm em direção à axila); determinar a extensão ocupada no precórdio, cerca de 2 a 2,5 cm (em decúbito dorsal) e 3 a 3,5 cm em decúbito lateral esquerdo; determinar a duração, imediatamente antes ou em sincronia com a sístole
	Pulsos arteriais	• Graduados de zero (0) a duas (2) cruzes (0 = sem pulso, 1 = pulso diminuído, 2 = pulso normal): comparar com o membro contralateral • Frequência e ritmo cardíaco (regular ou irregular): radial em 1 minuto
	Abdominal	• Presença de massas abdominais fixas ou pulsáteis (aneurismas), hepatomegalia, refluxo hepatojugular e ascite. Pacientes com insuficiência do ventrículo direito, o refluxo hepatojugular será positivo se houver uma distensão da veia jugular maior do que 3 centímetros de água (cmH_2O) durante a compressão abdominal continuada
	Edema	• Presença de cacifo ou sinal de Godet. Profundidade descrita em cruzes (1 a 4). Classificação do edema de acordo com a altura: 1+/4+ até o tornozelo, 2+/4+ até o meio da perna, 3+/4+ até o joelho, 4+/4+ do joelho para cima
Ausculta cardíaca	Frequência	• Estetoscópio no 5º espaço intercostal esquerdo (abaixo do mamilo)
	Ausculta	• Vide Figura 27.1

Fonte: Adaptada de Piegas LS, Timerman A, Feitosa GS, Nicolau JC, Mattos LAP, Andrade MD et al., 2015 e Porto CC, Porto AL, 2017.

A Figura 27.1 ilustra as áreas de ausculta cardíaca.

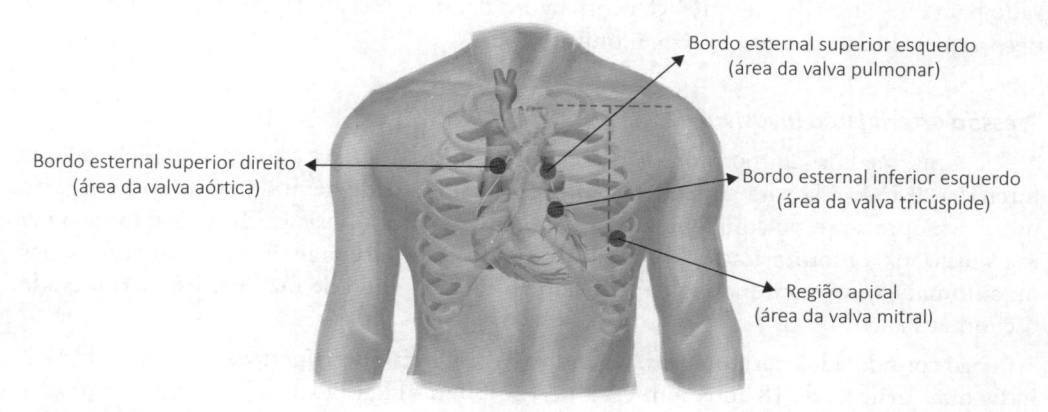

Bordo esternal superior esquerdo
(área da valva pulmonar)

Bordo esternal superior direito
(área da valva aórtica)

Bordo esternal inferior esquerdo
(área da valva tricúspide)

Região apical
(área da valva mitral)

Figura 27.1 – Áreas de ausculta cardíaca.
Fonte: Adaptada de Häggström M, 2009.

Inicia-se a ausculta cardíaca pela determinação do ritmo cardíaco (regular ou irregular), seguido pela identificação das bulhas cardíacas e, finaliza-se pela ausculta dos sopros e atritos.[4]

O Quadro 27.2 apresenta as características das bulhas cardíacas.

Quadro 27.2 – Caracterização das bulhas cardíacas.	
Primeira bulha (B1)	▪ Corresponde ao som do fechamento da valva mitral e tricúspide, e abertura das valvas aórticas e pulmonares, ou seja, à sístole cardíaca ▪ **Fechamento da valva mitral e tricúspide = B1= sístole = som de "TUM"**
Segunda bulha (B2)	▪ Corresponde ao som do fechamento da valva aórtica e pulmonar e abertura das valvas mitral e tricúspide, ou seja, à diástole cardíaca ▪ **Fechamento da valva aórtica e pulmonar B2 = diástole = som de "TÁ"**
Terceira bulha (B3)	▪ É um som transitório de baixa frequência que ocorre no final da diástole. O ritmo assemelha-se ao galope dos cavalos. Encontrada em condições fisiológicas específicas (atletas, febre e gravidez), mas está intimamente relacionada à presença de disfunção ventricular esquerda ▪ **B3 = final diástole = som de "TU"**
Quarta bulha (B4)	Som de baixa frequência, ocorre no período pré-sistólico (antes da B1) e guarda relação com a presença de disfunção diastólica

Fonte: Souza EN, 2010.

Monitorização do paciente em UTI

A monitorização hemodinâmica é um dos pilares essenciais da prática da terapia intensiva. Caracteriza-se pela monitorização contínua de sinais vitais, parâmetros hemodinâmicos e de perfusão tecidual; não se limita, portanto, somente a pressões e débito cardíaco, é muito mais abrangente, envolve oxigenação e metabolismo celular. É um utilitário de diagnóstico e de prognóstico, porém, é necessário avaliar os dados em combinação com diferentes parâmetros clínicos e de perfusão.[5]

É essencial que toda a equipe muldisciplinar esteja familiarizada com o método utilizado para que, além da interpretação correta dos dados, esteja apta a prevenir complicações decorrentes do uso dos sistemas de monitorização.[5]

Pressão arterial não invasiva

É uma medida de monitorização hemodinâmica básica para os pacientes da terapia intensiva. É indicada para aqueles pacientes com estabilidade hemodinâmica, ou seja, sem uso de vasopressor e/ou equipamento de suporte circulatório. Nas UTIs, tem sido cada vez mais utilizada a monitorização por meio de monitores multiparamétricos, semiautomática ou automática, com um manguito acoplado ao cabo/módulo de medida. Esse é o método oscilométrico.

São considerados normotensos, segundo a "VII Diretriz de Hipertensão Arterial (HA)",[6] indivíduos maiores de 18 anos com PA ≤ de 120/80 mmHg (Tabela 27.2), mas as comorbidades do paciente, bem como dados clínicos de perfusão tecidual devem ser levados em conta. Para patologias distintas, a pressão arterial alvo poderá variar significativamente, portanto, o alvo requerido de PA deve ser individualizado, ficando claros os parâmetros desejados.

Tabela 27.2 – Classificação da PA de acordo com a medição casual ou no consultório a partir de 18 anos de idade.

Classificação	PAS* (mmHg)	PAD** (mmHg)
Normal	≤ 120	≤ 80
Pré-hipertenso	121 a 139	81 a 89
Hipertensão estágio 1	140 a 159	90 a 99
Hipertensão estágio 2	160 a 179	100 a 109
Hipertensão estágio 3	≥ 180	≥ 110

*PAS: pressão arterial sistólica; **PAD: pressão arterial diastólica.
Quando PAS e PAD situam-se em categorias diferentes, a maior deve ser utilizada para classificação da PA.
Considera-se hipertensão sistólica isolada se PAS ≥ 140 mmHg e PAD < 90 mmHg, e deve ser classificada em estágios 1, 2 e 3.
Fonte: Malachias MVB, Souza WKSB, Plavnik FL, Rodrigues CIS, Brandão AA, Neves MFT et al., 2016.

A pressão arterial média (PAM) – pressão com que o sangue flui para os tecidos durante um ciclo cardíaco – para os doentes críticos gira em torno dos 60 mmHg, e pode variar até 110 mmHg, em casos específicos como nos períodos de risco de vaso espasmo cerebral. O cálculo da PAM pode ser feito de forma manual, com a seguinte fórmula:

$$\frac{PAS + (2 \times PAD)}{3}$$

Onde: PAS = pressão arterial sistólica e PAD = pressão arterial diastólica, ou de forma automatizada pelos equipamentos de medida.

Pressão arterial invasiva

A medida direta da PA por meio de um cateter arterial é considerada o padrão-ouro. É indicada para pacientes com instabilidade hemodinâmica, uso de drogas vasoativas, equipamentos de suporte circulatório, choque, cirurgias de grande porte, necessidade de controle estrito da pressão.[7]

O sistema de mensuração é composto por um cateter arterial conectado a um circuito fechado de equipo com transdutor de pressão – *kit* transdutor ou dômus, preenchido com solução salina, pressurizado a 300 mmHg, para garantir a manutenção do cateter arterial com fluxo contínuo controlado (3 mL/h). O conjunto deve ser trocado a cada 4 dias.

O cateter arterial deve ser instalado com técnica estéril,[8] de forma percutânea pelo médico e/ou enfermeiro,[9] a depender da rotina da instituição ou, ainda, por dissecção arterial, nesse caso, procedimento privativo ao médico.

A artéria de escolha para instalação da linha arterial é a radial, com a necessidade de realizar teste de Allen previamente, seguida pela femoral, ulnar, braquial, dorsal do pé ou axilar. Não há tempo definido para a manutenção do cateter, porém, ele deve ser removido/trocado em caso de complicações e mantido pelo menor tempo possível.[8]

As Figuras 27.2 e 27.3 ilustram o cateter e o *kit* transdutor de pressão, e no Quadro 27.3 constam os materiais necessários para o sistema de monitorização.

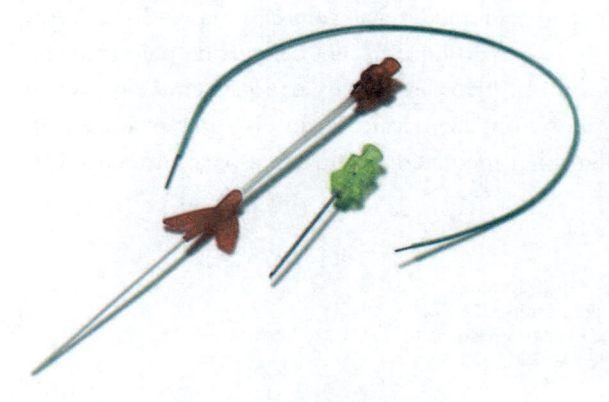

Figura 27.2 – *Kit* de cateter arterial.
Fonte: Acervo da autoria do capítulo.

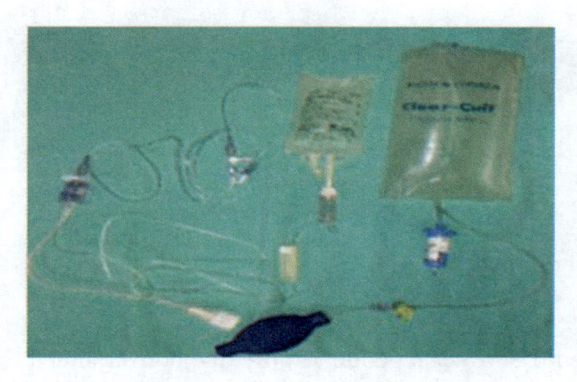

Figura 27.3 – *Kit* transdutor de pressão com bolsa pressurizadora.
Fonte: Acervo da autoria do capítulo.

Quadro 27.3 – Materiais necessários para o sistema de monitorização.
▪ Monitor multiparamétrico
▪ Módulo e cabo
▪ *Kit* transdutor de pressão ou "dômus"
▪ Suporte de soro
▪ Suporte para o *kit* transdutor
▪ Bolsa de solução fisiológica 0,9% (SF 0,9%)
▪ Bolsa pressurizadora
▪ Régua de nível ou nivelador a *laser*

Fonte: Desenvolvido pela autoria do capítulo.

A montagem e manutenção do sistema é de responsabilidade do enfermeiro. Ao iniciar o procedimento de punção, o *kit* transdutor já deve estar montado, preenchido com SF a 0,9% para conexão imediata ao cateter, uma vez fixado. Após conexão, a pressão transmitida pelas oscilações do líquido será convertida pelo transdutor em um traçado e valores de PA no monitor. Não deve haver ar no sistema e o nível do transdutor precisa estar corretamente posicionado, na altura do eixo flebostático (Figura 27.4) ou seja, o cruzamento da linha axilar média com o quarto espaço intercostal e zerado com a pressão atmosférica.

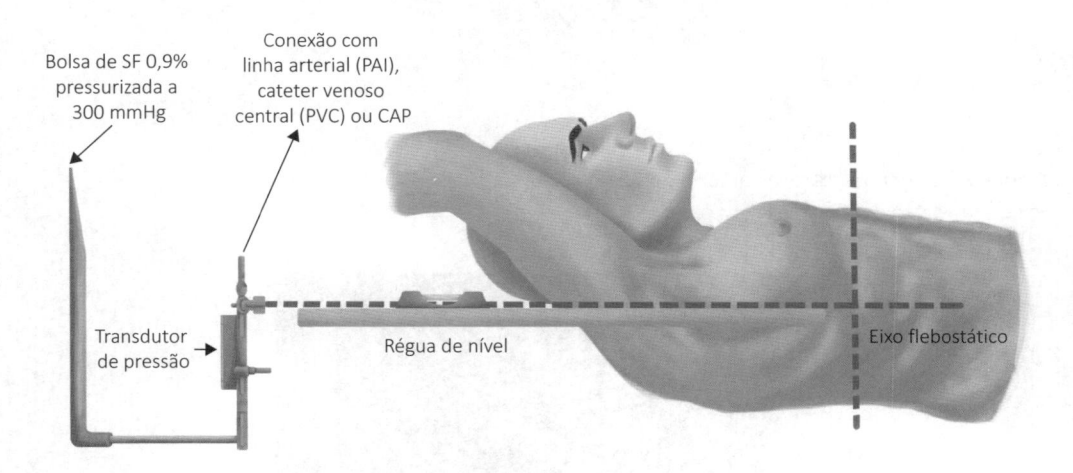

Figura 27.4 – Eixo flebostático.
Fonte: Adaptada de Santos MHC, Ramos FJS, Nunes DBV, 2015.

Este procedimento deve ser repetido sempre que houver alteração no decúbito/altura de cabeceira do paciente, e pode ser zerado em alturas de 0 a 45°, sem interferência nos valores de PA.

No Quadro 27.4 consta o procedimento de zerar o sistema.

Quadro 27.4 – Como proceder o zero do sistema?
1. Ajustar a torneira mais próxima do transdutor com o nível do eixo flebostático. Fazer o nivelamento com régua de nível ou nivelador a *laser*
2. Abrir a torneira para o ar ambiente, fechando-a para o paciente
3. Selecionar o item "zero" no monitor multiparamétrico e confirmar
4. Quando observar o "zero" no monitor, fechar a torneira para o ambiente, abrir para o paciente e ocluir o sistema; trocar a tampa
5. Observar tamanho e formato da curva, bem como os valores pressóricos

Fonte: Desenvolvido pela autoria do capítulo.

A pressão arterial normalmente apresenta uma curva característica que contém o componente anacrótico e o dicrótico, conforme ilustra a Figura 27.5.[10]

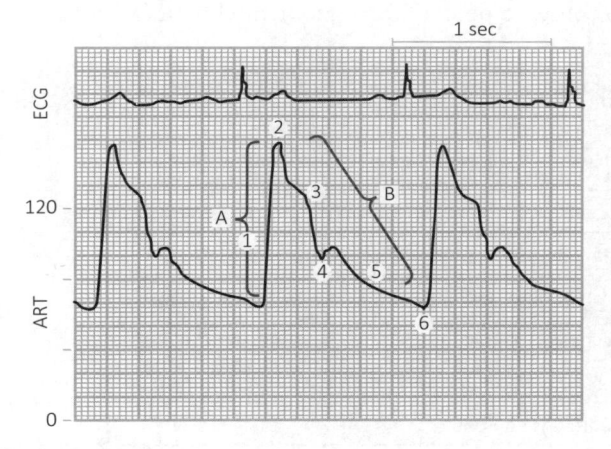

Figura 27.5 – Traçado da PAI.

No traçado da PAI temos: A – Componente anacrótico; B – Componente dicrótico; e ainda 1 – Subida sistólica; 2 – Pico de pressão sistólica; 3 – Descida sistólica; 4 – Comissura dicrótica; 5 – Rampa diastólica e 6 – Pressão diastólica final.

Fonte: Adaptada de Santana JCB, Melo CL, Dutra BS, 2013.

As curvas podem sofrer interferências, as quais podem se apresentar de forma "normal", quando não há interferências, "amortecida", por presença de bolhas, pequenos coágulos, extensões inadequadas ou "subamortecida", por presença de bolhas de ar, extensões inadequadas ou mesmo por posicionamento do membro puncionado – nesses casos, pode ser realizado o *flush test* ou "teste da onda quadrada", conforme Figura 27.6.

Alguns monitores apresentam o recurso "curva ideal" erroneamente utilizado para solução de problemas relacionados às curvas de pressão, pois mascara esses problemas.

Dentre as principais complicações possíveis em relação à manutenção do sistema de PAI realçamos: infecção local e sistêmica, sangramento, hematoma, embolia, dor, inchaço. E, ainda, complicações vasculares como lesão de vasos sanguíneos, isquemia, trombose, vasoespasmo, pseudoaneurisma, além de danos a estruturas adjacentes e fístula arteriovenosa.[8] Medidas de prevenção de infecções e retirada do cateter tão logo possível e/ou se sinais de infecção, hipoperfusão e/ou isquemia da extremidade.

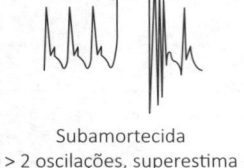

Subamortecida
> 2 oscilações, superestima
da pressão sistólica

Amortecimento normal
1 a 2 oscilações antes do
retorno da curva,
valores adequados

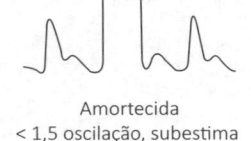

Amortecida
< 1,5 oscilação, subestima
da pressão sistólica

Figura 27.6 – *Flush test* ou "teste da onda quadrada".
Fonte: Adaptada de Santos MHC, Ramos FJS, Nunes DBV, 2015.

Os cuidados que devem ser instituídos em todos os pacientes com monitorização invasiva da PA, conforme o consenso de monitorização hemodinâmica,[7] constam no Quadro 27.5.

Quadro 27.5 – Cuidados com monitorização invasiva da PA.
▪ Realizar manobra de Allen
▪ Usar material adequado para punção arterial
▪ Verificar zero hidrostático
▪ "Zerar" o sistema em relação à pressão atmosférica
▪ Procurar e reparar vazamentos e bolhas
▪ Analisar a morfologia da curva (para descartar sub e superamortecimento)
▪ Determinar a resposta dinâmica do sistema de mensuração por meio do "teste de lavagem" (*fast flush*)
▪ Limitar o comprimento dos equipos
▪ Observar conexões e extensões
▪ Manter o posicionamento neutro do membro onde está inserido o cateter
▪ Fixar adequadamente o sistema
▪ Posicionar cateter e transdutor
▪ Manter cuidados com o local de inserção do cateter, para avaliar sinais de flogose, sangramento, perfusão periférica, presença de trombos ou obstáculo no cateter
▪ Atentar para os riscos de complicações
▪ Manter o cateter o mínimo de tempo necessário

Fonte: Dias FS et al., 2006.

Além disso, os alarmes devem estar corretamente ativados com limitação de PAS ou de PAM, de acordo com a necessidade de cada paciente, para alerta da equipe caso ocorram alterações bruscas.

Pressão venosa central

A pressão venosa central (PVC) é uma medida estática que corresponde às pressões cardíacas, e representa a pressão de enchimento do ventrículo direito (VD) e pré-carga do VD. Sofre interferências como da complacência ventricular, do PEEP alto em pacientes em ventilação mecânica (VM), mas ainda é usada na prática clínica, associada a outras medidas e variáveis hemodinâmicas (choque, insuficiência renal aguda, cirurgias de grande porte).

Níveis de PVC variam de 0 a 6 mmHg – valores mais baixos normalmente correspondem a hipovolemia; níveis de normais a elevados não têm boa correlação com o estado de euvolemia ou hipervolemia.

A medida da PVC é realizada através de cateter venoso central – com posição confirmada por meio de RX de tórax e ponta na região distal da veia inominada ou veia cava superior, longe da parede – que pode ser de inserção central como o cateter venoso central (CVC) de curta permanência, cateter de artéria pulmonar (Swan-Ganz ou CAP) ou de inserção periférica como PICC.

A medida eletrônica com transdutor de pressão ligado ao monitor multiparamétrico apresenta melhor correlação com a medida pelo registro do traçado de pressão venosa – é o "padrão-ouro".[7] Se indisponível, utilizar equipo com coluna d'água, a considerar que 1 mmHg = 1,36 cm/H_2O.

O transdutor de pressão deve ficar posicionado e nivelado com o eixo flebostático do paciente (descrito em PAI). A extremidade do transdutor conectada à via distal/CVC, via proximal/CAP e via mais rígida do PICC, de modo a observar-se a curva no monitor (afastar sub ou superamortecimento) e o valor médio no monitor.

Cateter de artéria pulmonar (Swan-Ganz)

O cateter de Swan-Ganz (SGanz) ou cateter de artéria pulmonar (CAP) é considerado o "padrão-ouro" para a monitorização hemodinâmica. Por ser muito invasivo, deixou de ser utilizado de forma maciça. Tem sido utilizado em hipertensão pulmonar, choque cardiogênico, *status* volêmico indefinido, doença cardiopulmonar grave, *shunt* esquerda-direita, doença valvular grave, hipertensão pulmonar, em procedimento cirúrgico corretivo ou ainda em transplantes (cardíaco, hepático e pulmonar – quando a pressão capilar não deverá ser aferida).[7]

A extremidade distal do CAP fica inserida na artéria pulmonar e, dessa forma, se posicionado adequadamente em "cunha", permite medidas fisiológicas diretas e indiretas que auxiliam na definição do tratamento dos pacientes, como gerenciamento de fluidos e vasopressor, bem como a avaliação da reposta hemodinâmica às alterações da VM.

Pelo CAP, é possível obter medidas diretas e indiretas (Tabela 27.3).

A depender do tipo de CAP (Figura 27.7) utilizado, este dispositivo pode fornecer parâmetros, como débito cardíaco contínuo (CCO) e oximetria venosa mista (SvO_2), além da fração de ejeção ventricular direita (RVEF) e do volume diastólico final ventricular direito (RVEDV), para permitir monitoramento contínuo do balanço da oferta e do consumo de oxigênio.

O CAP deve ser instalado pelo médico capacitado, auxiliado por enfermeiro e/ou outro médico experiente. O procedimento deve seguir as normas de instalação de CVC, com técnica estéril. O cateter deve ser mantido pelo mínimo tempo possível, e alguns estudos recomendam a troca do cateter após 96 horas da inserção, por aumento de complicações.[7]

Materiais necessários para instalação e manutenção do CAP estão indicados na Tabela 27.4.

Tabela 27.3 – Medidas diretas e indiretas do CAP.

Medidas diretas	Medidas indiretas
Pressão venosa central (PVC)	Resistência vascular sistêmica: RVS = 80 × Pressão arterial média (PVC)/DC
Pressões intracardíacas do lado direito (átrio direito, ventrículo direito)	Resistência vascular pulmonar: PVR = 80 × Média de Pap – PCWP/CO
Pressão arterial pulmonar (Pap)	Índice cardíaco: IC = CO/área de superfície corporal
Pressão de oclusão capilar pulmonar (PCOP; pressão de capilar pulmonar [PCP])	Índice de volume de braçada: SVI = IC/frequência cardíaca
Débito cardíaco (CO)	Índice de trabalho de AVC do ventrículo esquerdo: LVSWI = Pressão arterial sistêmica média (PCWP) × SVI × 0,136
Saturação de oxi-hemoglobina venosa mista (SvO_2)	Índice de trabalho de AVC do ventrículo direito: RVSWI = Média de Pap – CVP × SVI × 0,136
–	Distribuição de oxigênio: DO_2 = CI × 13,4 × Concentração de hemoglobina × Saturação arterial de oxigênio
–	Consumo de oxigênio: VO_2 = CI × 13,4 × Concentração de hemoglobina × × Saturação arterial de oxigênio – Saturação venosa de oxigênio

Fonte: Dias FS et al., 2006.

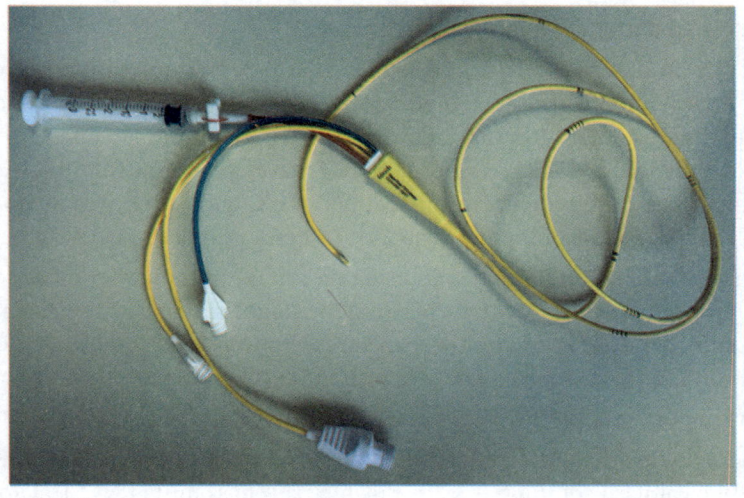

Figura 27.7 – Tipos de CAP.
Fonte: Edwards Lifesciences.

Durante a instalação do cateter são observadas, no monitor, as pressões e curvas do átrio e ventrículo direitos, da artéria pulmonar e da artéria pulmonar em cunha (Figura 27.8). Seu reconhecimento é de suma importância, pois permite visualização da localização da ponta do cateter em tempo real durante sua progressão.

Tabela 27.4 – Materiais para instalação e manutenção do CAP.

• *Kit* introdutor valvulado	• Seringa de 10 mL/20 mL/agulha (40/12 e 25/7)
• Cateter de Swan-Ganz®	• Dânulas/torneirinhas (4)
• Bandeja de punção CVC com avental	• Equipos
• Campos largos	• Bolsa de solução fisiológica 0,9% (SF 0,9%) 100 mL (1)
• Clorexidine alcoólico	• Suporte para *kit* transdutor de pressão
• Luva estéril/gorro (2)/máscara cirúrgica (2)	• Régua de nível ou nivelador a *laser*
• Lâmina de bisturi/fio seda 2	• Bomba de infusão
• Compressas de gaze (5)	• Monitor multiparamétrico
• Lidocaína 2% sem adrenalina	• Módulo e cabo pressão invasiva
• *Kit* transdutor de pressão ou "dômus"	• Módulo e cabo para Swan-Ganz
• Bolsa pressurizadora	• Suporte soro
• Bolsa de solução fisiológica 0,9% (SF 0,9%) 250 mL (3)	• Adaptador macho/macho 1 + extensor de equipo de 60 cm
• Fita microporosa adesiva	• Rótulos para soluções e produtos

Fonte: Desenvolvida pela autoria do capítulo.

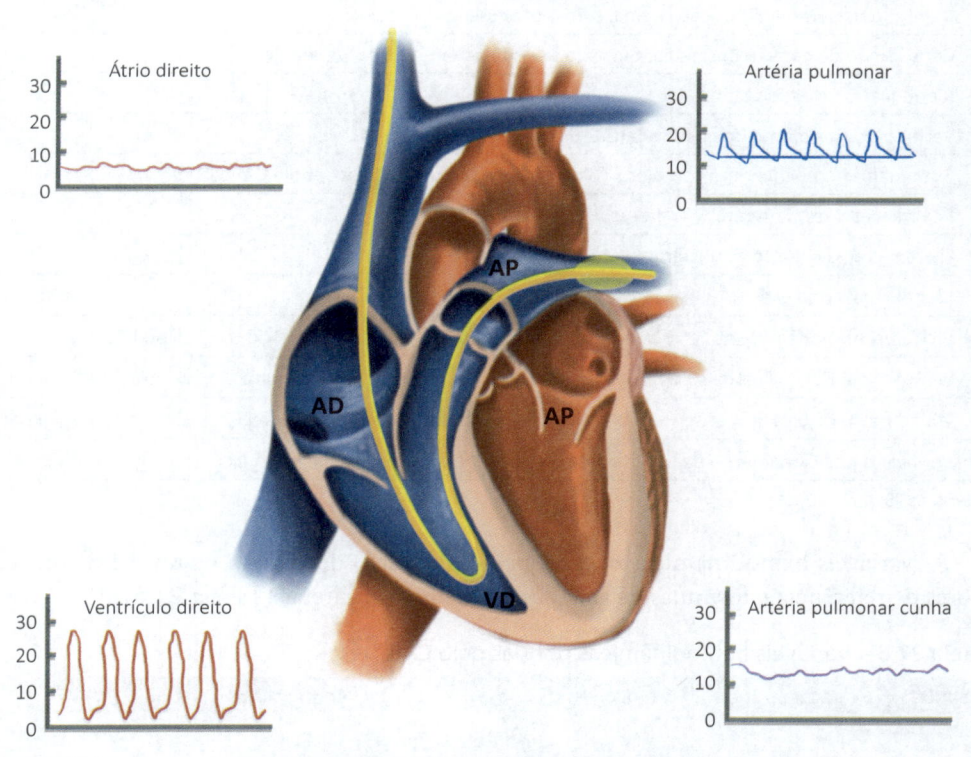

Figura 27.8 – Curvas e pressões conforme localização do CAP durante sua instalação.
Fonte: Adaptada de CardioSite.

São contraindicações absolutas ao CAP: infecção no local de inserção; presença de dispositivo de assistência ventricular direita; inserção durante o *bypass* cardiopulmonar. São contraindicações relativas: coagulopatia (relação normalizada internacional > 1,5), trombocitopenia (plaquetas < 50 mil/microL), distúrbios eletrolíticos (hipo ou hipercalemia, hipomagnesemia, hiponatremia, hipercalcemia) e distúrbios ácido-base graves (pH < 7,2 ou > 7,5).

Por se tratar de um cateter extremamente invasivo, há risco de complicações que podem ser divididas da seguinte forma:

- **Relacionadas à inserção:** arritmias atriais ou ventriculares, posicionamento incorreto, nó do cateter. Mais raramente, perfuração de câmara cardíaca, ruptura de válvula cardíaca ou da artéria pulmonar.

- **Relacionadas à manutenção:** perfuração da artéria pulmonar, infarto pulmonar, eventos tromboembólicos e infecção.

- **Relacionadas à interpretação de dados hemodinâmicos obtidos:** o que pode levar a má gestão do paciente.

As recomendações para correta aferição das medidas hemodinâmicas constam no Quadro 27.6.

Quadro 27.6 – Recomendações para aferição das medidas hemodinâmicas.
1. Manter o paciente em posição supina, sem o travesseiro
2. Certificar-se do correto posicionamento do transdutor em relação ao decúbito
3. Identificar o zero hidrostático
4. Verificar comprimento do circuito (até 110 cm)
5. Examinar o preenchimento completo do cateter com líquido (remover bolhas e coágulos)
6. Realizar teste de "lavagem" (*flush test*)
7. "Zerar" com a pressão atmosférica
8. Identificar as ondas de CAP: PAD, PVD, PAP e POAP
9. Procurar relacionar a onda "a" do traçado pressórico com o final da onda P do traçado do ECG
10. Realizar a medida no final da expiração, tanto em pacientes intubados como naqueles com ventilação espontânea
11. Verificar a morfologia das curvas (para afastar sub e superamortecimento) e suas relações com o ciclo respiratório
12. Verificar o posicionamento da ponta do cateter por meio de radiografia de tórax

Fonte: Dias FS et al., 2006.

As variáveis hemodinâmicas obtidas pelo CAP estão descritas a seguir, bem como os valores de referência e fórmulas de cálculo das medidas indiretas (Tabela 27.5).

Tabela 27.5 – Variáveis hemodinâmicas obtidas pelo CAP.

Medida	Valor referência	Fórmulas	Comentários
Diretas			
Pressão venosa central	2 a 6 mmHg	–	–
Pressão ventrículo direito	15 a 25 × 0 a 8 mmHg	–	–
Pressão artéria pulmonar	25 × 15 mmHg	–	–

(continua)

Tabela 27.5 – Variáveis hemodinâmicas obtidas pelo CAP. (continuação)

Medida	Valor referência	Fórmulas	Comentários
Diretas			
Pressão de artéria pulmonar ocluída	6 a 12 mmHg	–	–
Débito cardíaco	4 a 8 L/min	–	Manual ou contínuo, a depender do tipo de cateter
Saturação venosa mista de oxigênio	65% a 75%	–	Não disponível em todos os modelos de cateteres para medida contínua
Fração de ejeção do VD	40% a 60%	–	Não disponível em todos os modelos de cateteres
Indiretas			
Índice cardíaco	2,5 a 4 L/min/m²	–	–
Volume sistólico	60 a 100 mL	$VS = DC/FC \times 1.000$	–
Volume sistólico indexado	35 a 47 mL/m²	$VS \times ASC$	–
Resistência vascular pulmonar	< 250 $dynes$/s/cm⁵	$RVP = PAPm - PAPO/DC \times 80$	Parâmetro de avaliação de pós-carga VD
Resistência vascular sistêmica	800 a 1.200 $dynes$/s/cm⁵	$RVS = PAM - PVC/DC \times 80$	Parâmetro de avaliação de pós-carga VE
Índice de trabalho sistólico VE	50 a 62 g/batimento/m²	$ITSVE = VSi (PAM - PAPO) \times 0,0136$	Parâmetro de contratilidade
Índice de trabalho sistólico VD	5 a 10 g/batimento/m²	$ITSVD = VSi \times (PAPm - PVC) \times 0,0136$	Parâmetro de contratilidade
Volume diastólico final VD	100 a 160 mL	$VDF = VS/FE$	Utilizado como parâmetro de pré-carga; não disponível em todos os modelos
Oferta tecidual de oxigênio	900 a 1.150 mL/min	$DO_2 = DC \times CaO_2$	Necessita inserir outros parâmetros hemodinâmicos e laboratoriais
Consumo tecidual de oxigênio	200 a 250 mL/min	$VO_2 = DC \times (CaO_2 - CvO_2)$	Necessita inserir outros parâmetros hemodinâmicos e laboratoriais

VD: ventrículo direito; VE: ventrículo esquerdo; PAPM: pressão arterial pulmonar média; PAPO: pressão de artéria pulmonar ocluída; PVC: pressão venosa central; VSi: volume sistólico indexado; VDF: volume diastólico final; CaO_2: conteúdo arterial oxigênio; CvO_2: conteúdo venoso de oxigênio.

Fonte: Adaptada de Santos MHC, Ramos FJS, Nunes DBV, 2015.

Os cuidados de enfermagem durante o período de manutenção e retirada do CAP estão sumarizados nos Quadros 27.7 e 27.8.

Quadro 27.7 – Cuidados de enfermagem durante o período de manutenção do CAP.
• Preencher todo o sistema com soro fisiológico (evitar bolhas de ar)
• Manter sistema pressurizado a 300 mmHg, a fim de oferecer um fluxo de solução de 3 mL/h
• Trocar os equipos, dânulas e extensões a cada 96 horas, se o cateter permanecer por período superior
• Não adaptar mais extensões e evitar excesso de dânulas (extensões com espessura e tamanho padronizados e baixa complacência)
• Zerar o sistema à alteração de altura da cama/cabeceira ou a cada medida
• Utilizar o ponto de intersecção do quarto espaço intercostal com a linha média (eixo flebostático) – descrito em monitorização da PAI
• Manter o suporte com os transdutores na altura da cama, e nivelar com auxílio de uma régua niveladora ou *laser*
• Após cada coleta de exames (lavar com *flush* de solução fisiológica – evitar acúmulo de sangue)
• Manter o sistema livre e bem fixado, com o cuidado de não fixar a camisinha protetora para que não ocorram microperfurações

Fonte: Santos MHC, Ramos FJS, Nunes DBV, 2015.

Quadro 27.8 – Cuidados de enfermagem na retirada do CAP.
• Avaliar exames laboratoriais (plaquetas/coagulação)
• Explicar o procedimento ao paciente
• Manter posição de Trendelemburg, a fim de evitar embolia gasosa
• Certificar-se de que o balão do cateter está desinsuflado
• Tracionar o cateter e observar o traçado eletrocardiográfico, comprimir após extrusão do CAP
• Se houver resistência, não forçar a retirada e comunicar a equipe médica, pois pode haver aderência ou formação de "nó"
• Conforme avaliação, raio-X de tórax pode ser útil para descartar o "nó" do cateter
• Realizar curativo compressivo

Fonte: Santos MHC, Ramos FJS, Nunes DBV, 2015.

Uma série de técnicas e equipamentos foi desenvolvida (LiDCO Plus™, o PiCCO™, o FloTrac™),[11,12] que utiliza tecnologia de imagem e algoritmos de cálculo complexo e informatizado para estimar a resposta a fluidos/*status* de volemia, DC e perfusão tecidual, o que dificulta sua validade. Outros métodos são: ultrassonografia *point of care*, com medida estática do diâmetro e da variação da veia cava inferior (VCI), *doppler* aórtico, esofágico e mesmo ecografia cardíaca e pulmonar.

Variação da pressão de pulso

A Variação da Pressão de Pulso (VPP/ΔPP) avalia a responsividade do débito cardíaco a fluidos, o que considera a diferença entre a pressão sistólica e a pressão diastólica do batimento cardíaco anterior,[7] avaliada, mais precisamente, pela curva de pressão arterial invasiva.

A pressão de pulso varia com a respiração induzida pela ventilação com pressão positiva. Portanto, este método exige que o paciente esteja em VM, sedado, em modo ventilatório controlado, sem esforço inspiratório. É mais preciso com PEEP de até 10 cmH_2O e volume corrente entre 8 e 10 mL/kg para o peso ideal do paciente.[13] Não pode ser utilizado na ocorrência de arritmias. Estas limitações do método impedem sua aplicabilidade geral.

A VPP expressa, em percentual, a variação da pressão de pulso entre as fases inspiratória e expiratória do ciclo respiratório (devem ser usados três ciclos), independentemente da pressão arterial e do uso de vasopressores. Para o cálculo, divide-se a diferença entre a pressão de pulso inspiratória e a pressão de pulso expiratória pela média das duas pressões:[14]

$$VPP\ (\%) = \frac{(PP\ máxima - PP\ mínima)/(PP\ máxima + PP\ mínima)}{2}$$

Valores superiores a 13% indicam que o paciente tem uma grande probabilidade de resposta positiva à expansão volêmica, especialmente pacientes sépticos e hipotensos (ou normotensos que necessitam de drogas vasopressoras), e após grandes cirurgias.

Disfunção de ventrículo direito, insuficiência cardíaca ou hipertensão pulmonar podem produzir VPP falsamente positiva.

O cálculo da VPP é realizado de forma automatizada, isolada por muitos monitores, e outros adicionalmente calculam o débito cardíaco (DC) e índice cardíaco (IC), porém, muitas vezes esta tecnologia não está disponível.

Distúrbios cardiovasculares

Emergências hipertensivas

Definição e classificação

Emergências hipertensivas são elevações agudas e sustentadas da pressão arterial (PA) > 180 × 120 mmHg, associados a lesão de órgão-alvo e risco de vida, e as mais frequentes são relacionadas a acidente vascular cerebral (AVC), encefalopatia hipertensiva, dissecção aórtica, edema pulmonar agudo. O que as difere de urgências hipertensivas é a ausência de sintomas e lesão de órgão-alvo.[15]

São sinais e sintomas o déficit neurológico, dispneia, cefaleia e dor torácica, a depender do quadro clínico.

Diagnóstico

A avaliação inicial inclui aferição dos sinais vitais, realização de avaliação cardiovascular, neurológica, exploração abdominal em busca de massas pulsáteis e sopros abdominais e função renal, como alterações de volume ou aspecto urinário. Também é recomenda a realização de exame de fundo de olho para avaliação de alterações da papila e retina.

Os exames complementares, como radiografia de tórax, eletrocardiograma, ecocardiografia, enzimas cardíacas e tomografia computadorizada serão solicitados de acordo com as queixas do paciente e avaliação médica para caracterizar as lesões de órgãos-alvo.[15,16]

O histórico do paciente com dados relativos à sua pressão habitual, tratamento prévio, bem como a adesão ao tratamento e utilização de drogas ilícitas são de extrema relevância para o planejamento dos cuidados e até mesmo do alvo pressórico a ser atingido.

Tratamento

O tratamento objetiva a redução cuidadosa da pressão, e pode levar algumas horas, para evitar queda abrupta, exceto em situações específicas, pelo risco de complicações como hipoperfusão e isquemia cerebral, lesão miocárdica e renal; para tanto, a repercussão hemodinâmica deve ser acompanhada e não somente os valores pressóricos.[15-17]

As recomendações gerais de redução da PA sugeridas para tratamento de emergências hipertensivas são as seguintes:[17]

- ↓ PA ≤ 25% na 1ª hora;
- ↓ PA 160/100 – 110 mmHg: 2 a 6 horas;
- PA 135/85 mmHg: 24 a 48 horas.

Pacientes sintomáticos com lesão em órgão-alvo devem ser transferidos para uma UTI, cuja monitorização multiparamétrica deverá ser instituída: eletrocardiograma/oximetria/temperatura e de PAI para seu controle rigoroso, além de outros parâmetros, se necessário. A utilização de medicamentos, bem como o parâmetro de PA desejado pode variar significativamente, de acordo com a condição clínica do doente, do órgão-alvo atingido e deve, portanto, ser individualmente planejada (Tabela 27.6).[15-17]

Tabela 27.6 – Valores pressóricos alvo e tratamento de emergências hipertensivas.

Condição clínica	Pressão arterial alvo	Tratamento
AVCI	- PAS até 220 mmHg - PAM < 130 mmHg	Nitroprussiato de sódio (NPS) endovenoso (EV)
AVCH	PAS < 140 mmHg	
Dissecção de aorta	PAS = 120 mmHg	Betabloqueadores (para controle da FC/contratilidade miocárdica e < PA) ao NPS/EV. Se o tratamento cirúrgico for indicado (tipo A), deve ser encaminhado tão logo possível

AVCI: acidente vascular cerebral isquêmico; AVCH: acidente vascular cerebral hemorrágico.

Fonte: Adaptada de Elliott WJ, Varon J; Yugar-Toledo JC, Cosenso-Martin LN, Vilela-Martin JF, 2014 e Malachias MVB, Souza WKSB, Plavnik FL et al., 2016.

Na Tabela 27.7 apresentamos os principais medicamentos anti-hipertensivos endovenosos disponíveis em nosso meio, suas indicações e principais desvantagens.[15-17]

Os cuidados de enfermagem no tratamento às emergências hipertensivas estarão voltados para o rigoroso controle da PA, bem como sua repercussão sistêmica. A monitorização deve ser contínua, com alarmes programados de acordo com o alvo de cada paciente, para que alterações bruscas sejam prontamente percebidas.

Tabela 27.7 – Características dos principais medicamentos anti-hipertensivos endovenosos.

Fármacos	Modo de administração e dosagem	Início	Duração	Indicações	Desvantagens
Nitroprussiato de sódio (vasodilatador arterial e venoso)	Infusão contínua: 0,25 a 10 µg/kg/min	Imediato	1 a 2 minutos	Maioria das emergências hipertensivas	• Intoxicação por tiocianato, hipotensão, náuseas, vômitos e espasmo muscular • Manter por no máximo 48 a 72 horas
Nitroglicerina (vasodilatador arterial e venoso doador de óxido nítrico)	Infusão contínua: 5 a 15 mg/h	2 a 5 minutos	5 a 10 minutos	Insuficiência coronariana, insuficiência ventricular esquerda com EAP	Cefaleia, eficácia variável e taquifilaxia
Esmolol (β-bloqueador cardiosseletivo)	• Ataque: 500 µg/kg • Infusão intermitente • 25 a 50 µg/kg/min • ↑ 25 µg/kg/min • 10 a 20 minutos, no máximo 300 µg/kg/min	1 a 2 minutos	1 a 20 minutos	Dissecção aguda de aorta (em combinação com NPS), hipertensão pós-operatória grave	Náuseas, vômitos, BAV 1º grau, espasmo brônquico e hipotensão
Metoprolol (β-bloqueador seletivo)	5 mg IV (repetir 10/10 minutos, se necessário até 20 mg)	5 a 10 minutos	3 a 4 horas	Insuficiência coronariana, dissecção aguda de aorta (em combinação com NPS)	Bradicardia, bloqueio atrioventricular avançado, IC, broncoespasmo
Furosemida (diurético de alça)	Infusão	5 a 10 minutos	30 a 90 minutos	Insuficiência ventricular esquerda com EAP, situações de hipervolemia	Hipopotassemia

Fonte: Adaptada de Yugar-Toledo JC, Cosenso-Martin LN, Vilela-Martin JF, 2014.

Infarto agudo do miocárdio

Definição e classificação

O Infarto Agudo do Miocárdio (IAM) é decorrente da interrupção do fluxo de oxigênio para o miocárdio, que leva a isquemia ou necrose dos miócitos (células do miocárdio), seja por desequilíbrio entre oferta e demanda de oxigênio ou por ruptura de placa aterosclerótica. É caracterizado pela elevação de marcadores de injúria miocárdica, como a troponina (valor acima do limite superior de referência percentil 99). Ele pode ocorrer em até 20 minutos do início do insulto e é classificado clinicamente em: IAM com elevação do segmento ST e do ponto J ou novo boqueio de ramo esquerdo (IAMCSST) ou IAM sem elevação do segmento ST (IAMSST), conforme achados eletrocardiográficos (ECG).[18,19]

O IAMCSST pode ser classificado de acordo com a diferença patológica, clínica e prognóstica do insulto (Tabela 27.8).

Tabela 27.8 – Classificação de infarto do miocárdio segundo a terceira redefinição universal.

Tipo de IAM	Descrição
1	Infarto do miocárdio espontâneo (ruptura de placa, erosão ou dissecção)
2	Infarto do miocárdio secundário a desequilíbrio isquêmico (espasmo, embolia, taquiarritmia, hipertensão e anemia)
3	Infarto do miocárdio que resulta em morte, sem biomarcadores coletados
4-A	Infarto do miocárdio relacionado à intervenção coronariana percutânea
4-B	Infarto do miocárdio relacionado à trombose de *stent*
5	Infarto do miocárdio relacionado à cirurgia de revascularização miocárdica

Fonte: Sociedade Brasileira de Cardiologia, 2015.

Os IAMSST podem ser classificados de acordo com os sintomas:[3]

- **Angina de repouso:** em geral dor prolongada (> 20 minutos).
- **Angina de início recente:** dor intensidade CCS III (últimos 2 meses).
- **Angina progressiva:** aumento da duração, intensidade ou frequência dos episódios anginosos (últimos 2 meses).

Já as síndromes coronarianas agudas sem supra desnível do segmento ST (SCASST) se referem a situações em que ocorre isquemia miocárdica aguda, na ausência de supra desnível do segmento ST ou de novo bloqueio do ramo no ECG. As SCASST podem ser subclassificadas em angina instável (AI) e IAM sem supra desnível do segmento ST (IAMSST), na AI sem elevação de marcadores de necrose miocárdica (troponina – como já descrito), ou com elevação, no IAMSST. Ambas podem ser consequência de redução do fluxo coronariano (sem obstrução total) em uma ou mais artérias coronárias epicárdicas, decorrente, na maioria das vezes, de trombose aguda, vasoespasmo coronariano, dissecção arterial, anemia grave ou aumento da demanda miocárdica de oxigênio (taquiarritmias, hipertireoidismo, emergências hipertensivas).

Epidemiologia

Um grande número de óbitos por IAM ocorre nas primeiras horas do insulto, e que até 65% ocorrem na primeira hora, sem assistência de serviços de saúde.

Sabe-se que o IAM é a causa isolada mais frequente de morte no Brasil e no mundo, em torno de 7 milhões por ano. Na Europa, houve redução da taxa de mortalidade e parece ter relação com maior uso de terapia de reperfusão (trombolíticos), intervenção coronária percutânea (ICP) primária, terapia antitrombótica moderna e prevenção secundária,[18,19] o que motivou alterações nos protocolos de atendimento.

O IAMCST parece ser mais comum em homens mais jovens. Tem uma incidência de 25% a 40% dos casos, maior taxa de mortalidade intra-hospitalar e, portanto, necessitam de cuidados intensivos.

Avaliação clínica

A avaliação clínica imediata do paciente com suspeita de IAM é de suma importância e deve ser guiada por protocolos em rede de atendimento referenciada. Os principais sintomas do IAM estão descritos no Quadro 27.9.

Quadro 27.9 – Principais sintomas do IAM.

Sistema	Sintomas
Neurológico	Ansiedade/agitação/tonturas/sensação de morte iminente é muitas vezes relatada
Dor	• Torácica em opressão ou ardência, que pode ou não irradiar para membros superiores (especialmente o esquerdo), mandíbula, região torácica posterior, epigastro (sendo confundida com azia) • Não alivia com repouso • Pode estar ausente em até 30% dos casos, especialmente idosos ou pessoas do sexo feminino
Pele	Sudorese; pele fria e pegajosa
Respiratório	• Pode ocorrer dispneia, utilização da musculatura acessória, taquipneia • À ausculta estertores podem estar presentes
Cardiovascular	Podem ocorrer hipotensão, taquicardia, arritmias, distensão venosa jugular
Gastrointestinal	Náuseas e vômitos são frequentes
Perfusão periférica	Má perfusão com palidez, cianose ou edema podem estar presentes

Fonte: Urden LD, Stacy KM, Lough ME, 2013.

A prioridade do atendimento é a agilidade, com o objetivo de restabelecer a perfusão coronariana e preservar tecido muscular. Os pacientes devem ser mantidos em repouso absoluto no leito e monitorizados continuamente (eletrocardiograma, oximetria, pressão arterial não invasiva).

Arritmias e distúrbios de condução são frequentes nas primeiras horas após o infarto, bem como flutuações do segmento ST; portanto, observação constante é necessária para que intervenções adequadas sejam tomadas de forma imediata. ECG de doze derivações sequencial é recomendado.

Na nossa realidade, o atendimento segue o protocolo de dor torácica[19] dos serviços de emergência: avaliação clínica direcionada, realização de eletrocardiograma (ECG) de doze derivações e pronta administração de "MONA" – **M**orfina, **O**xigênio (se SpO_2 < 90%), **N**itrato e **A**AS – deve ser realizado em 10 minutos de sua chegada, segundo o consenso europeu.[3,18]

Critérios eletrocardiográficos

O ECG de 12 derivações é o determinante do tempo zero do diagnóstico de IAMCST (supra desnivelamento do segmento ST ou equivalente) para estratégia de reperfusão (Quadro 27.10).

Elevação do ST diagnóstica de IAMCST é definida como nova elevação do ponto J em duas derivações contíguas, com os pontos de corte a seguir:[6,19]

- Elevação > 0,1 mV em todas as derivações, exceto derivações V2 e V3.
- Elevação > 0,15 mV nas derivações V2 e V3 em mulheres.
- Elevação > 0,2 mV nas derivações V2 e V3 em homens > 40 anos.
- Elevação > 0,25 mV nas derivações V2 e V3 em homens < 40 anos.

As alterações isquêmicas encontradas no IAMSST são as seguintes:

- Nova depressão do ST horizontal ou descendente > 0,05 mV em duas derivações contíguas ou inversão de T > 0,1 mV em duas derivações contíguas, com onda R proeminente ou relação R/S > 1.

Quadro 27.10 – Alterações do ECG de acordo com a área miocárdica afetada.

Área cardíaca	Derivações ECG	Artéria envolvida
Inferior	II, III, aVF	Artéria coronária direita
Lateral	V5, V6, I, aVL	Artéria circunflexa
Anterior	V2 a V4	Ramo interventricular anterior
Anterior lateral	V a V6, I, aVL	Artéria coronária esquerda
Septo	V1 e V2	Ramo interventricular anterior
Posterior	V e V2	Circunflexa ou coronária direita

Fonte: Urden LD, Stacy KM, Lough ME, 2013.

Exames laboratoriais

Embora o diagnóstico de IAM seja clínico e, portanto, seu tratamento deve ser iniciado mesmo antes da coleta de laboratório, a avaliação dos exames de laboratório é essencial.[19] Os marcadores bioquímicos de lesão miocárdica são a troponina T (TnTc) e troponina I (TnIc) que, por não estarem presentes no músculo liso, como a creatinoquinase (CK), têm maior especificidade para lesão do miocárdio, detectam menores lesões e se mantêm elevadas por um período maior. Sua medida seriada é importante, porque pode não ser detectável nas primeiras três horas do insulto.

Exames complementares devem ser realizados, para diagnóstico diferencial e avaliação global do paciente: hemograma, coagulação, bioquímica, gasometria arterial; raio-X de tórax (diagnóstico de congestão ou outras patologias); ecocardiograma (possibilita avaliação cardíaca funcional); cintilografia miocárdica (avaliação de perfusão e fração de ejeção).

Tratamento

Tratamento inicial do IAMCSST

Na Tabela 27.9 é descrito o tratamento inicial do IAMCSST.

Tabela 27.9 – Tratamento inicial do IAMCSST.

Medicamento	Posologia	Observações
Morfina	EV de 2 a 5 mg – repetir SN	Atentar para sensório e padrão ventilatório
Oxigênio	Se SpO$_2$ < 90%	Ou se dificuldade ventilatória
AAS	• VO 162 a 325 mg – dose de ataque, macerado para acelerar absorção • Manutenção 100 mg/dia	Manter indefinidamente
Nitratos	Nitroglicerina EV contínua ou isossorbida SL 5 mg – repetir 2 × SN	Utilização EV preferencial para controle de PA, congestão ou angina recorrente
Clopidogrel	300 ou 600 mg de ataque com manutenção de 75 mg/dia	Considerar o método de reperfusão/risco de sangramento

(continua)

Tabela 27.9 – Tratamento inicial do IAMCSST. (continuação)

Medicamento	Posologia	Observações
Betabloqueadores	Atenolol/propanolol VO ou metoprolol EV	Respeitar doses máximas até atingir alvo da FC e PA
Terapia anticoagulante	Heparina, enoxaparina ou fondaparinux a critério médico	Todos os agentes podem ser utilizados no suporte à terapia fibrinolítica. Como suporte à ICP primária, a heparina constitui terapia de eleição

Fonte: Santos MHC, Ramos FJS, Nunes DBV, 2015.

Drogas antiarrítmicas não são indicadas de forma rotineira.

O emprego dos inibidores da GP IIb/IIIa no IAMCST deve ser considerado durante a intervenção coronariana percutânea (ICP) primária, em situações de alta carga de trombos, *no reflow* ou outras complicações trombóticas.

A utilização de anticoagulantes, como heparina não fracionada e/ou heparina de baixo peso molecular, mostra benefícios importantes e deve ser sempre administrada desde o diagnóstico, em conjunto com a terapia antiplaquetária dupla.

Já o uso de estatinas potentes em doses máximas está indicado para todos os indivíduos com SCA. A longo prazo, a terapia deve almejar a meta terapêutica de LDL < 70 mg.

O controle moderado da glicemia que mantem níveis < 180 mg/dL é preferível ao controle estrito.

Estratégias de reperfusão

Intervenção coronariana percutânea (ICP)

O objetivo principal do tratamento do IAMCSST é a reperfusão da coronária(s) afetada(s). Para isso, os pacientes devem ser submetidos a ICP primária, a menos que o tempo entre diagnóstico e reperfusão por ICP seja > 120 minutos ou pela indisponibilidade de centro de referência. Nesses casos, a fibrinólise deve ser iniciada imediatamente (de preferência, dentro de 10 minutos do diagnóstico).

Por meio da ICP é possível restabelecer o fluxo coronariano em mais de 90% dos pacientes, com menores taxas de isquemia recorrente e reinfarto, além do que não há o risco de complicações hemorrágicas sistêmicas.

A ICP pode ser realizada de forma primária, se realizada em até 12 horas do início dos sintomas, como o único método de reperfusão coronariana ou secundária, após a administração de fibrinolíticos. Pode ainda ser de resgate (após evidência de insucesso clínico e eletrocardiográfico do fibrinolítico intravenoso, ou seja, resolução do segmento ST < 50% após 60 a 90 minutos de administração) ou eletiva (em pacientes estáveis após administração do fibrinolítico).

Todos os pacientes com IAMCSST, mesmo os submetidos à terapia trombolítica, devem ser submetidos a coronariografia, embora não haja ainda, segundo o consenso Europeu, tempo exato determinado para tal.

Fibrinolíticos

No caso de reperfusão por fibrinólise, o objetivo é iniciar infusão do medicamento escolhido (ou disponível) em até 10 minutos do diagnóstico, ou seja, da realização do ECG, ainda pelo serviço pré-hospitalar ou na chegada ao serviço de emergência.[18]

Em nosso meio os fibrinolíticos disponíveis são a SK, sem especificidade a fibrina, a tPA e a TNK-tPA (tenecteplase), ambos fibrino-específicos. Porém, a TNK-tPA tem a vantagem de ser administrada em dose única (peso dependente) e apresentar o melhor resultado de reperfusão (85%) em até 90 minutos.[5]

As contraindicações à administração dos trombolíticos podem ser absolutas ou relativas, e constam na Tabela 27.10.

Tabela 27.10 – Contraindicações absolutas e relativas à administração do trombolítico.

Contraindicações absolutas
▪ Hemorragia intracraniana pregressa
▪ Conhecida alteração estrutural vascular encefálica (p. ex.: má-formação arteriovenosa)
▪ Neoplasia intracraniana primária ou metastática
▪ AVC isquêmico (AVCi) nos últimos três meses (exceto casos de AVCi agudos nas primeiras 4,5 horas de apresentação)
▪ Suspeita de dissecção aguda de aorta
▪ Sangramento agudo ou diátese hemorrágica vigente (com exceção da menstruação)
▪ Significativo trauma fechado craniano ou facial nos últimos 3 meses
▪ Cirurgia intracraniana ou intraespinal nos últimos 2 meses
▪ Hipertensão arterial acentuada e não controlada com terapia em emergência
▪ Em caso de uso de SK, se já efetuado nos últimos 6 meses
Contraindicações relativas
▪ Histórico de hipertensão arterial sistêmica crônica, acentuada e mal controlada
▪ Significativa hipertensão arterial à apresentação inicial (PAS > 180 mmHg ou PAD > 110 mmHg)
▪ AVCi pregresso há > 3 meses
▪ Síndromes demenciais
▪ Conhecida patologia intracraniana não contemplada nas contraindicações absolutas
▪ Reanimação cardiopulmonar traumática e prolongada (> 10 minutos)
▪ Cirurgia de grande porte nas últimas 3 semanas
▪ Sangramento interno recente (últimas 2 a 4 semanas – p. ex.: hemorragia digestiva)
▪ Punções de sítios vasculares não compressíveis
▪ Gestação
▪ Úlcera péptica ativa
▪ Terapia anticoagulante vigente e eficaz

AVC: acidente vascular cerebral; PAD: pressão arterial diastólica; PAS: pressão arterial sistêmica.

Fonte: Santos MHC, Ramos FJS, Nunes DBV, 2015.

Complicações

As consequências do IAM podem repercutir de várias formas, imediatamente ou nos primeiros dias. Podem ser de pequena repercussão, como sangramentos locais (punção), a arritmias atriais e ou ventriculares até o choque cardiogênico – resultante do desequilíbrio de todo o sistema circulatório ou mesmo parada cardiorrespiratória.

Intervenções de enfermagem

Os cuidados de enfermagem aos pacientes com IAMCST submetidos à terapia fibrinolítica ou ICP estão voltados para o risco de sangramentos sistêmicos ou locais, respectivamente, e à ocorrência de novos insultos cardíacos (Tabela 27.11).[5,20]

Tabela 27.11 – Cuidados de enfermagem em pacientes reperfundidos.

Pós-fibrinolíticos	• Evitar procedimentos invasivos nas primeiras 24 horas • Observar sinais e/ou sintomas de sangramento, com ênfase ao *status* neurológico. Qualquer alteração do exame neurológico deve ser imediatamente comunicada à equipe
Pós-ICP	• Atentar para hematomas, sangramentos no local da punção • Se punção radial: introdutor valvulado retirado ao final do procedimento e pulseira de compressão utilizada com pressão reduzida progressivamente, observando sinais de sangramento • Se punção femoral: introdutor valvulado mantido por cerca de 5 horas, por uso de anticoagulação no procedimento. A retirada poderá ser realizada pelo enfermeiro e/ou equipe médica, com compressão manual local até cessar o sangramento (pelo menos 20 minutos). Repouso absoluto do membro por cerca de 2 horas

Fonte: Santos MHC, Ramos FJS, Nunes DBV, 2015.

Devem ser atentados por toda a equipe multiprofissional, especialmente pela enfermagem, novas alterações de ECG, hipotensão súbita, dor torácica, novos sopros cardíacos, congestão pulmonar ou distensão da veia jugular.[18]

Choque cardiogênico

O choque cardiogênico caracteriza-se por baixo débito cardíaco, hipotensão não responsiva à reposição volêmica, hipoperfusão com necessidade de intervenção farmacológica e hipóxia de órgãos-alvo, que resulta em risco de vida. Tem como principal causa cardíaca o infarto agudo do miocárdio com disfunção do ventrículo esquerdo, portanto, é definido como um estado em que o débito cardíaco ineficaz, causado por uma redução importante da contratilidade miocárdica, resulta em alterações clínicas, bioquímicas e de perfusão tecidual inadequada.[21]

Este choque desencadeia distúrbios agudos e subagudos ao sistema circulatório, incluindo a vasculatura periférica. No intuito de compensar a condição circulatória inadequada e melhorar a perfusão coronariana pelo aumento da pós-carga, ocorre a vasoconstrição periférica. No entanto, a lesão miocárdica aguda desencadeia um processo inflamatório que induz por meio de mediadores, como as interleucinas e fator de necrose tumoral a vasodilatação sistêmica, que se associa ao aumento da mortalidade.[22]

A apresentação do choque cardiogênico caracteriza-se, basicamente, pela presença de baixo débito: alteração do estado mental, elevação do lactato, hipotensão e oligúria, assim como por congestão pulmonar e/ou sistêmica evidenciada pela presença de dispneia, tosse, crepitação, hipoxemia, ortopneia, dispneia paroxística noturna, refluxo hepatojugular e turgência de jugular.[21]

Ressalta-se que a avaliação clínica direcionada ao sistema cardiovascular, com ênfase na perfusão global, apresenta-se como prática multiprofissional de suma importância, para que se possa direcionar e definir estratégias invasivas e não invasivas do tratamento.

O Quadro 27.11 apresenta os exames e monitorização indicados no choque cardiogênico.

Quadro 27.11 – Exames e monitorização no choque cardiogênico.	
Exames laboratoriais e complementares	**Monitorização hemodinâmica**
• Hemograma • Função renal e eletrólitos • Função hepática • Troponina • Peptídeo natriurético cerebral (BNP) • Gasometria arterial • Lactato	• Ecocardiograma • Eletrocardiograma • Débito cardíaco invasivo ou não invasivo • Pressão arterial média (PAM) • Pressão venosa central (PVC) • Saturação venosa mista (SvO_2) • Diurese

Fonte: Thiele H, Ohman EM, Desch S, Eitel I, De Waha S, 2015.

Tratamento

A ICP de emergência é indicada em pacientes com choque cardiogênico. Em situações em que exista evidências de complicações mecânicas associadas à instabilidade hemodinâmica, a utilização do balão intra-aortico (BIA) está indicada. Em casos de refratariedade, as intervenções para o choque cardiogênico, o suporte circulatório sistêmico, por meio de dispositivos mecânicos, pode ser considerado.[23]

Paciente submetido à cirurgia cardíaca com circulação extracorpórea (CEC)

As cirurgias cardíacas são procedimentos de grande porte, que desencadeiam alterações hormonais e metabólicas nos pacientes.

Os procedimentos mais realizados são as cirurgias de revascularização do miocárdio, cirurgias valvares (plastia e troca valvar), correção de aneurisma e dissecção da aorta.

As técnicas de cirurgia cardíaca evoluíram e, no campo da circulação extracorpórea (CEC), desenvolveram-se membranas mais biocompatíveis, o que minimiza a resposta inflamatória. No manejo do sangramento, o *cell saver* possibilita um menor uso de hemocomponentes. As técnicas cirúrgicas aprimoradas, como minitoracotomia, também auxiliam na recuperação do paciente por ocasionar um menor trauma cirúrgico.[24] Com o avanço das técnicas, possibilitou-se a redução do tempo de internação na UTI no pós-operatório, hoje em torno de três dias, quando não ocorrerem complicações.

Revascularização do miocárdio

A Cirurgia de Revascularização do Miocárdio (CRM) consiste na implantação de um vaso sanguíneo de outra parte do corpo no vaso coronariano ocluído, de forma que o sangue possa irrigar a área em torno da oclusão.

A CRM tem objetivo de aliviar os sintomas, aumentar e melhorar a expectativa de vida, melhorar a função ventricular e proteger o miocárdio isquêmico. A indicação de CRM vai depender do número e da gravidade das lesões coronarianas, identificadas por cateterismo cardíaco, além da sintomatologia clínica.

Podem ser utilizados vários enxertos na CRM. A escolha do melhor enxerto vai depender das comorbidades do paciente e da avaliação visual do enxerto pelo cirurgião. A artéria torácica interna (mamária), a veia safena magna e a artéria radial são as mais comumente utilizadas para a realização das anastomoses.

Cirurgias valvares

As válvulas cardíacas têm como função evitar o refluxo de sangue dos ventrículos para os átrios durante a sístole (valvas tricúspide e mitral) e o refluxo de sangue da aorta e das artérias pulmonares para os ventrículos durante a diástole (valvas pulmonar e aórtica).

As valvopatias ocorrem quando as válvulas cardíacas não conseguem se abrir (estenose) ou se fechar corretamente (insuficiência valvar). As principais causas são endocardite infecciosa e febre reumática.

As abordagens de maior prevalência no nosso meio são as cirurgias da válvula aórtica e mitral (substituição da válvula ou plastia). As válvulas podem ser de material biológico ou mecânico (metálicas). As mecânicas apresentam maior durabilidade, desde que se siga uma anticoagulação rigorosa e acompanhada. As válvulas biológicas (heteroenxertos bovinos e suínos) dispensam a anticoagulação; entretanto, possuem uma durabilidade limitada.[24]

Cirurgias da aorta – aneurisma e dissecção aórtica

O aneurisma é quando o diâmetro da aorta aumenta anormalmente. A dissecção ocorre quando há uma laceração na camada íntima da aorta, e forma um lúmen falso que gera uma resposta inflamatória a qual pode levar a uma dilatação e ruptura da aorta.

O diagnóstico do aneurisma de aorta e suas complicações pode ser feito por ecocardiograma, angiotomografia ou angiorressonância da aorta torácica.

Nas cirurgias de correção de aneurisma e dissecção aórtica, utiliza-se um enxerto tubular (Dacron) ou, então, a depender da localização anatômica, utiliza-se um tubo com uma válvula aórtica (tubo valvado), em que há a necessidade de reimplante das artérias coronárias (cirurgia de Bentall).[24]

Cuidados de enfermagem no pré e pós-operatório de cirurgia cardíaca

Os cuidados de enfermagem no pré e pós-operatório (PO) de cirurgia cardíaca estão sumarizados no Quadro 27.12.[25]

Quadro 27.12 – Cuidados no pré-operatório de cirurgia cardíaca.
• Orientação de tudo que ocorrerá com o paciente no período pós-operatório
• Jejum por um período de 6 a 8 horas para a realização da cirurgia
• Banho com solução degermante é realizado horas antes do encaminhamento do paciente para o bloco cirúrgico

(continua)

Quadro 27.12 – Cuidados no pré-operatório de cirurgia cardíaca. (continuação)

- Tricotomia da região torácica e membros inferiores são realizados apenas no bloco cirúrgico
- Suspensão de alguns medicamentos deve ser feita em tempo hábil, a fim de evitar complicações cirúrgicas (anticoagulantes e anti-hipertensivos)
- Comunicação entre equipes do bloco cirúrgico e UTI: dados do transoperatório (tempos cirúrgicos, sangramentos, necessidade de drogas, intercorrências)
- Monitorização destes pacientes deve ser abrangente e precisa
- Avaliação sistemática no momento do recebimento na UTI: neurológica (pupilas, nível de sedação, força motora após o despertar anestésico e dor); hemodinâmica (pressão arterial, ritmo e FC, PVC-VPP, débito urinário, sangramentos, perfusão periférica); metabólica (glicemia capilar); respiratória (parâmetros ventilatórios, ausculta pulmonar, gasometria e radiografia de tórax)
- Prevenção de infecção da corrente sanguínea, da pneumonia associada à VM e infecções do trato urinário relacionado ao uso de cateter vesical

Fonte: Adaptado de Stephens RS, Whitman GJ, 2015 e Garzesi AM, Garcia LR, Felicio LM et al., 2018.

O PO imediato de cirurgia cardíaca requer um cuidado multidisciplinar orquestrado, intensivo e organizado. As primeiras horas de pós-operatório são muito dinâmicas e podem necessitar de intervenções imediatas, e a equipe deve estar atenta e capacitada ao atendimento.

Referências bibliográficas

1. Organização Pan-Americana de Saúde (OPAS). Doenças cardiovasculares. Disponível em: https://www.paho.org. Acesso em: 09 set. 2021.
2. Porto CC, Porto AL. Exame clínico: bases para a prática médica. 8. ed. Porto Alegre: Artmed, 2017.
3. Piegas LS, Timerman A, Feitosa GS, Nicolau JC, Mattos LAP, Andrade MD et al. V Diretriz da Sociedade Brasileira de Cardiologia sobre tratamento do infarto agudo do miocárdio com supradesnível do segmento ST. Arq Bras Cardiol. 2015;105(2):1-105.
4. Souza EN (org.). Casos clínicos para enfermagem. Porto Alegre: Moriá, 2010.
5. Santos MHC, Ramos FJS, Nunes DBV (ed.). Manual de hemodinâmica e cardiologia em terapia intensiva. São Paulo: Atheneu, 2015. Série medicina de urgência e terapia intensiva – Ribeiro P (org.).
6. Malachias MVB, Souza WKSB, Plavnik FL, Rodrigues CIS, Brandão AA, Neves MFT et al. 7ª Diretriz brasileira de hipertensão arterial. Arq Bras Cardiol. 2016;107(3 Supl 3):1-83.
7. Dias FS et al. Consenso brasileiro de monitorização e suporte hemodinâmico – Parte II: Monitorização hemodinâmica básica e cateter de artéria pulmonar. RBTI. Mar 2006;18(1):63-77.
8. Theodore AC, Clermont G. Arterial catheterization techniques for invasive monitoring. UpToDate. 2019 Jan.
9. Brasil. Conselho Federal de Enfermagem (Cofen). Resolução Cofen n. 390, de 20 de outubro de 2011. Normatiza a execução, pelo enfermeiro, da punção arterial tanto para fins de gasometria como para monitorização de pressão arterial invasiva. Diário Oficial da União. Seção 1, n. 202, p. 146, 20 out. 2011.
10. Santana JCB, Melo CL, Dutra BS. Monitorização invasiva e não invasiva – fundamentos para o cuidado. São Paulo: Atheneu, 2013.
11. Mikkelsen ME, Gaieski DF, Johnson NJ. Novel tools for hemodynamic monitoring in critically ill patients with shock. UpToDate. 2018 Oct.
12. Hadian M, Kim HK, Severyn DA, Pinsky MR. Cross-comparison of cardiac output trending accuracy of LiDCO, PiCCO, FloTrac and pulmonary artery catheters. Crit Care. 2010;14:R212.
13. Michard F, Boussat S, Chemla D et al. Relation between respiratory changes in arterial pulse pressure and fluid responsiveness in septic patients with acute circulatory failure. Am J Respir Crit Care Med. 2000;162:134-8.

14. Schettino G, Rezende E, Mendes CL, Réa-Neto A, David CM, Lobo SMA et al. Consenso brasileiro de monitorização e suporte hemodinâmico – Parte III: Métodos alternativos de monitorização do débito cardíaco e da volemia. Revista Brasileira Terapia Intensiva (RBTI). Jan./Mar. 2006;18(1).

15. Yugar-Toledo JC, Cosenso-Martin LN, Vilela-Martin JF. Emergências hipertensivas: fisiopatologia e clínica. Rev Bras Hipertens. 2014;21(3):140-7.

16. Malachias MVB, Souza WKSB, Plavnik FL et al. 7ª Diretriz brasileira de hipertensão arterial. Arq Bras Cardiol. 2016;107(3 Supl 3):1-83.

17. Elliott WJ, Varon J. Drugs used for the treatment of hypertensive emergencies. UpToDate. Disponível em: https://www.uptodate.com/contents/drugs-used-for-the-treatment-of-hypertensive-emergencies. Acesso em: 27 fev. 2019.

18. European Society of Cardiology (ESC). Guidelines for the management of acute myocardial infarction in patients presenting with ST: segment elevation. European Heart Journal. 2018;39:119-177. doi: 10.1093/eurheartj/ehx393.

19. Quadros AS. Acurácia de escores de risco em pacientes com infarto agudo do miocárdio com elevação do segmento ST submetidos à intervenção coronariana percutânea primária [Dissertação de Mestrado – Orientador: Anibal Pereira Abelin]. Porto Alegre: Programa de Pós-graduação em Ciências da Saúde, Instituto de Cardiologia do Rio Grande do Sul, Fundação Universitária de Cardiologia, 2014.

20. Urden LD, Stacy KM, Lough ME. Cuidados intensivos de enfermagem. Rio de Janeiro: Elsevier, 2013.

21. Thiele H, Ohman EM, Desch S, Eitel I, De Waha S. Management of cardiogenic shock. Eur Heart J. 2015;36:1223-30.

22. Prondzinsky R, Unverzagt S, Lemm H, Wegener NA, Schlitt A, Heinroth KM et al. Interleukin-6, -7, -8 and -10 predict outcome in acute myocardial infarction complicated by cardiogenic shock. Clin Res Cardiol. 2012;101:375-384. doi: 10.1007/s00392-011-0403-3.

23. Thiele H, Zeymer U, Neumann FJ, Ferenc M, Olbrich HG, Hausleiter J et al.; IABPSHOCK II Trial Investigators. Intraaortic balloon support for myocardial infarction with cardiogenic shock. N Engl J Med. 2012;367:1287-96. doi: 10.1056/NEJMoa1208410.

24. Garzesi AM, Garcia LR, Felicio LM et al. Cirurgia cardíaca do adulto [E-book]. Botucatu: Universidade Estadual Paulista, 2018.

25. Stephens RS, Whitman GJ. Critical care of the adult cardiac surgical patient – Part I: Routine postoperative care. Crit Care Med. 2015 Jul;43(7):1477-97.

Ruy de Almeida Barcellos
Miriane Melo Silveira Moretti
Dulce Inês Welter
Fernanda Bandeira Domingues
Deise Maria Bassegio

As modalidades de assistência mecânica extracorpórea utilizadas para suporte cardíaco e pulmonar são denominadas de suporte de vida extracorpóreo (ECLS). Entre estes suportes estão os dispositivos de assistência circulatória (DAC) temporários, com finalidade de obter estabilidade clínica, o que inclui a possibilidade de recuperação cardíaca, pulmonar ou como ponte para o transplante cardíaco (TC).

Para indicação desses dispositivos, três estratégias com possibilidade de sobreposição estão disponíveis e deverão ser consideradas na gestão dos casos (Quadro 28.1).[1]

Quadro 28.1 – Indicações de assistência mecânica extracorpórea.	
Ponte para decisão	Quando não for possível estabelecer, no momento do implante, qual a estratégia final de tratamento (pacientes críticos com necessidade imediata de suporte hemodinâmico e/ou pulmonar por falência cardíaca)
Ponte para recuperação	Quando existir a perspectiva de melhora da função ventricular e/ou pulmonar após insulto agudo (casos de insuficiência respiratória aguda grave, miocardite, disfunção ventricular pós--infarto agudo do miocárdio (IAM) e síndrome de Takotsubo)
Ponte para transplante	Quando os dispositivos puderem oferecer suporte ventilatório, hemodinâmico e estabilidade clínica até a realização do transplante cardíaco (TC) ou pulmonar

Fonte: Ayub-Ferreira SM, Souza Neto JD, Almeida DR, Biselli B, Avila MS, Colafranceschi AS et al., 2016.

Os dispositivos temporários principais disponíveis no Brasil e suas características encontram-se na Tabela 28.1.

Para decisão de qual dispositivo a ser utilizado, no caso da assistência cardiovascular, é importante a realização de avaliação individualizada multiprofissional, que leve em conta as perspectivas futuras frente às comorbidades e a situação clínica do paciente.

As principais indicações e contraindicações para DAC temporários estão descritas no Quadro 28.2.

Tabela 28.1 – Dispositivos temporários disponíveis no Brasil.

Características	BIA	ECMO	TandemHeart®	Impella 2.5® CP® 5.0®	CentriMag®	EXCOR®
Mecanismo	Pneumático	Centrífugo	Centrífugo	Axial	Centrífugo	Pulsátil
Via de acesso	Percutâneo	Percutâneo/ direto por toracotomia	Percutâneo	Percutâneo Percutâneo Dissecção	Direto por toracotomia ACM-D/ACM-E	Direto por toracotomia ACM-D/ACM-E
Suporte hemodinâmico	0,5 L/min	> 4,5 L/min	4 L/min	2,5 L/min 3,7 L/min 5 L/min	Até 8 a 10 L/min	Até 8 L/min

BIA: balão intra-aórtico; ECMO: oxigenação por membrana extracorpórea; ACM-D: assistência circulatória mecânica direita; ACM-E: assistência circulatória mecânica esquerda.

Fonte: Ayub-Ferreira SM, Souza Neto JD, Almeida DR, Biselli B, Avila MS, Colafranceschi AS et al., 2016.

Quadro 28.2 – Indicações e contraindicações para implante de DAC mecânica temporária.

Indicações	Contraindicações
Choque cardiogênico no contexto de insulto agudo	**Comorbidade grave que limite o prognóstico**
• Choque cardiogênico pós-infarto agudo do miocárdio • Miocardite aguda fulminante • Periparto • Intoxicação exógena • Takotsubo • Pós-cardiotomia • Disfunção do enxerto cardíaco • Disfunção ventricular direita pós-implante de DAC esquerda • Valvopatias agudas • Embolia pulmonar • Sepse	• Neoplasia • Doença pulmonar • Doença hepática • Discrasias sanguíneas
Choque cardiogênico em pacientes crônicos agudizados	**Situações que limitam a eficiência e o implante do dispositivo**
• Miocardiopatias crônicas com indicação para transplante cardíaco • Miocardiopatias crônicas elegíveis para dispositivo de longa permanência • Cardiopatias congênitas	• Insuficiência aórtica sem correção cirúrgica • Insuficiência arterial periférica • Trombose ou tumor intracardíaco extenso • Dissecção de aorta
Suporte em pacientes de alto risco cardiopulmonar	
• Angioplastia coronariana • Procedimentos de eletrofisiologia • Procedimentos valvares percutâneos • Cirurgia cardíaca e não cardíaca	

Fonte: Ayub-Ferreira SM, Souza Neto JD, Almeida DR, Biselli B, Avila MS, Colafranceschi AS et al., 2016.

Balão intra-aórtico

O balão intra-aórtico (BIA) é um dispositivo utilizado na assistência ventricular desde a década de 1960. Embora seja controverso quanto à indicação, momento ideal para sua utilização e superioridade de outros dispositivos, é uma das tecnologias mais utilizadas no Brasil.[2] Trata-se de um balão montado na extremidade distal em um cateter vascular inserido via punção da artéria femoral. A ponta distal deverá ser localizada na aorta torácica descendente, imediatamente após artéria subclávia esquerda (Figura 28.1).[2,3]

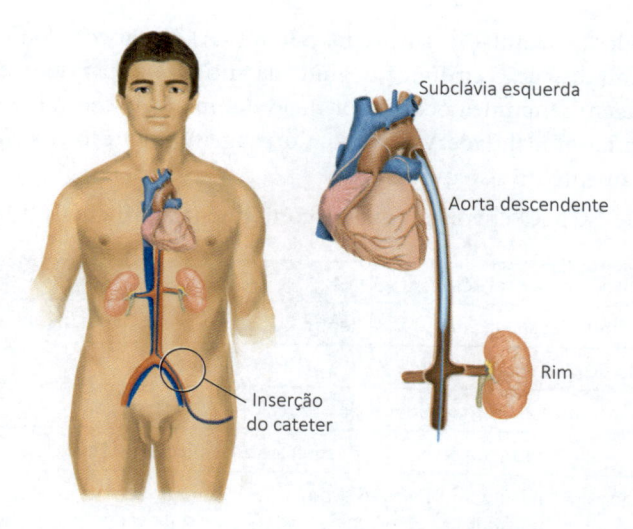

Figura 28.1 – Balão intra-aórtico.
Fonte: Adaptada de Thomaz PG, Moura JLA, Muramoto G, Assista RS, 2017.

O balão inflado com gás hélio é sincronizado com o ciclo cardíaco: insuflado durante a diástole e desinflado durante a sístole.[2] É de fácil inserção, algumas vezes realizada à beira-leito. O benefício hemodinâmico é a redução da pós-carga e do consumo miocárdico de oxigênio (O_2) na sístole e aumento da perfusão coronária na diástole, de modo a ofertar em incremento do débito cardíaco (DC), especialmente nos pacientes isquêmicos.[3]

As indicações principais para uso do BIA são: choque cardiogênico após IAM; síndrome coronariana aguda (SCA) com elevação do ST sem choque; intervenções coronarianas percutâneas de risco; insuficiência cardíaca (IC) descompensada refratária com sinais de baixo débito.[2]

Os cuidados referentes ao dispositivo BIA são descritos no Quadro 28.3.

Quadro 28.3 – Cuidados referentes ao dispositivo BIA.
▪ Manter contenção mecânica no membro que o cateter foi introduzido
▪ Avaliar circunferência da panturrilha, perfusão, coloração, aquecimento e edema (inserção via artéria femoral)
▪ Parada do mecanismo de ciclagem e presença de sangue no interior da via alimentadora do gás podem ser sinais de perfuração do balão
▪ Avaliar débito urinário – deslocamento do balão pode obstruir as artérias renais
▪ Profilaxia para trombose venosa profunda (TVP): o uso de meia elástica no membro cateterizado é contraindicado
▪ Mobilização e deambulação sob acompanhamento de equipe multiprofissional (pacientes estáveis)

Fonte: Ayub-Ferreira SM, Souza Neto JD, Almeida DR, Biselli B, Avila MS, Colafranceschi AS et al., 2016.

Oxigenação por membrana extracorpórea

A oxigenação por membrana extracorpórea (ECMO) é uma terapia de suporte valiosa nas disfunções refratárias ao manejo convencional. Só deve ser realizada por equipes multiprofissionais com treinamento e experiência em sua instalação, manutenção e descontinuação. Os melhores resultados são obtidos quando escolhido o paciente certo e o tipo correto de configuração da ECMO.[4]

As possibilidades de canulação são: venoarterial (VA) e venovenosa (VV). A canulação é feita por punção ou dissecção cirúrgica, seguida da anticoagulação do paciente. Na modalidade VA, a drenagem sanguínea ocorre por meio de uma veia central, e o retorno ocorre por uma artéria; já na modalidade VV, tanto a drenagem quanto o retorno sanguíneo são realizados exclusivamente no sistema venoso.[5]

Os circuitos de ECMO envolvem quatro componentes principais (Quadro 28.4).

Quadro 28.4 – Componentes do circuito de ECMO.

- Cânula de entrada: drena o sangue venoso para dentro do sistema
- Bomba: move o sangue pelo circuito
- Oxigenador: membrana análoga ao pulmão humano (troca O_2 e CO_2)
- Cânula de retorno: devolve o sangue recém-oxigenado para a circulação sistêmica
- Componentes adicionais: "misturador" permite a titulação de uma porcentagem específica de O_2 *versus* componentes do ar ambiente, como CO_2 e nitrogênio; circuito de aquecimento ou resfriamento controla a temperatura do sangue

Fonte: Extracorporeal Life Support Organization (ELSO), 2020.

No Quadro 28.5 estão listadas as indicações e contraindicações do ECMO.

Quadro 28.5 – Indicações e contraindicações do dispositivo ECMO.

Indicações	Contraindicações
• Choque cardiogênico e/ou insuficiência respiratória aguda • Apoio à função cardíaca e pulmonar em disfunção temporária: infiltrado broncoalveolar extenso, cirurgias vasculares na traqueia ou mediastino, ou oclusão coronariana durante procedimentos	• Absolutas: pacientes com doenças crônicas que prejudiquem sua qualidade de vida ou com disfunção de múltiplos órgãos • Relativas: idade > 75 anos e o tempo de ventilação mecânica prévia ao início do suporte

Fonte: Extracorporeal Life Support Organization (ELSO), 2020.

As complicações em ECMO são: sangramento, isquemia de membros inferiores (se cânulas femorais), trombose, embolia sistêmica, coagulação intravascular disseminada (CIVD); hemólise; trombocitopenia; acidente vascular cerebral.[5]

Quanto ao desmame e suspensão da ECMO, poderão ocorrer quando o paciente apresentar melhora dos parâmetros respiratórios e/ou hemodinâmicos. Procede-se a redução gradual do fluxo do dispositivo associado à avaliação clínica e retira-se o suporte.[6] Os cuidados com a decanulação dos pacientes em ECMO estão descritos no Quadro 28.6.

Quadro 28.6 – Cuidados com a decanulação dos pacientes em ECMO.

- Suspensão da anticoagulação 4 horas antes em pacientes sem alto risco de tromboembolismo
- Considerar deixar circuito em recirculação
- Comprimir sítio venoso: manualmente por 10 minutos e sítio arterial por 20 a 30 minutos quando colocação percutânea ou reparo direto
- Realizar *doppler* nos sítios de canulação após a retirada

Fonte: Lamhaut L, Hutin A, Deutsch J, Raphalen JH, Jouffroy R, Orsini JP et al., 2017.

Oxigenação por membrana extracorpórea venoarterial

A ECMO venoarterial (ECMOVA) é uma técnica de suporte temporário (até 30 dias) que funciona como um circuito paralelo ao coração e ao pulmão do paciente. O sangue venoso é drenado pela canulação de veias calibrosas (jugular direita, femorais ou cavas) e, por meio de pressão negativa produzida pela bomba centrífuga, impulsiona-o para o oxigenador (Figura 28.2). O sangue oxigenado é devolvido ao sistema arterial pela cânula inserida em artéria central principal. A canulação VA poderá ser central por toracotomia ou por cateterização de artérias femorais, axilares ou carótida direita.[6]

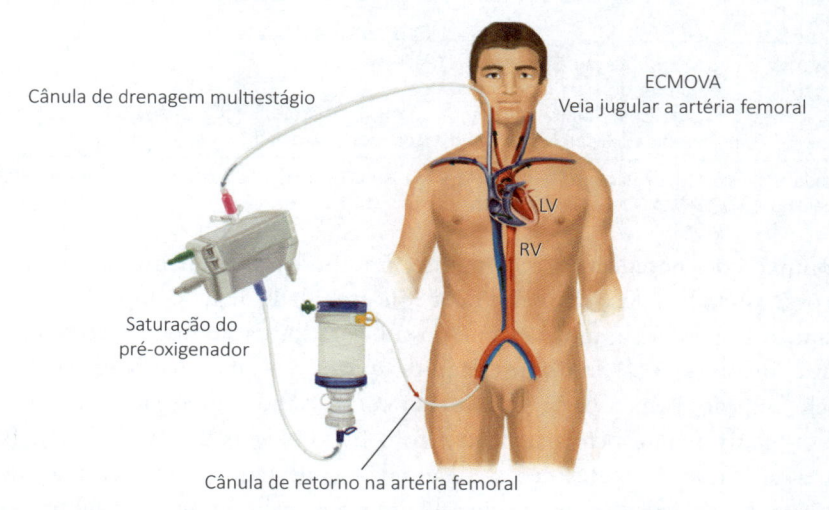

Figura 28.2 – ECMO venoarterial.
Fonte: Traduzida e adaptada de Lindholm JA, 2018.

A ECMOVA fornece suporte cardíaco para auxiliar a circulação sistêmica; ultrapassa a circulação pulmonar/diminui as pressões arteriais pulmonares; baixas taxas de perfusão são necessárias; maior PaO_2 é alcançado.[7]

Imediatamente após a inserção, pode-se observar a adequação do DC e suporte ventilatório ofertados. É importante monitorar continuamente a condição hemodinâmica do paciente, a adequação da oxigenação cerebral e a ejeção do coração.[8] Na ECMO periférica, o sangue arterial é devolvido à artéria femoral por meio de cânulas curtas e mistura-se com sangue menos oxigenado, impulsionado pelo coração nativo. Desta forma, ao se verificar a oximetria de pulso na mão direita ou a gasometria arterial, é possível avaliar a oxigenação que é ofertada ao cérebro.[9] As recomendações dos parâmetros a serem monitorados encontram-se no Quadro 28.7.[1,10]

A redução do suporte de inotrópico e vasopressores após a instalação da ECMO ocorre de forma progressiva, uma vez que o DC ofertado é suficiente para atender as necessidades do paciente. Em relação à Pressão Arterial Média (PAM), recomenda-se ≥ 65 mmHg, capaz de manter perfusão tecidual adequada, com exceção dos pacientes previamente hipertensos, que apresentam menor incidência de insuficiência renal aguda se alvo de PAM > 75 mmHg.[11]

Quadro 28.7 – Recomendações dos parâmetros a serem monitorados diariamente e em situações de alterações hemodinâmicas.

Recomendações	Parâmetros a serem monitorados
Ultrassonografia ou ecocardiografia com *doppler*	Avaliar a posição das cânulas, a função ventricular, ajustar a volemia e detectar complicações como trombose, sangramento e tamponamento cardíaco
Variáveis hemodinâmicas e de perfusão tecidual	Frequência cardíaca, pressão arterial, pressão venosa central, diurese, nível de consciência, perfusão cutânea e de mucosas, índice cardíaco, saturação venosa central ou mista de O_2, lactato arterial, delta de gás carbônico e o excesso de bases
Dispositivos para monitorização hemodinâmica	▪ Monitorização de pressão arterial invasiva ▪ Cateter de artéria pulmonar ▪ Ultrassom à beira-leito ou os dispositivos como PICCO® e EV-1.000®, que permitem a medida por termodiluição transpulmonar, são indicados

Fonte: Adaptado de Cecconi M, De Backer D, Antonelli M, Beale R, Bakker J, Hofer C et al., 2014 e Ayub-Ferreira SM, Souza Neto JD, Almeida DR, Biselli B, Avila MS, Colafranceschi AS et al., 2016.

As complicações potenciais são: hemólise, trombose, sangramento, acidentes vasculares, infecções, validade de uso da membrana e incapacidade de descompressão do VE – no caso de canulação periférica, uma vez que possui clara limitação quanto ao tempo de uso. Complicação incomum é a "síndrome arlequim" que ocorre quando o sangue desoxigenado ejetado pelo coração torna a parte superior do corpo cianótica, enquanto a parte inferior apresenta-se relativamente bem oxigenada (pelo fluxo oxigenado da ECMO). Isso pode exigir que a canulação venosa extra fosse realizada e conectada em "Y", com a cânula arterial no intuito de corrigir a síndrome de arlequim por meio de uma configuração híbrida conhecida como ECMO venoarterial venosa (VAV).[12]

A decisão para progressão para implante de dispositivo de maior permanência ou modificação da estratégia de suporte deve ocorrer quando, no prazo de uma semana, não se obtiverem sinais de recuperação cardíaca. No contexto de ponte para transplante, da mesma forma, o tempo de espera em fila em prioridade, e as complicações inerentes devem ser contempladas na decisão para uso de outro dispositivo mais adequado.[13]

Oxigenação por membrana extracorpórea venovenosa

A ECMO venovenosa (ECMOVV) é destinada ao suporte respiratório, uma vez que é capaz de oxigenar adequadamente o sangue e remover o CO_2, além de permitir o uso de ventilação mecânica protetora (Figura 28.3). Nesta configuração, o oxigenador está em série com os pulmões nativos, portanto, a função residual dos pulmões permanece importante para a oxigenação sistêmica.[13] Não fornece suporte cardíaco e requer apenas canulação venosa; mantém o fluxo sanguíneo pulmonar; taxas de perfusão mais elevadas são necessárias; menor PaO_2 é alcançado.[7]

A oxigenação sistêmica depende do débito cardíaco, da função residual dos pulmões nativos e do fluxo sanguíneo do dispositivo, ao passo que a eliminação do CO_2 arterial depende, principalmente, do fluxo do gás da ECMO, do débito cardíaco, da produção de CO_2 e da função residual dos pulmões nativos.

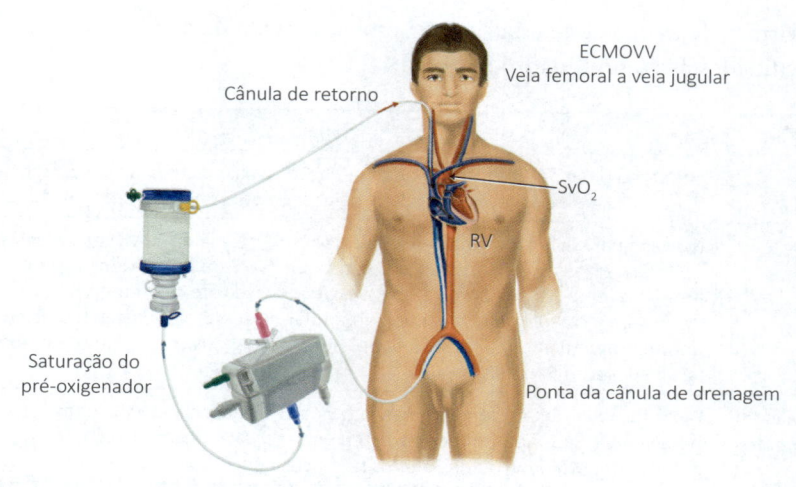

Figura 28.3 – ECMO venovenosa.
Fonte: Traduzida e adaptada de Lindholm JA, 2018.

A hipercapnia durante o suporte por ECMO é muito rara, e leva-se em conta que fluxos sanguíneos de ECMO são geralmente suficientes para eliminar o CO_2. Poderá ocorrer que a remoção de CO_2 tenha um "efeito de teto". Nessas circunstâncias, o fluxo sanguíneo da ECMO e o fluxo de gás devem ser aumentados para tratar a hipercapnia.[13]

Já a hipoxemia durante a ECMO é uma situação comum e de difícil manejo. É importante que se reconheça a interação do paciente com o dispositivo, bem como as intervenções necessárias, conforme se apresenta no Quadro 28.8.

Quadro 28.8 – Manejo da hipoxemia durante ECMO.	
Fluxo sanguíneo da ECMO	Manter o fluxo sanguíneo da ECMO a, no mínimo, 60% do débito cardíaco, a fim de reduzir a fração de fluxo sanguíneo venoso não oxigenado que se misturará com o sangue oxigenado
Recirculação	• O sangue oxigenado proveniente da cânula arterial pode ser novamente drenado pelo sistema de ECMO, o que resulta em recirculação, que pode reduzir a eficiência da ECMO • Quando as pontas das cânulas arteriais e venosas estão próximas, é provável que ocorra recirculação. Deve-se considerar a possibilidade de reposicionar a cânula de drenagem ou mudar para uma configuração híbrida
Consumo excessivo de O_2	• Tratar agressivamente a febre e a agitação • Deve-se considerar a possibilidade de uso de bloqueadores neuromusculares se o paciente apresentar aumento do esforço respiratório
Falha do oxigenador	A formação de trombos em virtude de anticoagulação inadequada ou ECMO prolongada pode prejudicar as trocas gasosas. Deve-se considerar a possibilidade de substituir o oxigenador se houver sinais de hemólise ou fibrinólise inadequada
Parâmetros ventilatórios	Aumentar a FiO_2 caso esteja < 60%, e aumentar a PEEP caso seja apropriado. Deve-se considerar, também, a possibilidade de uso de manobras de recrutamento alveolar e de posição prona, além de bloqueadores neuromusculares ou óxido nítrico inalatório

Fonte: Romano TG, Mendes PV, Park M, Costa EL, 2017.

A assistência destes pacientes deve ser realizada por equipe multiprofissional especializada e capacitada para o manejo da terapia e atendimento de intercorrências com o dispositivo (alarmes, falta de energia, falhas na bomba, entrada de ar no sistema). Alguns dos principais cuidados estão no Quadro 28.9.[4,12,14,15]

Quadro 28.9 – Cuidados em ECMO.

Gasometrias	Coletadas pré e pós-membrana de oxigenação: avaliar a adequação do suporte e direcionar ajustes necessários. Regularidade de acordo com a necessidade e rotina institucional
Anticoagulação	Indicada para evitar a formação de coágulos no sistema da ECMO e prevenir a trombose vascular nos locais de inserção das cânulas e falha do oxigenador, hemólise, isquemia arterial e embolia pulmonar. Deve ser monitorada de acordo com a experiência da instituição. A medição da atividade do antifator Xa é o padrão-ouro, mas de alto custo. Controle habitual: tempo de tromboplastina parcial ativada (TTPa) ou tempo de coagulação ativada (TCA)
Biodisponibilidade de medicamentos	Propofol, midazolam, fentanil, vancomicina, cefitriaxona e imipenem têm sua biodisponibilidade reduzida em contato com circuito da ECMO (adsorção). Imprescindível o monitoramento rigoroso dos efeitos farmacocinéticos
Terapia renal substitutiva	Pode ser instalada diretamente no circuito da ECMO. Benefícios: menores taxas de infecção e não exposição à instalação de um novo cateter. Avaliar rigorosamente riscos e benefícios desta opção terapêutica
Avaliação diária do circuito	*Checklist* de avaliação do circuito (> 6/6 horas): posição das cânulas, presença de dobras, alterações das pressões do circuito, integridade das conexões, coágulos, fibrina (com lanterna de *led*) diferença de cor entre lado venoso e arterial do circuito e "chicoteamento" (trepidação do circuito). No "chicoteamento" da linha venosa, a principal causa é a hipovolemia, e da linha arterial é o mau posicionamento da cânula. Registro frequente: rotações por minuto, fluxo de sangue e fluxo de O_2 da membrana (*sweep gas*). Realizar diariamente breves elevações (de até 10 segundos) do fluxo de O_2 da membrana a concentração máxima, para remover a condensação de água do oxigenador ("manobra de tosse do oxigenador"), o que melhora a superfície de troca. Evita-se essa manobra quando há risco de hipoperfusão cerebral por hipocapnia transitória e vasoconstrição cerebral

Fonte: Adaptado de Santiago MJ, Sánchez A, López-Herce J, Pérez R, Del Castillo J, Urbano J et al., 2009; Bembea MM, Annich G, Rycus P, Oldenburg G, Berkowitz I, Pronovost P, 2013; Shekar K, Roberts JA, Barnett AG, Diab S, Wallis SC, Fung YL et al., 2015 e Romano TG, Mendes PV, Park M, Costa EL, 2017.

Tópicos importantes na assistência ao paciente em ECMO estão elencados no Quadro 28.10.[16]

Quadro 28.10 – Tópicos importantes na assistência ao paciente em ECMO.

- Devido à alta complexidade na assistência: sugere-se o dimensionamento de um enfermeiro e um técnico de enfermagem capacitados exclusivos
- No caso de canulação arterial periférica: indica-se a utilização de cateter de reperfusão, que permite a perfusão do membro distal ao cateter, para evitar complicações isquêmicas
- Em pacientes que estejam em ECMOVA: medir a SpO_2 no braço direito, que representa mais fielmente a disponibilidade de O_2 para o cérebro e o miocárdio
- Estabelecer rotina de atendimento de urgências: definir ações de cada membro da equipe e manter *kit* de materiais e soluções necessários para atendimento próximo do paciente
- Em casos de necessidade de transporte do paciente: padronizar um *checklist* de transporte
- Estados de vasodilatação profunda (sepse) podem limitar a drenagem venosa rápida e impedir fluxos adequados de ECMO

(continua)

Quadro 28.10 – Tópicos importantes na assistência ao paciente em ECMO. (continuação)
▪ Se houver parada cardiorrespiratória (PCR) em ECMOVA: não se realizam compressões torácicas e ventilação manual, somente manejo com drogas
▪ PCR ritmos chocáveis, realizar desfibrilação/cardioversão; PCR ritmos não chocáveis, avaliar e tratar possíveis causas

Fonte: Jentzer JC, Clements CM, Wright RS, White RD, Jaffe AS, 2016.

É essencial o apoio emocional, social e psicoespiritual às famílias destes pacientes, pois a terapia pode ser assustadora, vista como último recurso. A equipe deve manter uma comunicação honesta frente às perspectivas do tratamento.

Bombas circulatórias para-corpóreas (Tabela 28.2)[17-20]

São dispositivos de suporte hemodinâmico externo implantados cirurgicamente, utilizados em choque cardiogênico refratário com alto risco de mortalidade. Essas bombas são indicadas como ponte para decisão ou transplante e oferecem suporte uni ou biventricular.[1]

Tabela 28.2 – Bombas circulatórias para-corpóreas.

CentriMag®	Bomba centrífuga de fluxo contínuo, utiliza levitação magnética para a rotação, fornece um fluxo ≤ 10 L/min. Canulação por esternotomia mediana, e pode ser suporte direito – do átrio direito ao tronco da artéria pulmonar, ou esquerdo – do átrio ou ventrículo esquerdo (VE) à aorta ascendente. Tempo de utilização: 30 a 90 dias
Berlin Heart EXCOR®	▪ Bomba de fluxo pulsátil, fornece fluxo ≤ 8 L/min, possui baterias acopladas a um sistema de transporte, permite a deambulação por até 10 horas. Necessita de cânulas cirurgicamente inseridas e tunelizadas até a pele, pois a bomba se localiza fora do corpo do paciente. Permanece em uso por meses como suporte uni ou bi-ventricular em pacientes com choque cardiogênico ▪ Casos de comprometimento do VD pré-implante ou falência após assistência esquerda devem ter a assistência biventricular

Fonte: Adaptada de Peura JL, Colvin-Adams M, Francis GS, Grady KL, Hoffman TM, Jessup M et al., 2012; White JM, Ruygrok PN, 2015 e Rihal CS, Naidu SS, Givertz MM, Szeto WY, Burke JA, Kapur NK et al., 2015.

A Figura 28.4[18,21] ilustra os dispositivos de assistência ventricular para-corpórea.

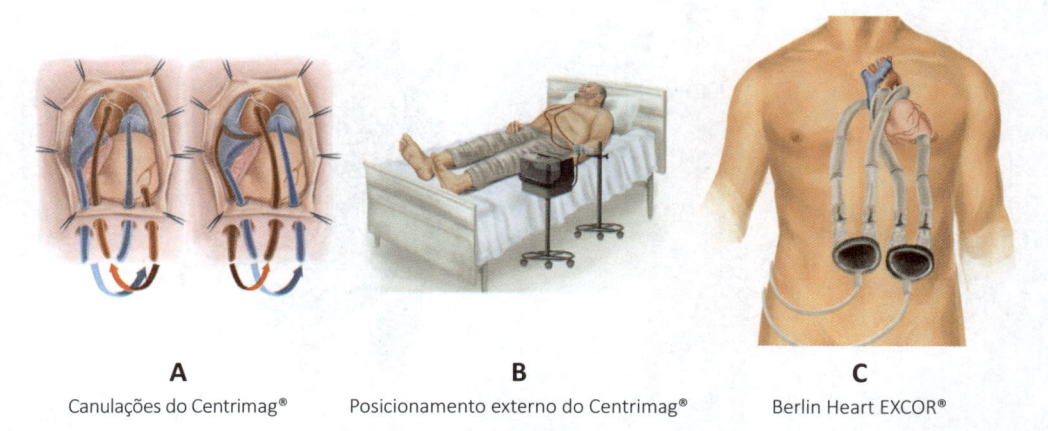

A	B	C
Canulações do Centrimag®	Posicionamento externo do Centrimag®	Berlin Heart EXCOR®

Figura 28.4 – Dispositivos de assistência ventricular para-corpórea.
Fonte: Adaptada de Thoratec Corporation, 2014 e Berlin Heart, 2018.

Após implante dos dispositivos, cuidados com a anticoagulação são essenciais para o seguimento adequado da terapia.[1]

Dispositivos circulatórios percutâneos

No choque cardiogênico, os dispositivos circulatórios percutâneos oferecem um suporte ativo (Tabela 28.3).[19,22,23] São intervenções em pacientes de alto risco cardíaco. Estes dispositivos não requerem sincronismo com o ciclo cardíaco. Apresentam como benefícios aumento da perfusão coronariana, redução do consumo de O_2 pelo miocárdio, diminuição das pressões de enchimento e o estresse da parede ventricular.[1]

Tabela 28.3 – Dispositivos circulatórios percutâneos.

Impella®	• Composto por uma bomba axial de fluxo contínuo inserida no VE: bombeia o sangue para a aorta ascendente. Necessária anticoagulação plena. Tempo de permanência: 5 a 7 dias. Aumenta o DC até 3,3 L/min, melhora a perfusão tecidual, pressão arterial, reduz pressão capilar pulmonar, volume sistólico e a carga do VE, o que diminui o consumo de O_2 do miocárdio • Controle rigoroso: velocidade do fluxo sanguíneo, valor do DC ofertado, valor de pressão da solução infundida, valores hemodinâmicos fornecidos pelo cateter de artéria pulmonar, aspecto do curativo na inguinal. Restringir o membro em uso do Impella®, manter aquecido, acompanhar perfusão e medir a circunferência da panturrilha
TandemHeart®	• Pode substituir tanto VD, quanto VE, ou ambos. Na assistência esquerda, o DAV trabalha em paralelo com o VE na oferta de fluxo sanguíneo para a aorta, diferentemente do Impella®, que trabalha em série ao coração • Aumenta a perfusão tecidual, diminui o consumo de O_2 pelo miocárdio ao reduzir a demanda ventricular. Necessária a anticoagulação plena. Tempo de permanência < 30 dias. Após a retirada, o paciente fica com comunicação interatrial residual

Fonte: Adaptada de Rihal CS, Naidu SS, Givertz MM, Szeto WY, Burke JA, Kapur NK et al.; 2015; Saffarzadeh A, Bonde P, 2015 e Abiomed, 2016.

A Figura 28.5[23,24] ilustra os dispositivos circulatórios percutâneos.

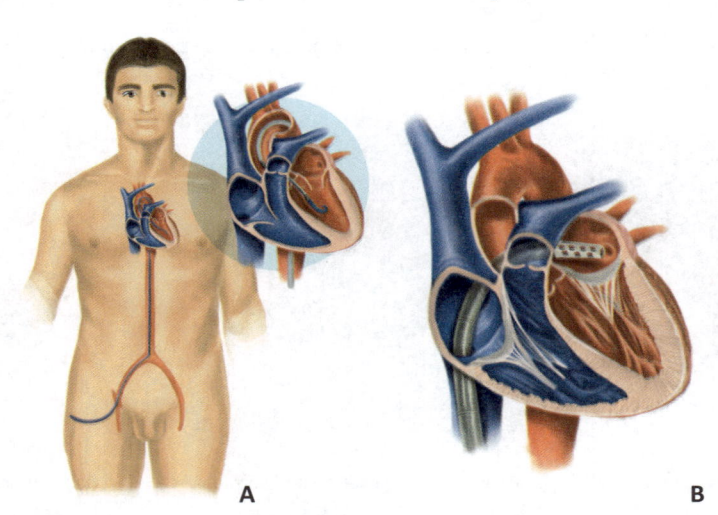

A **B**

Figura 28.5 – Dispositivos circulatórios percutâneos. (A) Impella® e (B) TandemHearth®.
Fonte: Adaptada de Diagnostic and Interventional Cardiology (DAIC), 2012 e Abiomed, 2016.

Dispositivos de assistência ventricular de longa permanência

Nos últimos anos, os DAV se tornaram mais eficientes e com menores taxas de complicações, de modo a propiciar um aumento no número de implantes. No Brasil, a sua utilização ainda ocorre de forma lenta pelo alto custo dos dispositivos. No Quadro 28.11 estão listadas as indicações e as contraindicações de DAV.[1]

Quadro 28.11 – Indicações e contraindicações da utilização de DAV.	
Indicações	
Ponte para transplante e como suporte hemodinâmico, e estabilidade clínica como terapia de destino	
Contraindicações	
• Intolerância ao uso de cumarínicos • Ausência de cuidadores capacitados • Distúrbios psiquiátricos graves ou não aderência às recomendações da equipe • Acidente vascular cerebral com déficit motor significativo ou com alteração da capacidade cognitiva • Doença neoplásica com prognóstico não favorável • Doença pulmonar obstrutiva grave	• Disfunção hepática grave • Infecção ativa • Alterações hematológicas (plaquetas < 50.000 mm³ e trombofilias) • Disfunção VD moderada a grave • Insuficiência renal em terapêutica dialítica • Malformação vascular intestinal que predispõe a sangramentos

Fonte: Ayub-Ferreira SM, Souza Neto JD, Almeida DR, Biselli B, Avila MS, Colafranceschi AS et al., 2016.

Os dispositivos disponíveis no Brasil com aprovação da Agência Nacional de Vigilância Sanitária (ANVISA) encontram-se no Quadro 28.12.

Quadro 28.12 – Dispositivos de assistência ventricular disponíveis no Brasil.			
Nome	**Tipo de bomba**	**Tipo de suporte**	**Presença de rolamento**
HeartMate II®	Axial	Esquerdo	Sim
HeartMate III®	Pulsátil	Esquerdo	Não (levitação eletromagnética)
INCOR®	Fluxo axial	Esquerdo	Não (levitação eletromagnética)
HeartWare®	Fluxo centrífugo	Esquerdo	Não (levitação eletromagnética)

Fonte: Ayub-Ferreira SM, Souza Neto JD, Almeida DR, Biselli B, Avila MS, Colafranceschi AS et al., 2016.

Os DAV oferecem suporte circulatório por meio de uma bomba que é anastomosada ao VE e que desvia o sangue do ventrículo enfraquecido, para impulsioná-lo até a aorta ascendente. Estes dispositivos podem ser inseridos em loja intra-abdominal ou intrapericárdica.

Um pequeno computador externo, o controlador do sistema, monitora a operação do dispositivo por um condutor de impulsão (*driveline*) que passa pelo abdômen do paciente e é conectado à bomba implantada.[1] Os ajustes em parâmetros e avaliação de eventos ocorridos no dispositivo são realizados por meio de um monitor conectado ao controlador do sistema.

Poderá ser indicado uso de cardiodesfibrilador implantável, previamente ao implante do dispositivo, em pacientes com histórico de arritmias ventriculares.[25] Após o implante do dispositivo, recomenda-se introdução precoce da anticoagulação. As complicações relacionadas ao uso dos dispositivos encontram-se no Quadro 28.13.

Quadro 28.13 – Complicações de dispositivos de assistência ventricular.	
• Sangramentos • Disfunção de ventrículo direito • Eventos neurológicos • Infecções • Mau funcionamento do DACM • Hemólise • Derrame pericárdico • Hipertensão	• Arritmias • Infarto do miocárdio • Disfunção hepática • Disfunção renal • Insuficiência respiratória • Tromboembolismo arterial não neurológico • Tromboembolismo venoso • Deiscência de ferida operatória • Alteração psiquiátrica/comportamental

Fonte: Ayub-Ferreira SM, Souza Neto JD, Almeida DR, Biselli B, Avila MS, Colafranceschi AS et al., 2016.

Referências bibliográficas

1. Ayub-Ferreira SM, Souza Neto JD, Almeida DR, Biselli B, Avila MS, Colafranceschi AS et al. Diretriz de assistência circulatória mecânica da sociedade brasileira de cardiologia. Arq Bras Cardiol. 2016;107(Supl 2):1-33.

2. Tanaka A, Tuladhar SM, Onsager D, Asfaw Z, Ota T, Juricek C et al. The subclavian intraaortic balloon pump: a compelling bridge device for advanced heart failure. Ann Thorac Surg. 2015;100(6):2151-7.

3. Thomaz PG, Moura JLA, Muramoto G, Assista RS. Bomba de balão intra-aórtico em choque cardiogênico: estado da arte. Rev Col Bras Cir. 2017;44(1):102-6.

4. Shekar K, Roberts JA, Barnett AG, Diab S, Wallis SC, Fung YL et al. Can physicochemical properties of antimicrobials be used to predict their pharmacokinetics during extracorporeal membrane oxygenation? Illustrative data from ovine models. Crit Care. 2015;19:437.

5. United States of America. Extracorporeal Life Support Organization (ELSO). Guidelines general. Disponível em: https://www.elso.org/resources/guidelines.aspx. Acesso em: 20 out. 2020.

6. Lamhaut L, Hutin A, Deutsch J, Raphalen JH, Jouffroy R, Orsini JP et al. Extracorporeal cardiopulmonary resuscitation (ESRB) in the prehospital setting: an illustrative case of LCA performed at the Louvre Museum. Prehosp Emerg Care. 2017;21(3):386-9.

7. Makdisi G, Wang IW. Extra corporeal membrane oxygenation (ECMO) review of a lifesaving technology. J Thorac Dis. 2015;7(7):e166-76.

8. Lindholm JA. Cannulation for veno-venous extracorporeal membrane oxygenation. J Thorac Dis. 2018;10(Suppl 5):S606-12.

9. Williams B, Bernstein W. Review of venoarterial extracorporeal membrane oxygenation and development of intracardiac thrombosis in adult cardiothoracic patients. J Extra Corpor Technol. 2016;48(4):162-7.

10. Cecconi M, De Backer D, Antonelli M, Beale R, Bakker J, Hofer C et al.; Task Force of the European Society of Intensive Care Medicine. Consensus on circulatory shock and hemodynamic monitoring. Intensive Care Med. 2014;40(12):1795-815.

11. Levy B, Bastien O, Benjelid K, Cariou A, Chouihed T, Combes A et al. Experts' recommendations for the management of adult patients with cardiogenic shock. Ann Intensive Care. 2015;5(1):52.

12. Romano TG, Mendes PV, Park M, Costa EL. Extracorporeal respiratory support in adult patients. J Bras Pneumol. 2017;43(1):60-70.

13. Gray BW, Haft JW, Hirsch JC, Annich GM, Hirschl RB, Bartlett RH. Extracorporeal life support: experience with 2,000 patients. ASAIO J. 2015;61(1):2-7.

14. Bembea MM, Annich G, Rycus P, Oldenburg G, Berkowitz I, Pronovost P. Variability in anticoagulation management of patients on extracorporeal membrane oxygenation: an international survey. Pediatr Crit Care Med. 2013;14(2):e77-84.

15. Santiago MJ, Sánchez A, López-Herce J, Pérez R, Del Castillo J, Urbano J et al. The use of continuous renal replacement therapy in series with extracorporeal membrane oxygenation. Kidney Int. 2009;76(12):1289-92.

16. Jentzer JC, Clements CM, Wright RS, White RD, Jaffe AS. Improving survival from cardiac arrest: a review of contemporary practice and challenges. Ann Emerg Med. 2016;68(6):678-89.
17. White JM, Ruygrok PN. Intra-aortic balloon counterpulsation in contemporary practice: where are we? Heart Lung Circ. 2015;24(4):335-41.
18. United States of America. Thoratec Corporation. Operation of the CentriMag® system with an uninterruptible power supply (UPS). Pleasanton (CA), 2014. Disponível em: http://www.thoratec.com/_assets/download. Acesso em: 24 out. 2020.
19. Rihal CS, Naidu SS, Givertz MM, Szeto WY, Burke JA, Kapur NK et al. Clinical expert consensus statement on the use of percutaneous mechanical circulatory support devices in cardiovascular care. J Am Coll Cardiol. 2015;65(19):e7-26.
20. Peura JL, Colvin-Adams M, Francis GS, Grady KL, Hoffman TM, Jessup M et al. Recommendations for the use of mechanical circulatory support: device strategies and patient selection: a scientific statement from the American Heart Association. Circulation. 2012;126(22):2648-67.
21. Germany. Berlin Heart. A system of harmonized components. 2018. Disponível em: https://www.berlinheart.de/en/medical-professionals/excorr-adult. Acesso em: 24 out. 2018.
22. Saffarzadeh A, Bonde P. Options for temporary mechanical circulatory support. J Thorac Dis. 2015;7(12):2102-11.
23. United States of America. Abiomed. Impella® 2.5 circulatory support system: instructions for use and clinical reference manual. Danvers (MA), 2016. Disponível em: http://www.abiomed.com/assets/files/impella/14773283833b63609ecdc10b9bac7d26b76db76940.pdf. Acesso em: 24 out. 2020.
24. United States of America. Diagnostic and Interventional Cardiology (DAIC). FDA grants IDE trial investigating potential infarct size reduction with TandemHeart system. Arlington Heights (IL): Diagnostic and Interventional Cardiology (DAIC), 2012. Disponível em: https://www.dicardiology.com/content/fda-grants-ide-trial-investigating-potential-infarct-size-reduction-tandemheart-system. Acesso em: 24 out. 2020.
25. Feldman D, Pamboukian SV, Teuteberg JJ, Birks E, Lietz K, Moore SA et al. The 2013 International Society for Heart and Lung Transplantation guidelines for mechanical circulatory support: executive summary. J Heart Lung Transplant. 2013;32(2):157-87.

29

Cássia Maria Frediani Morsch
Daiandy da Silva
Oellen Stuani Franzosi
Tatiana Pilger
Fernando Saldanha Thomé

A Injúria Renal Aguda (IRA) ocorre, geralmente, como complicação da doença grave em um a dois terços dos pacientes internados em Unidades de Terapia Intensiva (UTI). A Terapia Renal Substitutiva (TRS) é utilizada em, aproximadamente, 10% a 15% destes pacientes. As variações na incidência de IRA e uso de TRS podem ser explicadas por diferenças nas características basais das coortes estudadas, a duração do período de observação e das definições de IRA aplicadas. Tanto a incidência de IRA quanto o uso de TRS em pacientes de UTI estão aumentando no mundo todo, ao longo do tempo.[1]

Injúria renal aguda

Definição e estadiamento

A IRA é uma síndrome definida por uma redução abrupta da filtração glomerular, uma condição que é comum em todos os países do mundo. A IRA não está associada apenas a desfechos adversos de curto prazo, como sobrecarga hídrica, desequilíbrio eletrolítico ou ácido-básico, disfunção imune e complicações hemorrágicas, mas também tem um efeito adverso, a longo prazo, sobre a sobrevida e função renal.[1]

O termo "injúria", ou lesão renal aguda, substituiu insuficiência renal aguda, uma vez que reflete o reconhecimento de que reduções menores na função renal, que não resultam em falência dos rins, são de relevância clínica substancial e estão associadas ao aumento da morbidade e mortalidade.[2]

Esforços foram feitos para desenvolver consenso nas definições de IRA, em particular para uso em estudos epidemiológicos e ensaios clínicos. Em 2012, o Kidney Disease: Improving Global Outcomes (KDIGO) agrupou elementos de definições anteriores *risk, injury, failure, loss, end-stage* (RIFLE) e *acute kidney injury network* (AKIN), descritos na Tabela 29.1. Atualmente, estes critérios são os mais utilizados para classificar a IRA em função da creatinina sérica e da diurese. O KDIGO abrange tanto os critérios AKIN como RIFLE, e contempla alterações de creatinina dentro de 48 horas ou queda do ritmo de filtração glomerular em 7 dias.[3]

Tabela 29.1 – Comparação de definições e estadiamento da injúria renal aguda.

	Diurese	Creatinina sérica		
		KDIGO	**AKIN**	**RIFLE**
Estágio 1	< 0,5 mL/kg/h por 6 a 12 horas	Aumento de 1,5 a 1,9 vezes do valor basal em 7 dias OU ≥ 0,3 mg/dL absoluto em 48 horas	Aumento de 1,5 a 2 vezes do valor basal OU ≥ 0,3 mg/dL absoluto em 48 horas	*Risk:* aumento de ≥ 1,5 do valor basal em 7 dias, sustentado por ≥ 24 horas
Estágio 2	< 0,5 mL/kg/h por ≥ 12 horas	Aumento do valor basal em 2 a 2,9 vezes	Aumento do valor basal em > 2 a 3 vezes	*Injury:* aumento do valor basal em > 2 a 3 vezes
Estágio 3	< 0,3 mL/kg/h por ≥ 24 horas ou anúria por ≥ 12 horas	Aumento do valor basal em 3 vezes ou Cr sérica ≥ 4,0 mg/dL, ou início de diálise	Aumento do valor basal em > 3 vezes ou Cr sérica ≥ 4 mg/dL, ou início de diálise	*Failure:* aumento do valor basal em ≥ 3 vezes ou Cr sérica ≥ 4 mg/dL, ou início de diálise
–	–	–	–	*Loss:* perda completa de função renal por > 4 semanas
–	–	–	–	*ESKD:* insuficiência renal crônica por > 3 meses

Fonte: Moore PK, Hsu RK, 2018.

Etiologia e diagnóstico

A IRA é uma síndrome clínica que inclui diferentes causas, como doenças renais (nefrite intersticial aguda, doenças renais glomerulares e vasculites agudas), condições inespecíficas (isquemia, lesões tóxicas e/ou medicamentosas) e patologias extrarrenais (lesão pré-renal e nefropatia aguda obstrutiva pós-renal). Mais de uma delas podem coexistir no mesmo paciente. Embora a IRA possa ter diferentes causas, a lesão do néfron é sempre devida a uma discrepância entre a demanda e a disponibilidade de oxigênio e nutrientes.

Do ponto de vista clínico, a IRA pode ser classificada de forma didática por meio da origem da lesão, com a utilização de referências anatômicas (Tabela 29.2).

Tabela 29.2 – Classificação da IRA.

	Definição	Causas	Características
Pré-renal	Diminuição da perfusão renal e, consequentemente, a redução da taxa de filtração glomerular	• Hipovolemia • Hipotensão	Baixa concentração urinária de sódio (< 20 mmol/L) e alta osmolalidade urinária (> 500 mOsm/kg)
Renal ou intrínseca	Lesão no parênquima renal, com dano estrutural nos glomérulos, túbulos, vasos e/ou interstício	Necrose tubular aguda (NTA)-danos isquêmicos e/ou nefrotóxicos. Glomerulopatias, nefrite intersticial, hipertensão maligna	NTA têm alta concentração urinária de sódio (> 40 mmol/L) e baixa osmolaridade urinária (< 350 mOsm/kg)
Pós-renal	Obstrução do trato urinário inferior	Tumores, cálculos, fibrose retroperitonial etc.	• Dilatação pielocaliceal ao exame ultrassonográfico • Diâmetro antero-posterior da pelve renal maior que 30 mm

Fonte: Meola M, Nalesso F, Petrucci I, Samoni S, Ronco C, 2016.

IRA pré-renal e NTA ocorrem em um *continuum* do mesmo processo fisiopatológico, e ambas respondem por 75% das IRAs.[4]

Recentemente, na pandemia da covid-19, a IRA mostrou-se uma importante e prevalente complicação da doença. A patogênese da IRA em covid-19 é multifatorial, pois envolve tanto os efeitos diretos do vírus SARS-CoV-2 sobre o rim, quanto os mecanismos indiretos resultantes de consequências sistêmicas da infecção viral ou efeitos do vírus em órgãos distantes, o que inclui o pulmão, além de mecanismos relacionados ao manejo do covid-19.[5]

A IRA pode se sobrepor à doença renal crônica (DRC) prévia, de modo a se tornar uma das principais causas da progressão de estágios da DRC. Em UTI, a IRA está frequentemente associada à disfunção de múltiplos órgãos e sepse.

O curso clínico, o tratamento e o prognóstico da IRA diferem, a depender dos fatores patogênicos. O diagnóstico etiológico é fundamental e o prognóstico depende da gravidade e duração do comprometimento renal, da presença/ausência de distúrbios subjacentes e das condições basais do paciente.

Para realizar um diagnóstico diferencial entre as formas de IRA, além da história do paciente, são necessários vários dados clínicos (Quadro 29.1).

Quadro 29.1 – Dados clínicos para diagnóstico diferencial da IRA.

Sinais	Laboratório	Imagem e histologia
Peso corporal e pressão arterial, pressão venosa central, edema, turgor jugular, congestão pulmonar, sinais urêmicos	Exames bioquímicos e urinários (ureia sérica, creatinina, sódio, potássio, cálcio, bicarbonato, cloro, fosfato, proteína sérica total, hemoglobina, densidade da urina, cilindros e excreção fracionada de sódio)	Exames de imagem renal e histológicos

Fonte: Meola M, Nalesso F, Petrucci I, Samoni S, Ronco C, 2016.

Biomarcadores para dano no tecido renal começam a ser utilizados na prática clínica: moléculas como NGAL ou cistatina C podem estar alteradas antes de surgir oligúria ou aumentar a creatinina. A redução do débito urinário em horas pode ser um importante sinal de piora da função renal.

Os sinais e sintomas da IRA dependem da causa e do grau de comprometimento da função renal, e frequentemente são inespecíficos e mascarados pela doença de base (Quadro 29.2).

Quadro 29.2 – Manifestações clínicas da IRA.

Digestivas	Inapetência, náuseas, vômitos incoercíveis, sangramento digestivo
Cardiorrespiratórias	Dispneia, edema, hipertensão arterial, insuficiência cardíaca, edema agudo de pulmão, arritmias, pericardite, pleurite
Neurológicas	Sonolência, tremores, agitação, torpor, convulsão, coma
Hematológicas	Sangramentos, anemia, distúrbios plaquetários
Imunológicas	Depressão imunológica, tendência a infecções
Nutricionais	Catabolismo aumentado, perda de massa muscular
Cutâneas	Prurido

Fonte: Yu L, Santos BFC, Burdmann EA, Suassuna JHR, 2007.

Prevenção e tratamento clínico da IRA

As recomendações para prevenção e tratamento conservador da IRA estão descritas no Quadro 29.3.[3,6,7]

Quadro 29.3 – Recomendações para prevenção e tratamento conservador da IRA.
• Estabelecer o nível basal de função renal (creatinina sérica ou depuração de creatinina)
• Otimizar condições clínicas do paciente, assegurar volume intravascular convenientemente expandido, pressão arterial média > 80 mmHg (ou mais, se o paciente for hipertenso), hematócrito > 30% e oxigenação tecidual adequada
• Evitar drogas nefrotóxicas, diuréticos de alça (principalmente em associação) em pacientes com função renal já comprometida
• Em caso de mioglobinúria e hemoglobinúria, o uso de solução expansora com bicarbonato de sódio e manitol reduz a prevalência e a gravidade da lesão renal
• Evitar hiper-hidratação (edema, hipertensão, insuficiência cardíaca e hiponatremia). IRA é um processo hipercatabólico e um paciente que perder ao redor de 300 g de peso corporal por dia, quase certamente, está em balanço positivo de água
• Nutrir o paciente adequadamente
• Prevenir hipercalemia com a diminuição de ingestão de potássio e evitar drogas que interfiram em sua excreção. Tratar agressivamente hipercalemias graves ou sintomáticas por meio de infusão endovenosa de cálcio, soluções polarizantes (glicose e insulina), uso de agonistas β2, correção da acidose
• Prevenir e tratar processos infecciosos

Fonte: Adaptado de Yu L, Santos BFC, Burdmann EA, Suassuna JHR, 2007; Kellum JA, Lameire N, 2012 e Moore PK, Hsu RK, 2018.

Tratamentos específicos

Doenças e situações bem definidas causadoras de IRA devem ser tratadas especificamente. É importante que o diagnóstico seja preciso, para não retardar o manejo adequado, em paralelo com o manejo sindrômico da IRA.[8]

O tratamento para condições clínicas específicas está descrito no Quadro 29.4.

Quadro 29.4 – Tratamentos específicos na IRA.	
Condição clínica	**Tratamento**
Hipoperfusão renal por hipovolemia	Reposição com soluções cristaloides
Hipoperfusão renal por baixo débito cardíaco, síndrome cardiorrenal	Vasodilatadores, diuréticos se houver congestão
Insuficiência hepática, síndrome hepatorrenal	Albumina, vasoconstritores
IRA associada à sepse	Ressuscitação volêmica, antibióticos, manejo rápido da sepse
IRA associada à infecção sem sepse	Antibióticos específicos, imagem do trato urinário
IRA associada a fármacos	Retirada do fármaco envolvido, corticosteroides para nefrite intersticial aguda grave, ajuste de dose de medicamentos
Aumento da pressão intra-abdominal	Drenagem do aparelho digestivo ou de coleções abdominais, cirurgia
Doença renovascular	Angioplastia, cirurgia
Obstrução do trato urinário	Cateter vesical, duplo J, nefrostomia, cirurgia

(continua)

Quadro 29.4 – Tratamentos específicos na IRA. (continuação)

Condição clínica	Tratamento
Glomerulonefrite aguda	Corticosteroides e imunossupressores
Vasculite	Imunossupressores, plasmaferese
Microangiopatias trombóticas	Tratar causa, imunossupressores, plasmaferese, eculizumabe
Nefropatia do mieloma, infiltração tumoral	Tratamento quimioterápico oncológico
Nefropatia por pigmentos ou cristais	Hidratação, alcalinização da urina (rabdomiólise, nefropatia úrica aguda)
Ateroembolismo renal	Retirada de anticoagulantes, evitar procedimentos vasculares, estatinas

Fonte: Thomé FS, Antunes VVH, 2019.

Terapia renal substitutiva

A decisão de iniciar a TRS é inequívoca na presença de complicações da IRA com risco de vida, não tratáveis conservadoramente. No entanto, na ausência destes fatores, o tempo ótimo para iniciar diálise na IRA permanece incerto.[9]

As indicações absolutas e relativas de diálise em IRA estão descritas no Quadro 29.5.

Quadro 29.5 – Indicações de TRS.

Absolutas	Relativas
▪ Hipercalemia com alterações eletrocardiográficas (ou acima de 6,5 mEq/L) ▪ Hipervolemia associada à congestão pulmonar que dificulte ventilação ou edema cerebral ▪ Acidose metabólica grave com acúmulo de ânions (pH < 7,2) ▪ Azotemia severa na presença ou não de hipercatabolismo ▪ Encefalopatia urêmica ▪ Pericardite ▪ Diátese hemorrágica secundária à uremia ▪ Intoxicação exógena por fármaco removível por método extracorpóreo ▪ Disnatremia severa	▪ Oligúria (< 200 mL/12 horas) ▪ Desproporção no manejo de líquidos: necessidade de infusão/ingestão de volumes superiores à capacidade do paciente em excretá-los ▪ Congestão pulmonar por insuficiência cardíaca esquerda refratária a tratamento medicamentoso ▪ Hipertermia maligna ▪ Remoção de mediadores inflamatórios na síndrome de resposta inflamatória sistêmica (SIRS) ▪ Otimização da homeostasia de pacientes com insuficiência renal para intervenção

Fonte: Heung M, Yessayan L, 2017.

Princípios da terapia renal substitutiva

As TRS podem ser definidas como processos cuja composição de solutos de uma solução (sangue) é alterada pela exposição dessa solução a uma segunda solução (dialisado) por meio de uma membrana semi-permeável. Moléculas de água e solutos de pequeno peso molecular podem atravessar os poros da membrana, mas solutos maiores (proteínas) não podem atravessar a barreira.

Os objetivos são a correção das anormalidades metabólicas decorrentes da disfunção renal, a regulação do equilíbrio e balanços influenciados pelos rins (ácido-básico, eletrolítico, hídrico, volêmico e nutricional). Muitas funções renais são substituídas razoavelmente por estas técnicas, mas não a função endócrina.[10]

Os mecanismos de transporte de soluto e solvente nas TRS estão no Quadro 29.6.[10-13]

Quadro 29.6 – Mecanismos de transporte de soluto e solvente nas TRS.	
Difusão	Movimento de solutos de uma área de alta concentração para área de baixa concentração, por meio de uma membrana semi-permeável. Depende da temperatura, da área da superfície de troca, da difusibilidade do soluto (peso molecular, velocidade e tamanho das moléculas) e é inversamente proporcional à espessura e resistência da membrana
Ultrafiltração	Movimento de fluidos, ou solvente, por meio de uma membrana semi-permeável causado por um gradiente de pressão, que pode ser positiva ou negativa
Convecção	Transporte de solutos por uma membrana semipermeável junto ao solvente e, portanto, subordinado ao gradiente de pressão transmembrana (PTM). Depende da taxa de ultrafiltração, da permeabilidade da membrana e da concentração plasmática do soluto
Osmose	Processo físico em que a água se movimenta entre dois meios (sangue e solução de diálise) com concentrações diferentes de soluto, separados por uma membrana semipermeável (peritônio). O processo se finaliza quando os dois meios ficam com a mesma concentração de soluto (isotônico)
Adsorção	Operação de transferência de massa, remove íons ou moléculas presentes no sangue (adsorvato) o que cria uma película por sua adesão à superfície da membrana (adsorvente). É um fenômeno essencialmente de superfície. Sua taxa é alta no início e diminui até a saturação

Fonte: Adaptado de Daugirdas J, 2016; Neri M et al., 2016; Teo BW, Messer JS, Chua HR, 2016 e Ankawi G, Neri M, Zhang J, Breglia A, Ricci ZRC, 2018.

Métodos de TRS

As TRS podem ser classificadas de acordo com: a) duração, em intermitentes ou contínuas; b) mecanismo de transporte, difusivas, convectivas ou combinadas, e em intracorpóreas (diálise peritoneal) ou extracorpóreas (hemodiálise e métodos correlatos).

Os métodos extracorpóreos estão descritos no Quadro 29.7.[11,12,14]

Quadro 29.7 – Terapias extracorpóreas.	
Hemodiálise (HD)	Terapia difusiva, na qual solutos e água são transportados por uma membrana semi-permeável. Envolve o uso de um hemodialisador, em que o sangue e a solução de dialisato circulam em contracorrente ou cocorrente. O volume de ultrafiltrado é limitado à remoção de excesso de líquido do paciente
Ultrafiltração isolada (UFi)	Processo de remoção de líquidos por meio de uma membrana de baixa permeabilidade (hemodialisador), sem a utilização de dialisado ou reposição de volume
Hemofiltração (HF)	Terapia que utiliza o princípio de convecção – utiliza um hemofiltro, que permite alto volume de ultrafiltração. A infusão de uma solução de reposição, pré-dilucional (proximal ao hemofiltro) ou pós-dilucional (distal ao hemofiltro) é necessária para manutenção do balanço hídrico e da volemia. Não é utilizada solução de diálise
Hemodiafiltração (HDF)	Terapia que utiliza um hemofiltro, para associar os princípios de convecção e de difusão (entrada no sistema de uma solução de diálise em contracorrente, o que aumenta a capacidade de depuração). A infusão de uma solução de reposição, pré-dilucional (proximal ao hemofiltro) ou pós-dilucional (distal ao hemofiltro) é necessária para manutenção do balanço hídrico e da volemia
Técnicas híbridas	Regimes dialíticos que agregam a estabilidade cardiovascular e o *clearance* efetivo das TRS contínuas com as facilidades operacionais e custos reduzidos das TRS intermitentes. São chamadas de "diálise sustentada de baixa eficiência" (SLED), *prolonged intermittent renal replacement therapy* (PIRRT), entre outras denominações

Fonte: Adaptado de Neri M et al., 2016; Teo BW, Messer JS, Chua HR, 2016 e Golper TA, 2019.

As principais caraterísticas dos métodos de TRS extracorpóreas estão sumarizadas na Tabela 29.3.

Tabela 29.3 – Características técnicas dos métodos de TRS extracorpórea.

Método	Princípio	Permeabilidade da membrana	Fluxo de sangue (mL/min)	Fluxo do dialisado (mL/min)	Tempo de terapia	Depuração de ureia (mL/min)	Solução de reposição (L/dia)
HDi	Difusão	Variável	250 a 400	500 a 800	3 a 5 horas	180 a 240	–
HSBE	Difusão	Variável	100 a 200	100	8 a 12 horas	75 a 90	–
HDVVC	Difusão	Alta	100 a 150	16 a 35	> 24 horas	22	–
HFVVC	Convecção	Alta	~ 150	–	> 24 horas	17 a 67	22 a 90*
HDFVVC	Difusão e convecção	Alta	~ 150	16 a 35	> 24 horas	30 a 60	23 a 44*
UFVVC	Diferença de pressão hidrostática	Alta	100 a 200	–	Variável	1,7	–

*Pré ou pós-dilucional.
HDi: hemodiálise intermitente convencional; HSBE: hemodiálise sustentada de baixa eficiência; HDVVC: hemodiálise venovenosa contínua; HFVVC: hemofiltração venovenosa contínua; HDFVVC: hemodiafiltração venovenosa contínua; UFVVC: ultrafiltração venovenosa contínua.

Fonte: Adaptada de Teo BW, Messer JS, Chua HR, 2016.

A Figura 29.1 apresenta o desenho esquemático das modalidades dialíticas contínuas.

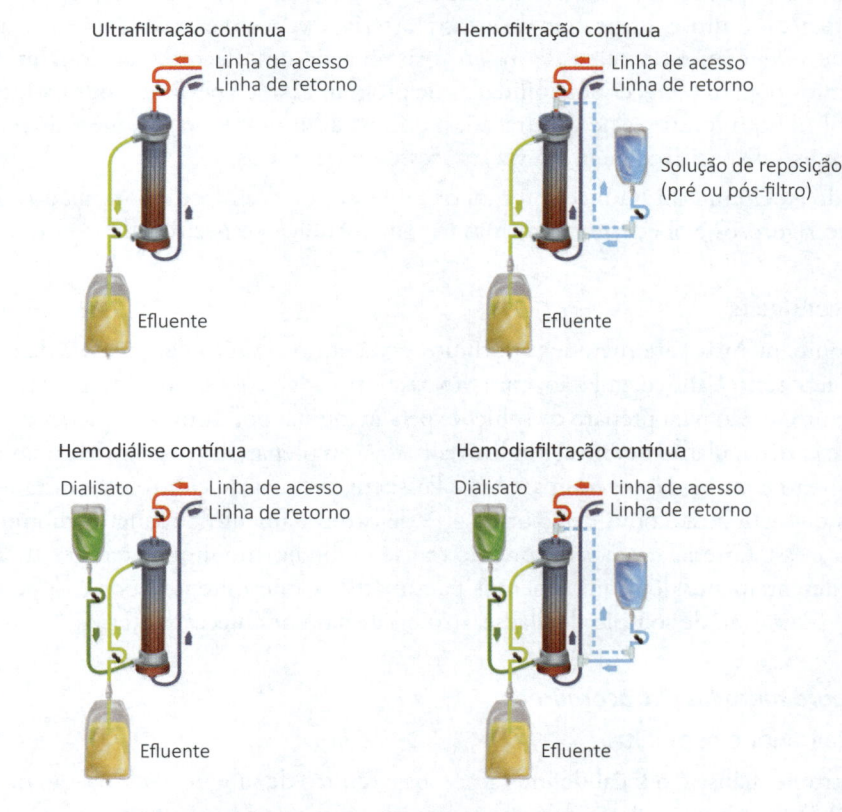

Figura 29.1 – Esquematização dos métodos dialíticos contínuos.
Fonte: Adaptada de Renal Fellow Network.

Equipamentos para métodos extracorpóreos

Métodos intermitentes

Os equipamentos para hemodiálise intermitente possuem basicamente dois circuitos:

1. **O circuito de sangue:** conduz o sangue do paciente pelos equipos (arterial ou influxo) ao filtro, e deste equipamento retorna ao paciente (venoso ou efluxo). O deslocamento do sangue é mediado por uma bomba de sangue com controle de fluxo.

2. **O circuito de solução de diálise:** produz a solução dialisante e a conduz à câmara externa do filtro, o qual deve conter:

   - Um sistema autônomo de purificação da água (ou receber água já tratada por outro equipamento – p. ex. osmose reversa) para uso em hemodiálise, conforme legislação e recomendações específicas.

   - Um sistema de proporção, que mistura a água purificada aos eletrólitos para produzir a solução de diálise.

   - Um sistema de aquecimento e desgaseificação da solução de diálise; um sistema que conduz a solução de diálise à câmara externa do hemodialisador ou hemofiltro.

   - Um sistema hidráulico que realiza controle de ultrafiltração.

Além disso, os equipamentos possuem, obrigatoriamente, diversos módulos, monitores e alarmes de segurança, como detector de ar e de extravasamento de sangue, monitor de condutividade, monitores de pressão do acesso (arterial e venoso) e pressão transmembrana, monitor de temperatura, válvula de *bypass* e sistema de desinfecção. Opcionalmente, os equipamentos podem oferecer possibilidades de programação de perfis de sódio, bicarbonato e ultrafiltração, monitores de depuração, módulos de controle de volume e de temperatura do sangue, dispositivos de única via de acesso, entre outras.[15]

Devido ao circuito hidráulico interno, os processos de desinfecção interna dos equipamentos são rigorosos e obedecem a normas e regulamentação específicas.[16]

Métodos contínuos

Os equipamentos para métodos contínuos possuem o circuito de sangue e de soluções de diálise, reposição e anticoagulação, com fluxos controlados por bombas integradas. Não há sistema de proporção para preparo de soluções pela máquina, portanto, as soluções de diálise, reposição e anticoagulação devem ser industrializadas, ou preparadas pela farmácia hospitalar, ou à beira-leito e acopladas ao equipamento. Possuem sistemas de controle de ultrafiltração, monitores de segurança, como detector de ar e de extravasamento de sangue, monitores de pressão do acesso (arterial e venoso) e pressão transmembrana, monitor de temperatura, entre outros. Diferentemente dos equipamentos para métodos intermitentes, por não possuírem sistema de proporção de solução de diálise, não necessitam desinfecção interna.[12]

Insumos para métodos extracorpóreos

Filtros – dalisador e hemofiltro

O filtro de diálise é o local de interação dos circuitos de sangue e de solução de diálise (Figura 29.2). É por meio da membrana semipermeável que ocorre o movimento das moléculas entre o sangue e o compartimento de diálise.[15]

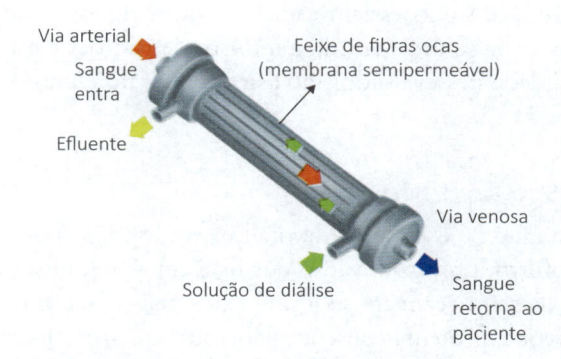

Figura 29.2 – Desenho esquemático do filtro de diálise.
Fonte: Desenvolvida pela autoria do capítulo.

As membranas de diálise são categorizadas com base em sua composição em **celulósicas e sintéticas**. As membranas sintéticas foram desenvolvidas em substituição às celulósicas em função da sua maior biocompatibilidade. Modificações subsequentes, especialmente reduções na espessura da parede (20 a 50 μm) permitiram que membranas sintéticas fossem adaptadas para hemodiálise de alto fluxo e hemodiafiltração.

Na construção de um dialisador, vários milhares (~ 10 a 17 mil) de fibras ocas individuais construídas com essas membranas são montadas juntas para formar um "feixe". As características dos diferentes tipos de membrana, da montagem do feixe de fibras e da área de superfície fazem com que os filtros tenham diferentes capacidades, tanto na depuração de solutos como na permeabilidade à água. Hemofiltros diferem de hemodialisadores por terem maior permeabilidade e capacidade de remoção de moléculas médias, e ambos podem ser utilizados em métodos contínuos e intermitentes, a depender da terapia proposta e equipamentos disponíveis.

A esterilização deve preservar a estrutura da membrana e reduzir a quantidade de produtos químicos residuais a níveis que possam ser removidos antes do tratamento (radiação gama, autoclave a vapor, feixe de elétrons).[17]

Os equipos, ou linhas arteriais e venosas para Hdi, são montados no momento do uso e geralmente adaptáveis a qualquer equipamento.

Já os *kits* para diálise contínua (hemofiltro e equipos) costumam vir pré-montados, de acordo com as características da terapia prescrita e dos equipamentos a que estão destinados, e não é possível utilizá-los em diferentes equipamentos.

Soluções de diálise e de reposição

A solução de diálise, ou dialisato, e solução de reposição são soluções cristaloides que contêm cátions, como sódio, potássio, magnésio e cálcio, com ânions padrão de cloreto, bicarbonato e. ocasionalmente, fósforo. As concentrações mais comuns desses solutos são iguais aos níveis plasmáticos normais. A concentração de solutos será ordenada pelo médico com base nas necessidades do paciente.

Para terapias contínuas, soluções fabricadas na indústria estão disponíveis com uma variedade de composições de soluto. Devido a indústria e padrões regulatórios, a composição, qualidade e esterilidade desses fluidos são asseguradas; no entanto, isso tem um custo significativo.[18]

Anticoagulação em TRS

A passagem do sangue pelo circuito de diálise, em especial por meio da membrana do dialisador ou hemofiltro, produz ativação dos diferentes mecanismos responsáveis pela coagulação do sangue. Esses mecanismos são iniciados pela ativação da via intrínseca e da via alternativa, que envolve proteínas do complemento, e ocorre liberação de mediadores pró-inflamatórios que culmina na ativação da cascata da coagulação com formação de coágulos de fibrina.

O fluxo da bomba de sangue da TRS determina a velocidade com que o sangue passa pelo circuito. Quanto menor o fluxo, maior o tempo de contato entre o sangue e a membrana do dialisador, o que aumenta o risco de trombose. Não existem estudos que demonstram qual é o fluxo de sangue ideal nas TRS contínuas, mas fluxos muito elevados incrementam a turbulência, assim como fluxos muito baixos (< 100 mL/min) promovem estase do sangue, ambas as situações contribuem para o processo de coagulação.

A oclusão, completa ou parcial, do cateter de diálise por qualquer motivo (coágulos intraluminais, dobras, má posição) ocasiona bloqueio ou redução do fluxo de sangue no circuito. Recomenda-se a utilização de cateteres de maior calibre (duplo lúmen de 12F com 4 mm de diâmetro).

Na HFVVC, em que a terapia é realizada unicamente por convecção, a obtenção de grandes volumes de ultrafiltração aumenta a viscosidade do sangue dentro do hemofiltro, com maior risco de trombose do sistema.

Outros fatores que influenciam a permeabilidade do circuito são o comprimento das linhas do circuito – quanto maior a extensão do circuito, maior é o risco de trombose – e a composição química da membrana do filtro capilar, uma vez que há menor risco de formação de trombo com as membranas sintéticas (polisulfona, polimetilacrilato e poliacrilonitrila).[19]

A anticoagulação ideal deve prover uma atividade antitrombótica ótima, com mínima ocorrência de sangramentos e de efeitos sistêmicos. A escolha do agente anticoagulante deve ser individualizada para cada paciente e relacionada ao caso clínico.

As alternativas mais comumente utilizadas em nosso meio para a anticoagulação nas TRS são a heparina não fracionada, anticoagulação regional (ACR) com citrato trissódico e uso de solução salina para lavagem do sistema:

- **Solução fisiológica 0,9%:** as altas taxas de fluxo sanguíneo e as durações mais curtas usadas na HD intermitente, muitas vezes permitem o tratamento sem qualquer forma de anticoagulação. Em contraste, o risco de coagulação é uma consideração importante nas terapias contínuas, e a manutenção da permeabilidade do filtro é fundamental para otimizar a dose de diálise ofertada.[9]
- **Heparina:** a anticoagulação com heparina é o principal suporte na HD intermitente, quando não é contraindicada. As diretrizes do KDIGO recomendam uma

dose em bólus entre 50 e 2 mil unidades na via "arterial" do circuito extracorpóreo, seguido por uma infusão contínua ou em bólus entre 300 e 500 unidades por hora. A terapia pode ser monitorada ao seguir-se o tempo parcial de tromboplastina ativado (aTTP) coletado na via venosa do circuito. A dose de heparina deve ser titulada para manter um valor de 1,5 a 2 vezes o controle normal (valor de referência 25 a 45 segundos). Podem ser necessárias doses maiores de heparina em pacientes com coagulação recorrente do sistema. A descontinuação pode ser necessária na ocorrência de sangramento clínico ou se a trombocitopenia grave se desenvolver.[19]

- **Citrato trissódico:** o citrato, sal aniônico do ácido cítrico, está disponível em várias concentrações do sal trissódico. O citrato anticoagula o circuito extracorpóreo por meio da quelação de cálcio ionizado, o cofator-chave de muitas etapas da cascata de coagulação.[20] As diretrizes do KDIGO o recomendam para uso em pacientes sem contraindicação ao seu uso, mesmo na ausência de risco de hemorragia ou distúrbio de coagulação.[7]

O citrato deve ser infundido na porção mais proximal do circuito da TRS em taxas proporcionais ao fluxo sanguíneo. As taxas de infusão também variam com a concentração da solução de citrato e com o alvo de citrato no sangue. O objetivo é manter baixos níveis de cálcio ionizado no circuito extracorpóreo, suficientes para alcançar a anticoagulação (0,3 a 0,4 mmol/L); este alvo é geralmente atingido com um nível de citrato no circuito extracorpóreo de aproximadamente 3 mmol/L. Como os complexos de citrato e citrato trissódico possuem baixo peso molecular, altos coeficientes de "peneiramento" e altas taxas de difusão/convecção, uma quantidade significativa de ânions de citrato e complexos de citrato de cálcio é perdida no efluente.

Uma infusão de reposição de cálcio no paciente é, geralmente, necessária para manter os níveis sistêmicos de cálcio ionizado dentro da faixa normal; caso contrário, a hipocalcemia ionizada pode ocorrer com suas graves repercussões hemodinâmicas.[20,21]

O esquema da ACR com citrato está representado na Figura 29.3.

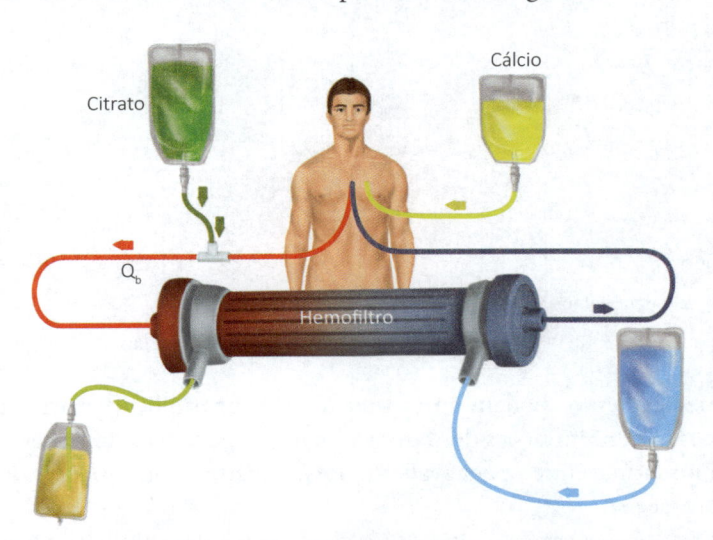

Figura 29.3 – Esquematização da anticoagulação regional com citrato trissódico.
Fonte: Adaptada de American Society of Nephrology.

Para realizar a reposição de cálcio por via parenteral, podem ser usadas soluções de gluconato de cálcio e/ou cloreto de cálcio. Alguns equipamentos possuem sistemas automatizado de reposição de cálcio associado à bomba de infusão de citrato, o que minimiza risco de acidentes.

Alguns cuidados são necessários durante a administração intravenosa das soluções de cálcio para minimizar o risco de obstrução do acesso por cristais e/ou precipitados. A Tabela 29.4[22] apresenta alguns exemplos de fármacos utilizados em UTI e que têm diferentes graus de compatibilidade com as soluções de cálcio.

Tabela 29.4 – Incompatibilidades e compatibilidade variável entre medicamentos com soluções de cálcio.

Medicamentos testados	Cloreto de cálcio	Gluconato de cálcio
Ampicilina sódica e com sulbactam	V	V
Anfotericinas (todas)	I	I
Bicarbonato de sódio	I	I
Cefazolina	I	–
Ceftazidima	I	–
Cefuroxima	I	–
Diazepam	I	I
Fenitoína	I	I
Fosfato de potássio	I	I
Haloperidol lactato	I	–
Hidralazina	V	V
Hidrocortisona succinato	V	V
Imipenem + cilastatina sódica	V	V
Meropenem	–	V
Metilprednisolona succinato	I	I
Oxacilina	I	I
Pantoprazol	I	V
Propofol	I	–
Sulfametoxazol + trimetoprima	I	I
Sulfato de magnésio	I	–

I: incompatível; V: compatibilidade variável.

Fonte: DRUGDEX system. MICROMEDEX® Truven Health Analytics – V. 2.0. Healthcare Business of Thomson Reuters, 2019.

Outros medicamentos podem apresentar uma compatibilidade variável que depende das características e concentrações dos fármacos e do tipo dos seus diluentes. Recomenda-se a consulta com o farmacêutico para avaliar a possibilidade de administração concomitante na mesma via de acesso.

As principais vantagens, complicações e desvantagens dos métodos de anticoagulação estão sumarizados no Quadro 29.8.[23]

Quadro 29.8. – Vantagens, complicações e desvantagens dos métodos de anticoagulação.

Método	Vantagens	Complicações/desvantagens
Heparina não fracionada	▪ Vasta experiência na prática clínica ▪ Baixo custo e alta eficiência ▪ Possibilidade de reversão com protamina ▪ Facilidade de monitorização do nível de anticoagulação com o tempo parcial de tromboplastina ativado (aTTP)	▪ Anticoagulação sistêmica, o que aumenta o risco de sangramento no paciente ▪ Ligação da heparina à antitrombina endotelial inibe suas ações anti-inflamatórias e evita a formação local de prostaciclina, que compromete a microcirculação ▪ Desenvolvimento de trombocitopenia
Citrato	▪ Vida útil prolongada dos circuitos ▪ Redução da incidência de complicações hemorrágicas ▪ Menor necessidade de transfusões sanguíneas	▪ Acúmulo de citrato/sobrecarga de citrato ▪ Hipernatremia/alcalose metabólica ▪ Hipocalcemia/hipomagnesemia ▪ Custo elevado ▪ Maior monitoramento em pacientes com insuficiência hepática grave
Lavagem com SF	Alternativa mais segura	Maior frequência de coagulação do circuito

Fonte: Brandenburger T, Dimski T, Slowinski T, Kindgen-Milles D, 2017.

O uso da ACR com citrato trissódico requer uma boa compreensão do seu metabolismo para lidar com as possíveis complicações. O Quadro 29.9[24] apresenta a distinção entre acúmulo e sobrecarga de citrato.

Quadro 29.9 – Distinção entre acúmulo e sobrecarga de citrato.

	Acúmulo de citrato	Sobrecarga de citrato (intoxicação por sódio)
Equilíbrio ácido-básico	Tendência para acidose metabólica	Alcalose metabólica
Manejo	▪ Difícil reverter ▪ Pode exigir a cessação da ACR	▪ Fácil de corrigir ▪ A ACR pode ser continuada após medidas corretivas (diminuição do fluxo sanguíneo, aumento do fluxo de efluente)
Frequência	Rara	Comum
Severidade	Potencialmente letal	Benigna

Fonte: Sigwalt F et al., 2018.

Acesso vascular para diálise aguda em UTI

Cateter duplo lúmen não tunelizado

O acesso vascular é o primeiro elo da TRS, e o cateter temporário (não tunelizado) é o de escolha para pacientes agudos.[25] Cateteres de duplo lúmen (CDL) de grande diâmetro são os mais utilizados. A inserção pode ser realizada a beira-leito na UTI, com auxílio de ultrassom.

Por convenção, a porta vermelha identifica o lúmen "arterial" para saída do sangue do paciente, e a porta azul identifica o lúmen "venoso" para o retorno do sangue (Figura 29.4).

Pacientes com dificuldade de acesso podem ser beneficiados com cateteres com um terceiro lúmen, utilizado para infusões.

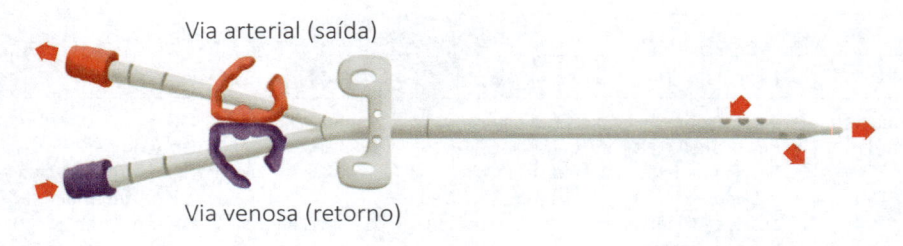

Via arterial (saída)

Via venosa (retorno)

Figura 29.4 – Cateter duplo lúmen para hemodiálise.
Fonte: Desenvolvida pela autoria do capítulo.

A escolha do local de inserção do acesso e do cateter deve ser orientada pela urgência da diálise, tipo de diálise, histórico de acesso prévio e condição médica geral do paciente. Podem ser inseridos em qualquer uma das veias centrais, mas a jugular interna direita é a via preferida, pois leva a um caminho direto para a veia cava superior, de modo a oferecer melhor fluxo e menor taxa de complicações.

Na veia jugular interna esquerda, o cateter faz dois ângulos retos antes de atingir a veia cava superior, o que pode causar dificuldades durante a inserção e maior incidência de disfunção do cateter. Estes também apresentam maiores taxas de infecção e disfunção em comparação com os da direita. A posição subclávia deve ser evitada, pois está frequentemente associada à disfunção do cateter (devido à pinça clavicular) e à estenose de longo prazo da veia subclávia.

Evidências de estudos randomizados sugerem que o local femoral pode não estar associado a um risco maior de infecção e é, possivelmente, ainda mais preferível em pacientes criticamente doente e com um IMC inferior a 24.[26]

A escolha do comprimento do cateter depende do local da colocação: 12 a 15 cm para veia jugular interna direita, 15 a 20 cm para veia jugular interna esquerda e 24 a 30 cm para veia femoral. O calibre varia de menos de 11 Fr a mais de 13 Fr. Devem ter orifícios laterais para a linha de fluxo sanguíneo ou *design* de cano de espingarda, que evita que os orifícios de entrada sejam sugados contra as paredes do vaso.

Antes do uso de cateter alto, o posicionamento precisa ser verificado por fluoroscopia ou radiografia simples. A ponta dos cateteres inseridos em jugular deve estar posicionada na veia cava superior.[25,26]

A profilaxia contra a trombose do cateter é importante e deve começar no momento da inserção do cateter. As soluções usadas para preencher ou "bloquear" os cateteres de hemodiálise enquanto fora de TRS incluem a heparina em concentrações variáveis (1:5000, 1:1000 e 1:100 unidades/mL), citrato (4%), ativador de plasminogênio tecidual (tPA), solução salina hipertônica ou a 0,9%, bicarbonato de sódio 8,4%, agente antimicrobiano taurolidina.[10,27]

As recomendações de cuidados com os CDL incluem, além da manutenção da perviedade, assepsia no manuseio e fixação adequada, que sejam utilizados apenas para realizar as sessões de diálise. Um bom acesso é essencial para o sucesso da TRS – fluxo sanguíneo prejudicado reduz a vida útil do filtro e do cateter, e também a dose administrada de diálise.

Circuito de diálise acoplado à oxigenação por membrana extracorpórea

Nos pacientes em tratamento por *extracorporeal membrane oxygenation* (ECMO), existe a opção alternativa de integrar um dispositivo de diálise contínua ao circuito da ECMO por meio de um *shunt*. Existem várias técnicas de conexão, porém, a opção de conectar linhas arteriais e venosas da TRS na chamada "zona segura" (após bomba de sangue e antes do oxigenador – zona de pressão positiva) é a preferida por prevenir eventos embólicos. A depender do dispositivo de TRS usado, os limites de pressão de alarme de acesso terão que ser redefinidos para uma faixa de pressão positiva ou desabilitado.

Esta abordagem tem a vantagem de não exigir outro ponto de acesso, uma vez que extrai sangue de um circuito de alto fluxo, o que melhora a vida útil do filtro de diálise. No entanto, requer pessoal capacitado e monitoramento permanente.[28]

Diálise peritoneal no tratamento da IRA em pacientes críticos

A diálise peritoneal (DP) é pouco utilizada no mundo desenvolvido para tratar IRA em adultos em UTI, principalmente por receio que o *clearance* não seja tão adequado em comparação com técnicas extracorpóreas, embora estudos recentes sugiram que os desfechos sejam semelhantes.[9] Nos países em desenvolvimento, a DP tem sido usada devido ao seu baixo custo e requisitos mínimos de infraestrutura. Com indicação e planejamento cuidadosos, os pacientes graves podem ser tratados com sucesso ao usarem a DP. Algumas das limitações clássicas do uso da DP na IRA, como complicações infecciosas e mecânicas e controle metabólico ruim, foram reduzidas com o uso de cicladoras, cateteres flexíveis e um alto volume de dialisato.[29]

Aplicação clínica e dose recomendada das modalidades dialíticas

A escolha de um método dialítico depende, principalmente, das características clínicas do paciente, da disponibilidade de recursos humanos, técnicos e econômicos, e da experiência da equipe assistente com cada um dos diferentes métodos.[9]

A escolha de um método dialítico não exclui a possibilidade de passar para outro quando as características clínicas do paciente ou o objetivo terapêutico são modificados. As indicações dos métodos são descritas no Quadro 29.10.

Quadro 29.10 – Indicações dos métodos dialíticos.	
Métodos intermitentes	**Métodos contínuos**
Opção inicial de preferência em: • Hipercalemia grave • Algumas intoxicações (p. ex.: salicilatos) • Pacientes com significativa geração de potássio (rabdomiólise, isquemia tecidual, síndrome de lise tumoral)	• Instabilidade hemodinâmica • Necessidade de grande retirada de volume • Hipertensão intracraniana • Intoxicação exógena (lítio) • Impossibilidade de manter diálise adequada sem anticoagulação

Fonte: Heung M, Yessayan L, 2017.

A dose de diálise é importante no desfecho dos pacientes com IRA. Embora a recomendação de que cada sessão de HDi tratamento prescrito ofereça um Kt/V > 1,2; não é rotina fazer este teste em diálise aguda.[9] Em métodos extracorpóreos contínuos, a dose de diálise oferecida é avaliada pelo volume de efluente, e fica em 25 a 30 mL/kg/h.[24]

Outra aplicação para TRS (HF, em particular) é a remoção extracorpórea de mediadores inflamatórios. Em estudos preliminares, a TRS sozinha não foi suficiente para diminuir níveis séricos de citocinas, o que levou ao desenvolvimento de técnicas como hemofiltração de alto volume (HFHF) ou hemofiltração de volume muito alto (VHVHF); membranas de alto *cut-off* (HCO), adsorção isolada e adsorção por filtração de plasma acoplada (CPFA) estão entre as principais estratégias em evolução.[13]

Complicações em TRS

Embora os avanços tecnológicos tenham tornado os tratamentos dialíticos mais seguros, algumas complicações podem ocorrer relacionadas ao circuito extracorpóreo e às máquinas, muitas vezes por falta de seguimento das práticas padrão. Outras complicações são independentes de falhas humanas ou de equipamentos, são reações adversas do próprio paciente ao tratamento.[13] Algumas das complicações possíveis em TRS estão descritas no Quadro 29.11.[30,31]

Quadro 29.11 – Complicações em TRS.			
	Complicações	**Considerações**	**Ações**
Frequentes	Relacionadas ao acesso vascular	• Precoces: riscos de sangramento, pneumotórax, hemotórax, punção arterial e hematoma, disfunção • Tardias: trombose venosa, infecção	• Monitorar as pressões do acesso (arterial e venosa) medidas pela máquina • Manter cateter alinhado, fixo e sem dobras • Cuidados com anticoagulação do cateter e do circuito extracorpóreo • Assepsia no manuseio e cuidados com inserção • Manter fluxo adequado e ininterrupto em TRS
	Hipotensão	Relacionada, principalmente, à remoção de líquidos do paciente	A taxa de ultrafiltração não deve exceder 10 mL/kg/h
	Coagulação do circuito	• Perda de sangue • Aumento de custos e da carga de trabalho de enfermagem • Diminuição da eficácia do filtro • HFVVC pós-diluição é a TRS com maior possibilidade de coagulação	• Otimizar o acesso vascular • Manter fluxo sanguíneo e anticoagulação ininterruptos • Trocar circuito eletivamente para evitar anemização do paciente
	Hipotermia	Secundária à troca de calor radiante extracorpórea e ao resfriamento pelo dialisato/reposição em TRS contínua. Pode mascarar febre, o que retarda o diagnóstico da infecção	Uso dos aquecedores das máquinas e/ou cobertores de aquecimento e aquecedores de líquidos
	Balanço de hídrico impreciso	Remoção excessiva ou sobrecarga de líquidos	• Otimizar programação de ultrafiltração, conforme necessidade de remoção de líquidos do paciente • O peso do paciente pode auxiliar nesse controle

(continua)

Quadro 29.11 – Complicações em TRS. (continuação)

	Complicações	Considerações	Ações
Raras	Erro no preparo ou contaminação da solução de diálise	Distúrbios eletrolíticos potencialmente muito graves. Reações pirogênicas por contaminação da água na HD intermitente	▪ Uso de soluções industrializadas ou dupla checagem no preparo a beira-leito ▪ Cuidados com equipamentos e assepsia no preparo das soluções
	Ativação de mediadores imunológicos	Exposição às membranas e superfícies artificiais pode ativar mediadores imunológicos, que causam reações anafilactoides	▪ Uso de membranas biocompatíveis ▪ Lavagem do circuito extracorpóreo com solução fisiológica
	Hemólise	Relacionada à solução de diálise: contaminação química, sobreaquecimento, hipotonicidade. Pode ocorrer hipercalemia grave	▪ Realizar testes de resíduo químico nas máquinas de HD ▪ Interromper a terapia e descartar o circuito com sangue bemolizado
	Embolia gasosa	Devido à desconexão de tampas de cateter central e/ou linhas de sangue	▪ Uso de detectores de ar em máquinas de HD ▪ Checar conexões ▪ Técnica adequada para retirada de CDL

Fonte: Adaptado de Akhoundi A et al., 2015 e Ricci Z, Romagnoli S, 2018.

Situações que devem ser vistas à parte são os distúrbios eletrolíticos iatrogênicos e a remoção de drogas pela diálise.

O uso de dialisato ou líquido de substituição/reposição com composição inadequada pode, ao contrário do que se espera, acarretar desequilíbrio eletrolítico potencialmente fatal.

Com o uso de ACR com citrato, a discalcemia é prevalente, mas na maioria das vezes evitável com o uso de bombas automatizadas de suplementação de cálcio. A hipomagnesemia baseia-se no mesmo mecanismo da hipocalcemia, com o magnésio quelado pelo citrato, embora com menor afinidade. Portanto, é necessário compensar com a administração de magnésio ou com o uso de dialisato ou fluidos de reposição que contenham o magnésio.

A hipofosfatemia pode afetar até 65% dos pacientes tratados com TRS contínuas, a depender da dose do tratamento e das soluções de diálise ou reposição usados. Alguns estudos relatam uma associação entre hipofosfatemia e diminuição da contratilidade miocárdica, distúrbios do ritmo e incapacidade de desmame da ventilação mecânica.

A TRS permite que o nível de sódio seja trazido de volta à sua faixa fisiológica. A dificuldade em tratar a **disnatremia** reside no fato de que a correção deve ser progressiva. Qualquer alteração abrupta expõe o paciente ao risco de ser afetado pela mielinólise pontina central ou pelo edema cerebral. Esta questão diz respeito, principalmente, à HD intermitente. Em caso de hiponatremia grave (< 125 mmol/L), recomenda-se que não se aumente o nível de sódio em mais de 10 mmol/L nas primeiras 24 horas, o que implica uma monitorização cuidadosa do nível desse elemento do paciente. Finalmente, **hipernatremia** pode ocorrer em caso de sobrecarga de citrato, como explicado anteriormente. Esta eventualidade explica o teor de sódio relativamente baixo dos fluidos de dialisato e de substituição utilizados para ACR.[31]

As TRS removem produtos metabólicos, mas também muitos elementos essenciais, como vitaminas solúveis em água, oligoelementos, proteínas de baixo peso molecular e drogas. A remoção de fármacos, especialmente, antimicrobianos e anticonvulsivantes, por diferentes TRS em pacientes críticos é uma questão complexa. Isso depende das características da membrana dialítica, como a área de superfície (eficiência) e tamanho dos poros (fluxo), e as características do fármaco, como a solubilidade em água, o peso molecular e a extensão da ligação às proteínas. Além disso, a taxa de fluxo sanguíneo, a duração da terapia e o tipo de diálise (difusão e/ou convecção) afetam a remoção de fármacos (Quadro 29.12).[32]

Quadro 29.12 – Medicamentos dialisáveis.

Fármacos removidos por diálise			Minimamente removidos
• Aciclovir	• Fluconazol	• Penicillin G	• Colistimetato de sódio
• Amicacina	• Ganciclovir	• Piperacillin-tazobactam	• Moxifloxacino
• Ampicillina-sulbactam	• Gentamicina	• Ticarcillina-clavulanato	
• Cefazolina	• Imipenem-cilastatina	• Tobramicina	
• Cefepima	• Levofloxacino	• Sulfamethoxazol-trimetoprima	
• Ceftazidima	• Linezolida		
• Ceftriaxona	• Meropenem	• Vancomicin	
• Ciprofloxacino	• Metronidazol		

Fonte: Lewis SJ, Mueller BA, 2014.

As TRS têm se mostrado eficientes na remoção de antimicrobianos hidrofílicos, especialmente aqueles com baixa propriedade de ligação às proteínas e alta depuração renal, em qualquer tipo de abordagem intermitente, intermediária (SLED), ou contínua como HFVVC, HDVVC e HDFVVC.[33,34]

Outros fatores relacionados aos pacientes incluem a variabilidade no tamanho corporal e na composição dos fluidos.

A consequência do atraso na obtenção de alvos farmacodinâmicos e potenciais concentrações subterapêuticas de antibióticos é séria, já que infecção é uma das principais causas de mortalidade nesses pacientes.[34]

Ainda não há uma diretriz definitiva disponível na literatura para a dosagem de antimicrobianos, pois os resultados dos estudos demonstram alta variabilidade interpaciente. O monitoramento terapêutico dos fármacos parece ser o caminho a seguir para otimizar a dosagem antimicrobiana em pacientes gravemente doentes que necessitam de TRS.[33]

Aspectos nutricionais na injúria renal aguda

Pacientes críticos com IRA apresentam alterações metabólicas, hidroeletrolíticas e gastrointestinais importantes (Quadro 29.13).

Em relação ao metabolismo da glicose, além da hiperglicemia associada à gliconeogênese hepática da doença crítica, menor influxo de glicose dependente de insulina no tecido muscular é verificado em decorrência de resistência insulínica periférica. Alterações no metabolismo lipídico também ocorrem e podem resultar em hipertrigliceridemia. A maior alteração nutricional é verificada no metabolismo proteico em decorrência do catabolismo proteico muscular por causas multifatoriais. Um importante estímulo catabólico na IRA é a acidose metabólica, e a correção da acidose é importante fator protetor. Adicionalmente, o catabolismo é exacerbado pela TRS, para além dos substratos perdidos na diálise, como consequência da produção de mediadores inflamatórios em resposta à bioincompatibilidade das membranas de diálise.[35] Pacientes com IRA podem apresentar alterações gastrointestinais que são agravantes para deterioração do estado nutricional.

Quadro 29.13 – Alterações metabólicas na IRA.	
Metabolismo dos carboidratos	Resistência à insulina, hiperglicemia
Metabolismo dos lipídios	Lipólise alterada, hipercolesterolemia, hipertrigliceridemia
Metabolismo das proteínas	Aumento da proteólise, diminuição da síntese
Alterações hidroeletrolíticas	Acidose metabólica, hipocalemia, hipercalemia, hiponatremia, hipernatremia, hipofosfatemia, hiperfosfatemia, hipocalcemia
Alterações gastrointestinais	Anorexia, náuseas e vômitos, alteração do paladar

Fonte: Castro MG, Ribeiro PCSI, 2018.

Ao serem consideradas as alterações presentes na IRA e associados à TRS, é importante oferecer terapia nutricional para atenuar as perdas.

Recomenda-se que estes pacientes recebam nutrição por via enteral como primeira escolha e fórmulas enterais padrão.[7,36] Nos casos de distúrbios eletrolíticos importantes, fórmulas especializadas podem ser consideradas.[36]

O gasto energético de pacientes com IRA não é severamente alterado pela IRA por si.[37] Na ausência de calorimetria indireta, recomenda-se utilizar de 20 a 30 kcal/kg, visto nenhuma equação preditiva apresentar boa correlação com a calorimetria indireta.[36,38]

Pacientes críticos com IRA não devem ser submetidos à restrição proteica como forma de evitar ou atrasar início de terapia dialítica.[6,35] Estudo que avaliou pacientes críticos em HD contínua verificou que o balanço nitrogenado dos pacientes era mais provável de ser alcançado quando o aporte proteico era superior a 2 g/kg, com associação a desfechos clínicos favoráveis na UTI e no hospital.[38]

As indicações de aporte calórico e proteico recomendadas nas diferentes modalidades de TRS estão sumarizadas na Tabela 29.5.

Tabela 29.5 – Aporte calórico e proteico recomendado nas diferentes terapêuticas.

		BRASPEN	ASPEN	ESPEN	KDIGO
HD e DP	Calorias (kcal/kg)	25 a 30	25 a 30	CI: 20 a 25	20 a 30
	Proteínas (g/kg)	1,5 a 2	1,2 a 2	> 1,3	1,3 a 1,5
HD frequentes ou HD contínua	Calorias (kcal/kg)	25 a 30	25 a 30	CI: 20 a 25	20 a 30
	Proteínas (g/kg)	Até 2,5	Até 2,5	> 1,3	1,5 a 2

HD: hemodiálise; DP: diálise peritoneal; CI: calorimetria indireta; BRASPEN: Sociedade Brasileira de Nutrição Parenteral e Enteral; ASPEN: Sociedade Americana de Nutrição Parenteral e Enteral; ESPEN: Sociedade Europeia de Nutrição Parenteral e Enteral e KDIGO: Kidney Disease Improving Global Outcomes.

Fonte: Adaptada de Lewis SJ, Mueller BA, 2014 e Taylor BE et al., 2016.

Referências bibliográficas

1. Hoste EAJ et al. Global epidemiology and outcomes of acute kidney injury. Nat Rev Nephrol. 2018; 14:607-25.
2. Liang KV. Definition and classification of acute kidney injury. In: Core Concepts in Acute Kidney Injury. 2018.
3. Moore PK, Hsu RK. Management of acute kidney injury: core curriculum 2018. Am J Kidney Dis. 2018;72:136-48.
4. Meola M, Nalesso F, Petrucci I, Samoni S, Ronco C. Pathophysiology and clinical work-up of acute kidney injury. Contrib Nephrol. 2016;188:1-10.
5. Nadim MK, Forni LG, Mehta RL, Connor Jr MJ, Liu KD et al. Covid-19-associated acute kidney injury: consensus report of the 25th Acute Disease Quality Initiative (ADQI) Workgroup. Nature Reviews Nephrology. 2020 Dec;16:747-64.
6. Yu L, Santos BFC, Burdmann EA, Suassuna JHR. Diretrizes de insuficiência renal aguda. 2007. Disponível em: http://www.sbn.org.br/diretrizes.asp. Acesso em: 23 jul. 2021.
7. Kellum JA, Lameire N; Kidney Disease Improvment Global Outcomes (KDIGO). Clinical practice guideline for acute kidney injury: kidney international supplements. 2012. Disponível em: https://kdigo.org/guidelines/acute-kidney-injury. Acesso em: mar. 2020.
8. Thomé FS, Antunes VVH. Insuficiência renal aguda. In: Veronese FJV, Manfro RC (ed.). Nefrologia na prática clínica. Balieiro, 2019. p. 278-92.
9. Heung M, Yessayan L. Renal replacement therapy in acute kidney injury. Crit Care Clin. 2017;33: 365-78.
10. Daugirdas J. Princípios fisiológicos e modelo de cinética da ureia. In: Daugirdas J, Blake PIT (ed.). Manual de diálise. Guanabara Koogan, 2016. p. 27-53.
11. Neri M et al. Nomenclature for renal replacement therapy in acute kidney injury: basic principles. Crit Care. 2016;20:1-11.
12. Teo BW, Messer JS, Chua HR. Terapias de substituição renal contínua. In: Daugirdas J, Blake PIT (ed.). Manual de diálise. Guanabara Koogan, 2016. p. 216-45.
13. Ankawi G, Neri M, Zhang J, Breglia A, Ricci ZRC. Extracorporeal techniques for the treatment of critically ill patients with sepsis beyond conventional blood purification therapy: the promises and the pitfalls. Crit Care. 2018;22.
14. Golper TA. Continuous renal replacement therapies: overview. 2019. Disponível em: https://www.uptodate.com/contents/continuous-renal-replacement-therapies-overview/contributors. Acesso em: jul. 2021.
15. Ahmad S, Misra M, Hoenich NDJ. Aparelho de hemodiálise. In: Daugirdas J, Blake PIT (ed.). Manual de diálise. Guanabara Koogan, 2016. p. 54-71.
16. Brasil. Ministério da Saúde. Agência Nacional de Vigilância Sanitária (ANVISA). Resolução da Diretoria Colegiada RDC n. 11, de 13 de março de 2014. Disponível em: https://bvsms.saude.gov.br/bvs/saudelegis/anvisa/2014/rdc0011_13_03_2014.pdf. Acesso em: jul. 2021.
17. Ronco C, Clark WR. Haemodialysis membranes. Nat Rev Nephrol. 2018;14:394-410.
18. Fleming GM. Renal replacement therapy review. Organogenesis. 2011;7:2-12.
19. Garcés EO, Victorino JA, Veronese FV. Anticoagulation in continuous renal replacement therapies (CRRT). Rev Assoc Med Bras. 53:451-5.
20. Morabito S, Pistolesi V, Tritapepe L, Fiaccadori E. Regional citrate anticoagulation for RRTs in critically ill patients with AKI. Clin J Am Soc Nephrol. 2014;9:2173-88.
21. Joannes-Boyau O, Velly L, Ichai C. Optimizing continuous renal replacement therapy in the ICU. Curr Opin Crit Care. 2018;24:476-82.
22. DRUGDEX system. MICROMEDEX® Truven Health Analytics – V. 2.0. Healthcare Business of Thomson Reuters, 2019.
23. Brandenburger T, Dimski T, Slowinski T, Kindgen-Milles D. Renal replacement therapy and anticoagulation. Best Pract Res Clin Anaesthesiol. 2017;31:387-401.

24. Sigwalt F et al. Clinical complications of continuous renal replacement therapy. Contributions to Nephrology. 2018;194:109-17.
25. Bander SJ, Schwab SJ. Central catheters for acute and chronic hemodialysis access. Disponível em: https://www.uptodate.com/contents/central-catheters-for-acute-and-chronic-hemodialysis-access. Acesso em: jul. 2021.
26. Clark EG, Barsuk JH. Temporary hemodialysis catheters: recent advances. Kidney Int. 2014;86: 888-95.
27. Ibeas J et al. Guía clínica española del acceso vascular para hemodiálisis. Nefrología. 2017;37:1-191.
28. Karakala N, Juncos LA. Providing continuous renal replacement therapy in patients on extracorporeal membrane oxygenation. CJASN. 2020;15:704-6.
29. Ponce D, Gobo-Oliveira M, Balbi AL. Peritoneal dialysis treatment modality option in acute kidney injury. Blood Purif. 2017;43:173-8.
30. Ricci Z, Romagnoli S. Technical complications of continuous renal replacement therapy. Contributions to Nephrology. 2018;194:99-108.
31. Akhoundi A et al. Incidence of adverse events during continuous renal replacement therapy. Blood Purif. 2015;39:333-9.
32. Zamoner W et al. Pharmacokinetics and pharmacodynamics of antibiotics in critically ill acute kidney injury patients. Pharmacol Res Perspect. 2016;4:e00280.
33. Lewis SJ, Mueller BA. Antibiotic dosing in patients with acute kidney injury: "enough but not too much". Journal of Intensive Care Medicine. 2014;31(3):164-76.
34. Lewis SJ, Mueller BA. Antibiotic dosing in critically ill patients receiving CRRT: underdosing is overprevalent. Semin Dial. 2014;27:441-5.
35. Castro MG, Ribeiro PCSI. Diretriz brasileira de terapia nutricional no paciente grave. Brazilian Soc Parenter Enter Nutr. BRASPEN J. 2018;33:2-36.
36. Sanches AS et al. Does acute kidney injury alter energy metabolism of septic patients? Arch Ren Dis Manag. 2016;2:19-23.
37. Taylor BE et al. Guidelines for the provision and assessment of nutrition support therapy in the adult critically ill patient. Crit Care Med. 2016;44:390-438.
38. Singer P et al. ESPEN guideline on clinical nutrition in the intensive care unit. Clin Nutr. 2019;38:48-79.

Fernando Saldanha Thomé
Verônica Verleine Horbe Antunes
Karine de Abreu Martins Pretto
Stefania Giotti Cioato

Uma função primordial dos rins é regular o equilíbrio de líquidos e eletrólitos. Os rins reabsorvem cerca de 99% do plasma filtrado, produz ao redor de 1 a 2 litros de urina, excreta eletrólitos e elimina substâncias indesejáveis ao organismo, como ureia, creatinina e ácido úrico. A urina é o resultado da reabsorção e secreção de água, eletrólitos e outras substâncias nos túbulos renais, sob a ação de diversos hormônios, de modo a conservar o que é necessário e eliminar o que não é. Assim ocorre a regulação da osmolaridade plasmática, do equilíbrio eletrolítico, da volemia e do equilíbrio ácido-base. Quando as funções renais estão prejudicadas, ocorrem desequilíbrios, como hipo ou hipervolemia, hipo ou hipercalemia, disnatremias e outros. Além disso, o rim produz hormônios, como renina, prostaglandinas, bradicinina, eritropoietina e calcitriol.[1,2]

Cada rim contém cerca de 1 a 1,2 milhões de néfrons, que são a unidade funcional dos rins, compostos por glomérulos e sistemas tubulares (túbulo proximal, alça de Henle, túbulo distal e ducto coletor),[1-3] conforme Figura 30.1.

As consequências possíveis da disfunção renal são inúmeras: hipervolemia e edema, hipertensão, acúmulo de catabólitos (azotemia), distúrbios da osmolaridade (disnatremias), hiperpotassemia, acidose ou alcalose metabólicas, anemia, distúrbio mineral ósseo, hipocalcemia, hiperfosfatemia, hipermagnesemia.

Equilíbrio ácido-básico

O hidrogênio ionizado (próton H^+) é um íon altamente reativo que influi nas reações bioquímicas e enzimáticas fundamentais para a manutenção da vida. Sua concentração deve ser mantida em limites estreitos. A concentração de íons hidrogênio livres é de 40 nEq/L (nM), representada pelo seu logaritmo inverso, o pH = 7,4.[4]

O corpo humano produz continuamente uma carga endógena de ácidos, seja pelo metabolismo celular, seja indiretamente pela perda de bases nas fezes, mas o equilíbrio se mantém pela regeneração do ácido liberado, pelo fenômeno do tamponamento e pelas funções dos pulmões e dos rins.

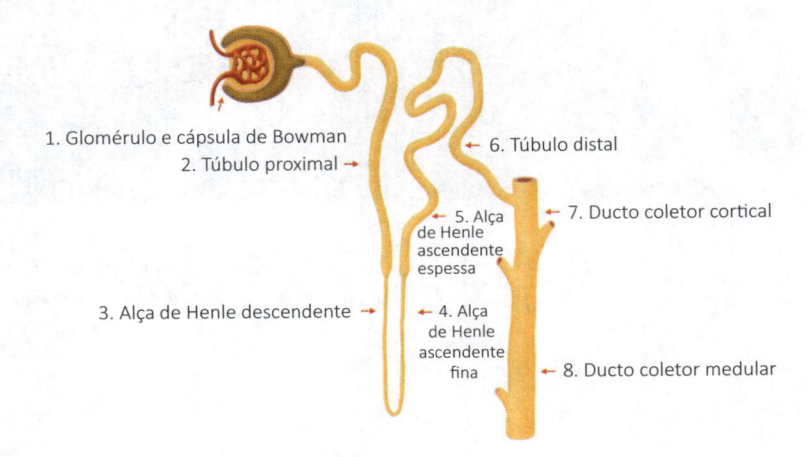

1. Glomérulo e cápsula de Bowman
2. Túbulo proximal →
→ 6. Túbulo distal
← 5. Alça de Henle ascendente espessa
→ 7. Ducto coletor cortical
3. Alça de Henle descendente →
← 4. Alça de Henle ascendente fina
← 8. Ducto coletor medular

Figura 30.1 – Funções em cada segmento do néfron.

1. Glomérulo e cápsula de Bowman: ultrafiltração; 2. Túbulo proximal: reabsorção de sódio, potássio, glicose, aminoácidos, bicarbonato, fosfato, ureia e água; secreção de hidrogênio e substâncias estranhas ao organismo; 3. Alça de Henle descendente: reabsorção de água (que concentra o líquido tubular); 4. Alça de Henle ascendente fina: impermeável à água, reabsorção de sódio (que dilui o líquido tubular); 5. Alça de Henle ascendente espessa: reabsorção ativa de sódio (que dilui mais o líquido tubular), reabsorção de potássio, cálcio e magnésio; 6. Túbulo distal: reabsorção de sódio, cálcio, magnésio; secreção de ureia, amônia, hidrogênio, algumas drogas; 7. Ducto coletor cortical: reabsorção de sódio, secreção de potássio, hidrogênio, amônia e 8. Ducto coletor medular: reabsorção de água (efeito do ADH) e ureia.

Fonte: Adaptada de Kamel KS, Halperin ML, 2017; Ellison D, Farrar FC, 2018 e Thomé FS, Barros E, 2019.

O tamponamento é um mecanismo químico instantâneo de "amortecimento" ou atenuação da variação da [H^+] em uma solução que recebe ou perde prótons. O sistema-tampão é um par constituído por um ácido fraco (libera poucos prótons, apenas quando a [H^+] é baixa) e sua base correspondente.[4]

Os sistemas-tampão do corpo humano estão descritos no Quadro 30.1.

Quadro 30.1 – Sistemas-tampão.	
Ácido carbônico (HCO_3^-)	Mantém o PH dos líquidos intra e extracelulares
Fosfato monoácido – fosfato diácido	Tampona o fluido tubular renal e auxilia na excreção de hidrogênio
Proteínas ácidas – proteínas básicas	Pode causar danos nas acidoses intracelulares
Hemoglobina reduzida – oxi-hemoglobina	Tampão dos eritrócitos, útil na hematose
Osso	Importante tampão nas acidemias crônicas

Fonte: Hamm LL, Nakhoul N, Hering-Smith KS, 2015.

No espaço extracelular, o sistema mais importante é o ácido carbônico-bicarbonato (HCO_3^-).

$$H^+ + HCO_3^- \leftrightarrow H_2CO_3 \leftrightarrow CO_2 + H_2O$$

O gás carbônico (CO_2) funciona como um ácido, pois à medida em que sua concentração aumenta, a reação se desloca para a esquerda, para liberar prótons. Por isso, o CO_2 é chamado de "acidez volátil". O gás carbônico é produzido constantemente pelo metabolismo oxidativo, fruto da regeneração do ácido liberado em reações bioquímicas, e eliminado igualmente pelos pulmões, na ordem de 15 mil mmoles/dia.

A relação fixa entre os elementos da reação de tamponamento deu origem à equação de Henderson:

$$[H^+] = 24 \times (pCO_2/HCO_3^-)$$

Essa equação introduz a origem dos dois tipos de distúrbios ácido-básicos: os respiratórios (alteração no numerador) e os metabólicos (alteração no denominador). Os valores normais destes elementos determinantes do equilíbrio ácido-básico estão descritos na Tabela 30.1.

Tabela 30.1 – Valores normais.

	pH	[H$^+$] (mEq/L)	pCO$_2$ (mmHg)	[HCO$_3^-$] (mEq/L)
Arterial	7,37 a 7,43	37 a 43	36 a 44	22 a 26
Venoso	7,32 a 7,38	42 a 48	42 a 50	23 a 27

Fonte: Adaptada de Hamm LL, Nakhoul N, Hering-Smith KS, 2015 e Silva MD, Gomes CP, 2019.

A segunda barreira amortecedora que tenta diminuir o impacto do excesso de ácidos ou bases nos líquidos corporais depende de um mecanismo de retroalimentação que modifica funções dos principais órgãos responsáveis pela homeostasia ácido-básica, pulmões e rins. Se há ganho ou perda de ácidos pelo líquido extracelular (LEC) – acidose ou alcalose metabólicas – os pulmões modificam sua atividade, para aumentar ou diminuir a ventilação alveolar (pCO$_2$), de modo a eliminar maior ou menor quantidade de acidez volátil. Se a função pulmonar está comprometida, o que gera acúmulo ou déficit de gás carbônico (acidose ou alcalose respiratória), os rins alteram suas funções, e geram mais HCO$_3^-$ ou diminuem sua reabsorção. Essa compensação demora de 1 a 3 horas para os pulmões e de 2 a 4 dias para os rins. A reversão da compensação também ocorre após um período de readaptação semelhante.

A compensação normal segue os padrões descritos na Tabela 30.2, e é diretamente proporcional à intensidade do distúrbio primário.[5,6]

Tabela 30.2 – Compensação normal esperada nos desequilíbrios ácido-básicos primários.

Desequilíbrio primário	Compensação esperada
Acidose metabólica	Variação de pCO$_2$ = 1,2 × variação de [HCO$_3^-$] ou pCO$_2$ = 1,5 × ([HCO$_3^-$] + 8) ± 2
Alcalose metabólica	Variação de pCO$_2$ = 0,7 × variação de [HCO$_3^-$]
Acidose respiratória aguda	Aumento de 1 mEq/L de [HCO$_3^-$] para cada aumento de 10 mmHg na pCO$_2$ ou variação de [H$^+$] 0,75 × variação da pCO$_2$
Acidose respiratória crônica	Aumento de 3,5 mEq/L de [HCO$_3^-$] para cada aumento de 10 mmHg na pCO$_2$
Alcalose respiratória aguda	Diminuição de 2 mEq/L de [HCO$_3^-$] para cada aumento de 10 mmHg na pCO$_2$ ou variação de [H$^+$] = 0,75 × variação da pCO$_2$
Alcalose respiratória crônica	Variação de [HCO$_3^-$] = 0,5 × variação da pCO$_2$

Fonte: Adaptada de Hamm LL, Nakhoul N, Hering-Smith KS, 2015 e Silva MD, Gomes CP, 2019.

A compensação fisiológica não costuma trazer o pH a níveis normais. Distúrbios ácido-básicos com pH normal quase sempre são distúrbios mistos.

Nem sempre o desequilíbrio ácido-básico é suavizado espontaneamente, pois pode haver necessidade de uma intervenção clínica.

O rim interfere na homeostasia ácido-básica, uma vez que aumenta ou reduz a reabsorção de HCO_3^- ao nível do túbulo proximal, produção ou secreção de amônio, secreção ativa de prótons, além de alterar o conteúdo iônico tubular. Vários estímulos podem desencadear essas modificações: pH e pCO_2 tubulares e sanguíneos, glico e mineralocorticoides (aldosterona), sistema renina-angiotensina, carga filtrada de HCO_3^-, de sódio e de sais de ácidos fortes, alterações de volemia e de hemodinâmica renal, outros hormônios etc.[2,4,6]

Nos distúrbios metabólicos, o rim pode ou não ser o responsável inicial. Nos distúrbios respiratórios, há sempre uma alteração primária na ventilação.

As principais evidências de distúrbios ácido-básicos são:

- Sintomas ou sinais clínicos: alterações da consciência, distúrbios do comportamento, hiperventilação, arritmias cardíacas, astenia, alterações de reflexos profundos, cãibras, convulsões, tetania, entre outros.

- Alterações eletrolíticas, especialmente hipo ou hipercalemia e anormalidades na diferença de ânions ou *anion gap* (ver adiante).

- Anormalidades do conteúdo total de CO_2 ou reserva alcalina.

O CO_2 total é uma medida que engloba o HCO_3^- sérico mais o gás carbônico dissolvido (inclusive a diminuta fração de ácido carbônico). Assim, se $[HCO_3^-]$ = 24 mEq/L e o CO_2 dissolvido é 40 mmHg × 0,03 = 1,2 mEq/L, a reserva alcalina fica ao redor de 25 mEq/L. O componente que mais influi na reserva alcalina é o HCO_3^-. Raramente um distúrbio respiratório agudo poderá causar alterações significativas na reserva alcalina.

O diagnóstico requer a coleta de uma gasometria arterial ou venosa periférica, com a extremidade em repouso, sem o uso de torniquete.

Análise do pH

O **primeiro passo** para a interpretação da gasometria é a análise do pH.

> pH abaixo do normal = acidemia
> pH acima do normal = alcalemia

A alteração do pH não diz respeito ao(s) processo(s) que a causa(m). Um pH normal, por sua vez, não exclui um distúrbio ácido-básico.[6]

Diagnóstico do distúrbio primário

O **segundo passo** é o diagnóstico do distúrbio primário (Tabela 30.3).

A compensação renal ou respiratória deve ser avaliada conforme os padrões da Tabela 30.2. Se os valores de pCO_2 ou $[HCO_3^-]$ medidos diferem significativamente daqueles esperados pela compensação normal, diagnostica-se um segundo distúrbio, cuja definição segue os mesmos princípios expostos na Tabela 30.3. Os distúrbios primários e suas compensações alteram a $[HCO_3^-]$ e a pCO_2 no mesmo sentido. A ocorrência de desvios em sentido oposto representa sempre um distúrbio misto.

Tabela 30.3 – Distúrbios ácido-básicos primários.

pH	pCO_2 (mmHg)	$[HCO_3^-]$ (mEq/L)	Distúrbio
Acidemia	↑	↑	Acidose respiratória
	↓	↓	Acidose metabólica
Alcalemia	↓	↓	Alcalose respiratória
	↑	↑	Alcalose metabólica
Normal*	↓	↓	Acidose metabólica + alcalose respiratória
	↑	↑	Acidose respiratória + alcalose metabólica
Acidemia	↑	↓	Acidose respiratória + metabólica
Alcalemia	↓	↑	Alcalose respiratória + metabólica

*pH normal concomitante a alterações de pCO_2 e $[HCO_3^-]$ é forte indício de distúrbio ácido-básico misto. A decisão de qual é o distúrbio primário (ou principal) deve ser feita em bases clínicas.

Fonte: Adaptada de Berend K, De Vries APJ, Gans ROB, 2014 e Seifter JL, 2014.

Análise do *ânion* gap

A interpretação correta dos distúrbios ácido-básicos requer a avaliação da concentração de íons, estimada pela diferença de ânions – *anion gap* (AG).[6-8]

O LEC está, obrigatoriamente, em equilíbrio iônico – a soma de todos os cátions é igual à soma de todos os ânions (Figura 30.2). Os elementos mais importantes, quantitativamente, são o sódio (cátions) e o cloro e o HCO_3^- (ânions). Convencionou-se chamar, inapropriadamente, os outros cátions (potássio, gamaglobulinas, cálcio, magnésio e outros) de indeterminados (CI) e os outros ânions (albumina, alfa e beta-globulinas, fosfato, sulfato, lactato etc.), de indeterminados (AI).

O valor normal do AG é 10 ± 4 mEq/L.

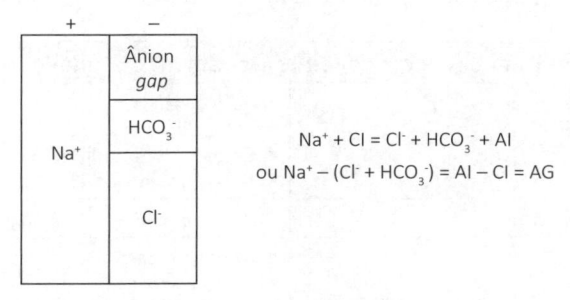

$$Na^+ + Cl = Cl^- + HCO_3^- + AI$$
$$ou\ Na^+ - (Cl^- + HCO_3^-) = AI - CI = AG$$

Figura 30.2 – Avaliação do ânion *gap*.
Fonte: Desenvolvida pela autoria do capítulo.

Pacientes críticos apresentam importantes alterações metabólicas que podem influir no AG. Um modelo de equilíbrio ácido-básico, criado por Stewart, tem sido usado para esses pacientes. A equação proposta introduz os termos diferença de íons fortes, *strong ion difference* (SID) e *strong ion gap* (SIG).[9,10] Fazem parte dessa equação o sódio, potássio, cloro, magnésio, cálcio, lactato, fosfato, a albumina, além de informações da gasometria como pH e pCO_2, o que expõe de maneira mais detalhada o papel dos íons no equilíbrio ácido-base.

Equação do modelo de Stewart
SID aparente = $[Na^+]$ + $[K^+]$ + $[Mg^{2+}]$ + $[Ca^{2+}]$ − $[Cl^-]$ − [lactato]
SID efetivo = $1.000 \times 2,46 \times 10^{-11} \times pCO_2/(10^{-pH})$ + [albumina] × (0,12 × [pH − 0,631]) + [fosfato] × (0,309 × [pH − 0,469])
Onde, SIG = SID aparente − SID efetivo

Fonte: Adaptada de Corey HE, 2003 e Gunnersona KJ, Kellum BJ; 2003.

Quando ocorre acréscimo de um ácido no LEC, ele é tamponado pelo HCO_3^- segundo a reação:

$$H + A^- + Na + HCO_3^- = Na^+ + A^- + CO_2 + H_2O$$

Na análise dos desequilíbrios ácido-básicos, o AG é útil para indicar acidose metabólica, diferenciar o seu tipo (por ganho de ácidos ou por perda de HCO_3^-), dar ideia da gravidade ou da intensidade do ganho de H^+ e reconhecer distúrbios metabólicos mistos (terceiro distúrbio), além de orientar o tratamento de reposição nas acidoses por perda de HCO_3^-. A causa mais comum de elevação do AG é, portanto, acidose metabólica com acúmulo de ânions, ou seja, por ganho ou retenção de ácidos.

A perda de HCO_3^- também provoca acidose metabólica, a qual ocorre com ganho de cloro e não altera o AG. A acidose respiratória não provoca alterações iônicas e também não altera o AG.

Em todos os casos de suspeita de acidose metabólica, deve-se solicitar a determinação de sódio e cloro, além da gasometria, a fim de calcular o AG.

A análise do AG é feita comparando-se o desvio (aumento em relação ao normal, 10 mEq/L) do AG em relação ao desvio (diminuição em relação ao normal, 24 mEq/L) do HCO_3^-:[6]

1. Se o desvio do AG é igual ao desvio do HCO_3^-, a acidose metabólica presente é do tipo AG aumentado, por ganho de ácidos (exceto HCl, Quadro 30.2).

Quadro 30.2 − Acidose metabólica com diferença de ânions elevada (normoclorêmica).	
Superprodução de ácidos orgânicos	• Acidose láctica • Cetoacidose diabética • Cetoacidose alcoólica • Jejum prolongado
Intoxicações exógenas	Metanol, paraldeído, etilenoglicol, salicilatos
Insuficiência renal	• Aguda (creatinina > 4 mg/dL) • Acidose urêmica

Fonte: Berend K, De Vries APJ, Gans ROB, 2014.

2. Se não há desvio do AG, não há terceiro distúrbio e, caso exista acidose, essa é do tipo AG normal (hiperclorêmica), ou seja, por perda de HCO_3^- ou ganho de ácido clorídrico (Quadro 30.3).

Quadro 30.3 – Acidose metabólica com diferença de ânions normal (hiperclorêmica).	
Perda de HCO_3^-	• Diarreia • Fístulas ou drenagem intestinal • Derivações intestinais do fluxo urinário • Inibidores da anidrase carbônica
Disfunção tubular	• Acidose tubular renal • Doenças tubulointersticiais • Hidronefrose • Hipoaldosteronismo hiporreninêmico • Insuficiência renal leve
Administração de HCl	• Cloreto de amônio • Nutrição parenteral com aminoácidos catiônicos (arginina, histidina, lisina)

Fonte: Berend K, De Vries APJ, Gans ROB, 2014.

3. Se o desvio do AG é menor do que o desvio do HCO_3^-, a acidose metabólica tem componentes dos dois tipos (AG aumentado e AG normal). Exemplo: na uremia causada por nefrites tubulointersticiais.

4. Se o desvio do AG é maior do que o desvio do HCO_3^-, significa que houve um grande acréscimo de ácido no LEC e que o HCO_3^- só não diminuiu mais porque houve um terceiro distúrbio que forneceu mais HCO_3^- ao sistema, isto é, uma alcalose metabólica. Essa associação de acidose e alcalose metabólica é comum, por exemplo, em pacientes com ganho de ácidos (sepse, uremia, intoxicações) que apresentam perdas digestivas altas (vômitos ou drenagem nasogástrica).

Integração clínica

O **quarto e último passo** para a abordagem dos distúrbios ácido-básicos é o mais importante. Consiste na integração da análise feita até aqui com os dados clínicos, que buscam um diagnóstico diferencial da causa dos distúrbios. Em alguns casos, pode ser necessária a utilização de outros exames para esclarecimento mais preciso. O conhecimento da causa e do mecanismo de cada distúrbio é importante para o correto manejo terapêutico da situação.

Acidose metabólica

A acidose metabólica é decorrente da diminuição primária do HCO_3^-, com acidemia.[7] Pode resultar de dois mecanismos básicos:

1. perda renal ou digestiva de HCO_3^-;
2. ganho de ácidos por aumento da produção endógena, administração exógena ou diminuição da excreção renal.

A compensação respiratória normal da acidose metabólica inicia-se rapidamente e ocorre de forma plena em 12 a 24 horas, e pode diminuir a pCO_2 até, aproximadamente, 10 mmHg. A pCO_2 esperada pode ser calculada de várias formas:

$$pCO_2 = [1,5 \times HCO_3^- + 8] \pm 2$$

Variação de $pCO_2 = 1$ a $1,4 \times (HCO_3^-$ normal $- HCO_3^-$ encontrado$)$

$pCO_2 = $ últimos dois dígitos do pH (p. ex.: pH = 7,23 deve ter $pCO_2 = 23$)

As causas de acidose metabólica estão descritas nos Quadros 30.2 e 30.3.[1,5,6]

A acidose metabólica com diferença de ânions elevada tem como causas: acidose urêmica (creatinina > 4 mg/dL e filtração glomerular < 30 a 40 mL/min); cetoacidose diabética; cetose do jejum; cetoacidose alcoólica; intoxicações por substâncias (paraldeído, metanol, etilenoglicol, salicilatos); acidose láctica.

A acidose láctica é a causa mais comum e grave de acidose metabólica em pacientes hospitalizados. Apresenta diferença de ânions > 25 mEq/L e lactato sérico entre 5 e 15 mEq/L (mmol) com quadro clínico de hipóxia e hipofluxo tecidual clinicamente detectável, como na anemia grave, em quadros hemorrágicos, choque/hipotensão/baixo débito, entre outros. A hipobicarbonatemia e a acidemia que se desenvolvem em questão de horas, na ausência de exposição a toxinas, como regra são devidas à acidose láctica.[11]

O tratamento é a remoção da causa. O uso de HCO_3^- pode apresentar efeitos indesejáveis (estímulo à produção de lactato, diminuição na extração hepática de lactato, sobrecarga de sódio, entre outros) e não modifica a causa básica.[12,13]

Alterações do potássio associadas à acidose

As acidoses metabólicas inorgânicas frequentemente se apresentam com hipercalemia (média 0,5 a 0,6 mEq/L de aumento na $[K^+]$ para cada 0,1 unidade de queda no pH). As acidoses orgânicas têm pouco efeito direto na sua concentração, uma vez que ocorre hipercalemia, principalmente se houver desidratação, deficiência de insulina ou insuficiência renal concomitantes.

A presença de hipocalemia na vigência de acidose metabólica reflete um déficit importante de potássio (K^+), cuja reposição deve ser iniciada simultaneamente à correção da acidose.

As acidoses com AG normal podem ser classificadas em:

- **Formas hipocalêmicas:** a mais comum é a diarreia, seguida das acidoses tubulares renais, uso de inibidores da anidrase carbônica e derivações intestinais do fluxo urinário.
- **Formas hipercalêmicas:** sugerem hipoaldosteronismo ou insuficiência adrenal, nefrites intersticiais e hidronefrose (acidose tubular renal tipo IV).

Tratamento genérico das acidoses metabólicas

Sempre que possível, deve-se eliminar a causa básica. O emprego de HCO_3^- estará indicado se pH < 7,2; com HCO_3^- < 10 mEq/L, especialmente nos casos crônicos, e quando a acidose é por perda de HCO_3^- com AG normal.[5,12,13] A dose necessária para elevar o HCO_3^- a 12 ou 14 mEq/L é suficiente para diminuir o risco da acidemia aguda, sem perigo de supercorreção rápida. Quando há déficit crônico e estável de

HCO_3^- (diarreia, insuficiência renal, acidose tubular renal), a reposição de metade da dose calculada deve ser feita em 6 a 8 horas. O déficit de HCO_3^- pode ser estimado pela fórmula:

$$Déficit\ de\ HCO_3^- = 0,4 \times peso\ (kg) \times (HCO_3^-\ esperado - HCO_3^-\ observado)$$

As complicações do tratamento são tetania, convulsões, distúrbios de conduta por correção muito rápida, e alcalose transitória; hipocalemia por deslocamento de K^+ para o intracelular; hiperosmolaridade por sobrecarga de sódio; alcalose metabólica por metabolização dos ânions de ácido orgânicos e acidose intracelular.

Alcalose metabólica

A alcalose metabólica ocorre quando há aumento primário do HCO_3^- sérico com alcalemia (pH elevado).[14]

Em geral, há aumento de pCO_2, porém, a compensação respiratória é errática pela coexistência de patologias respiratórias associadas. A pCO_2 aumenta 0,7 mmHg para cada elevação de 1 mEq/L de HCO_3^-. É incomum haver pCO_2 acima de 55 a 60 mmHg.

É o distúrbio ácido-básico acompanhado pelos maiores déficits de K^+ e, em sua grande maioria (90% a 95%), deve-se a vômitos ou uso de diuréticos.

As causas das alcaloses metabólicas estão classificadas na Tabela 30.4.[5]

Tabela 30.4 – Causas da alcalose metabólica.

Sensíveis ao cloro ([Clu] < 20 mEq/L)	Resistentes ao cloro ([Clu] > 20 mEq/L)	Miscelânea
• Perda de secreção gástrica • Uso de diuréticos • Alcalose pós-hipercápnica • Adenoma viloso do cólon • Diarreia perdedora de Cl (congênita)	• Hiperaldosteronismo primário • Síndrome de Bartter • Síndrome de Cushing • Hipocalemia grave (< 2 mEq/L) • Penicilina em altas doses	• Administração de álcalis • Transfusões de sangue > 8 unidades • Síndrome do leite-álcali • Hiperaldosteronismo secundário • Realimentação após o jejum prolongado

Fonte: Silva MD, Gomes CP, 2019.

Em toda a alcalose metabólica existe uma redução do cloro sérico equivalente ao excesso de HCO_3^-. Ao nível renal, a desproporção entre a disponibilidade de cloro e HCO_3^- e o estímulo para a conservação do sódio filtrado contribuem para a manutenção da maior parte das alcaloses metabólicas (por reabsorção de sódio e HCO_3^-).

A medida do cloro urinário separa os dois grupos. Pacientes com alcalose metabólica resistente ao cloro terão cloro urinário baixo quando estiverem sob dieta restrita em NaCl. Também é importante lembrar que, enquanto durar a ação dos diuréticos, o cloro urinário está elevado, o que dá falsa interpretação do seu resultado.

O tratamento das alcaloses metabólicas está descrito na Tabela 30.5.

Tabela 30.5 – Tratamento da alcalose metabólica.

Alcalose metabólica sensível ao cloro	NaCl 0,9% (solução fisiológica) conforme o grau de hipovolemia. A escolha do cátion (Na^+ ou K^+) acompanhante do cloro dependerá do déficit específico e do quadro clínico (insuficiência cardíaca, renal, edema, entre outros)
Alcaloses moderadas (HCO_3^- de 33 a 40 mEq/L)	K^+ geralmente entre 2,5 e 3,5 mEq/L, com déficit total de 200 a 500 mEq/L. Em casos mais graves (HCO_3^- de 40 a 60 mEq/L), K^+ cai a 1,8 a 2,5 mEq/L e o déficit estimado é de 600 a 1.000 mEq. A reposição deve ser feita por suplementação de cloreto de potássio na dose de 100 a 150 mEq/dia (nos casos graves 200 a 300) via oral, ou parenteral se houver urgência (não mais de 10 a 20 mEq/hora)
Alcalose metabólica resistente ao cloro	A correção definitiva depende do tratamento da doença básica. É fundamental a correção do déficit de K^+. Nos casos graves pode ser responsável pela resistência ao cloro, mesmo na presença de hipovolemia. Quando há excesso de mineralocorticoides, pode ser utilizada espironolactona (até 400 mg/dia) ou triamterene (220 a 300 mg/dia) enquanto não é feito o tratamento definitivo

Fonte: Adaptada de Luke RG, Galla JH, 1992 e Silva MD, Gomes CP, 2019.

Acidose respiratória

A acidose respiratória ocorre por hipoventilação alveolar com aumento de pCO_2 e acidemia.[5] Há um aumento do HCO_3^- por secreção aumentada de ácido ao nível renal, mas essa compensação nunca é completa e demora a ocorrer.

O HCO_3^- aumenta em: 1 mEq/L para cada elevação de 10 mmHg na pCO_2 (acidose respiratória aguda) e em 3,5 mEq (acidose respiratória crônica).

O HCO_3^- não se eleva acima de 31 e 32 mEq/L na acidose respiratória aguda. A compensação renal se inicia em 6 a 12 horas e na acidose respiratória crônica há hipocloremia associada (perda renal de NH_4Cl). Quando a elevação de pCO_2 for inferior a 50 mmHg, 3/4 dos pacientes ainda podem ter pH dentro da normalidade.

Sintomas de acidose respiratória aguda são ansiedade, confusão, psicose, alucinações, sonolência até coma, e os da acidose crônica são desordens do sono, inclusive sonolência diurna, cefaleia, tremores, *asterixis*, alteração da memória.

As causas de acidose respiratória são as de hipoventilação (Quadro 30.4).

Quadro 30.4 – Causas de acidose respiratória.	
Depressão do sistema nervoso central	• Sedativos • Lesões do centro respiratório (trauma, isquemia)
Lesões neuromusculares	• Miopatias (distrofias musculares, hipocalemia) • Neuropatias (poliomielite, Guillain-Barré etc.)
Deformidades/limitações torácicas	• Cifoescoliose • Esclerodermia • Trauma
Alterações da movimentação pulmonar	• Derrame pleural • Pneumotórax
Pneumopatias	• Obstruções agudas (aspiração, tumores, laringoespasmo, broncoespasmo) • Pneumonia extensa ou edema pulmonar severo
Outras	• Parada cardiorrespiratória • Ventilação mecânica mal regulada

Fonte: Silva MD, Gomes CP, 2019.

O tratamento consiste em normalizar a ventilação alveolar e a retenção de CO_2 (fisioterapia respiratória, antibióticos, broncodilatadores, oxigenioterapia, ventilação mecânica). Não corrigir acidose respiratória crônica rapidamente, pois a hiperbicarbonatemia só normaliza após 12 a 36 horas, o que pode precipitar alcalose metabólica, hipocalemia, arritmias cardíacas, baixo débito com hipofluxo cerebral e convulsões. É importante administrar a quantidade suficiente de cloretos para auxiliar na correção dessa alcalose secundária.

Alcalose respiratória

A alcalose respiratória consiste na diminuição primária da pCO_2 por hiperventilação, com alcalemia.[5]

É o único distúrbio ácido-básico em que pode haver compensação completa com pH normal após duas semanas ou mais de alcalose respiratória.

Na alcalose respiratória aguda, há uma queda de 2 mEq/L no HCO_3^- para uma diminuição de 10 mmHg na pCO_2, e na crônica, queda de 5 mEq/L no HCO_3^- para uma diminuição de 10 mmHg na pCO_2.

É incomum haver $HCO_3^- < 15$ mEq/L por alcalose respiratória. Pode haver hipocalemia e hipercloremia leve.

As causas de alcalose respiratória são as de hiperventilação (Quadro 30.5).

Quadro 30.5 – Causas de alcalose respiratória.	
Ansiedade	Causa mais comum
Lesões do sistema nervoso central	• Acidentes vasculares cerebrais • Tumores • Infecções
Drogas	• Salicilatos • Catecolaminas • Progesterona • Analépticos, xantinas, nicotina
Febre e estados hipermetabólicos	• Endotoxemia, sepse • Hipertireoidismo
Pneumopatias	• Embolia pulmonar • Pneumonia • Insuficiência respiratória restritiva incipiente
Insuficiência hepática	–
Ventilador mecânico mal regulado	–
Edema pulmonar incipiente (leve)	–
Hipoxemia	–

Fonte: Silva MD, Gomes CP, 2019.

Sepse, intoxicação por aspirina e insuficiência hepática grave são causas de alcalose respiratória e acidose metabólica concomitantes.

Os sintomas são, em geral, devidos à própria hiperventilação (dispneia, desconforto torácico subesternal, sensação de desmaio, tontura, aerofagia etc.) ou redução de cálcio ionizado devido à alcalose (parestesias periorais, espasmo carpopedal, cãibras, convulsões).

Deve-se tratar a causa básica. Se houver tetania ou síncope sem hipoxemia, pode ser usada, temporariamente, a respiração em recipiente fechado, rico em gás carbônico.

Disnatremias

Em condições normais, a osmolaridade plasmática é de 288 mOsm/Kg H_2O. Para manter a osmolaridade plasmática constante, o organismo dispõe de um mecanismo integrado entre um sistema que capta se há necessidade em conservar ou em eliminar a água (sistema nervoso central) e um sistema efetor (sistema renal) que realiza a função desejada. Caso haja falha em algum desses sistemas, altera a osmolaridade plasmática, e ocorre hiper ou hipotonicidade.[15,16]

Os rins são fundamentais para que a água ingerida seja mantida no organismo ou eliminada. Quando os mecanismos da concentração ou da diluição urinária falharem, haverá mudanças na osmolaridade plasmática, que desencadearão distúrbios hidreletrolíticos.[1,2,17]

Diversas substâncias estão dissolvidas no plasma, mas o principal componente é o sódio, e a concentração plasmática do sódio ($[Na^+]$) normal é 135 a 145 mEq/L. As modificações na $[Na^+]$ estão correlacionadas a de seu solvente (água) e refletem nas alterações da osmolaridade plasmática (P_{osm}). Em condições normais, a P_{osm} é de 288 mOsm/Kg H_2O. Potássio, glicose e ureia também influenciam a P_{osm}, mas em proporções menores. Como o sódio é um soluto que permanece no espaço extracelular (ação da bomba sódio-potássio ATPase), é o responsável pela osmolaridade efetiva ou tonicidade.

A P_{osm} pode ser determinada por meio da utilização de aparelho que determina o ponto de congelação de uma solução (osmômetro) ou pelo emprego da equação:

$$P_{osm} = 2 \times ([Na^+] + [K^+]) + glicose/18 + ureia/6$$

Os estados de hiposmolaridade são acompanhados de hiponatremia e os estados de hiperosmolaridade, de hipernatremia.

Hiponatremias

As hiponatremias são diagnosticadas quando o sódio no plasma for < 135 mEq/L. As hiponatremias representam os estados da hiposmolaridade. Em certas situações clínicas (mieloma múltiplo e nas dislipidemias graves), a hiponatremia não é verdadeira e, por isso, recebe o nome de pseudo-hiponatremia. Se houver outro osmol efetivo que mantenha a tonicidade (hiperglicemia, uso de manitol), a natremia pode baixar sem alteração na osmolaridade.[18,19]

Nas situações de hiponatremia "verdadeira", a osmolaridade plasmática está reduzida. Nestes casos, a avaliação do volume extracelular auxilia no raciocínio clínico para uma indicação precisa do tratamento. As hiponatremias podem ser classificadas de acordo com a volemia em hipovolêmica, euvolêmica e hipervolêmica.[17]

Hiponatremia hipovolêmica

As hiponatremias que ocorrem em situações de hipovolemia são as decorrentes das perdas de água e sódio, mas com déficit maior do sódio do que da água. Estas perdas podem ser devido a causas renais, com sódio urinário alto (U_{Na} > 20 mEq/L), ou extrarrenal, com sódio urinário baixo (U_{Na} < 20 mEq/L).

Doenças túbulo-intersticiais, uso não controlado de diuréticos, a deficiência de mineralocorticoides e as situações de diurese osmótica são as situações clínicas mais frequentes de hiponatremia hipovolêmica de causa renal.[19]

As hiponatremias hipovolêmicas de causa extrarrenal são diagnosticadas quando há perdas de sal e água por outras vias além do rim: sistema digestório, sequestro no chamado 3º espaço e pelo suor.

A primeira medida terapêutica é sempre tratar a causa que originou o distúrbio. É preciso repor as perdas hidreletrolíticas pela expansão com soro fisiológico.

Hiponatremia euvolêmica

As hiponatremias euvolêmicas ocorrem quando há reabsorção excessiva de água devido à incapacidade renal em diluir a urina. Nesta situação clínica, os pacientes não apresentam edema porque o balanço do sódio está mantido. O Na^+ plasmático encontra-se reduzido devido ao excesso de água não eliminado pelos rins. Entretanto, apresentam aumento imediato da natriurese quando recebem solução isotônica de NaCl (soro fisiológico).[17,18]

As hiponatremias euvolêmicas geralmente são causadas por uma produção excessiva do HAD, associada a uma ingestão aumentada de água ou a uma administração inadvertida de soluções hipotônicas. A situação clínica mais frequente é no estresse cirúrgico, portanto, as reposições volêmicas no intra e no pós-operatório não devem ser realizadas com soluções hipotônicas.

A síndrome da secreção inapropriada do hormônio antidiurético é o outro exemplo. A produção em excesso do HAD pode ocorrer em distúrbios do sistema nervoso central (encefalites, meningites e tumores), por células neoplásicas (câncer de pulmão) e também em ventilação mecânica. A ventilação mecânica causa pressão positiva intratorácica, que diminui o retorno venoso e deflagra, então, a secreção do HAD, via baroreceptor.[17,18]

A hiponatremia euvolêmica também pode ser desencadeada nas situações em que não houve aumento do HAD no plasma, mas a ação deste hormônio foi potencializada no ducto coletor renal. Diversos medicamentos podem apresentar essa ação em que há um aumento da permeabilidade à água no ducto coletor: efeito colateral dos tiazídicos, da clorpropamida, do haloperidol, e das anfetaminas. A deficiência de glicocorticoides e o hipotireoidismo são também exemplos em que a permeabilidade à água no ducto coletor aumenta e, portanto, a hiponatremia euvolêmica pode estar presente.

As hiponatremias euvolêmicas devem ser rapidamente tratadas se forem agudas (< 48 horas). Administrar NaCl a 3% a 1 a 2 mEq/L/hora, após 2 horas administrar furosemida. A avaliação do Na^+ plasmático deve ser realizada durante a infusão de NaCl a 3% para se evitar a mielinólise pontina. Esta complicação é irreversível e é desencadeada quando a hiponatremia é rapidamente corrigida. O risco da mielinólise pontina aumenta quando o Na^+ plasmático atinge 125 a 135 mEq/L. Ao se calcular o déficit de Na^+, considerar como Na^+ 125 mEq/L.

$$\text{Fórmula de déficit de } Na^+ = 0,6 \times \text{peso} \times (Na^+ \text{ desejado} - Na^+ \text{ dosado})$$

O risco da desmielinização é maior nos pacientes alcoólatras, desnutridos, hipocalêmicos, queimados e nas mulheres idosas sob tratamento com tiazídicos.

Nos pacientes com hiponatremia euvolêmica crônica, a administração de NaCl a 3% só é recomendada em casos sintomáticos (náuseas/vômitos, tontura, confusão mental, fraqueza, rebaixamento do nível de consciência e coma). A reposição deverá ser feita para que o Na^+ plasmático eleve-se no máximo em 10 mEq/L. Posteriormente, a correção deverá ser elevada a 15 mEq/L em 24 horas.

Nas hiponatremias euvolêmicas crônicas assintomáticas, o tratamento deverá ser de restrição hídrica associada à furosemida. A infusão de soro fisiológico ou de ringer agravam as hiponatremias euvolêmicas.

Hiponatremia hipervolêmica

As hiponatremias hipervolêmicas são também denominadas hiponatremias diluicionais, em função da incapacidade em eliminar a água, causa do distúrbio. Nessas situações, o ganho hídrico é sempre superior ao iônico. Devido à retenção salina, a presença do edema caracteriza o estado hipervolêmico dos pacientes (cardiopatas, cirróticos, nefróticos e com insuficiência renal).[17]

Nos casos de insuficiência cardíaca, cirrose e em algumas situações de síndrome nefrótica, a hiponatremia desenvolve-se devido à elevação do HAD no plasma. A informação recebida pelos barorreceptores e pelos receptores de volume é para a liberação do HAD, porque os pacientes apresentam diminuição da volemia arterial efetiva. A presença do HAD impede a diluição urinária, ou seja, desaparece a capacidade renal em eliminar a água.

A primeira medida terapêutica é sempre tratar a causa que originou o distúrbio. O ajuste de drogas como o digital é necessário nos pacientes com insuficiência cardíaca. Aconselha-se restrição hídrica (< 500 mL/dia), administração de diuréticos de alça (furosemida) e inibidor da enzima de conversão. O uso do captopril e similares é para se anular o hiperaldosteronismo secundário geralmente presente. A utilização de tiazídicos está contraindicado, porque esta droga aumenta a permeabilidade à água no ducto coletor.[19]

Os pacientes com insuficiência renal também são incapazes de eliminar a água por redução da filtração glomerular. Esses pacientes geralmente não apresentam edema porque conseguem eliminar grandes quantidades de sódio (U_{Na} > 20 mEq/L). O tratamento da hiponatremia, nesses pacientes, é a restrição hídrica, diuréticos de alça (furosemida), tratamento dialítico.

Hipernatremias

As hipernatremias são diagnosticadas quando $[Na^+]$ > 145 mEq/L, e representam os estados da hiperosmolaridade plasmática.[3,15,16,20] As hipernatremias também podem ser classificadas de acordo com a volemia em hipovolêmica, euvolêmica e hipervolêmica.

Hipernatremia hipovolêmica

Nas hipernatremias hipovolêmicas as perdas hídricas são maiores do que as dos eletrólitos. As perdas podem ser devido a causas renais (diurese osmótica, pós-obstrução, doença túbulo-intersticial) e extrarrenais (queimadura, diarreia, fístulas no sistema digestório).[17,20,21]

A situação clínica mais frequente é a que ocorre nos pacientes com diabetes *mellitus* tipo 2 descompensado. Devido à hiperglicemia, há intensa diurese osmótica com perdas hídricas superiores à dos eletrólitos. O tratamento consiste na administração da insulina e na reposição rápida da volemia por meio da expansão do volume extracelular com solução salina isotônica. Após parâmetros hemodinâmicos recuperados, a reposição hidroeletrolítica deve ser criteriosa pela infusão de soluções parenterais hipotônicas (diluição do soro fisiológico em soro glicosado a 5%) e de água por gavagem (75 a 100 mL/hora).

A principal via para a correção do déficit da água é o tubo digestivo (água por gavagem na velocidade de 100 mL/hora).

Hipernatremias hipovolêmicas geralmente são crônicas e a correção deste distúrbio não deve ser feita em menos de 48 horas. Deve-se monitorizar a [Na^+] a cada 4 horas, e a sua normalização deve ocorrer a menos de 1 mEq/L/hora.

Hipernatremia euvolêmica

As hipernatremias euvolêmicas ocorrem quando há uma diminuição da quantidade de água no organismo. Este distúrbio pode acontecer em duas situações: 1) indivíduos que não ingerem água por alterações no centro da sede (idosos); ou 2) indivíduos que não secretam o HAD (diabetes *insipidus* central) ou naqueles em que o túbulo renal não responde ao HAD (diabetes *insipidus* nefrogênico).[17,20,21]

Pacientes com hipernatremia euvolêmica devido a não ingestão de água podem receber infusão contínua de água por gavagem de 75 a 100 mL/hora.

No caso dos pacientes com diabetes *insipidus* central, a administração do HAD é fundamental para a correção da hipernatremia. Com a formulação de *spray* nasal, inicia-se o tratamento com um *puff* a cada 12 horas. A correção do déficit de água também deve ser feita preferencialmente pela via oral.

Diversas são as causas para o desenvolvimento do diabetes *insipidus* nefrogênico. Na insuficiência renal crônica (IRC), por exemplo, a causa do defeito na concentração urinária é multifatorial, e pode ser devido às alterações morfológicas, à resistência do ducto coletor à ação do HAD e à diminuição da expressão das aquaporinas. O diabetes *insipidus* nefrogênico também pode ocorrer em pacientes com doenças túbulo-intersticiais (nefropatia por abuso de analgésicos, anemia falciforme), em situações de hipocalemia grave, de hipercalcemia, de intoxicação por lítio e na desnutrição proteica.[21]

A administração de medicamentos que aumentam a permeabilidade à água no ducto coletor pode ser útil. Os tiazídicos são boa opção nestes casos, mas recomenda-se aumentar a ingestão de sódio devido a sua ação natriurética.

Hipernatremia hipervolêmica

As hipernatremias hipervolêmicas ocorrem quando há um ganho excessivo de sódio e água, com o ganho eletrolítico maior que o hídrico. Só ocorrem em situações nas quais o rim não consegue excretar a sobrecarga deste íon, como no recém-nascido, no idoso e nos pacientes com insuficiência renal. A administração excessiva de solução salina, principalmente as soluções hipertônicas, em pacientes com insuficiência renal, é uma causa frequente de hipernatremia. Um exemplo é a prescrição de bicarbonato de sódio a 10% para a correção, nem sempre indicada das acidemias metabólicas. Na maioria das vezes, a causa dessa hipernatremia é iatrogênica.[3,20]

O tratamento é a suspensão imediata da solução hipertônica concomitante à administração de furosemida.[21] Mas, em muitas situações, é preferível a indicação do tratamento dialítico.

Distúrbios do potássio
Hipocalemia

A hipocalemia, ou hipopotassemia, é definida como uma concentração sérica de K^+ < 3,5 mEq/L. É um distúrbio hidroeletrolítico comum e potencialmente fatal. Sua ocorrência é estimada em 20% nos pacientes internados e em 10% a 40% naqueles que fazem uso de diuréticos tiazídicos.[4,22]

Os indivíduos com hipocalemia frequentemente não apresentam sintomas quando o distúrbio é leve (K^+ 3 a 3,5 mEq/L). Com uma hipocalemia mais grave, surgem vários sintomas, como: 2,5 a 3 mEq/L – fraqueza, lassitude e constipação; < 2,5 mEq/L – retenção urinária, íleo paralítico e rabdomiólise; níveis mais baixos, paralisia ascendente e comprometimento da função ventilatória. O músculo cardíaco também é afetado. As arritmias, inclusive a fibrilação ventricular, são o maior determinante de mortalidade. Outro efeito é o aumento da pressão arterial sistólica e diastólica.

Em pacientes com cardiopatia isquêmica, insuficiência cardíaca ou hipertrofia ventricular esquerda, níveis leve a moderado de hipopotassemia aumentam o risco de arritmias, principalmente nos que utilizam digitálicos.

As hipopotassemias apresentam diversas etiologias (Quadro 30.6). A causa mais comum é o uso de diuréticos.[23] A ingestão deficiente pode contribuir, mas não é causa isolada dessa condição.

Qualquer situação que causar maior aporte de sódio ou fluxo urinário ao túbulo coletor cortical causará maior perda de K^+, exemplo é o uso de diuréticos do grupo tiazídicos ou furosemida.

A história clínica, uso de medicamentos, história familiar e exame físico são, na maioria das vezes, suficientes para o diagnóstico da maioria dos distúrbios do K^+. Em alguns casos, a causa da hipocalemia não é clara e exames laboratoriais especiais são necessários para o correto diagnóstico.

Podemos diagnosticar a origem da perda de K^+: renal ou extrarrenal simplesmente pela dosagem de K^+ em uma amostra de urina.

No paciente com hipocalemia:[22,23]

- Uk > 20 mEq/L sugere perda de causa renal.
- Uk < 20 mEq/L sugere perda K^+ extra renal.

A avaliação do equilíbrio ácido-base é importante para orientar o raciocínio diagnóstico. Alcalose metabólica pode estar associada à hipocalemia, e alcalose provoca deslocamento de prótons (H) do interior para o exterior das células e entrada de K^+, o que induz a hipopotassemia. Quando causada por diarreia, a hipocalemia pode estar associada com acidose metabólica.[7]

Quadro 30.6 – Causas de hipopotassemia.

Translocação do potássio para o intracelular	Perda renal com acidose metabólica
■ Administração de dose de insulina antes da coleta de amostra de sangue ■ Alcalose metabólica ■ Medicamentos: agentes beta2-adrenérgicos, teofilina, intoxicação por cloroquina ou verapamil ■ Paralisia periódica familiar hipopotassêmica ■ Tireotoxicose ■ Reposição de fatores deficientes na anemia megaloblástica ■ Ingestão acidental excessiva de bário ■ Exercício físico vigoroso	■ Acidose tubular distal ■ Acidose tubular proximal ■ Cetoacidose diabética ■ Inibidores da anidrase carbônica (acetazolamida) ■ Ureterossigmoidostomia
Sem uma desordem ácido-básica específica	**Com alcalose metabólica**
■ Recuperação de necrose tubular aguda ■ Diurese pós-desobstrução ■ Diurese osmótica ■ Deficiência de magnésio ■ Medicamentos: aminoglicosídeos, cisplatina, penicilina sódica, anfotericina ■ Algumas leucemias	■ Vômitos/drenagem nasogástrica ■ Diuréticos ■ Pós-hipercapnia ■ Excesso de mineralocorticoides ■ Hiperaldosteronismo primário e secundário ■ Síndromes de Cushing, de Gitelman, de Bartter, de Liddle
Perda extrarrenal	
■ Diarreia ■ Uso abusivo de laxantes ■ Fístulas gastrointestinais ■ Adenoma viloso do intestino grosso ■ Síndrome de Zollinger-Ellison ■ Sudorese profusa	

Fonte: Sá AVV, Rocha PN, 2019.

Quando a excreção renal de K^+ for inapropriada para os níveis séricos de K^+, uma causa renal é sugerida. O uso adequado destes testes, com uma melhor interpretação de seus resultados, deve ser realizado antes da correção do K^+ sérico.

ECG deve ser solicitado quando o $K^+ < 3,0$ mEq/L, especialmente em pacientes cardiopatas. As alterações estão indicadas na Tabela 30.6.

Tabela 30.6 – Alterações no ECG em hipocalemia.

3,0 mEq/L	Onda U proeminente; redução progressiva da amplitude da onda T e infradesnível do segmento ST
2 a 3 mEq/L	Segmento ST se funde com a onda T; QRS pode aumentar de duração; aumento do intervalo PR; podem surgir arritmias e bloqueio AV
< 2 mEq/L	Maior propensão ao aparecimento de arritmias e bloqueio AV

Fonte: Seifter JL, 2014.

O tratamento da hipocalemia deve ser feito, preferencialmente, com reposição oral de sais de K^+, cloreto ou citrato, se houver acidose. No caso de hipocalemias graves, com sintomas proeminentes, alterações eletrocardiográficas ou $K < 2,5$ mEq/L, deve-se usar cloreto de potássio 10% diluído em solução fisiológica, endovenoso, numa concentração não superior a 60 mEq/L e < 20 mEq/hora. Usar veia calibrosa, não central.

Hipercalemia

A hiperpotassemia, ou hipercalemia, é definida pela concentração plasmática do K^+ > 5,5 mEq/L. Quando > 6,5 mEq/L, a hiperpotassemia é potencialmente fatal devido às arritmias que pode desencadear. A sua prevalência em pacientes hospitalizados está entre 1% e 10%.[1,23,24]

As causas de aumento real do K^+ envolvem dois mecanismos: incapacidade dos rins excretarem K^+ e/ou falência dos mecanismos que movem este íon da circulação para dentro das células (Quadro 30.7). As mais comuns são a IRA e IRC e as causadas por drogas poupadoras de K^+.[24]

Quadro 30.7 – Causas de hiperpotassemia.

Distúrbios associados à incapacidade renal de excretar potássio	Distúrbios associados com o aprisionamento de potássio no meio extracelular
▪ Insuficiência renal aguda ou crônica ▪ Nefropatias tubulointersticiais ▪ Insuficiência adrenal (doença de Adisson) ▪ Hiperplasia adrenal congênita ▪ Hipoaldosteronismo hiporreninêmico ▪ Acidose tubular renal tipo IV ▪ Medicamentos: diuréticos poupadores de potássio (amilorida, trianterено, espironolactona), heparina, ciclosporina, trimetoprim, inibidores da ECA, antagonistas dos receptores da angiotensina II e AINEs	▪ Acidose ▪ Lesão tecidual por rabdomiólise, queimadura ou trauma ▪ Síndrome de lise tumoral ▪ Estados hiperosmolares (p. ex., cetoacidose diabética) ▪ Deficiência de insulina ▪ Medicamentos: beta-bloqueadores, penicilina G potássica

A pseudo-hiperpotassemia ocorre quando há hemólise por coleta traumática da amostra ou coleta do sangue na mesma veia em que se infunde soro com K^+.

Fonte: Seguro AC, 2007.

Os anti-inflamatórios esteroides não hormonais bloqueiam a produção das prostaglandinas, o que inibe a síntese da renina e da aldosterona. Os β-bloqueadores predispõem à hiperpotassemia por interferirem com a redistribuição de K^+, e diminui a atividade da Na^+/K^+ ATPase.

Os sintomas e sinais são usualmente observados com concentração sérica de K^+ > 6,5 mEq/L. A velocidade de alteração dos níveis de K^+ é importante na manifestação dos sintomas, os quais incluem fraqueza, parestesias, arreflexia e anormalidades no eletrocardiograma. As alterações eletrocardiográficas em hipercalemia estão na Tabela 30.7.

Tabela 30.7 – Alterações eletrocardiográficas em hipercalemia.

5,5 a 6,5 mEq/L	Ondas T altas e apiculadas
6,5 a 7,5 mEq/L	Desaparecimento das ondas P
7 a 8 mEq/L	Alargamento do complexo QRS
> 8 mEq/L	Arritmias ventriculares, assistolia

Fonte: Seguro AC, 2007.

Quando os níveis de K^+ aumentam, a relação do K^+ intracelular/extracelular diminui, e reflete no potencial de repouso das células excitáveis que se torna menos negativo.

A célula torna-se despolarizada, e a velocidade de condução diminui, o que aumenta o ritmo de repolarização. O resultado dessas alterações é o desenvolvimento de arritmias cardíacas, principal causa de morte desses pacientes.

O tratamento emergencial da hipercalemia grave (com sintomas, alterações eletrocardiográficas ou K > 6,5 mEq/L) é feito em três etapas (Quadro 30.8).

Quadro 30.8 – Tratamento emergencial da hipercalemia grave.
1. Estabilizar eletricidade da membrana celular miocárdica com gluconato de cálcio 10%
2. Favorecer a entrada de potássio para dentro das células, com o uso de insulina (com glicose, para evitar hipoglicemia), beta adrenérgicos em nebulização ou HCO_3^-, se houver acidose
3. Remover o potássio do corpo com diuréticos, enemas ou diálise

Fonte: Seguro AC, 2007.

O uso de resinas trocadoras de íons como poliestirenossulfonato de cálcio via oral ou via retal pode ser feito, desde que garanta bom trânsito intestinal. Outras resinas são lançadas: patiromer e zircônio.

Nas hipercalemias crônicas, devem-se recomendar dietas pobres em K^+, e pode-se usar fludrocortisona (ação mineralocorticoide).

Balanço hídrico

A água é o componente mais abundante no corpo humano, pois corresponde de 50% a 60% aproximadamente do peso corporal. As membranas celulares, que delimitam o compartimento intracelular, e o endotélio intravascular, que delimita o componente intravascular, são ambos permeáveis à água. A quantidade de água no corpo se mantém estável, apesar das alterações na ingesta hídrica e das múltiplas rotas de perda de água, que incluem o trato respiratório e gastrointestinal, pele e rins.[25]

Mecanismos de autorregulação

O eixo hipotálamo-hipófise-adrenal é responsável pela manutenção do balanço hídrico (BH) durante variações na ingestão de água e nas perdas não renais de água. A regulação do BH se dá por um mecanismo de *feedback* de alto ganho que envolve o hipotálamo, a neurohipófise e os rins. Osmoreceptores localizados no hipotámalo são capazes de captar a osmolaridade do plasma e seu mecanismo molecular depende, em parte, da ativação de canais não seletivos de cálcio em neurônios osmosensíveis.[15]

Quando a osmolalidade do plasma aumenta até níveis que superam o limiar fisiológico (290 a 295 mOsm/kg de água), há um aumento na secreção de vasopressina a partir das terminações nervosas na neurohipófise. Além disso, a alta osmolaridade também dispara a sede. A vasopressina liga-se aos receptores no rim, de modo a reduzir a excreção de água e uma boa fração da água filtrada retorna ao sangue. A taxa de excreção de água pode variar dentro de um grande intervalo, em resposta às mudanças nos níveis de vasopressina no plasma sem mudanças substanciais na excreção de solutos. Este controle independente entre a excreção de água e de solutos é resultado de mecanismos especializados de controle e diluição urinários. Por fim, o aumento da reabsorção renal de água em resposta à vasopressina reduz a osmolalidade plasmática e reduz o estímulo para secreção de vasopressina e a sede, completando a alça de *feedback*.[15]

Hipervolemia no doente crítico

Em pacientes críticos, a ressuscitação hídrica adequada é essencial para a restauração do débito cardíaco, da pressão arterial e da perfusão renal, principalmente em choque séptico ou cardiogênico. Ela pode prevenir e limitar a injúria renal subsequente, uma vez que restabelece a perfusão periférica e atenua a nefrotoxicidade das drogas. A ressuscitação volêmica adequada, principalmente em pacientes sépticos, parece estar associada à maior sobrevida.[26]

As repercussões de um BH excessivamente positivo nos pacientes críticos são: congestão hepática, íleo paralítico, hipertensão intra-abdominal, disfunção diastólica e distúrbios de condução, piora da função pulmonar, edema cerebral, renal e de tecidos periféricos. Do ponto de vista renal, a considerar o rim um órgão encapsulado, o aumento da pressão intersticial em virtude do BH positivo acarreta hipoperfusão renal e redução da filtração glomerular. Deste modo, os efeitos clínicos desfavoráveis resultantes da sobrecarga de água em vários órgãos podem ser responsáveis, em parte ao menos, pela associação entre o BH positivo e a morbimortalidade.[13,14] O BH positivo pode ser uma das primeiras manifestações de uma injúria renal aguda (IRA).[27]

Cálculo e registro do balanço hídrico

A correta avaliação do BH é de vital importância, particularmente durante o manejo precoce dos pacientes críticos. Existe uma grande variação na maneira em que as informações sobre BH são registradas, revisadas e utilizadas. Bouchard e Mehta (2015) propuseram algumas definições para padronizar o registro e facilitar as comparações:[27]

- **BH diário:** diferença diária entre todos os volumes administrados e todos os volumes eliminados, o que inclui ou não as perdas insensíveis.

- **BH cumulativo:** soma do BH diário durante um período de tempo.

O registro do BH diário em terapia intensiva tem como objetivo a avaliação precisa do estado volêmico dos pacientes, para orientar o gerenciamento adequado de fluidos.[28] É importante que a administração e a eliminação de líquidos sejam efetivamente medidas e não apenas estimadas. Devem ser indicados o tipo e a quantidade de todos os líquidos administrados e por quais vias (oral, parenteral etc.) e os eliminados (vesical, intestinal, drenagens etc.).[28] As perdas insensíveis (estimativa de perda de água pela respiração e pelo suor) podem ser contabilizadas. Não existe um padrão para estimativa destas perdas. Sendo essa uma das limitações para a precisão do BH, não há consenso sobre a inclusão das perdas insensíveis no cálculo. Uma das fórmulas mais encontradas para se calcularem as perdas insensíveis é a de 0,5 mL × peso (em kg) × hora.[29]

Quando as perdas são superiores às quantidades administradas, diz-se que o BH é negativo, caso contrário, diz-se que é positivo. Na Tabela 30.8 mostramos o exemplo do fechamento do BH parcial de um paciente durante 6 horas.

Tabela 30.8 – Exemplo de fechamento do balanço hídrico parcial (6 horas).

Hora	Entrada		Saída					Descrição	
	Parenteral	Enteral	Diurese	Drenagens	UF	Vômitos	Fezes		
Total parcial	388 mL	220 mL	290 mL	200 mL	1.500 mL	150 mL	100 mL	**Perdas insensíveis**	**Balanço hídrico**
Total	608 mL				2.240 mL			74 × 0,5 mL × 6 horas 222 mL	– 1.854 mL
Peso	74 kg		Paciente: _____					06:00 às 12:00	

Fonte: Desenvolvida pela autoria do capítulo.

Pode ser difícil o registro correto pela dificuldade em contabilizar as perdas insensíveis, envolvimento de muitas pessoas nas anotações (enfermeiros e técnicos de enfermagem em diferentes turnos) e falta de uniformidade na medição e caracterização de conteúdos infundidos e/ou drenados.

A realização do BH é uma intervenção de rotina da enfermagem no cuidado de pacientes instáveis, independe de prescrição médica prévia para seu início, e deve começar no momento da admissão do paciente.[28,29]

Referências bibliográficas

1. Ellison D, Farrar FC. Kidney influence on fluid and electrolyte balance. Nurs Clin N Am. 2018;53: 469-80.
2. Thomé FS, Barros E. Fundamentos de fisiologia renal. In: Veronese FV, Manfro RC, Thomé FS, Barros E (ed.). Nefrologia na prática clínica. São Paulo: Balieiro, 2019. p. 144-75.
3. Kamel KS, Halperin ML. Fluid, electrolyte and acid-base physiology: a problem-based approach. 5th ed. Philadelphia: Elsevier, 2017.
4. Hamm LL, Nakhoul N, Hering-Smith KS. Acid-base homeostasis. Clin J Am Soc Nephrol. 2015;10:2232-42.
5. Silva MD, Gomes CP. Distúrbios acidobásicos. In: Veronese FV, Manfro RC, Thomé FS, Barros E (ed.). Nefrologia na prática clínica. São Paulo: Balieiro, 2019. p. 244-60.
6. Berend K, De Vries APJ, Gans ROB. Physiological approach to assessment of acid-base disturbances. N Engl J Med. 2014;371:1434-45.
7. Seifter JL. Integration of acid-base and electrolyte disorders. N Engl J Med. 2014;371:1821-31.
8. Moe OW. Clinical acid-base pathophysiology: disorders of plasma anion gap. Best Practice & Research Clinical Endocrinology & Metabolism. 2003;17(4):559-74.
9. Gunnersona KJ, Kellum BJ. Acid-base and electrolyte analysis in critically ill patients: are we ready for the new millennium? Curr Opin Crit Care. 2003;9:468-73.
10. Corey HE. Perspectives in basic science – Stewart and beyond: new models of acid-base balance. Kidney Int. 2003;64:777-87.
11. Seheult J, Fitzpatrick G, Boran G. Lactic acidosis: an update. Clin Chem Lab Med. 2017;55(3):322-33.
12. Adeva-Andany MM, Fernández-Fernández C, Mouriño-Bayolo D, Castro-Quintela E, Domínguez-Montero A. Sodium bicarbonate therapy in patients with metabolic acidosis. Scientific World J. 2014;2014:1-13.
13. Levraut J, Grimaud D. Treatment of metabolic acidosis. Curr Opin Crit Care. 2003;9:260-5.
14. Luke RG, Galla JH. Metabolic alkalosis. In: Glassock RJ (ed.). Current therapy in nephrology and hypertension. 3rd ed. Saint Louis: Mosby, 1992.
15. Danziger J, Zeidel ML. Osmotic homeostasis. Clin J Am Soc Nephrol. 2015;10:852-62.

16. Berl T, Robertson GL. Pathophysiology of water metabolism. In: Brenner BM (ed.). The kidney. 6th ed. Philadelphia: WB Saunders, 2000. p. 866-924.

17. Thomé FS, Barros E. Disnatremias. In: Veronese FV, Manfro RC, Thomé FS, Barros E (ed.). Nefrologia na prática clínica. São Paulo: Balieiro, 2019. p. 176-84.

18. Verbalis JG, Goldsmith SR, Greenberg A, Korzelius C, Schrier RW, Sterns RH et al. Diagnosis, evaluation and treatment of hyponatremia: expert panel recommendations. Am J Med. 2013 Oct;126(10A):S5-41.

19. Fogarty J, Clodagh L. Hyponatraemia in hospitalised adults: a guide for the junior doctor. Ulster Med J. 2017;86(2):84-9.

20. Sterns RH. Disorders of plasma sodium: causes, consequences and correction. N Engl J Med. 2015;372:55-65.

21. Adrogue HJ, Madias NE. Primary care: hypernatremia. N Engl J Med. 2000;342:1493-9.

22. Palmer BF, Clegg DJ. Physiology and physiopathology of potassium homeostasis: core curriculum 2019. Am J Kidney Dis [Online]. 2019 Jun 19.

23. Sá AVV, Rocha PN. Potássio. In: Veronese FV, Manfro RC, Thomé FS, Barros E (ed.). Nefrologia na prática clínica. São Paulo: Balieiro, 2019. p. 185-203.

24. Seguro AC. Hiperpotassemia. In: Barros E, Gonçalves LF (ed.). Nefrologia no consultório. Porto Alegre: Artmed, 2007. p. 145-52.

25. Danziger J, Zeidel ML. Mechanisms of water balance. Clin J Am Soc Nephrol. 2015;10:852-62.

26. Del Granado RC, Mehta RL. Fluid overload in the ICU: evaluation and management. BMC Nephrol. 2017;17(109).

27. Prowle JR, Echeverri JE, Ligabo EV, Ronco C, Bellomo R. Fluid balance and acute kidney injury. Nat Rev Nephrol. 2010;6:107-15.

28. McGloin S. The ins and outs of fluid balance in the acutely ill patient. British Journal of Nursing. 2015;24(1):14-8.

29. Ciccioli F. O manejo do balanço hídrico. In: Viana RAPP, Torre M (ed.). Enfermagem em terapia intensiva práticas integrativas. Barueri (SP): Manole, 2017. p. 356-66.

Paciente com Distúrbios do Sistema Digestório

Carmen Maria Lazzari
Érica Batassini

Este capítulo tem o objetivo de apresentar as situações clínicas mais frequentes no ambiente de terapia intensiva e que se encontram, de alguma forma, relacionadas ao sistema digestório.

Pancreatite aguda

Pancreatite Aguda (PA) é um transtorno que ocorre no pâncreas exócrino, e está associado com lesão da célula acinar com respostas inflamatórias sistêmica e local.[1] A PA pode cursar de forma leve, autolimitada, de evolução benigna, em que apenas o tecido pancreático é envolvido, até formas graves, de rápida evolução e acompanhada de falência orgânica múltipla, associada ou não à infecção, que cursam com necrose pancreática, envolvimento sistêmico de órgãos e morte. Também atinge o retroperitônio em graus e extensão variáveis.[2]

Etiologia

Este processo inflamatório é desencadeado pela ativação anômala de enzimas pancreáticas, antes de serem secretadas no ducto hepático. Está comumente associada a uma obstrução, toxina ou trauma, e leva a uma autodigestão de tecidos pancreático e peripancreático, alterações da microcirculação pancreática, as quais determinariam a isquemia e a necrose pancreática, devido à ação de mediadores inflamatórios.[3]

Embora muitas etiologias já estejam estabelecidas (trauma, autoimune, hipertrigliceridemia, neoplásica, drogas, infecciosas, doença litiásica biliar, álcool, vasculares e manuseio endoscópico), de 10% a 20% dos casos permanece como "etiologia desconhecida", denominada idiopática. Estudos epidemiológicos apontam a doença litiásica e o álcool como os principais fatores etiológicos – 80% a 90% de todas as pancreatites.[1-3]

Epidemiologia

A mortalidade associada à PA grave é 10% com necrose pancreática estéril e 25% com necrose pancreática infecciosa. A pancreatite biliar é mais comum em mulheres brancas com mais de 60 anos de idade, principalmente entre pacientes com microlitíase. A pancreatite alcoólica é observada com mais frequência em homens.[1]

Segundo dados do DATASUS, PA e outras doenças pancreáticas foram responsáveis por 35.081 internações em 2020[4] – um aumento de aproximadamente 24% no número de internações desde 2007 por esse motivo.[3] Dados da Organização Mundial da Saúde (OMS), de 2004, apontavam o Brasil como um dos países com maior índice de mortalidade atribuída à PA.

Classificação

Pela classificação de Atlanta (1992) a PA pode ser leve, moderada ou grave[1] (Quadro 31.1).

Quadro 31.1 – Classificação da pancreatite aguda conforme Atlanta.	
Classificação	**Características**
PA leve	Forma mais comum, não apresenta falência de órgãos nem complicações locais ou sistêmicas, e geralmente se resolve na primeira semana
PA moderadamente grave	Falência transitória de órgãos (que se resolve dentro de 48 horas) e/ou complicações locais ou exacerbação de comorbidades
PA grave	Ocorre falência persistente de órgãos (> 48 horas). As complicações locais são as coleções peripancreáticas de fluidos, a necrose pancreática e peripancreática (estéril ou infectada), o pseudocisto e necrose delimitada (estéril ou infectada)

Fonte: Zyromski NJ, 2019.

Diagnóstico

O diagnóstico é sobretudo clínico e laboratorial. O quadro clínico é caracterizado pela presença de dor abdominal, de moderada a forte, no epigástrio e/ou no hipocôndrio direito, irradiada para a região dorsal (dor em faixa), náuseas e vômitos. É possível encontrar sinais de desidratação, distúrbios eletrolíticos e os pacientes podem estar hipovolêmicos (taquicárdicos e taquipneicos). A febre pode indicar uma pancreatite complicada.[3] Derrame pleural (mais comum no lado esquerdo) é observado em até 50% dos pacientes. O abdome pode estar distendido com ruído hidroaéreo diminuído (íleo paralítico) e com defesa à palpação do abdome superior. A pancreatite hemorrágica é muito rara e pode exibir áreas de equimose: periumbilical (sinal de Cullen), flancos (sinal de Grey-Turner) ou ligamento inguinal (sinal de Fox), e pode ser observada no momento da apresentação ou 24 a 48 horas após o início (3% dos casos).[1,3]

O diagnóstico de PA deve ser considerado diante de queixa de dor abdominal grave.[1] Porém, dois dos três critérios a seguir devem ser atendidos:[1,3]

1. História clínica (dor na parte superior do abdome): as etiologias metabólica, nutricional e procedimental da pancreatite devem ser consideradas. Deve-se lembrar dos principais fatores de risco: mulheres de meia-idade, homens jovens até meia-idade, cálculos biliares, bebidas alcoólicas, hipertrigliceridemia, uso de medicamentos responsáveis conhecidos, procedimento de colangiopancreatografia retrógrada endoscópica, vírus da imunodeficiência humana/síndrome de imunodeficiência adquirida, lúpus eritematoso sistêmico e síndrome de Sjögren.

2. Amilase ou lipase sérica elevada (> 3 vezes o limite superior do normal).

3. Estudo de imagem (tomografia computadorizada [TC], ressonância nuclear magnética [RNM], ultrassonografia [US]) consistente com PA.

A PA é considerada grave quando, pelo menos, um dos seguintes critérios (Tabela 31.1) está presente.[1,2]

Tabela 31.1 – Critérios para PA grave.

Critérios	Manifestações	
Falência orgânica (uma ou mais das manifestações listadas)	• Choque (pressão sistólica inferior a 90 mmHg) • Insuficiência pulmonar (PaO_2 menor ou igual a 60 mmHg em ar ambiente) • Falência renal (creatinina superior a 2 mg/dL após hidratação) • Presença de SIRS ou sepse • Coagulopatia (tempo de protrombina < 70% ou TTPa > 45 segundos) • Sangramento do trato gastrointestinal (volume superior a 500 mL em 24 horas)	
Complicações locais	Presença de necrose, pseudocisto de pâncreas ou abscesso peripancreático	

• Critério de Ranson* igual ou superior a 3
• N. de critérios × mortalidade aproximada (%):
  • 0 a 2 = 0%
  • 3 a 4 = 15%
  • 5 a 6 = 50%
  • > 6 = 100%
	Na admissão – não biliar/biliar	**Nas primeiras 48 horas – não biliar/biliar**

	• Idade > 55/> 70 anos • Leucócitos > 16 mil/> 18 mil/mm³ • Glicose sérica > 200 /> 220 mg/dL • DHL > 350/> 400 UI/L • AST (TGO) > 250 UI/L	• Queda do hematócrito > 10% • Aumento do BUN > 5/> 2 mg/dL • Cálcio < 8mg/dL • PaO_2 < 60 mmHg • Déficit de base > 4/> 5 mEq/L • Sequestro de fluido > 6/> 4 litros
Acute physiology and chronic health evaluation II (APACHE-II)	• Igual ou superior a 8 • Alto risco de morte se o índice for igual ou superior a 25	

*Os critérios de Ranson variam caso associado ou não à causa biliar.
AST/TGO: aspartato aminotransferase/alanina aminotransferase; DHL: deidrogenase láctica; TTPa: tempo de tromboplastina parcial ativada.

Fonte: Adaptada de Piras C, 2009 e Zyromski NJ, 2019.

Complicações

A forma grave da pancreatite pode evoluir com: SIRS, necrose, infecção, abscessos, pseudocistos, peritonite, fístulas pancreáticas, ascite pancreática, hemorragia intraperitoneal, choque hipovolêmico, complicações pulmonares ou coagulação intravascular disseminada.[2]

A falência orgânica é mais frequente nos pacientes com PA necrotizante, e essa associação aumenta a mortalidade, que em geral, ocorre nas primeiras duas semanas. Nas mortes superiores a duas semanas, a principal causa é a infecção, que é favorecida pela presença de necrose e é de difícil diagnóstico, o que retarda o tratamento. Essa infecção secundária é responsável por cerca de 80% dos óbitos de pacientes com PA grave.[2]

Tratamento clínico

O objetivo é proporcionar um tratamento de suporte para reduzir o risco de progressão para a disfunção orgânica e/ou complicações locais, tratar a causa subjacente e manejar as complicações locais. Os pacientes com insuficiência dos órgãos ou com sinais prognósticos desfavoráveis (escore APACHE > 8 e escore de Ranson > 3) devem ser hospitalizados na Unidade de Terapia Intensiva (UTI).[1]

A titulação da fluidoterapia é orientada para metas bioquímicas e clínicas específicas de perfusão, como a frequência cardíaca < 120 bpm, pressão arterial média 65 a 85 mmHg, débito urinário > 0,5 a 1 mL/kg/h, hematócrito 35% a 44%, com soro fisiológico ou solução de ringer lactato.

A American Gastroenterological Association recomenda que pacientes que não conseguem retomar a ingestão oral, a nutrição enteral é preferida em relação à parenteral. Para a PA grave, as recomendações para necessidade de nutrientes são: energia de 25 a 35 kcal/kg/dia, proteína de 1,2 a 1,5 g/kg/dia, carboidratos de 3 a 6 g/kg/dia e 2 g/kg/dia de lipídios.[1]

O uso de opioides (fentanil ou morfina) é mais adequado para o controle da dor. A ondansetrona é o antiemético mais comumente usado. O uso de antibióticos de forma profilática não é recomendado. Na PA grave, o débito urinário deve ser monitorado. Na pancreatite hemorrágica, pode ser necessária a transfusão de sangue.[1-3]

Os pacientes com pancreatite induzida por álcool podem precisar de profilaxia para abstinência: lorazepam, tiamina, ácido fólico e multivitamínicos. O magnésio deverá ser reposto se níveis baixos forem identificados.[1]

Em casos graves de pancreatite, a hipocalcemia deve ser identificada e tratada, porque ela pode causar disritmias cardíacas.[1]

O controle da glicose sanguínea e a administração de insulina para manter a glicose < 150 mg/dL foi associado com reduções na morbidade e na mortalidade.[1]

Os procedimentos cirúrgicos (colecistectomia, necrosectomia) devem ser adiados por duas a três semanas.[2]

Síndrome compartimental e hipertensão intra-abdominal

A síndrome compartimental abdominal (SCA) é uma complicação grave, oriunda do aumento exagerado da pressão intra-abdominal (PIA), e causa significativa morbidade e mortalidade.

No século XIX, já eram descritos os efeitos adversos do aumento da PIA, mas só no final dos anos 1980 foram reconhecidos como um problema significante em pacientes adultos cirúrgicos.[5] Em 1989, foi introduzido o termo "síndrome compartimental abdominal" para denominar as consequências fisiopatológicas do aumento da PIA.[5] Em 2004, foi fundada a World Society for the Abdominal Compartment Syndrome (WSACS).[6]

Os conceitos a seguir baseiam-se no consenso publicado pela WSACS em 2006[6] e foram mantidos na revisão de 2013.[7]

Pressão intra-abdominal

A PIA é definida como a pressão em situação de equilíbrio dentro da cavidade abdominal. Varia de subatmosférica a 0 mmHg em indivíduos normais e, de 5 a 7 mmHg em adultos gravemente doentes.[5] Em pacientes obesos, mulheres grávidas ou pacientes com ascite crônica, a PIA pode ser maior que 10 ou 15 mmHg, sem causar efeito adverso significativo, provavelmente devido à natureza crônica da PIA com adaptação fisiológica individual. Em geral, os valores devem ser interpretados em relação ao estado fisiológico individual do paciente.[6]

A PIA aumenta na inspiração e diminui na expiração devido à contração e ao relaxamento diafragmático, varia com a posição corporal (maior na vertical do que na horizontal; maior em prona do que em supina) e com a contração da musculatura abdominal.[5]

A mais importante ferramenta no diagnóstico da HIA ou SCA é a medida da PIA, a qual pode ser medida direta e indiretamente, intermitente ou de forma contínua. Para medida indireta, baseia-se no princípio de que a cavidade abdominal pode ser considerada um compartimento fechado. Por isso, a medida da pressão em qualquer ponto da cavidade abdominal reflete a pressão existente (lei de Pascal). A forma mais usada é a medida indireta por meio da bexiga ou do estômago. A técnica intravesical é a recomendação padrão.[8]

A verificação da PIA (Figura 31.1) pode ser realizada com o uso de um manômetro ou de equipo de coluna d'água com régua. Com esta técnica, a PIA pode ser obtida a intervalos regulares, mas muito trabalhosa. Para diminuir este trabalho, foi introduzido o método de verificação contínua com a utilização de uma sonda Foley de 3 vias, a qual se tornou excelente para uso em pacientes de UTI.[9]

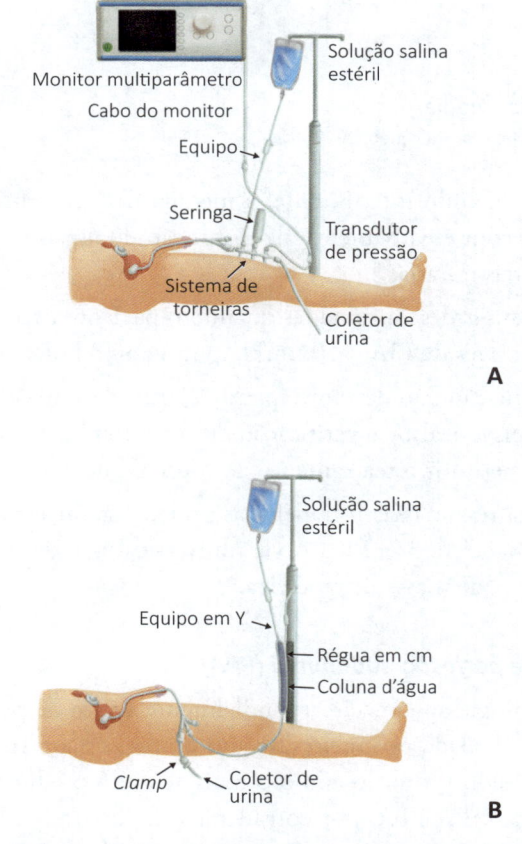

Figura 31.1 – Verificação contínua com monitor multiparamétrico (A) e monitorização intermitente com equipo de coluna d'água e régua (B).

Fonte: Adaptada de Milanesi R, Caregnato RCA, 2016.

Quando a introdução de um cateter vesical está contraindicada, a via transgástrica é uma alternativa.[8] A verificação se dá com o uso de uma coluna d'água na sonda nasogástrica ou um cateter com balão na ponta.

A PIA deve ser expressa em mmHg (1 mmHg = 1,36 cm H_2O) e medida ao final da expiração, em posição supina completa (0°), após cessação das contrações abdominais e com o transdutor zerado ao nível da linha média axilar (Figura 31.2).[8]

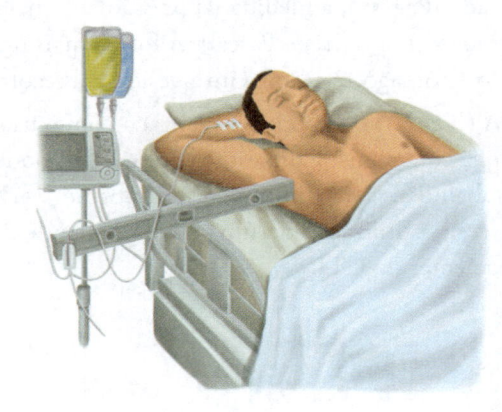

Figura 31.2 – Linha axilar média.
Fonte: Adaptada de Edwards Clinical Education, 2009.

Quando usado o método intermitente, a medida deve ser obtida ao menos a cada 4 horas, e em pacientes com envolvimento de disfunção de órgãos, esta frequência deve ser aumentada para medidas horárias.[8]

As medidas devem ser descontinuadas quando o paciente não tem sinais de disfunção orgânica aguda, e os valores de PIA < 10mmHg por 24 a 48 horas.

O volume de instilação não deve ultrapassar 25 mL de solução salina (usualmente 20 mL, para a técnica transvesical), e a verificação deve ocorrer entre 30 e 60 segundos após a instilação, de modo a permitir o relaxamento do músculo detrusor.[7,8]

Hematomas ou outras massas intrapélvicas podem causar erroneamente elevações da pressão intravesical e não refletir a PIA. A via transvesical não deve ser usada em pacientes com conhecida presença de massa intrapélvica.[8]

Medida da pressão de perfusão abdominal (PPA)

Fazendo uma analogia ao conceito mundialmente aceito de pressão de perfusão cerebral (PPC), a PPA é calculada por meio do valor de pressão arterial média (PAM) menos a PIA. Esse valor tem sido proposto como o mais acurado preditor de perfusão visceral e usado para ressuscitação.[10] A PPA, por considerar o fluxo arterial (PAM) e a restrição ao fluxo venoso (PIA), tem sido demonstrada ser um parâmetro estatisticamente superior em predizer a sobrevida de paciente com HIA e SCA. Uma PPA > 60 mmHg tem sido correlacionada a melhor sobrevida em HIA e SCA.[6,10]

Hipertensão intra-abdominal

O abdome pode ser considerado como uma caixa fechada, com paredes parcialmente rígidas (coluna vertebral, pelve e arcabouço costal) e com conteúdo relativamente não compressível. Portanto, qualquer aumento do volume do conteúdo abdominal ou retroperitoneal resulta em aumento da PIA.[10]

A HIA é definida como uma elevação patológica sustentada ou repetida da PIA ≥ 12 mmHg.[6,10] É classificada em graus (Tabela 31.2).

Tabela 31.2 – Classificação da HIA.

Grau	PIA
I	12 a 15 mmHg
II	16 a 20 mmHg
III	21 a 25 mmHg
IV	> 25 mmHg

Fonte: Adaptada de Malbrain MLNG, Cheatham ML, Kirkpatrick A, Sugrue M, Parr M, De Waele J et al., 2006 e Gestring M, 2019.

A HIA também pode ser classificada com base na duração dos sintomas[6] (Quadro 31.2).

Quadro 31.2 – Classificação da HIA de acordo com duração dos sintomas.

Classificação	Duração dos sintomas	Características
Hiperaguda	Poucos segundos ou minutos	Resultantes de tosse, espirro, risada, defecação ou atividade física
Aguda	Período de horas	▪ Comum em pacientes cirúrgicos, de trauma ou hemorragia intra-abdominal ▪ Frequentemente evolui para SCA
Subaguda	Período de dias	▪ Comum em pacientes clínicos ▪ Resulta de combinação de fatores causais e condições predisponentes
Crônica	Período de meses ou anos	▪ Gravidez, obesidade mórbida, ascite crônica ou cirrose, diálise peritoneal, tumor intra-abdominal*

* É fator de risco para HIA aguda ou subaguda em pacientes críticos.

Fonte: Malbrain MLNG, Cheatham ML, Kirkpatrick A, Sugrue M, Parr M, De Waele J et al., 2006.

Síndrome compartimental abdominal

A SCA representa a progressão natural das alterações da função de órgãos-alvo causadas pelo aumento da PIA em um espaço anatomicamente separado (compartimento), e desenvolve-se quando a HIA não é reconhecida e tratada apropriadamente.[6,7]

É definida como uma PIA sustentada > 20 mmHg (graus III e IV da HIA, na presença ou não de uma PPA < 60 mmHg), com evidência de uma disfunção orgânica nova. A SCA desenvolve-se quando a PIA rapidamente alcança valores patológicos, no espaço de algumas horas, e permanece por seis ou mais horas. A SCA pode levar a muitas desordens, eventualmente à falência de múltiplos órgãos.[6]

A classificação da SCA conforme causa e duração consta no Quadro 31.3.

Quadro 31.3 – Classificação da SCA conforme causa e duração.	
Primária	Paciente cirúrgico ou vítima de trauma; resultante de causa intra-abdominal
Secundária	Paciente clínico; resultante de causa extra-abdominal, como: sepse, queimadura e outras condições associadas à ressuscitação hídrica vigorosa ou vítima de queimadura
Recorrente	Reaparecimento dos sintomas da SCA após episódio anterior de SCA primária ou secundária. Pode ocorrer na presença de um abdome aberto ou como um novo episódio de SCA subsequente ao fechamento definitivo da parede abdominal

Fonte: Adaptado de Malbrain MLNG, Cheatham ML, Kirkpatrick A, Sugrue M, Parr M, De Waele J et al., 2006 e Kirkpatrick AW, Roberts DJ, Ball CG, Regli A, Amours SD, 2013.

Epidemiologia

Embora tenha sido primeiramente descrita em pacientes com trauma ou pós-cirurgia abdominal, estudos têm demonstrado que HIA/SCA ocorre frequentemente em UTI, também em pacientes clínicos. Não sobreviventes têm PIA maior na admissão em relação aos sobreviventes e, o desenvolvimento de HIA durante a internação é fator preditor de mortalidade.[10]

Etiologia

O reconhecimento da SCA é a demonstração de elevada PIA, verificada quase sempre pela via urinária, que é considerada o padrão-ouro.[6]

A ocorrência de HIA é usualmente associada com uma situação que causa volume abdominal aumentado, complacência abdominal diminuída e, quase sempre uma combinação de ambos os fatores. O Quadro 31.4 sumariza os fatores de risco.[7]

Quadro 31.4 – Fatores de risco para o desenvolvimento de HIA e SCA.	
Fatores de risco	**Exemplos**
Diminuição da complacência da parede abdominal	• Cirurgia abdominal • Trauma grave • Queimaduras graves • Posicionamento de bruços
Aumento do conteúdo intraluminal	• Gastroparesia/distensão gástrica • Íleo • Pseudo-obstrução colônica • Volvo
Aumento do conteúdo intra-abdominal	• Pancreatite aguda • Abdome distendido • Hemoperitônio/pneumoperitônio ou coleção de líquido intra-peritoneal • Infecção intra-abdominal/abscesso • Tumores intra-abdominais ou retroperitoneais • Laparoscopia com pressão excessiva de insuflação • Disfunção hepática/cirrose com ascite • Diálise peritoneal
Vazamento capilar e ressuscitação de fluidos	• Acidose • Laparotomia de controle de danos • Hipotermia • Aumento do escore APACHE-II ou SOFA • Ressuscitação maciça de líquidos ou balanço hídrico positivo • Politransfusão

(continua)

Quadro 31.4 – Fatores de risco para o desenvolvimento de HIA e SCA. (continuação)		
Fatores de risco	**Exemplos**	
Outros/diversos	• Idade • Bacteremia • Coagulopatia • Aumento do ângulo da cabeceira da cama • Reparo maciço da hérnia incisional • Ventilação mecânica • Sepse	• Obesidade ou aumento do índice de massa corporal • PEEP (pressão expiratória final positiva) • Peritonite • Pneumonia • Choque ou hipotensão

Fonte: Adaptado de Kirkpatrick AW, Roberts DJ, Ball CG, Regli A, Amours SD, 2013 e Gestring M, 2019.

Em pacientes com SIRS e aumento da permeabilidade vascular, a ressuscitação hídrica vigorosa leva ao aumento da PIA por sequestro de líquido no interstício e formação de ascite, edema intestinal, com consequente ingurgitamento dos vasos mesentéricos e do sistema linfático. A HIA diminui o retorno venoso e linfático, o que cria um ciclo vicioso de mais edema intestinal e, consequentemente, maior aumento da PIA. A ressuscitação hídrica vigorosa tem sido considerada um dos principais fatores relacionados ao desenvolvimento da SCA em UTI.[5]

As queimaduras abdominais podem levar à SCA por causar compressão extrínseca, e as queimaduras extensas podem levar à enterocolite isquêmica, secundária ao aumento da resistência vascular mesentérica causado pela liberação de substâncias vasoativas (angiotensina II e vasopressina) e mediadores inflamatórios pelo tecido lesado.[5]

Complicações da HIA

Há provavelmente uma associação "dose-dependente" entre PIA e disfunção orgânica. A HIA tem levado a efeitos deletérios na função orgânica, seja dentro ou fora da cavidade abdominal, como pode ser visto no Quadro 31.5.

Quadro 31.5 – Principais manifestações clínicas decorrentes da HIA e SCA.		
Sistema nervoso central	**Sistema cardiovascular**	**Sistema respiratório**
• Elevação da PIC • Diminuição da PPC	• Hipovolemia • Diminuição do débito cardíaco • Diminuição do retorno venoso • Aumento da PAP e da PVC • Aumento da resistência vascular periférica	• Elevação da PIT • Aumento das pressões ventilatórias • Diminuição da complacência torácica • Alteração da relação ventilação/perfusão
Sistema digestivo	**Sistema urinário**	**Parede abdominal**
• Diminuição do fluxo sanguíneo esplâncnico • Isquemia de mucosa e aumento da translocação bacteriana	• Diminuição do débito urinário • Diminuição da perfusão renal • Diminuição da taxa de filtração glomerular	Diminuição da complacência abdominal

PIC: pressão intracraniana; PPC: pressão de perfusão cerebral; PAP: pressão da artéria pulmonar; PVC: pressão venosa central e PIT: pressão intratorácica.

Fonte: Pereira BMT, Fraga GP, 2013.

A elevação acentuada da PIA tem efeitos adversos multissistêmicos, devido ao tamanho e localização central do compartimento abdominal e ao número de órgãos vitais que ali se encontram. Comorbidades pré-existentes, como falência renal ou cardiopatia, podem agravar de forma intensa os efeitos da HIA e reduzir o limiar de HIA que causa manifestações clínicas da SCA. Se não controladas, essas disfunções orgânicas podem ser irreversíveis e ocasionar o óbito.[11]

Tratamento

Intervenções clínicas e cirúrgicas podem ser realizadas para interromper a cascata desencadeada pela SCA. Uma vez estabelecida, a SCA apresenta índices de mortalidade entre 30% e 60%, mesmo quando tratada.[11] Como a SCA pode ter uma variedade de causas, é impossível estabelecer uma terapêutica única e padronizada para todos os pacientes (Quadro 31.6).[12]

Quadro 31.6 – Princípios fundamentais para o manejo de pacientes com HIA e SCA.
• Monitoração seriada da PIA
• Otimização da perfusão e função dos órgãos em pacientes com PIA elevada
• Instituição de medidas clínicas para reduzir a PIA em pacientes com HIA
• Descompressão cirúrgica precoce nos casos de SCA refratária

Fonte: Pereira BMT, Fraga GP, 2013.

Medidas clínicas para redução da PIA

As estratégias não cirúrgicas que visam diminuir o volume abdominal ou aumentar a complacência da parede estão descritas no Quadro 31.7.

Quadro 31.7 – Medidas clínicas para redução da PIA.	
Evacuação de conteúdo intraluminal	• Remoção não invasiva do conteúdo luminal-sonda gástrica, sonda retal, enema e descompressão endoscópica • Medicamentos gastroprocinéticos (metoclopramida ou eritromicina) e/ou colonoprocinéticos (neostigmine ou prostigmine)
Evacuação de conteúdo extraluminal	• Drenagem de ascite (paracentese): tratamento de escolha em queimados ou paciente que desenvolve ascite pela ressuscitação massiva de fluidos • Drenagem de abscessos intra-abdominais, hematomas ou coleção de fluidos
Sedação e bloqueadores neuromusculares (BNM)	• Analgesia e sedação promovem relaxamento dos músculos da parede abdominal, o que aumenta a complacência. Em UTI, o uso de BNM tem sido considerado com restrições pela incidência de pneumonia associada à ventilação mecânica (PAVM) e fraqueza muscular
Correção do extravasamento capilar e balanço de fluido positivo	• A hipovolemia em pacientes com HIA pode levar à hipoperfusão esplâncnica e agravar a disfunção de órgão. Dobutamina pode neutralizar a hipoperfusão esplâncnica. A hidratação deve ser individualizada, evitando hiper-hidratação e, se necessário, uso de vasopressor para a otimização da perfusão tecidual. A instituição da terapia de substituição renal com remoção de fluidos não deve ser retardada

Fonte: Adaptado de Tannuri U, Tannuri ACA, 2017 e Gestring M, 2019.

Medida cirúrgica – laparotomia descompressiva (LD)

A LD é a opção mais lógica, a mais usada e mais bem descrita modalidade de tratamento. No entanto, a LD deixa o paciente com um abdome aberto, o qual pode levar à perda extensiva de líquidos, infecção, fístula enterocutânea, hérnia ventral, dificuldade em realizar curativos, reintervenções, custo e aumento da permanência hospitalar. A LD é mais usada hoje para pacientes com SCA declarada, que não têm respondido ao tratamento clínico, e deve ser realizada de maneira precoce, a fim de se evitar lesões orgânicas isquêmicas irreversíveis.[10,11]

Abdome agudo

Definição e classificação

Abdome agudo é definido como o aparecimento repentino de sintomas graves que podem indicar uma patologia intra-abdominal, cujo tratamento geralmente requer intervenção cirúrgica urgente. Trata-se de uma condição que requer avaliação rápida, focada e estruturada, bem como diagnóstico e tratamento precisos, devido à morbidade e mortalidade associadas.[13]

O abdome agudo apresenta-se sob várias formas clínicas. A classificação está descrita no Quadro 31.8.

Quadro 31.8 – Classificação do abdome agudo.	
Traumático	
Não traumático	• Obstrutivo (trânsito intestinal prejudicado) • Vascular (distúrbio da irrigação dos órgãos abdominais como a isquemia mesentérica) • Inflamatório (presença de inflamação ou infecção de órgãos) • Perfurativo (ocasionado por úlceras, neoplasias ou corpos estranhos) • Hemorrágico (ginecopatias ou rupturas de aneurismas da aorta abdominal)

Fonte: Branco PD, Novo F, 2012.

Essas condições podem ser o motivo da internação de pacientes em UTI como também podem se desenvolver em pacientes críticos internados por outra causa.

Sinais e sintomas de abdome agudo

A investigação diagnóstica deve incluir a combinação de evolução clínica, exame físico, exames laboratoriais e de imagem.

Os principais sintomas observados no abdome agudo são: dor, febre, alteração do trânsito intestinal, choque e alterações eletrolíticas e ácido-básicas.[14] A avaliação da dor abdominal inclui sua característica, localização, velocidade de início, cronicidade, radiação, intensidade, fatores exacerbantes e fatores de alívio.[15] Condições torácicas, como infarto agudo do miocárdio e pneumonia, podem dificultar o diagnóstico de abdome agudo.[13] Especialmente em pacientes idosos, imunocomprometidos e gestantes, o abdome agudo pode cursar sem dor abdominal.

A avaliação da dor deve ser realizada conforme protocolos institucionais, incorporada às rotinas como quinto sinal vital, por meio de escalas padronizadas para pacientes lúcidos ou para pacientes sem condições para referir a dor.

Avaliar presença de hematêmese, vômito, diarreia, constipação, hematoquezia, anorexia, aceitação da dieta, uso de medicação, história prévia de doença abdominal ou cirurgia prévia, história de litíase renal, colecistolitíase ou úlcera gastroduodenal.[13] Em mulheres em idade reprodutiva, considerar a possibilidade de gravidez.

O exame físico abdominal compreende a inspeção ocular (cicatrizes cirúrgicas, achados na pele, distensão, hérnia e massa abdominal). O significado clínico da ausculta é limitado em pacientes com abdome agudo, nos quais os sons peristálticos podem não ser ouvidos. A percussão pode detectar a presença ou ausência de sensibilidade à técnica e de ascite. Já a palpação permite identificar sinais de rigidez muscular e sensibilidade, presentes quando há irritação peritoneal. Também permite detectar aumento de órgãos ou massas abdominais.[13]

A ocorrência de taquicardia, hipotensão e febre estão correlacionadas com a gravidade e o prognóstico.

Exames laboratoriais incluem gasometria, lactato, hemograma, proteína C reativa, lipase, amilase, provas de função hepática e renal, entre outros. A ultrassonografia ou a tomografia computadorizada devem ser consideradas, a depender da clínica. Em locais sem acesso a esses exames de imagem, a radiografia é considerada em pacientes com suspeita de obstrução intestinal, íleo, perfuração gastrointestinal, litíase renal ou corpo estranho.[13,14]

Tratamento

O tratamento do abdome agudo inclui estabilização clínica inicial com reposição da volemia, estabilização da dinâmica circulatória, analgesia, instalação de sonda para descompressão gástrica e, assim que possível, tomar a decisão sobre o tratamento clínico ou cirúrgico. Os casos em que cirurgia não é indicada, o paciente deve ser reexaminado a intervalos regulares, identificando deterioração clínica precocemente. Nos casos cirúrgicos, os cuidados pós-operatórios são intensivos e incluem a prevenção e/ou o tratamento de disfunções orgânicas.[13]

Peritonite
Definição e classificação

A peritonite é definida como um processo inflamatório do peritônio, causado por qualquer agente irritante, como bactérias, fungos, vírus, drogas, granulomas e corpos estranhos.[16] O espectro clínico da peritonite também pode ser classificado, de acordo com a patogênese, como peritonite primária, secundária ou terciária (Quadro 31.9).[17]

Outra causa de peritonite que pode motivar a internação de paciente em UTI é a peritonite associada à diálise peritoneal. Esta modalidade de tratamento está associada a um alto risco de peritonite, de forma que a prevenção deve incluir profilaxia antimicrobiana antes da colocação do cateter, treinamento adequado do paciente e família com a técnica e assepsia, além de cuidados rigorosos com cateter.[18]

Quadro 31.9 – Tipos de peritonite, causas prováveis e tratamento.		
Tipo de peritonite	**Causas**	**Tratamento**
Primária ou espontânea	Por translocação bacteriana, disseminação hematogênica ou contaminação iatrogênica do abdome, sem um defeito macroscópico no trato gastrointestinal, e está relacionada à deterioração das defesas imunológicas. Geralmente por coliformes. Peritonite bacteriana espontânea (PBE): em pacientes com cirrose e ascite, devido a contaminação espontânea do líquido ascítico	• Ressuscitação volêmica • Antibióticos empíricos e o controle do foco séptico • Laparotomia diagnóstica (perfuração ou abscessos em órgãos sólidos)
Secundária	Resulta de uma inflamação ou ruptura mecânica da integridade do trato intestinal ou urogenital ou de órgãos sólidos. Classificada como peritonite por perfuração, pós-operatória ou pós-traumática	
Terciária	É a infecção persistente ou recorrente, após um tratamento aparentemente adequado de uma peritonite primária ou secundária. Se, após ter completado o tratamento cirúrgico e antibiótico adequado, a infecção persistir ou voltar após 48 horas, pode ser considerada uma peritonite terciária	

Fonte: Ordoñez CA, Puyana CP, 2006.

Diagnóstico

O diagnóstico é clínico, baseado, principalmente, em história e exame físico. O principal sintoma é dor abdominal tanto ao toque profundo quanto superficial. A dor pode ser aguda ou insidiosa, muitas vezes constante e intensa, e é agravada com o movimento. Febre é comum, embora os pacientes com choque séptico possam ter hipotermia. A taquicardia e a diminuição da amplitude do pulso são indicativos de hipovolemia. Nos exames laboratoriais, leucocitose e acidose metabólica são frequentes. Tomografia abdominal pode ser útil para suspeita de infecção recorrente ou não drenada no período pós-operatório e também para pacientes críticos vítimas de trauma que apresentam sepse de origem desconhecida.[17]

Tratamento

O manejo dos casos graves de peritonite deve ser feito por equipe multidisciplinar na UTI. O paciente necessitará de suporte metabólico e nutricional, além de cuidados hemodinâmicos e respiratórios; a fisioterapia precoce é ideal. O ajuste dos antibióticos deve ser realizado de acordo com os resultados de culturas. Do ponto de vista cirúrgico, o paciente deve ser reavaliado periodicamente com relação à necessidade de laparotomia.[17] Esses pacientes também podem necessitar de monitoramento da pressão intra-abdominal, para prevenir e identificar a SCA.

Isquemia mesentérica aguda

Definição e etiologia

A Isquemia Mesentérica Aguda (IMA) pode ser definida como uma interrupção repentina do suprimento sanguíneo do território da artéria mesentérica superior e/ou inferior, o que leva à consequências clínicas graves decorrentes de isquemia, dano celular e necrose intestinal. O diagnóstico e o tratamento imediatos são essenciais para reduzir as altas taxas de mortalidade (superiores a 50%).[19]

As causas mais comuns de IMA estão descritas no Quadro 31.10.

Quadro 31.10 – Causas de isquemia mesentérica.		
Causa de isquemia mesentérica	Ocorrência aproximada dos casos	Relação
Embolia arterial	50%	Causada por êmbolos mesentéricos que podem originar-se do átrio esquerdo (associado a arritmias cardíacas), do ventrículo esquerdo (por disfunção miocárdica associada à fração de ejeção deficiente) ou por endocardite. Os êmbolos geralmente se alojam em pontos de estreitamento anatômico normal
Trombose arterial	25%	Associada à doença aterosclerótica crônica pré-existente; ocorre na origem das artérias viscerais, o que leva à estenose. Muitos pacientes têm uma história consistente com isquemia mesentérica crônica, inclusive dor pós-prandial, perda de peso ou "medo alimentar"
Trombose venosa mesentérica	10%	Atribuída a uma combinação de fluxo sanguíneo estagnado, hipercoagulabilidade e inflamação vascular, 20% são idiopáticas
Isquemia mesentérica aguda não oclusiva	20%	Geralmente uma consequência da vasoconstrição da artéria mesentérica superior associada a baixo fluxo sanguíneo esplâncnico. O fluxo sanguíneo comprometido normalmente envolve também o cólon proximal, devido ao envolvimento da artéria ileocólica. Insuficiência cardíaca precipitada por sepse, hipovolemia e o uso de agentes vasopressores também podem estar envolvidos

Fonte: Bala M, Kashuk J, Moore EE, Kluger Y, Biffl W, Gomes CA et al., 2017.

Diagnóstico

Muitas vezes, os sinais e sintomas de isquemia intestinal são inespecíficos e a chave para o diagnóstico precoce é um alto nível de suspeita clínica.[20] O quadro clínico de pacientes com IMA de causa arterial inclui dor, distensão abdominal, náuseas, vômitos, diminuição da eliminação de gases e fezes e rápida evolução para hipotensão e comprometimento sistêmico grave.[21] Portanto, em pacientes com dor abdominal de início agudo, é fundamental avaliar a possibilidade de doença aterosclerótica e fontes potenciais de êmbolo.[22] Pacientes com trombose venosa mesentérica tendem a apresentar um início menos abrupto de dor abdominal e também menor repercussão sistêmica para o paciente.[21,22] Nos casos de isquemia mesentérica aguda não oclusiva, até 25% dos pacientes não referem dor abdominal, mas apresentam quadro clínico que predispõe isquemia (hipotensão, hipovolemia ou arritmia).[21]

Na investigação laboratorial, as principais alterações são: leucocitose, aumento do hematócrito, acidose metabólica e elevação do lactato. A angiografia mesentérica é o exame mais sensível e específico, no entanto, nem sempre é disponível e exige estabilidade clínica para sua realização.[21]

Tratamento

O tratamento inclui a ressuscitação volêmica, suporte hemodinâmico imediato e correção de distúrbios hidroeletrolíticos, objetivando melhora da perfusão tecidual.

Os vasopressores devem ser usados com cautela e apenas para evitar a sobrecarga de líquidos e a SCA. Dobutamina e dopamina em doses baixas e milrinona para melhorar a função cardíaca demonstraram ter menos impacto no fluxo sanguíneo mesentérico. Descompressão nasogástrica está indicada nos casos de distensão abdominal. A isquemia intestinal leva à perda precoce da barreira mucosa, o que facilita a translocação bacteriana e o risco de complicações sépticas, o que indica o uso de antibióticos de amplo espectro. Procedimentos de revascularização endovascular podem ter indicação na oclusão arterial, contudo, laparotomia imediata está indicada para pacientes com peritonite evidente. O tratamento da trombose venosa mesentérica é realizado com anticoagulação e, se necessário, ressecção intestinal. Quando se suspeita de isquemia mesentérica não oclusiva, o foco é corrigir a causa subjacente sempre que possível e melhorar a perfusão mesentérica.[20,21]

Hemorragia digestiva

A hemorragia digestiva é classificada em alta e baixa, e tem por base o ângulo de Treitz: alta (proximal ao ângulo duodenojejunal) e baixa (distal ao ângulo).

A hemorragia digestiva alta (HDA) pode ser segregada em dois grupos: aquelas com lesões varicosas (esofágicas ou gástricas) e aquelas com lesões não varicosas (na maioria das vezes úlceras pépticas).[23] Independentemente do critério anatômico utilizado para a classificação, a incidência da HDA é cerca de quatro vezes maior que a da hemorragia baixa.[23,24]

Hemorragia digestiva alta

Epidemiologia

A HDA representa uma das emergências mais comuns dentro da gastrenterologia, uma vez que apresenta reflexo direto nas admissões nos serviços de terapia intensiva.[24]

A HDA aguda pode se manifestar de várias maneiras, inclusive com hematêmese, vômito em borra de café, retorno de sangue vermelho vivo por meio de uma sonda nasogástrica e melena, com ou sem comprometimento hemodinâmico.[23] É rara a ocorrência de hematoquezia (sangramento retal vermelho vivo).[25] As causas são diversas, mas, em países ocidentais, elas são, geralmente, secundárias a varizes ou úlcera péptica (UP).[23] Sofre ampla variação geográfica, justificada pelas diferentes características populacionais, prevalência da infecção pelo *Helicobacter pylori* e prevalência do uso de medicações ulcerogênicas – ácido acetilsalicílico (AAS) e anti-inflamatórios não esteroidais (AINEs).[24] É duas vezes mais frequente em homens e o risco aumenta com a idade e em regiões de baixo desenvolvimento socioeconômico.[24,26] Apesar dos avanços das terapêuticas, a mortalidade da hemorragia digestiva alta tem se mantido relativamente constante – 6% a 13% – e pode estar relacionada ao envelhecimento da população e o uso mais frequente de medicações que atuam nos mecanismos de coagulação.[24,26] A mortalidade está diretamente relacionada a complicações como choque hipovolêmico e aspiração, além do tipo de procedimento terapêutico adotado, da idade avançada e da presença de comorbidades graves.[24]

Etiologia

As etiologias da HDA mais frequentes são as seguintes:[23,24] úlcera péptica (35% a 50%), erosões gastroduodenais (8% a 15%), esofagite (5% a 15%), varizes (5% a 14%), lacerações de Mallory-Weiss (15%) e malformações vasculares, inclusive fístula aortoentérica e lesões de Dieulafoy (5%).

A HDA causada por lesões malignas, geralmente é de nível baixo e crônica, e raramente conduz a um sangramento agudo.[23]

Diagnóstico

As causas prováveis do sangramento podem ser esclarecidas por meio de anamnese e exame físico detalhados.[23] O objetivo é avaliar a gravidade do sangramento, identificar a origem e determinar se há condições presentes que podem afetar o manejo subsequente. A informação reunida como parte da avaliação inicial é usada para guiar as decisões de triagem, ressuscitação, terapia empírica e teste diagnóstico.[27]

É importante identificar comorbidades que podem levar à HDA ou influenciar o manejo subsequente do paciente: idade, características do sangramento, sintomas, uso de anti-inflamatórios, uso de anticoagulantes e antiagregantes, doenças associadas, história de etilismo, histórias prévias de sangramento digestivo, relatos de hemotransfusão, hepatopatias, nefropatias, episódios prévios de HDA (até 60% dos pacientes apresentam sangramento na mesma lesão).[24,27]

De acordo com o volume da perda sanguínea (Tabela 31.3), classifica-se a hemorragia digestiva em dois grupos: o hemodinamicamente estável, associado a sangramento de baixa ou média intensidade, e o hemodinaicamente instável, decorrente de sangramento maciço.[28]

Tabela 31.3 – Estimativa da perda sanguínea.

Mensuração da perda sanguínea	Pressão arterial sistólica	Frequência cardíaca	Perda
Leve (20% volemia)	• Deitado: sem alteração • Em pé: queda ≥ 20 mmHg	• Deitado: sem alteração • Em pé: aumento ≥ 20 bpm	< 1.000 mL
Moderada (20% a 40% volemia)	90 a 100 mmHg	Cerca de 100 bpm	Cerca de 1.500 mL
Maciça (> 40% volemia)	< 90 mmHg	Cerca de 120 bpm	> 2.000 mL

Fonte: Dantas CMM, Tolentino YFM, Ferraz AR, 2013.

A hemorragia digestiva alta que causa hipotensão, taquicardia, hipotensão postural, confusão, angina, palpitações severas e extremidades frias/úmidas ou outros sinais de choque hipovolêmico deve ser tratada com rapidez, e deve ser considerada a internação destes pacientes na UTI.[23,27]

Fatores preditivos de sangramento grave incluem o sangue vermelho na lavagem nasogástrica, taquicardia e nível de hemoglobina menor que 8 g/dL.[28]

A aparência do sangramento ajuda a sugerir a origem, mas não é fidedigna. A hematêmese (vômito escuro tipo borra de café, com sangue vivo ou com coágulos) e a melena (fezes escurecidas, amolecidas, com odor fétido característico) são os sinais mais frequentes. A melena sugere origem alta e decorre da presença de, pelo menos, um volume de 50 a 100 mL de sangue no tubo digestivo e um tempo médio de trânsito de 14 horas. Contudo, sangramentos do cólon direito com trânsito lento também podem apresentar melena.[24] Por outro lado, a presença de coágulos sanguíneos nas fezes (hematoquezia) ou sangramento vivo via anal (enterorragia) torna menos provável uma fonte do TGI superior.[27]

Embora não existam evidências que justifiquem a realização da sondagem nasogástrica,[29] ela pode facilitar a endoscopia digestiva alta (EDA) ao remover o material contido no estômago, como coágulos e excesso de sangue. A ausência de sangue vermelho ou tipo borra de café no aspirado nasogástrico não exclui HDA em pacientes com hematoquezia ou melena sem hematêmese, pois o sangramento pode ter cessado ou surgido além de um piloro fechado.[26]

Os exames laboratoriais incluem hemograma completo, bioquímica sérica, testes hepáticos e estudos de coagulação.[27] Estudos de diagnóstico (geralmente endoscopia) seguem, com o objetivo de diagnóstico e, quando possível, tratamento do distúrbio específico.

As diretrizes variam em suas recomendações no que diz respeito à ferramenta de avaliação de risco mais adequada a ser usada. Elas incluem o escore de sangramento de Glasgow--Blatchford (GBS)[30] e o de Rockall.[31]

O GBS prediz necessidade de intervenções imediatas, como endoscopia, transfusão sanguínea ou cirurgia, baseado em critérios clínicos e laboratoriais.[30] O escore de Rockall inclui critérios clínicos (idade, comorbidades, choque), além de achados endoscópicos (como origem do sangramento e/ou sinais de sangramento recente) para identificar pacientes com risco de desfecho adverso (ressangramento e morte) após HDA aguda.[26,31] Estratificar os pacientes em alto ou baixo risco para ressangramento e mortalidade é uma etapa fundamental.

Com base nos estigmas endoscópicos de hemorragia recente, utiliza-se a classificação de Forrest, que prediz risco de ressangramento (Quadro 31.11).

Quadro 31.11 – Classificação de Forrest.

Classificação	Sangramento	Risco
Forrest Ia	Ativo	Alto (90%)
Forrest Ib	"Babação" contínua	Alto
Forrest IIa	Vaso visível não sangrante	Alto
Forrest IIb	Coágulo aderido ao fundo da úlcera	Alto
Forrest IIc	Fundo de úlcera com hematina	Baixo
Forrest III	Úlcera de base limpa	Baixo

Fonte: Dantas CMM, Tolentino YFM, Ferraz AR, 2013.

Tratamento

Todos os pacientes com instabilidade hemodinâmica ou sangramento ativo devem ser internados em uma UTI para ressuscitação e observação cuidadosa com monitoramento da pressão arterial (PA), monitoração eletrocardiográfica e oximetria de pulso.[27]

É indicada a instalação imediata de duas linhas intravenosas de grosso calibre e/ou uma linha central. Caso haja evidências de sangramento significativo ou isquemia cardíaca, a transfusão de concentrado de hemácias pode ser necessária. Em casos extremos, cuja perfusão adequada não pode ser mantida, podem ser usados vasopressores.[23,27] Um cirurgião deve ser notificado o quanto antes sobre esses casos graves de HDA, para o caso de falha no manejo endoscópico.[23]

Pacientes sem sangramento ativo, que se tornam hemodinamicamente estáveis com ressuscitação volêmica, devem receber uma transfusão de sangue se a hemoglobina for < 9 g/dL (pacientes de alto risco) e < 7 g/dL (pacientes de baixo risco).[23,27] Se coagulopatia, plasma fresco congelado deve ser usado.[23] Uma reversão mais rápida da anticoagulação pode ser obtida pelo uso de infusões de concentrado de complexo de protrombina.[27] Em paciente anticoagulado por uma colocação de *stent* vascular recente (menos de um ano) ou síndrome coronariana aguda, um cardiologista deve ser consultado antes de interromper a medicação.[27]

Para realizar a endoscopia, uma transfusão de plaquetas pode ser necessária se a contagem for < 50 mil/mm^3 e o concentrado de complexo de protrombina está indicado se o INR (razão normalizada internacional) for > 2.[32]

A terapia antissecretora com um inibidor da bomba de prótons (IBP) endovenoso é indicada (omeprazol, pantoprazol, lansoprazol e esomeprazol) – em bolos intermitentes ou contínuo.[23,27] Os IBPs também podem promover hemostasia em pacientes com lesões que não sejam úlceras. Isso provavelmente ocorre porque a neutralização do ácido gástrico leva à estabilização de coágulos sanguíneos.[27]

A infusão intravenosa de eritromicina (agente procinético agonista dos receptores da motilina), em dose única de 3 mg/kg, por via intravenosa, durante 20 a 30 minutos, 30 a 90 minutos prévios à endoscopia, promove melhora significativa da visibilidade, reduz o tempo de endoscopia e reduz a necessidade de uma segunda endoscopia.[27]

A European Society of Gastrointestinal Endoscopy não recomenda o uso rotineiro de lavagem gástrica em pacientes que apresentam HDA aguda.[23]

Pacientes com hematêmese significativa contínua, ou aqueles que não podem proteger suas vias aéreas por qualquer motivo (estado mental alterado), devem ser considerados para intubação endotraqueal, antes de serem submetidos à endoscopia, pois apresentam risco de aspiração, mesmo que tenham maior probabilidade de serem diagnosticados com pneumonia dentro de 48 horas. Aos demais, deve ser ofertado oxigênio suplementar por cânula nasal, e nada por via oral.[27]

Hemorragia digestiva alta varicosa (HDAV)

Definição e etiologia

É o sangramento que ocorre em varizes esofágicas ou gástricas, as quais surgem diante de um quadro de hipertensão portal.

A hipertensão portal é uma síndrome clínica caracterizada pelo aumento patológico do gradiente de pressão venosa hepática (diferença entre as pressões da veia porta e da veia cava inferior, em que os níveis fisiológicos são < 5 mmHg). Quando esse gradiente atinge 10 mmHg, as varizes esofagianas surgem; porém, seu sangramento só ocorre quando o gradiente é superior a 12 mmHg.[24,33]

Epidemiologia

A hemorragia varicosa é uma emergência que coloca em risco a vida dos pacientes, em face do sangramento maciço e rápido comprometimento hemodinâmico.

A cirrose, resultado de doença hepática viral, alcoólica, metabólica ou tóxica, entre outras, tem a maior mortalidade em hemorragia digestiva.[24]

Características clínicas

Cerca de 50% dos pacientes cirróticos apresentam varizes esofagogástricas na primeira endoscopia. Aproximadamente 50% dos pacientes que desenvolvem hemorragia varicosa poderão falecer já no primeiro episódio. O risco de ressangramento em 6 meses é de 30%, de 70% em um ano, e de 80% em dois anos. A ruptura de varizes esofágicas é mais frequente, em comparação com a ruptura de varizes gástricas, com a taxa de mortalidade mais elevada nesta última (até 45%).[24]

Devido à progressão das varizes, recomenda-se o seu rastreamento com exame endoscópico em todos os pacientes cirróticos. Os com Child A e sem varizes à endoscopia inicial devem fazer exame de controle a cada dois ou três anos; já nos Child B e C, controle endoscópico anual.[23,33]

A mortalidade relaciona-se diretamente à gravidade de insuficiência hepática, determinada pela classificação de Child-Pugh, conforme Tabela 31.4.[24,34]

Tabela 31.4 – Classificação de Child-Pugh modificada.

Pontos	1	2	3
Encefalopatia	Ausente	1 e 2	3 e 4
Ascite	Ausente	Discreta	Moderada
Bilirrubinas	1 a 2 mg/dL	2 a 3 mg/dL	> 3 mg/dL
Bilirrubinas (hepatopatias colestáticas)	1 a 4 mg/dL	4 a 10 mg/dL	> 10 mg/dL
Albumina	> 3,5 mg/dL	2,8 a 3,5 mg/dL	< 2,8 mg/dL
Tempo de atividade de protrombina (TPA) – INR	< 1,7	1,8 a 2,3	> 2,3

Child A = escore de 5 a 6; Child B = escore de 7 a 9 e Child C = escore de 10 a 15.

Fonte: Ferraz AR, Tolentino YFM, Dantas CMM, 2014.

Tratamento

A endoscopia digestiva alta é o principal método diagnóstico e terapêutico para o sangramento varicoso e deverá ser realizada nas primeiras 12 horas após a admissão do paciente.[24,35] Há duas modalidades de terapia endoscópica: escleroterapia e ligadura elástica (terapia de primeira escolha). Na ruptura de varizes gástricas, o melhor método endoscópico terapêutico é a injeção de um agente esclerosante, como o adesivo tissular cianoacrilato, com taxas de sucesso de 93% a 100%, e de ressangramento de 30%.[24]

A anastomose portossistêmica intra-hepática transjugular é o tratamento de último recurso em pacientes com hemorragia digestiva alta varicosa não reparável por endoscopia. Pode ser usado tamponamento por balão de Sengstaken-Blakemore (para varizes esofágicas) ou balão de Linton-Nachlas (para varizes gástricas) para mitigar o sangramento até que a anastomose seja colocada.[23]

Pacientes com HDAV devem ser internados na UTI. Os pontos fundamentais no manejo da HDAV são: a reposição volêmica, o controle do sangramento com terapêutica farmacológica e endoscópica e o controle de infecções. Durante episódio de sangramento, deve-se realizar a ressuscitação volêmica com cuidado para não repor volume em demasia, o que pode aumentar a pressão portal e o risco de ressangramento pelas varizes. Atualmente, aceita-se a reposição de cristaloides e hemoderivados para manter a estabilidade hemodinâmica com pressão arterial sistólica entre 90 e 100 mmHg, frequência cardíaca < 100 bpm e hemoglobina entre 7 e 9 g/dL.[24,33] Uma hemoglobina > 10 g/dL (100 g/L) deve ser evitada, pois pode precipitar o agravamento do sangramento.[27]

A intubação orotraqueal deve ser realizada naqueles pacientes com diminuição do nível de consciência e hematêmese maciça, assim como naqueles que necessitam do uso de balão de Sengstaken-Blakemore.[24,35]

A transfusão de plaquetas poderá ser necessária na vigência de sangramento ativo, quando os valores estão abaixo de 30 mil/mm^3.[24]

Os níveis do tempo de protrombina (TP), INR e tempo de tromboplastina parcial ativada (TTPA) não têm correlação com o maior risco de sangramento no paciente cirrótico.[24]

O sangramento gastrointestinal no paciente com hipertensão portal é um fator de risco independente para a ocorrência de infecção bacteriana, e a presença de infecção é fator de risco independente para ressangramento e mortalidade. O uso de antibioticoterapia profilática nos pacientes cirróticos com HDA, com ou sem ascite, reduz a mortalidade e a incidência de infecções.[24,33]

Os fármacos vasoativos que atuam na constrição dos vasos esplâncnicos levam à redução do fluxo sanguíneo nas varizes, diminuindo as taxas de ressangramento e mortalidade da HDAV. Os fármacos mais utilizados são a vasopressina, a somatostatina, o octreotide e a terlipressina, os quais devem ser mantidos de 3 a 5 dias após a terapêutica endoscópica.[24,33] A única droga, no entanto, associada com diminuição da mortalidade foi a terlipressina (diminuição de 34%) e, por isso, é considerada de escolha no tratamento da HDA varicosa.

Após o sexto dia do episódio de HDAV, deve-se instituir a profilaxia secundária com a prescrição de betabloqueadores não seletivos (propranolol e nadolol são os mais utilizados).[24]

Falha do tratamento endoscópico da HDAV

Cerca de 10% a 20% dos pacientes com sangramento ativo não respondem ao tratamento endoscópico e/ou farmacológico. No caso do insucesso, pode-se tentar um segundo tratamento endoscópico e, se ocorrer nova falha, deve-se proceder ao tamponamento com o balão de Sengstaken-Blackmore (SB) – Figura 31.3, capaz de controlar imediatamente o sangramento varicoso em 80% a 90% dos casos (técnica de instalação descrita na Tabela 31.5). No entanto, a recidiva é alta (> 50%). Sua colocação deve ser realizada com o paciente intubado, para evitar broncoaspiração e oclusão da glote após insuflação do balão esofágico. Esse dispositivo é de uso temporário (pode ser mantido insuflado por até 24 horas pelo risco de lesão isquêmica esofágica), sendo dessa forma, método ponte para o tratamento definitivo.[24,33]

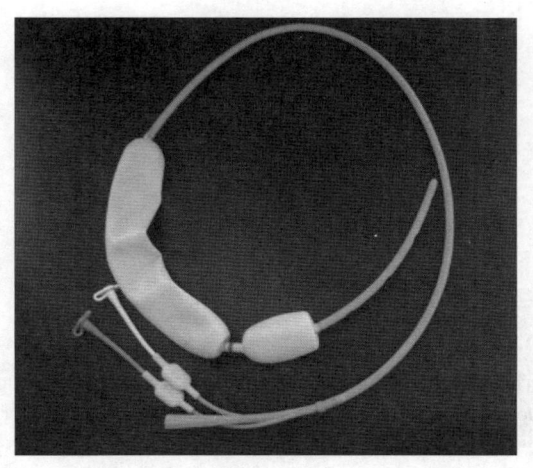

Figura 31.3 – Sonda de Sengstaken-Blackmore.
Fonte: Acervo da autoria do capítulo.

Tabela 31.5 – Técnica de instalação do balão SB.

1. A técnica para inserção do balão SB é a mesma utilizada para sondas gástricas, porém, a medida é realizada a partir da porção proximal do balão gástrico (garantia de que o balão gástrico esteja posicionado totalmente no estômago)

2. A inserção é feita via nasal preferentemente

3. O balão gástrico é inflado com ar ou SF 0,9% 250 mL

4. O balão esofágico é inflado com ar até atingir uma pressão de 30 a 40 mmHg

5. A via de drenagem é conectada a um sistema aberto para coleta do conteúdo gástrico

6. Previamente à instalação do balão SB, deve-se acoplar uma sonda Levine n. 12 acima do balão esofágico para que se possa aspirar secreções da subglote, caso a sonda não possua esta via

7. Para mantê-la em posição, coloca-se um peso, por sobre o gradil dos pés da cama (peso de 250 a 1.000 gramas)

8. Desinflar o balão esofágico a cada 12 horas

9. É indicado que o balão SB permaneça por no máximo 72 horas (dentro das condições do paciente, desinflar o balão esofágico em 24 horas e o gástrico em 48 horas)

Fonte: Adaptada de Dantas CMM, Tolentino YFM, Ferraz AR, 2013 e Coelho FF, Perini MV, Arthur J, Kruger P, Fonseca GM, Leonardo R et al., 2014.

Nos casos de total refratariedade ao tratamento endoscópico e farmacológico, deve-se considerar a indicação do *shunt* transjugular intra-hepático portossistêmico (TIPS – *transjugular intrahepatic portosystemic shunt*) – Figura 31.4. O TIPS consiste na colocação de um *stent* intra-hepático entre um ramo da veia porta e da veia hepática, o que diminui a pressão sobre o sistema portal e, consequentemente, no território das varizes esofagogástricas, por meio do direcionamento do fluxo para a circulação sistêmica.[24,33] Cerca de 20% a 40% dos pacientes submetidos ao TIPS apresentam quadros que evoluem para encefalopatia hepática, razão pela qual o método só deverá ser utilizado como último recurso ou como recurso provisório até o transplante hepático.[24]

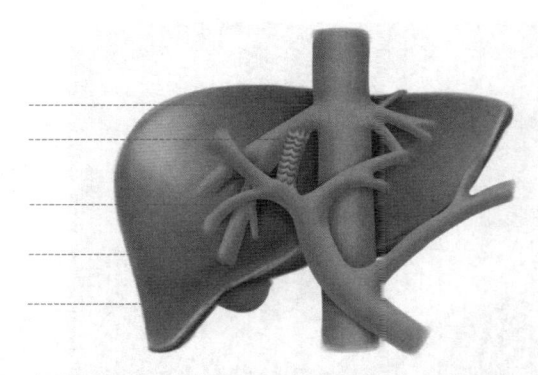

Figura 31.4 – TIPS – derivação intra-hepática transjugular portossistêmica.
Fonte: Adaptada de Sociedade Brasileira de Radiologia Intervencionista e Cirurgia Endovascular (Sobrice).

As cirurgias para confecção de anastomoses portossistêmicas, na atualidade, são pouco utilizadas e reservadas para aqueles pacientes com classificação Child-Pugh classe A e sem complicações secundárias ao sangramento.[24]

Hemorragia digestiva baixa

Definição e epidemiologia

A hemorragia digestiva baixa (HDB) é definida como sangramento agudo ou crônico do trato digestório distal ao ângulo de Treitz – intestino delgado (porção distal), cólon, reto e ânus. A HDB aguda é considerada a de ocorrência nos últimos três dias, e pode ocasionar instabilidade hemodinâmica, anemia ou necessidade de hemotransfusão.[36,37]

É uma emergência gastroenterológica comum em emergências e terapia intensiva, pois é responsável por 20% a 25% dos casos de hemorragia digestiva.[36]

A incidência anual é baixa (20 a 27/100 mil habitantes), mas aumenta com o envelhecimento da população e o uso de medicamentos como aspirina, anti-inflamatórios não esteroidais e anticoagulantes.[36,38]

Em 20% dos casos necessita de cuidados emergenciais por grave repercussão hemodinâmica.[36,39] A probabilidade de os pacientes apresentarem comprometimento hemodinâmico ou necessitarem de transfusão sanguínea é de aproximadamente 50%, em comparação aos pacientes com sangramento GI superior.[38]

A taxa de mortalidade é 2% a 4%, mas quando ocorre em pacientes internados por outras patologias, a mortalidade aumenta para 23%.[36,39] Hemorragia volumosa, hematócrito < 35% e instabilidade hemodinâmica são fatores independentes de mau prognóstico para HDB.[36]

Etiologia

A etiologia da HDB é variável segundo a faixa etária. No adulto, podem ser agrupadas em várias categorias: anatômica (diverticulose – 17% a 40% dos casos), vascular (angiodisplasia, fístulas aorto-entéricas, isquêmica, induzida por radiação), inflamatória (infecciosa, doença intestinal inflamatória), proctológica (sobretudo hemorroidárias) e neoplásica.[37,39] Anti-inflamatórios não esteroidais podem produzir lesões de delgado e cólon, com consequente HDB. Enteropatia associada à hipertensão portal pode também causar HDB. Além disso, sangramento gastrointestinal (GI) inferior agudo pode ocorrer depois de intervenções terapêuticas, como polipectomia.[39]

Características clínicas

Os pacientes com sangramento GI inferior geralmente apresentam hematoquezia, embora também possa ser observada em pacientes com sangramento maciço do trato GI superior ou de intestino delgado. Raramente, os pacientes com sangramento colônico do lado direito apresentar-se-ão com melena.[39]

Cerca de 50% dos pacientes com HDB apresentar-se-ão, na admissão, com anemia e instabilidade hemodinâmica. Podem apresentar alterações do nível de consciência.[36]

Os fatores de agravo ou risco de recorrência do sangramento: idade avançada, FC ≥ 100 bpm, pressão sistólica ≤ 115 mmHg, síncope, abdome tenso, uso de ácido acetilsalicílico, presença de mais de duas comorbidades, sangramento retal persistente (durante as primeiras 4 horas da avaliação), sangramento em paciente hospitalizado por outro motivo, história prévia de sangramento de diverticulose ou angiodisplasias, tempo de protrombina prolongado, hipoalbuminemia, nível elevado de nitrogênio ureico no sangue e contagem anormal de glóbulos brancos.[39]

Tratamento

Os objetivos são determinar se o sangramento é proveniente do TGI inferior, determinar a gravidade, fornecer medidas de suporte (oxigênio, estabelecimento de acesso intravenoso adequado), reanimação e iniciar a ressuscitação.[36,39] Concluídas estas etapas, estudos diagnósticos adicionais (p. ex.: colonoscopia) podem ser obtidos.

O exame de toque retal é fundamental para determinar as características do sangramento e identificar patologias anais, perianais e do reto distal.[36]

Uma vez excluída a fonte de sangramento do TGI superior, a colonoscopia é o exame inicial de escolha para o diagnóstico e tratamento da hemorragia digestiva baixa aguda.

O tratamento da HDB depende da origem do sangramento. Em muitos casos, o sangramento pode ser controlado com terapias aplicadas no momento da colonoscopia ou angiografia. A colonoscopia detecta até 80% das angiodisplasias, principalmente se houver um bom preparo do cólon e a realização do exame sem utilizar narcóticos na sedação (que promovem a redução do fluxo sanguíneo da mucosa). Esses procedimentos radiográficos exigem sangramento ativo no momento do exame para identificar uma fonte de sangramento e, portanto, são reservados para o subgrupo de pacientes com sangramento grave e contínuo. Raramente, pacientes com sangramento GI inferior precisarão de cirurgia imediata.[36]

Referências bibliográficas

1. Zyromski NJ. Pancreatite aguda. BMJ Best Practice [Online]. 2019 [citado em 18 jan. 2019]. p. 55. Disponível em: bestpractice.bmj.com.
2. Piras C. Pancreatite aguda grave. In: Dal Pizzol F, Amorim FF (ed.). Programa de Atualização em Medicina Intensiva (PROAMI) – Sistema de Educação Continuada a Distância (SECAD). Porto

Alegre: Artmed Panamericana/Sistema de Educação Continuada à Distância (SECAD), 2009. cic. 7, p. 79-134.

3. Goldenberg A, Apodaca-Torres FR, Lobo EJ. Pancreatite aguda. In: Lopes AC, Guimarâes HP, Lopes RD (ed.). Programa de Atualização em Medicina de Urgência (PROURGEN) – Sistema de Educação Continuada à Distância (SECAD). Porto Alegre: Artmed Panamericana/Sistema de Educação Continuada à Distância (SECAD), 2009. p. 57-84.

4. Brasil. Sistema Único de Saúde (SUS). Pancreatite aguda e outras doenças pancreáticas [Internet]. Data Sus. 2019 [citado em 21 jun. 2021]. Disponível em: http://tabnet.datasus.gov.br/cgi/tabcgi.exe?sih/cnv/niuf.def.

5. Carlotti APCP, Carvalho WB. Síndrome compartimental abdominal. In: Programa de Atualização em Medicina Intensiva (PROAMI) – Sistema de Educação Continuada a Distância (SECAD), 2007. v. 5, n. 1, p. 125.

6. Malbrain MLNG, Cheatham ML, Kirkpatrick A, Sugrue M, Parr M, De Waele J et al. Results from the International Conference of Experts on Intra-abdominal Hypertension and Abdominal Compartment Syndrome. Definitions. Intensive Care Med [Online]. 2006 Nov;32(11):1722-32. Disponível em: http://www.ncbi.nlm.nih.gov/pubmed/16967294.

7. Kirkpatrick AW, Roberts DJ, Ball CG, Regli A, Amours SD. Intra-abdominal hypertension and the abdominal compartment syndrome: updated consensus definitions and clinical practice guidelines from the World Society of the Abdominal Compartment Syndrome (WSACS). World Society of the Abdominal (WSACS), 2013. p. 1.190-206.

8. Cheatham ML, Malbrain MLNG, Kirkpatrick A, Sugrue M, Parr M, De Waele J et al. Results from the International Conference of Experts on Intra-abdominal Hypertension and Abdominal Compartment Syndrome. Recommendations. Intensive Care Med [Online]. 2007 Jun;33(6):951-62. Disponível em: http://www.ncbi.nlm.nih.gov/pubmed/17377769.

9. Milanesi R, Caregnato RCA. Intra-abdominal pressure: an integrative review. Einstein, São Paulo [Online]. 2016 Mar 8;14(3):423-30. Disponível em: http://www.scielo.br/scielo.php?script=sci_arttext&pid=S1679-45082016000300423&lng=en&tlng=en.

10. Gestring M. Abdominal compartment syndrome in adults. UpToDate. 2019 Jan 29.

11. Tannuri U, Tannuri ACA. Tratamento e monitoração da síndrome compartimental abdominal. In: Programa de Atualização em Terapia Intensiva Pediátrica (PROTIPED) – Sistema de Educação Continuada a Distância (SECAD), 2017. v. 8, n. 4, p. 59-89.

12. Pereira BMT, Fraga GP. Sindrome compartimental abdominal. In: Programa de Atualização em Cirurgia (PROACI) – Sistema de Educação Continuada a Distância (SECAD), 2013. v. 9, n. 2, p. 53-73.

13. Mayumi T, Yoshida M, Tazuma S, Furukawa A, Nishii O, Shigematsu K et al. The practice guidelines for primary care of acute abdomen. Jpn J Radiol. 2016;34(1):80-115.

14. Branco PD, Novo F. Abdome agudo. In: Schettino G (ed.). Paciente crítico: diagnóstico e tratamento. 2. ed. Manole, 2012. p. 1.068.

15. Flasar MH, Cross R, Goldberg E. Acute abdominal pain. Prim Care Clin Off Pr. 2006;33:659-84.

16. Ross JT, Matthay MA, Harris HW. Secondary peritonitis: principles of diagnosis and intervention. BMJ. 2018;361(k1407):1-16.

17. Ordoñez CA, Puyana CP. Management of peritonitis in the critically ill patient. Surg Clin North Am. 2006;86(6):1323-49.

18. Akoh JA. Peritoneal dialysis associated infections: an update on diagnosis and management. World J Nephrol. 2012;1(4):106-22.

19. Leone M, Bechis C, Baumstarck K, Ouattara A, Collange O, Augustin P et al. Outcome of acute mesenteric ischemia in the intensive care unit: a retrospective, multicenter study of 780 cases. Intensive Care Med. 2015;41(4):667-76.

20. Bala M, Kashuk J, Moore EE, Kluger Y, Biffl W, Gomes CA et al. Acute mesenteric ischemia: guidelines of the World Society of Emergency Surgery. World J Emerg Surg. 2017;12(38):1-11.

21. Nahas SC, Borba MR. Isquemia mesentérica. In: Schettino G (ed.). Paciente crítico: diagnóstico e tratamento. 2. ed. Manole, 2012.

22. Clair DG, Beach JM. Mesenteric ischemia. N Engl J Med. 2016;374(10):959-68.

23. Adler DG. Avaliação da hemorragia digestiva alta. BMJ Best Pract. 2018;1-31.

24. Dantas CMM, Tolentino YFM, Ferraz AR. Paciente com hemorragia digestiva alta na unidade de terapia intensiva. In: Programa de Atualização em Medicina Intensiva (PROAMI) – Sistema de Educação Continuada a Distância (SEMCAD). Porto Alegre: Artmed Panamericana/Sistema de Educação Continuada à Distância (SECAD), 2013. cic. 10, p. 79-110.

25. Cash BD, Early DS, Jain R, Khan KM, Foley K, Hwang JH et al. The role of endoscopy in the management of acute non-variceal upper GI bleeding. Gastrointest Endosc. 2012;75(6):1132-8.

26. Carvalho VOB, Oliveira FB. Hemorragia digestiva alta. In: Serufo JC, Marcolino MS (ed.). Emergências clínicas: teoria e prática. 3. ed. Belo Horizonte (MG): COOPMED, 2018. p. 605-14.

27. Saltzman JR, Feldman M, Travis AC. Approach to acute upper gastrointestinal bleeding in adults. UpToDate [Onçine]. 2019. Disponível em: https://www.uptodate.com.

28. Srygley FD, Gerardo CJ, Tran T, Fisher DA. Does this patient have a severe upper gastrointestinal bleed? JAMA [Online]. 2012 Mar 14;307(10):1072-9. Disponível em: http://www.ncbi.nlm.nih.gov/pubmed/22416103.

29. Huang ES, Karsan S, Kanwal F, Singh I, Makhani M, Spiegel BM. Impact of nasogastric lavage on outcomes in acute GI bleeding. Gastrointest Endosc [Online]. 2011 Nov;74(5):971-80. Disponível em: http://www.ncbi.nlm.nih.gov/pubmed/21737077.

30. Srirajaskanthan R, Conn R, Bulwer C, Irving P. The Glasgow Blatchford scoring system enables accurate risk stratification of patients with upper gastrointestinal haemorrhage. Int J Clin Pract. 2010;64(7):868-74.

31. Rockall TA, Logan RFA, Devlin HB, Northfield TC et al. Risk assessment after acute upper gastrointestinal haemorrhage. Gut. 1996;38:316-21. doi: 10.1136/gut.38.3.316.

32. Zakko L, Rustagi T, Douglas M, Laine L. No benefit from platelet transfusion for gastrointestinal bleeding in patients taking antiplatelet agents. Clin Gastroenterol Hepatol [Online]. 2017;15(1):46-52. Disponível em: http://www.ncbi.nlm.nih.gov/pubmed/27464591.

33. Coelho FF, Perini MV, Arthur J, Kruger P, Fonseca GM, Leonardo R et al. Tratamento da hemorragia digestiva alta por varizes esofágicas: conceitos atuais. Arq Bras Cir Dig (ABCD). 2014;27(2):138-44.

34. Ferraz AR, Tolentino YFM, Dantas CMM. Abordagem do paciente cirrótico na unidade de terapia intensiva. In: Bozza F, Macedo G (ed.). Programa de Atualização em Medicina Intensiva (PROAMI) – Sistema de Educação Continuada à Distância (SECAD). Porto Alegre: Artmed Panamericana/ Sistema de Educação Continuada à Distância (SECAD), 2014. cic. 11, p. 9-46.

35. Hwang JH, Shergill AK, Acosta RD, Chandrasekhara V, Chathadi KV, Decker GA et al. The role of endoscopy in the management of variceal hemorrhage. Gastrointest Endosc [Online]. 2014 Aug;80(2):221-7. Disponível em: https://linkinghub.elsevier.com/retrieve/pii/S0016510713021391.

36. Dantas CMM, Tolentino Jr JC, Ferraz AR. O paciente com hemorragia digestiva baixa na unidade de terapia intensiva. In: Programa de Atualização em Medicina Intensiva (PROAMI) – Sistema de Educação Continuada à Distância (SECAD). Porto Alegre: Artmed Panamericana/Sistema de Educação Continuada à Distância (SECAD), 2015. p. 33-60.

37. Eckardt AJ, Wassef W. Endoscopia gastrintestinal. In: Irwin RS, Rippe JM (ed.). Terapia intensiva. 6. ed. Rio de Janeiro: Guanabara Koogan, 2010. p. 103-7.

38. Sikka S, Zuckerman GR, Prakash C. Sangramento gastrintestinal superior e inferior. In: Irwin RS, Rippe JM (ed.). Terapia intensiva. 6. ed. Rio de Janeiro: Guanabara Koogan, 2010. p. 990-5.

39. Strate L. Approach to acute lower gastrointestinal bleeding in adults. UpToDate. 2018.

Érica Batassini
Oellen Stuani Franzosi
Bibiana de Almeida Rubin Rovati
Luana Cristina Berwig
Sérgio Henrique Loss

Alterações metabólicas e de composição corporal no paciente crítico

O paciente crítico apresenta manifestações clínicas, hemodinâmicas e laboratoriais que o distinguem do paciente sem estresse (Tabela 32.1). Tipicamente, ocorrem inflamação e hipermetabolismo, com sepse, trauma e catástrofes neurológicas causas comuns.[1-5]

Tabela 32.1 – Comparação da adaptação metabólica e clínica entre os doentes não estressados e aqueles inflamados privados de nutrientes.

Parâmetro	Jejum	Estresse
Taxa metabólica basal	↓	↑
Quociente respiratório	0,6 a 0,7	0,8 a 0,9
Produção de corpos cetônicos	++++	+
Proteólise	+	+++
Síntese proteica	+	+++
Nitrogenúria	+	+++
Gliconeogênese	+	+++
Temperatura corporal	↓	↑
Trabalho respiratório	↓	↑
Trabalho cardíaco	↓	↑

+: pouco aumento; ++: moderado aumento; +++: importante aumento; ++++: muito importante aumento; ↓: reduzido; ↑: incrementado.

Fonte: Desenvolvida pela autoria do capítulo.

Sob insulto, o doente crítico inicialmente manifesta o que se denomina fase EBB, que corresponde a uma fase bem inicial, na qual uma adequada adaptação ao estresse ainda não ocorreu de fato (paciente geralmente está em ressuscitação, hipotérmico e hipodinâmico). Essa fase costuma durar algumas horas e, quando mais longa, associa-se a desfechos piores. Uma vez ressuscitado (fluidoterapia e suporte farmacológico), já existe um cenário de adaptação, com catabolismo proteico, hiperglicemia e menor aproveitamento das reservas lipídicas (decorrente de uma atividade adrenérgica aumentada, estresse oxidativo e síntese aumentado de cortisol). Essa fase recebe o nome de *flow*. Alguns pacientes, os mais graves, idosos ou com uma expressão aumentada de receptores inflamatórios, cursam com um prolongado cenário de inflamação. Esse cenário costuma se desdobrar em disfunção orgânica múltipla, com morte indolente ou um longo período de reabilitação, denominado doença crítica crônica ou prolongada. A Figura 32.1 resume as principais manifestações inflamatórias e metabólicas do doente crítico grave.[3,6,7]

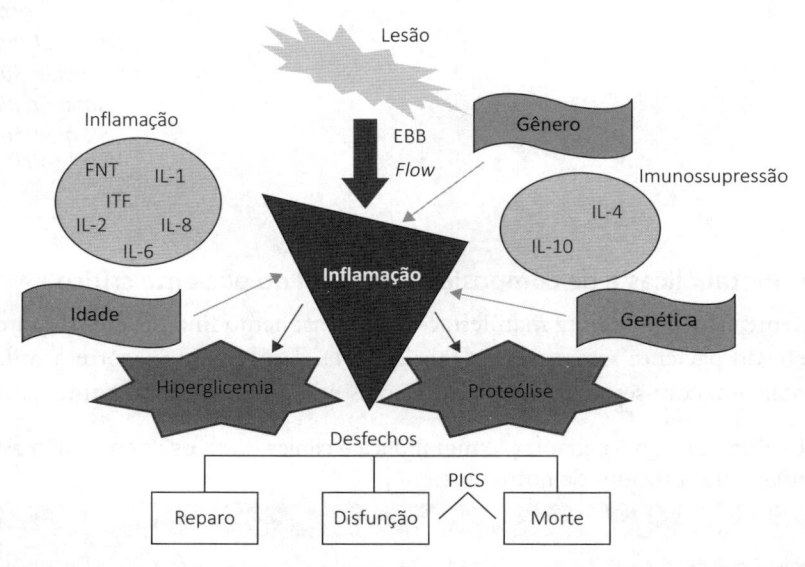

Figura 32.1 – Resposta metabólica e mediadores. Intensidade do trauma, idade, gênero e aspectos genéticos também modulam a intensidade da resposta.

FNT: fator de necrose tumoral; IL: interleucina; ITF: interferon gama; PICS: síndrome do catabolismo com inflamação e imunossupressão persistentes.

Fonte: Adaptada de Correia MI, 2015; Loss SH, Nunes DSL, Franzosi OS, Salazar GS, Teixeira C, Vieira SRR, 2017 e Efron PA, Mohr AM, Bihorac A, Horiguchi H, Hollen MK, Segal MS et al., 2018.

A terapia nutricional não reverte o catabolismo, que é uma consequência de toda a atividade hormonal, humoral e neurológica da doença crítica. Entretanto, oferece substrato para síntese, que ainda ocorre nessa fase.

Triagem e avaliação nutricional

Triagem nutricional

A desnutrição é definida como o estado resultante da deficiência de nutrientes que podem causar alterações na composição corporal, funcionalidade e estado mental com prejuízo no desfecho clínico.[8,9] A Sociedade Americana de Nutrição Parenteral e Enteral (ASPEN) define a triagem nutricional como um processo para identificar pacientes desnutridos ou em risco de desnutrição e, também, determinar se há indicação de realização de avaliação nutricional.[10]

Por meio de utilização de ferramentas de triagem nutricional é possível reconhecer pacientes com maior risco e estabelecer uma conduta nutricional que possibilite a indicação de uma terapia nutricional precoce e mais agressiva.[9] O uso dessas ferramentas pelo enfermeiro permite a identificação dos pacientes sob risco e pode servir de gatilho para acionar o acompanhamento do nutricionista.

Segundo a ASPEN, todos os pacientes admitidos na Unidade de Terapia Intensiva (UTI) devem passar por triagem de risco nutricional.[11] Para esta população, são recomendadas duas ferramentas, o *nutritional risk screening* (NRS)[12] – 2002 e o *nutrition risk in the critically ill* (NUTRIC).[13]

Nutritional risk screening – 2002

É uma ferramenta amplamente utilizada, certificada pela Sociedade Europeia de Nutrição Parenteral e Enteral (ESPEN) para a realização de triagem nutricional. É composta por duas partes e permite avaliar as variáveis antropométricas e a ingestão de alimentos, além do estado nutricional e da gravidade da doença. Ambas as partes devem ser pontuadas além da idade acima de 70 anos, que é considerada um fator de risco adicional[12] (Tabela 32.2).

É considerado um instrumento adequado para detectar o risco nutricional que implica em risco de mortalidade e maior tempo de internação. Em UTI, pacientes com pontuação ≥ 5 são considerados de alto risco e podem beneficiar-se de uma intervenção nutricional precoce e guiada por metas.[11]

Tabela 32.2 – *Nutritional risk screening* – 2002.

Screening inicial		Sim	Não
1	IMC < 20,5 kg/m²		
2	Perda de peso nos últimos três meses?		
3	Redução no consumo alimentar na última semana?		
4	Paciente gravemente doente (p. ex., terapia intensiva)?		

- Se a resposta for "SIM" para qualquer questão, realizar *screening* final
- Se a resposta for "NÃO" para qualquer questão, o paciente deverá passar pela triagem inicial em intervalos semanais
- Se o paciente for programado para cirurgia de grande porte, um plano de cuidado nutricional preventivo deve ser considerado

Screening final			
Estado nutricional		**Severidade da doença**	
Escore 0	Normal	Escore 0	Necessidade nutricional normal
Escore 1	% PP > 5 em 3 meses ou ingestão alimentar inferior a 50% a 75% das necessidades normais da semana anterior	Escore 1	Fratura de quadril, pacientes crônicos em particular com complicações agudas: cirrose, DPOC, hemodiálise crônica, diabetes e oncologia
Escore 2	% PP > 5 em 2 meses ou IMC 18,5 a 20,5 kg/m² + condição geral debilitada ou ingestão alimentar 25% a 60% das necessidades normais da semana anterior	Escore 2	Cirurgia abdominal de grande porte, AVC, pneumonia severa, câncer hematológico
Escore 3	% PP > 5 em 1 mês (15% em 3 meses) ou IMC < 18,5 kg/m² + condição geral debilitada ou ingestão alimentar 0 a 25% das necessidades normais da semana anterior	Escore 3	Traumatismo craniano, transplante de medula óssea, paciente em UTI (APACHE > 10)

Idade > 70 anos = 1 ponto.

Fonte: Kondrup J, Allison SP, Elia M, Vellas B, Plauth M, 2003.

Nutrition risk in the critically ill (NUTRIC) score

O *nutrition risk in the critically ill* (NUTRIC) *score* é considerado a primeira ferramenta validada de triagem nutricional desenvolvida especificamente em pacientes críticos. Engloba variáveis como idade, número de comorbidades, escores *acute physiology and chronic health evaluation* (APACHE-II) e *sequential organ failure assessment* (SOFA), número de dias de admissão hospitalar anteriores à entrada na UTI e disponibilidade ou não da IL-6. A pontuação varia de 0 a 10.[13]

O NUTRIC *score* é considerado um instrumento viável e clinicamente útil, e foi traduzido e adaptado para a língua portuguesa para demostrar sua viabilidade e utilidade clínica nas UTIs do Brasil (Tabelas 32.3, 32.4 e 32.5).[14]

Tabela 32.3 – Variáveis do *nutrition risk in the critically ill* (NUTRIC) *score*.

Parâmetros	Intervalo	Pontuação
Idade	< 50	0
	50 a < 75	1
	≥ 75	2
APACHE-II	< 15	0
	15 a < 20	1
	20 a 28	2
	≥ 28	3
SOFA	< 6	0
	6 a < 10	1
	≥ 10	2
N. de comorbidades	0 a 1	0
	≥ 2	1
Dias de internação até entrada na UTI	0 a < 1	0
	≥ 1	1
IL-6	0 a < 400	0
	≥ 400	1

Fonte: Rosa M, Heyland DK, Fernandes D, Rabito EI, Oliveira ML, Marcadenti A, 2016.

Tabela 32.4 – Sistema de pontuação NUTRIC – IL-6 disponível.

Pontuação	Categoria	Explicação
6 a 10	Pontuação alta	• Associado a piores desfechos clínicos (mortalidade, ventilação) • Estes pacientes são, provavelmente, os que mais se beneficiariam com uma terapia nutricional agressiva
0 a 5	Pontuação baixa	Estes pacientes apresentam baixo risco de desnutrição

Fonte: Rosa M, Heyland DK, Fernandes D, Rabito EI, Oliveira ML, Marcadenti A, 2016.

Tabela 32.5 – Sistema de pontuação NUTRIC – IL-6 indisponível.

Pontuação	Categoria	Explicação
5 a 9	Pontuação alta	• Associado a piores desfechos clínicos (mortalidade, ventilação) • Estes pacientes são, provavelmente, os que mais se beneficiariam com uma terapia nutricional agressiva
0 a 4	Pontuação baixa	Estes pacientes apresentam baixo risco de desnutrição

Fonte: Rosa M, Heyland DK, Fernandes D, Rabito EI, Oliveira ML, Marcadenti A, 2016.

Avaliação nutricional

De acordo com ESPEN,[8] a avaliação do estado nutricional compreende informações antropométricas, composição corporal e índices bioquímicos. A história clínica do paciente, exames físicos e bioquímicos devem ser realizados a fim de definir a doença ou a condição clínica que possa causar desnutrição. A história social e psicológica é importante para estabelecer potencial efeito das condições de vida, assim como o histórico nutricional, inclusive as limitações na ingestão.

A iniciativa de liderança global sobre desnutrição (GLIM) propôs critérios para o diagnóstico de desnutrição e recomenda que seja realizada triagem nutricional e, posteriormente, avaliação para diagnóstico (Quadro 32.1).[15]

Quadro 32.1 – Avaliação diagnóstica da desnutrição.

Diagnóstico	Não desnutrido	Desnutrido	
Classificação da severidade	–	Estágio 1 ou desnutrição* moderada	Estágio 2 ou desnutrição* grave
Critérios etiológicos	–	Ingestão alimentar reduzida ou absorção prejudicada	Inflamação ou gravidade da doença
Critérios fenotípicos	Perda de peso não voluntária	Índice de massa corporal	Massa muscular reduzida

* Para diagnóstico de desnutrição, ao menos um critério etiológico e um critério fenotípico devem estar presentes.

Fonte: Cederholm T, Jensen GL, Correia MITD, Gonzalez MC, Fukushima R, Baptista G et al., 2019.

Após a realização da triagem e da avaliação nutricional, sugere-se a indicação dos diagnósticos em nutrição, que é a identificação de um problema relacionado à nutrição que permite estabelecer a intervenção nutricional e o acompanhamento.[16]

Avaliação de enfermagem

O enfermeiro também deve incluir, tanto em sua anamnese inicial quanto em suas reavaliações periódicas, informações sobre hábitos e aceitação alimentares, perda ou ganho de peso, consistência da dieta utilizada previamente, uso de prótese dentária, necessidade de auxílio com a alimentação, tolerância à dieta e presença de sintomas gastrointestinais. A participação dos familiares ou cuidadores nesta etapa é fundamental, especialmente nos casos de pacientes sedados ou comatosos.

Estratégia nutricional

A terapia nutricional é o conjunto de procedimentos terapêuticos empregados para manutenção ou recuperação do estado nutricional por meio de nutrição enteral ou parenteral. Trata-se de um dos aspectos do tratamento do paciente crítico e deve ser considerada para todos os pacientes que são internados na UTI, principalmente os que permanecem por período ≥ 48 horas.[17] A nutrição para pacientes críticos pode ser oferecida por via oral, enteral ou parenteral, e serão detalhadas a seguir.

Dieta via oral

A dieta via oral deve ser preferida em relação à nutrição enteral ou parenteral em pacientes críticos com via oral preservada, se o paciente for capaz de atingir 70% da sua meta nutricional, sem risco de vômito ou aspiração.[17] No entanto, diversos fatores podem levar à distúrbios de deglutição.

Avaliação da deglutição e liberação de dieta via oral

A deglutição se processa em fases voluntárias (preparatória e oral) e involuntárias (faríngea e esofágica).[18] Para que a deglutição ocorra de maneira segura, existe um mecanismo anatômico que bloqueia as vias aéreas durante a passagem do conteúdo deglutido para o esôfago, uma vez que a faringe é uma via comum às funções respiratória e digestiva.[19]

Os distúrbios de deglutição (disfagias) ocorrem por alterações neurológicas e/ou estruturais que dificultam ou impedem a passagem do conteúdo a ser deglutido da boca até o estômago, o que acomete uma ou mais fases da deglutição (preparatória, oral, faríngea e/ou esofágica). A disfagia por alterações nas fases preparatória, oral e/ou faríngea da deglutição (disfagias orofaríngeas) requer a atuação do fonoaudiólogo na UTI.[20]

É imprescindível identificar os fatores de risco para disfagia orofaríngea (Quadro 32.2), pois podem resultar em pneumonias aspirativas, reintubações, desidratação, desnutrição, aumento no tempo de internação hospitalar, diminuição na qualidade de vida e aumento nas taxas de morbidade e mortalidade.[18,21]

Quadro 32.2 – Principais fatores de risco para disfagia orofaríngea em unidades de terapia intensiva.
▪ Intubação orotraqueal igual ou superior a 48 horas
▪ Traqueostomia com ou sem uso de ventilação mecânica
▪ Acidente vascular encefálico e traumatismo cranioencefálico
▪ Doenças neuromusculares e neurodegenerativas
▪ Fraqueza muscular adquirida na UTI e polineuropatia do doente crítico
▪ Câncer, cirurgia e/ou radiação na cabeça e no pescoço
▪ Doença pulmonar obstrutiva crônica
▪ História prévia de disfagia

Fonte: Adaptado de Furkim AM, Barata L, Duarte ST, Nascimento Jr JRN, 2014; Zürcher P, Moret CS, Dziewas R, Schefold J, 2019 e Johnson KL, Speirs L, Mitchell A, Przybyl H, Anderson D, Manos B et al., 2018.

A partir da identificação do risco para disfagia orofaríngea, recomenda-se a realização, pelo fonoaudiólogo, da avaliação clínica da deglutição.

Ao considerar a reintrodução da via oral, o paciente deve ter condições de: manter o estado de alerta e conseguir responder a comandos simples; tolerar a retirada da ventilação não invasiva ou das máscaras de oxigênio por no mínimo 15 minutos; apresentar frequência respiratória inferior a 30 respirações por minuto e apresentar tosse reflexa.[22]

Para a avaliação clínica da deglutição de pacientes que apresentaram intubação orotraqueal por tempo > 48 horas, aguardar 24 horas da extubação.[23,24] Na avaliação do paciente traqueostomizado, é recomendado que o *cuff* seja desinsuflado e, sempre que possível, avalia-se a possibilidade de adaptação de válvula de fala e deglutição de sistema fechado, inclusive em pacientes dependentes de ventilação mecânica que não tenham perspectiva de desmame. Essa válvula restabelece a passagem de ar para as vias aéreas superiores, restaurando a pressão área subglótica, o que potencializa a capacidade de proteção das vias aéreas na deglutição, além de possibilitar a comunicação oral.[25]

A avaliação clínica da deglutição é realizada à beira do leito, e é constituída pela avaliação das estruturas e pela avaliação funcional (Quadro 32.3).

Após a avaliação clínica da deglutição e da causa da disfagia orofaríngea, pode ser necessária a indicação de exames complementares como a videoendoscopia, que possibilita a visualização da faringe e laringe, e a videofluoroscopia, que avalia todas as fases da deglutição.[21]

Quadro 32.3 – Avaliação clínica da deglutição.	
Avaliação estrutural	Avaliação da mobilidade e força da musculatura dos lábios, língua e bochechas, mobilidade do palato mole, a presença e condição geral da dentição e/ou próteses dentárias, a elevação hiolaríngea, os reflexos de vômito e palatal, eficiência da tosse e do pigarro, e a qualidade vocal
Avaliação funcional	Teste de diferentes consistências (líquida, néctar, mel, pudim, semissólida e/ou sólida) e volumes de alimentos. Observação da capacidade de manter o controle postural, a preensão de diferentes utensílios, a retenção e controle do alimento na cavidade oral, o tempo de trânsito oral, a formação do bolo alimentar, a presença de resíduos em cavidade oral após a deglutição, a elevação laríngea e a presença de sinais clínicos sugestivos de penetração ou aspiração laringotraqueal (ruídos na ausculta cervical, tosse, engasgo, pigarro, voz molhada e queda na saturação de oxigênio)

Fonte: Adaptado de Macht M, Wimbish T, Clark B, Benson A, Burnham E, Williams A et al., 2012 e Padovani AR, Moraes DP, Sassi FC, Andrade CRF, 2013.

Após a conclusão da avaliação, o fonoaudiólogo realiza o parecer quanto à possibilidade do paciente se alimentar por via oral de forma eficiente e segura. Quando os pacientes não possuem habilidade de mastigação, usualmente são indicados alimentos na consistência pastosa homogênea (liquidificados). Já quando existe algum grau de dificuldade no preparo do bolo alimentar, com frequência são indicados alimentos pastosos heterogêneos e semissólidos, que exigem menor habilidade de mastigação. Quando são observados sinais de aspiração laringotraqueal com líquido ralo, indica-se o espessamento nas consistências que forem mais seguras para o paciente, que podem ser néctar, mel ou pudim. Ainda, se forem observados sinais clínicos de aspiração laringotraqueal com outras consistências, realiza-se a indicação da dieta via oral mais segura, o que restringe as consistências necessárias.

Frente às modificações nas consistências das dietas via oral dos pacientes, é imprescindível que a equipe multiprofissional esteja atenta aos níveis de aceitação da dieta via oral.

Nutrição enteral

Nutrição enteral é definida pela Agência Nacional de Vigilância Sanitária (ANVISA) como "alimento para fins especiais, com ingestão controlada de nutrientes, na forma isolada ou combinada, de composição definida ou estimada, especialmente formulada e elaborada para uso por sondas ou via oral, industrializado ou não, utilizada exclusiva ou parcialmente para substituir ou complementar a alimentação oral em pacientes desnutridos ou não, conforme suas necessidades nutricionais, em regime hospitalar, ambulatorial ou domiciliar, visando a síntese ou manutenção dos tecidos, órgãos ou sistemas".[26]

As principais sociedades de terapia nutricional, nutrição e metabolismo recomendam que seja iniciada terapia nutricional enteral, preferencialmente à nutrição parenteral (NPT), de modo a considerar os benefícios da enteral na resposta imunológica e preservação da integridade do TGI.[11,17,27]

Início precoce

Recomenda-se que pacientes críticos recebam nutrição enteral precoce (< 48 horas de admissão na UTI). Recentemente, o grupo de trabalho em problemas abdominais da Sociedade Europeia de Terapia Intensiva publicou diretriz sobre nutrição enteral precoce em pacientes críticos (Quadro 32.4). Essa diretriz é chancelada pela ESPEN.[11]

Quadro 32.4 – Indicações de nutrição enteral precoce.
• Pacientes em ECMO
• Pacientes com TCE
• Pacientes com acidente vascular cerebral (isquêmico ou hemorrágico)
• Pacientes com lesão medular
• Pacientes com pancreatite aguda grave
• Pacientes em pós-operatório de cirurgias do trato gastrointestinal
• Pacientes em pós-operatório de cirurgia de aorta abdominal
• Pacientes com trauma abdominal quando a continuidade do TGI é confirmada/restaurada
• Pacientes que receberam agentes bloqueadores neuromusculares
• Pacientes em posição prona
• Pacientes com abdome aberto
• Independentemente da presença de ruídos intestinais, a menos que exista suspeita de isquemia ou obstrução intestinal em pacientes com diarreia

Fonte: McClave SA, Taylor BE, Martindale RG, Warren MM, Johnson DR, Braunschweig C et al., 2016.

Baixas doses de nutrição enteral devem ser administradas nos casos de hipotermia terapêutica, hipertensão intra-abdominal sem síndrome compartimental abdominal, insuficiência hepática aguda O grupo recomenda, também, que nutrição enteral deva ser adiada nos casos de choque não controlado e objetivos de hemodinâmica e perfusão não alcançados, hipoxemia, hipercapnia ou acidose não controladas, hemorragia digestiva alta, isquemia intestinal, fístula intestinal de alto débito e síndrome compartimental.[11]

Aporte calórico e proteico

O gasto energético e a estimativa da oferta calórica no paciente em estado crítico podem ser avaliados a partir da calorimetria indireta. A Sociedade Europeia de Nutrição Clínica e Metabolismo sugere como alternativa ao uso da calorimetria indireta, a utilização das medidas de VO_2 (provenientes do cateter de artéria pulmonar) ou VCO_2 (derivadas do dispositivo de ventilação mecânica) para estimativa do gasto energético.[17] A quantidade de proteínas a ser prescrita para o paciente crítico também é um tópico relevante, uma vez que se deve considerar as perdas decorrentes de neoglicogênese intensa e a utilização da musculatura esquelética como substrato. Quantidades adicionais de proteína podem ser necessárias em pacientes que apresentem perdas por fístulas do trato gastrointestinal (TGI) e por peritoneostomias, e pacientes com realização de terapia de substituição renal.

A Tabela 32.6 resume as recomendações de oferta calórica e proteica das principais diretrizes para pacientes críticos.

Tabela 32.6 – Aporte calórico e proteico recomendado conforme as principais diretrizes.

Diretriz	Eutrófico		Obeso IMC > 30	
	Calorias (kcal/kg/dia)	Proteínas (g/kg)	Calorias (kcal/kg/dia)	Proteínas (g/kg)
ESPEN (2018)	CI (GEE): • Fase inicial: 70% • Após 3º dia: 80% a 100% • 20 a 25	> 1,3	CI (GEE): • Fase inicial: 70% • Após 3º dia: 80% a 100% • 20 a 25 peso ajustado	1,3 peso ajustado
ASPEN (2016)	25 a 30	1,2 a 2	• CI (GEE): 65% a 70% • IMC de 30 a 50 kg/m²: 11 a 14 do peso atual • IMC > 50 kg/m²: 22 a 25 do peso ideal	• IMC de 30 a 39,9: 2 peso ideal • IMC ≥ 40: 2,5 peso ideal
BRASPEN (2018)	• CI (GEE): 50% a 70% • Fase inicial: 15 a 20 • Após o 4º dia: 25 a 30	1,5 a 2	• CI (GEE): 60% a 70% • IMC de 30 a 50 kg/m²: 11 a 14 do peso atual • IMC > 50 kg/m²: 22 a 25 do peso ideal eutrófico	• IMC de 30 a 39,9: 2,0 peso ideal • IMC > 40: 2,5 peso ideal

IMC: índice de massa corporal; CI: calorimetria indireta; GEE: gasto energético estimado; Peso ajustado: peso ideal + 1/3 do peso atual e Peso ideal: calculado a partir do IMC ideal de 25 kg/m².

Fonte: Singer P, Blaser AR, Berger MM, Alhazzani W, Calder PC, Casaer MP et al., 2019.

Mesmo com a adequada oferta de calorias e proteína, quantitativa e qualitativamente, estes pacientes manifestam evidente perda muscular, com hipotonia e certa preservação da massa gorda. Nos sobreviventes, a reabilitação passa pela restauração da massa magra por meio de modificações na terapia nutricional e na atividade motora.

Cuidados de enfermagem a pacientes críticos em uso de nutrição enteral

A Resolução da Diretoria Colegiada n. 503, de 2021,[28] determina que o enfermeiro é o responsável pela conservação da nutrição enteral e pela sua administração, assim como assegurar e manter a via de administração.

As sondas para nutrição enteral podem ser inseridas pelo nariz ou pela boca, para períodos curtos (≤ 4 a 6 semanas) sondas oro/nasogástricas ou oro/nasoentéricas, ou por via percutânea, para o acesso a longo prazo (> 4 a 6 semanas) gastrostomomias ou jejunosto-mias.[29] A inserção das sondas nasogástricas ou nasoentéricas é realizada pelo enfermeiro e, embora seja um procedimento geralmente seguro, as complicações têm prevalência de cerca de 10% para sondagem nasoenteral. A complicação mais grave é a inserção da sonda na ár-vore brônquica, que pode resultar em pneumonia e/ou pneumotórax, se não identificada.[30]

Os cuidados de enfermagem estão listados no Quadro 32.5.[11,27,31,32]

Quadro 32.5 – Cuidados de enfermagem com sondas para nutrição enteral.
▪ Confirmar o adequado posicionamento da extremidade distal da sonda após inserção (gástrico): raio-X de abdome. Nos casos de intolerância, mesmo após utilização de procinéticos, e pacientes com risco de aspira-ção, o posicionamento pós-pilórico deve ser considerado
▪ A administração de ar associada à ausculta abdominal, utilizada de forma isolada, não é recomendada para confirmar posicionamento
▪ Marcar a posição final da sonda na saída da narina para identificar deslocamento inadvertido
▪ As sondas devem ser irrigadas com água (água destilada ou esterilizada para uso no paciente imuno-comprometido) a cada 4 a 6 horas durante infusão de dieta contínua, antes e após a administração de medicamentos
▪ Todos os pacientes devem ser avaliados quanto ao risco de aspiração durante o uso de nutrição enteral. Medidas para redução de risco: decúbito elevado (30 a 45°), uso de procinéticos e infusão por meio de bombas de infusão
▪ Minimizar interrupções no fornecimento da dieta enteral para exames, cuidados de higiene ou procedimentos
▪ Avaliar a tolerância à dieta enteral: exame físico do abdome, eliminações intestinais e de flatos, avaliação radiológica e queixa do paciente: vômitos, distensão abdominal, diarreia, queixas do paciente e elevado resíduo gástrico
▪ Não pausar a dieta quando o volume de resíduo for < 500 mL, na ausência de sinais de intolerância. Na presença de diarreia, recomenda-se manter a infusão de dieta e investigar a causa (infecciosa, uso de antibi-óticos, quimioterápicos, relacionada a dieta enteral, entre outras)

Fonte: Adaptado de Beghetto MG, Anziliero F, Leães DM, Mello ED, 2015; McClave SA, Taylor BE, Martindale RG, Warren MM, Johnson DR, Braunschweig C et al., 2016 e Castro MG, Ribeiro PC, Souza IAO, Cunha HFR, Silva MHN et al., 2018.

Nutrição parenteral

A nutrição parenteral é definida pela ANVISA como "solução ou emulsão, composta basicamente de carboidratos, aminoácidos, lipídios, vitaminas e minerais, estéril e apirogê-nica, acondicionada em recipiente de vidro ou plástico, destinada à administração intrave-nosa em pacientes desnutridos ou não, em regime hospitalar, ambulatorial ou domiciliar, visando a síntese ou manutenção dos tecidos, órgãos ou sistemas".[33]

Pacientes críticos podem se beneficiar do uso da NPT, nos casos em que a via enteral falha ou não pode ser utilizada com segurança para atender às necessidades nutricionais diárias.[34] A doença e o estado nutricional subjacente determinam o tempo apropriado para o início da NPT. Em caso de contraindicações para dieta via oral e enteral, a NPT deve ser implementada dentro de três a sete dias.[17] A utilização de ambas as vias de nutrição – enteral e parenteral – é chamada de terapia nutricional combinada.

A composição da NPT deve ser individualizada para as necessidades do paciente. De uma forma geral, contém carboidratos (glicose), lipídios, aminoácidos e água, e podem incluir, também, eletrólitos e vitaminas, conforme necessário.[8] A NPT pode ser preparada manualmente pelo farmacêutico, de forma estéril, em uma bolsa única – o que minimiza a manipulação de cateteres, mas também limita a estabilidade e compatibilidade da formulação – ou em bolsas separadas. A indústria farmacêutica disponibiliza, também, formulações pré-misturadas de NPT com uma composição fixa.[34]

A escolha do cateter para NPT é baseada em múltiplos fatores e deve ser decidida por uma equipe multidisciplinar. Evidências indicam que o risco de infecção relacionada ao cateter é reduzido pelo uso de precauções de barreira máxima. O acesso central femoral geralmente não é recomendado para administração com NPT devido às dificuldades com a higienização, que podem aumentar o risco infecção.[34]

As complicações agudas do uso da NPT são: 1) relacionadas ao cateter, como pneumotórax, posicionamento incorreto e infecções; 2) hiperglicemia, comum em pacientes em uso de NPT. A ASPEN recomenda um alvo de glicose no sangue de 140 a 180 mg/dL; e 3) síndrome de realimentação, caracterizada por sintomas cardíacos, respiratórios e neurológicos causados por hipofosfatemia, hipocalemia e hipomagnesemia, que ocorre em pacientes desnutridos submetidos à rápida reposição nutricional.[34]

Atenção quando o paciente receber propofol, uma vez que esta medicação é uma fonte de ácidos graxos que contém 1,1 kcal/mL e pode fornecer um grande aporte de calorias, além do suporte nutricional planejado.[8]

Cuidados de enfermagem na NPT

Conforme regulamentação da NPT, os principais cuidados atribuídos ao enfermeiro na NPT são: assegurar a manutenção das vias de administração, receber a NPT da farmácia e assegurar a sua conservação até a sua completa administração, avaliar e assegurar a instalação da NPT, de modo a observar os princípios de assepsia, assegurar a infusão do volume prescrito, de preferência com uso de bomba de infusão, garantir o registro claro e preciso de informações relacionadas à administração e à evolução do paciente, assegurar que qualquer outra droga e/ou nutriente prescritos não sejam infundidos na mesma via de administração da NPT.[33]

Referências bibliográficas

1. Lameu E. Alterações metabólicas do jejum prolongado. In: Lameu E (ed.). Clínica nutricional. Rio de Janeiro: Revinter, 2005. p. 161-7.
2. Latifi R, Afifi I. Nutrition in critically ill and injured patients: focus on pathophysiology, initiation, choice, energy requirements and complications. In: Rajendram R, Preedy VR, Patel VB (ed.). Diet and nutrition in critical care. Springer, 2015. p. 383-95.
3. Correia MI. Organic response to stress. In: Cresci GA (ed.). Nutrition support for the critically ill patient. 2nd ed. Florida: CRC Press, 2015. p. 3-14.
4. Heighes PT, Doig GS, Simpson F. Timing and indications for enteral nutrition in the critically ill. In: Seres DS, Way CW (ed.). Nutrition support for the critically ill. Illustrated edition. Switzerland: Humana Press/Springer International Publishing; 2015. p. 55-62.

5. Loss SH. Sepse e choque séptico. In: Oliveira AM, Silva FM (ed.). Dietoterapia nas doenças dos adultos. Rio de Janeiro: Rubio, 2018. p. 309-16.

6. Loss SH, Nunes DSL, Franzosi OS, Salazar GS, Teixeira C, Vieira SRR. Chronic critical illness: are we saving patients or creating victims? Rev Bras Ter Intensiva. 2017;29(1):87-95.

7. Efron PA, Mohr AM, Bihorac A, Horiguchi H, Hollen MK, Segal MS et al. Persistent inflammation, immunosuppression and catabolism and the development of chronic critical illness after surgery. Surgery. 2018;164:178-84.

8. Cederholm T, Barazzoni R, Austin P, Ballmer P, Biolo G, Bischoff SC et al. ESPEN guidelines on definitions and terminology of clinical nutrition. Clin Nutr. 2017;36:49-64.

9. Moraes MF, Lima FCA, Luz AMA. Risco nutricional em pacientes graves. In: Toledo D, Castro M (ed.). Terapia nutricional em UTI. São Paulo: Rubio, 2015. p. 9-17.

10. Mueller C, Compher C, Ellen DM; American Society for Parenteral and Enteral Nutrition (ASPEN). Clinical guidelines: nutrition screening, assessment and intervention in adults. J Parenter Enter Nutr. 2011;35(16):16-24.

11. McClave SA, Taylor BE, Martindale RG, Warren MM, Johnson DR, Braunschweig C et al. Guidelines for the provision and assessment of nutrition support therapy in the adult critically ill patient: Society of Critical Care Medicine (SCCM) and American Society for Parenteral and Enteral Nutrition (ASPEN) preliminary remarks. J Parenter Enter Nutr. 2016;40(2):159-211.

12. Kondrup J, Allison SP, Elia M, Vellas B, Plauth M. ESPEN guidelines for nutrition screening 2002. Clin Nutr. 2003;22(4):415-21.

13. Heyland DK, Dhaliwal R, Jiang X, Day AG. Identifying critically ill patients who benefit the most from nutrition therapy : the development and initial validation of a novel risk assessment tool. Crit Care. 2011;15(R268):2-11.

14. Rosa M, Heyland DK, Fernandes D, Rabito EI, Oliveira ML, Marcadenti A. Clinical nutrition ESPEN translation and adaptation of the NUTRIC score to identify critically ill patients who benefit the most from nutrition therapy. Clin Nutr ESPEN. 2016;Aug(14):31-6.

15. Cederholm T, Jensen GL, Correia MITD, Gonzalez MC, Fukushima R, Baptista G et al. GLIM criteria for the diagnosis of malnutrition: a consensus report from the global clinical nutrition community. Clin Nutr. 2019 Sep 1;38(1):1-9.

16. Martins C. Diagnósticos em nutrição: fundamentos e implementação da padronização internacional. Artmed, 2016. p. 20-38.

17. Singer P, Blaser AR, Berger MM, Alhazzani W, Calder PC, Casaer MP et al. ESPEN guideline on clinical nutrition in the intensive care unit. Clin Nutr. 2019;38(1):48-79.

18. Macht M, Wimbish T, Bodine C, Moss M. ICU-acquired swallowing disorders. Crit Care Med. 2013;41(10):2396-405.

19. Costa MMB. Mecanismo de proteção das vias aéreas. In: Jotz GP, Angeli EC (ed.). Disfagia – Abordagem clínica e cirúrgica: criança, adulto e idoso. Rio de Janeiro: Elsevier, 2017. p. 23-32.

20. Furkim AM, Barata L, Duarte ST, Nascimento Jr JRN. Gerenciamento fonoaudiológico da disfagia no paciente crítico na unidade de terapia intensiva. In: Furkim AM, Rodrigues KA (ed.). Disfagias nas unidades de terapia intensiva. São Paulo: Roca, 2014. p. 111-26.

21. Zürcher P, Moret CS, Dziewas R, Schefold J. Dysphagia in the intensive care unit: epidemiology, mechanisms and clinical management. Critical Care. 2019;23:2396-405.

22. Johnson KL, Speirs L, Mitchell A, Przybyl H, Anderson D, Manos B et al. Validation of a postextuba-tion dysphagia screening tool for patients after prolonged endotracheal intubation. American Journal of Critical Care. 2018;27:89-96.

23. Macht M, Wimbish T, Clark B, Benson A, Burnham E, Williams A et al. Diagnosis and treatment of post-extubation dysphagia: results from a national survey. Journal of Critical Care. 2012;27:578-86.

24. Padovani AR, Moraes DP, Sassi FC, Andrade CRF. Avaliação clínica da deglutição em unidade de terapia intensiva. CoDAS. 2013;25(1):1-7.

25. O'Connor LR, Morris NR, Paratz J. Physiological and clinical outcomes associated with use of one-way speaking valves on tracheostomised patients: a systematic review. Hear Lung. 2018 Dec 1;1-9.

26. Brasil. Ministério da Saúde. Conselho Nacional de Saúde. Resolução n. 466, de 12 de dezembro de 2012. Disponível em: http://bvsms.saude.gov.br/bvs/saudelegis/cns/2013/res0466_12_12_2012.html.

27. Castro MG, Ribeiro PC, Souza IAO, Cunha HFR, Silva MHN et al. Diretriz brasileira de terapia nutricional no paciente grave. Braspen J. 2018;33(Supl 1):2-36.

28. Brasil. Agência Nacional de Vigilância Sanitária (ANVISA). Resolução RDC n. 503, de 27 de maio de 2021.

29. Welch T. Nutrition options in critical care unit patients. Critical Care Nursing Clinics of North America. 2017;30.

30. Stayner JL, Bhatnagar A, Mcginn AN, Fang JC. Feeding tube placement: errors and complications. Nutr Clin Pract. 2016;20(10):1-11.

31. Beghetto MG, Anziliero F, Leães DM, Mello ED. Feeding tube placement: auscultatory method and x-ray agreement. Rev Gaúcha Enferm. 2015;36(4):98-103.

32. Metheny N. Turning tube feeding off while repositioning patients in bed. Critical Care Nurse. 2011;31:96-7.

33. Brasil. Agência Nacional de Vigilância Sanitária (ANVISA). Portaria n. 272, de 8 de abril de 1998. Aprova regulamento técnico para fixar os requisitos mínimos exigidos para a terapia de NPT.

34. Lappas BM, Patel D, Kumpf V, Adams DW, Seidner DL. Parenteral nutrition: indications, access and complications. Gastroenterol Clin North Am. 2017;47(1):39-59.

Carmen Maria Lazzari
Rafael Barberena Moraes
Karolinny Borinelli de Aquino Moura
Marina Verçoza Viana

Descontrole glicêmico na hospitalização

Hiperglicemia

A hiperglicemia pode estar presente em até 38% dos pacientes hospitalizados. Ela decorre de três condições: diagnóstico conhecido de diabetes *mellitus* (DM), diagnóstico desconhecido de DM ou hiperglicemia do estresse.

Geralmente de caráter transitório, a hiperglicemia de estresse envolve fisiopatologia complexa, o que compreende um estado de resistência insulínica aliado à supressão da liberação de insulina pelas células β-pancreáticas. Nesta condição, contribuem a desidratação, a liberação de hormônios contrarreguladores, o estresse oxidativo, a produção de citocinas inflamatórias, o uso de medicamentos hiperglicemiantes, como glicocorticoides e drogas vasoativas, bem como a administração de dietas e soluções concentradas em glicose. Apesar de transitória, a hiperglicemia do estresse, em pacientes críticos, está relacionada ao aumento do risco de mortalidade, quando comparada aos mesmos patamares glicêmicos de indivíduos com diagnóstico prévio de DM.[1]

A hiperglicemia em ambiente hospitalar associa-se a prolongamento da estadia, maior demanda de recursos humanos e aumento dos custos hospitalares, além de constituir importante fator de morbimortalidade, uma vez que está diretamente relacionada ao aumento de complicações cardiovasculares, de distúrbios hemodinâmicos e hidroeletrolíticos, de quadros infecciosos, de comprometimento do processo de cicatrização e de fenômenos trombóticos.[1,2]

É recomendada a realização de pelo menos um teste de glicemia admissional na hospitalização e, aos que se encontram hiperglicêmicos, recomenda-se o exame de hemoglobina glicada (HbA1c), sejam eles diabéticos ou não. A HbA1c acima de 6,5% identifica diabéticos sem diagnóstico prévio, o que os distingue daqueles com hiperglicemia do estresse.[1,2]

A hiperglicemia hospitalar é definida por valores de glicemia maiores que 140 mg/dL. Atualmente, a meta terapêutica recomendada é de glicemia entre 140 e 180 mg/dL para a maioria dos pacientes críticos e não críticos.[1,2] Estes patamares foram definidos em consenso pela Associação Americana de Diabetes (ADA) e pela Associação Americana de Endocrinologistas Clínicos (AACE).[2]

O monitoramento é feito por meio de glicosímetros capilares, validados para uso hospitalar. Cabe lembrar que, na presença de anemia, acidose, hipoperfusão ou edema, o resultado da glicemia capilar pode ser falso, e deve-se, nesses casos, utilizar coletas de amostras de cateteres venosos ou arteriais, de modo a evitar contaminação com soluções ricas em glicose infundidas próximo ao sítio de coleta.[1]

Nos pacientes em dieta oral, o teste deve ser realizado antes das refeições; nos pacientes em jejum, em dieta enteral ou em dieta parenteral, indica-se o teste a cada 4 a 6 horas. Em pacientes críticos, que recebem infusão endovenosa contínua de insulina, é necessária uma frequência a cada 1 a 2 horas, conforme protocolo da instituição. Há estudos em desenvolvimento para a utilização de monitores contínuos de glicemia (*continuous glucose monitoring*, CGM) para o ambiente hospitalar.[1]

Nos pacientes críticos, a infusão endovenosa contínua de insulina é o método mais aceito de tratamento, pois a ação imediata e a meia-vida mais curta da insulina permitem ajustes mais rápidos e com menor risco de hipoglicemia.[1,2]

Após a estabilização do quadro clínico, procede-se a transição do esquema de insulina endovenosa para a via subcutânea, a utilizar-se o equivalente a 60% a 80% da dose total infundida nas últimas 6 horas de infusão, e multiplica-se por 4, para o cálculo da dose diária total de insulina (DDTI). É importante desligar a infusão endovenosa somente após 2 a 4 horas da aplicação de insulina basal (entre elas a NPH), a fim de evitar o rebote hiperglicêmico decorrente da suspensão da aplicação endovenosa.[1]

Não é segura a transição da infusão endovenosa para a via subcutânea quando a taxa de infusão de insulina for > 3 UI/hora, houver grande variabilidade glicêmica, grande edema de partes moles e instabilidade hemodinâmica.[1]

Hipoglicemia

A ocorrência de episódios de hipoglicemia no hospital é relativamente frequente, sobretudo em pacientes com DM. É importante que seja reconhecida e tratada precocemente, uma vez que este evento aumenta a morbidade, tempo de internação e mortalidade hospitalar.[1]

A hipoglicemia hospitalar é definida como qualquer glicemia < 70 mg/dL. A American Diabetes Association (ADA) classifica-a em três níveis (Tabela 33.1).

Tabela 33.1 – Níveis de hipoglicemia hospitalar.

Nível	Definição
1	Glicemia < 70 mg/dL e ≥ 54 mg/dL
2	Glicemia < 54 mg/dL
3	Evento grave caracterizado por hipoglicemia que cause estado mental alterado e/ou incapacidade física, com a necessidade de assistência de outra pessoa para recuperação

Fonte: Forti AC, Pires AC, Pittito BA, Gerchman F, Oliveira JEP, Zajdenverg L et al., 2019.

O limiar de glicemia responsável pelo desencadeamento dos sintomas em diabéticos é dinâmico e pode variar em diferentes situações. Pacientes com níveis de glicemia comumente elevados podem apresentar sintomas com níveis glicêmicos mais altos (superiores a 70 mg/dL) e inclusive com glicemia acima do normal.

Aspectos fisiopatogênicos

Por não sintetizar e/ou armazenar sua fonte primária de energia, o cérebro é o primeiro órgão a sofrer o impacto dos níveis glicêmicos diminuídos.

A resposta contra regulatória à hipoglicemia consiste na redução da liberação de insulina e na secreção de glucagon pelo tecido pancreático, epinefrina pela medula adrenal, norepinefrina pelo córtex adrenal e terminações nervosas simpáticas, cortisol pelo córtex adrenal e hormônio do crescimento (GH) pela hipófise. A inibição da secreção de insulina é o mecanismo de defesa inicial e ocorre quando a glicemia atinge 80 mg/dL.

Os sintomas da hipoglicemia podem ser classificados em neuroglicogênicos (autonômicos) e neuroglicopênicos, e estão listados no Quadro 33.1, assim como os fatores de risco e efeitos negativos.[1]

Quadro 33.1 – Sintomas, fatores de risco e efeitos da hipoglicemia.

Sintomas	Fatores de risco	Efeitos negativos
Neuroglicogênicos (autonômicos)	**Inerentes ao pacientes**	• Psicológicos • Arritmias cardíacas • Isquemia miocárdica • Convulsões • Dano cerebral • Maior risco de quedas • Mortalidade
• Agitação • Tremor • Ansiedade • Palpitações • Sudorese • Boca seca • Fome • Palidez • Dilatação pupilar	• Idade avançada, duração do DM, hemoglobina glicada diminuída • Caquexia, baixa ingestão nutricional, gravidade das doenças de base, insuficiência renal*, insuficiência hepática, doença cerebrovascular, capacidade alterada do paciente de relatar sintomas, infecções, sepse, tempo de hospitalização, grande variabilidade glicêmica, produção deficiente de hormônios contrarreguladores como cortisol e hormônio do crescimento	
Neuroglicopênicos	**Iatrogênicos**	
• Irritabilidade • Confusão • Dificuldade de entendimento • Dificuldade na fala • Ataxia • Parestesia • Estupor/coma • Convulsões	Prescrição errada de insulina, insulinoterapia, redução súbita da dose de corticosteroides, redução da ingestão oral (jejum ou pausa alimentar), terapia renal substitutiva com fluido de reposição à base de bicarbonato	

*O tecido renal responde por cerca de 10% a 25% da neoglicogênese durante o jejum, o que não ocorre no paciente com doença renal crônica.

Fonte: Adaptado de Forti AC, Pires AC, Pittito BA, Gerchman F, Oliveira JEP, Zajdenverg L et al., 2019.

O modo mais eficaz de evitar essa condição é a atenção aos eventos desencadeantes e cuidados relacionados. A educação continuada da equipe que cuida dos pacientes tem papel fundamental na prevenção e tratamento dos episódios.[1]

Na UTI, a hipoglicemia é preditiva de maior mortalidade. A controvérsia sobre os riscos e benefícios do controle glicêmico intensivo e do controle convencional nas UTIs teve início com os estudos de Berghe et al.[3] e de estudos como o NICE-SUGAR.[4] Este último levou em consideração uma meta glicêmica menos rigorosa na UTI, com manutenção das glicemias entre 140 e 180 mg/dL, o que reduziu o número de eventos hipoglicêmicos. No Brasil, um protocolo de insulinoterapia endovenosa foi desenvolvido por meio do aplicativo InsulinAPP – UTI, cuja validação foi realizada e apresentada em 2019.[1]

Tratamento

No tratamento da hipoglicemia hospitalar deve-se evitar o uso desnecessário de soro hipertônico que contenha glicose (25% ou 50%), pois não é isento de riscos e pode causar trombose e flebite. O extravasamento da solução também pode causar lesões cutâneas e/ou de partes moles, isquemia ou até síndrome do compartimento. O ideal é avaliar suas causas e manter o aporte calórico para prevenção de novos episódios.

Em casos de necessidade de glicose hipertônica endovenosa, a quantidade a ser administrada pode ser calculada com o uso da fórmula (100 – glicemia) × 0,4. A administração de glucagon por via subcutânea ou intramuscular pode ser feita em pacientes inconscientes e sem acesso endovenoso.[1]

É fundamental que o protocolo para hipoglicemia hospitalar envolva uma equipe multiprofissional. Cabe ao serviço de nutrição padronizar o equivalente a 15 gramas de carboidrato de rápida absorção, para ser fornecido aos pacientes que apresentam nível de consciência preservado.

Emergências hiperglicêmicas

Embora a síndrome ou Estado Hiperosmolar Hiperglicêmico (EHH) e a cetoacidose diabética (CAD) sejam frequentemente discutidas como entidades distintas, elas representam dois pontos do espectro de distúrbios metabólicos no diabetes. Caracterizam-se pela deficiência relativa ou absoluta de insulina combinada com aumento de hormônios contrarreguladores. Aproximadamente 33% dos pacientes com crises hiperglicêmicas apresentam um quadro misto de CAD e EHH.[5]

O EHH e CAD diferem entre si em relação ao tempo de instalação do quadro clínico e nos níveis de cetonemia e desidratação.[6,7]

Cetoacidose diabética

CAD é uma complicação grave que pode ocorrer durante a evolução do DM tipos 1 e 2 (DM1 e DM2). Apresenta risco de morte. Caracterizada por deficiência absoluta de insulina, hiperglicemia, lipólise excessiva e oxidação de ácidos graxos livres com formação de corpos cetônicos e acidemia.[1]

Antes da descoberta da insulina por Banting e Bess, em 1920, a taxa de mortalidade nos casos de CAD oscilava em torno de 90%. Atualmente, com a evolução de todo o arsenal terapêutico, como antibioticoterapia, ênfase na hidratação, controle eletrolítico e uso de insulina regular, essa taxa situa-se entre 2% e 10% (> em indivíduos mais velhos e com doenças graves concomitantes). A CAD é considerada uma das complicações específicas da DM1, mas recentemente, a literatura apresenta relatos de CAD em DM2, inclusive em idosos > 70 anos. As principais causas de morte por CAD são edema cerebral, hipopotassemia, hipofosfatemia, hipoglicemia, complicações intracerebrais, trombose venosa periférica, mucormicose, rabdomiólise e pancreatite aguda. O prognóstico depende das condições de base do paciente, com piora em idosos, gestantes e indivíduos com doenças crônicas.

Fisiopatogenia da CAD

É caracterizada pela tríade: hiperglicemia, cetonemia e acidose. O mecanismo básico de início do processo decorre de alteração do metabolismo dos carboidratos consequente à redução na concentração de insulina circulante, associada à elevação dos hormônios contrarreguladores, que promove uma resposta catabólica. Como resultado, observa-se aumento da glicogenólise e gliconeogênese, associado à menor utilização periférica da glicose pela deficiência insulínica e resistência insulínica transitória, o que culmina em hiperglicemia. Como consequência, ocorre aumento da lipólise, que leva ao aumento da concentração de ácidos graxos livres na circulação, resulta na conversão hepática desses em cetoácidos (ácido acetoacético e β-hidroxibutirato), e origina, assim, a acidose metabólica com aumento do ânion *gap* e cetonemia.

A desidratação e a depleção de sódio na CAD e outros estados hiperglicêmicos são resultado das perdas urinárias de água e eletrólitos. A diurese osmótica é devida a níveis glicêmicos que ultrapassam o limiar renal de reabsorção (aproximadamente 200 mg/dL) e aos corpos cetônicos eliminados pelos rins (20 a 30 g/dia). Os cetoácidos são eliminados pela urina conjugados ao sódio, potássio (K^+) e amônio (NH_4), o que contribui para a diurese osmótica e perda de solutos e eletrólitos (Tabela 33.2).

Tabela 33.2 – Perdas aproximadas de água e eletrólitos.

Componentes	CAD	EHH
Total de água (litros)	6	9
Água (mL/kg)	100	100 a 200
Na^+ (mEq/kg)	7 a 10	5 a 13
Cl^- (mEq/kg)	3 a 5	5 a 15
K^+ (mEq/kg)	3 a 5	4 a 6
PO_4^{3-} (mmol/kg)	5 a 7	3 a 7
Mg^{2+} (mEq/kg)	1 a 2	1 a 2
Ca^{2+} (mEq/kg)	1 a 2	1 a 2

Fonte: Cipullo JP, 2012.

A hiperglicemia e a perda de água provocam o aumento da tonicidade (osmolalidade) do plasma e intensificam o desvio de água das células para o espaço extracelular (EC), de modo a causar desidratação celular. O K$^+$ sai das células em decorrência da acidose (troca de H$^+$ do espaço EC por K$^+$ do intracelular). Além disso, a entrada de K$^+$ nas células está dificultada em virtude da insulinopenia. A perda importante de K$^+$ pelos rins é devido à diurese osmótica e à cetonúria. A progressiva diminuição de volume irá causar diminuição da filtração glomerular e maior retenção de glicose e cetoânions no plasma. Vide Capítulo 30 – Distúrbios Hidreletrolíticos e Ácido-Básicos.

Estado hiperglicêmico hiperosmolar

É caracterizado por níveis glicêmicos muito elevados (superior a 600 mg/dL), osmolalidade plasmática aumentada (maior que 320 mOsm/L), ausência de cetose na maioria dos casos e graus variáveis de comprometimento da consciência.[7] A mortalidade ocorre em 10% a 50% dos casos, e é superior à observada na CAD em virtude da sua maior incidência em pacientes idosos com comprometimento cardiovascular e outras doenças associadas. As taxas elevadas dependem de fatores como idade, intensidade da desidratação, instabilidade hemodinâmica, nível de consciência e fatores precipitantes (Quadro 33.2).[7]

Quadro 33.2 – Fatores predisponentes à CAD e ao EHH.	
<ul><li>Tratamento insulínico inadequado ou não adesão (30% a 40%)</li><li>Primodiagnóstico (10% a 20%)</li><li>Gravidez</li><li>Não identificado</li><li>Aumento da sobrecarga osmótica (administração de glicose hipertônica e a alimentação parenteral ou enteral)</li></ul>	
Condição aguda	**Drogas**
<ul><li>Infecção (25% a 40%) + frequentes: pneumonia e infecção do trato urinário</li><li>Acidente vascular encefálico</li><li>Infarto agudo do miocárdio</li><li>Pancreatite aguda</li><li>Tromboembolismo pulmonar</li><li>Choque</li><li>Hipovolemia/desidratação</li><li>Trauma</li></ul>	<ul><li>Corticosteroides</li><li>Diuréticos tiazídicos</li><li>Simpaticomiméticos</li><li>Antipsicóticos atípicos (clozapina, olanzapina e risperidona)</li><li>Ingesta excessiva de álcool</li><li>Inibidores do cotransportador sódio-glicose 2 (SGLT2)</li></ul>

Fonte: Adaptado de Umpierrez G, Korytkowski M, 2016.

Fisiopatogenia do EHH

Na ausência absoluta ou relativa de insulina, diminui o transporte de glicose para o espaço IC. O aumento da glicose no EC sem a passagem para as células aumenta a osmolalidade efetiva (tonicidade) e causa o fluxo de água das células para o EC a favor de gradiente osmótico. As contrações (desidratação) das células no sistema nervoso central (SNC) determinam as alterações no estado mental.

No rim, a glicose filtrada ultrapassa o limiar de reabsorção e causa diurese osmótica, que promove perdas renais de sódio e água (eliminação maior de água), e contribui para hipernatremia. O compartimento EC, no início, encontra-se expandido pela saída de água das células, porém, a diurese osmótica, com a consequente perda de água, causa uma contração dos dois compartimentos. Em cada litro de água eliminado pela urina, 2/3 provêm do IC e 1/3 do espaço EC.[7] Nos idosos, a dificuldade de acesso à água e alterações do mecanismo da sede são fatores que tornam o EHH mais frequente e mais grave. O risco é grande em indivíduos idosos com diabetes não diagnosticada.[7] Os fatores predisponentes estão apresentados no Quadro 33.2.

Diagnóstico de CAD e EHH

As manifestações clínicas e laboratoriais dos pacientes com crises hiperglicêmicas possuem peculiaridades que ajudam na diferenciação dos quadros de CAD e EHH (Tabela 33.3).[5,7,8]

Tabela 33.3 – Critérios diagnósticos de CAD e EHH.

Distúrbio	CAD			EHH
Manifestações clínicas	• Desenvolve-se em períodos curtos (< 24 horas) • Poliúria, polidipsia • Sinais de desidratação • Náuseas, vômitos e dor abdominal (esvaziamento gástrico lento e íleo adinâmico) • Distúrbios hidroeletrolíticos • Acidose metabólica – responsável por taquipneia (a respiração de Kussmaul pode estar presente) • Hálito cetônico característico • Taquicardia e a hipotensão (dependem da gravidade do quadro) • Hipotermia – por vasodilatação periférica • Estado mental varia entre alerta, no início, e evolui para letargia e, mais raramente, perda da consciência			• Progressão é lenta (3 a 7 dias) • Poliúria, polidipsia • Desidratação-depleção extrema de fluidos e eletrólitos, com a excreção de água maior que a de eletrólitos (hipernatremia) • Fraqueza, cãibras e alterações visuais • Náuseas e vômitos ocorrem com menor frequência • Distensão abdominal pode ocorrer: gastroparesia induzida pela hipertonicidade que desaparecerá com a hidratação adequada • Taquicardia e febrícula • Taquipneia, hipotensão ou febre alertam para a possibilidade de infecção • Obnubilação mental e coma são mais frequentes. Sinais neurológicos focais (hemianopsia e hemiparesia) e convulsão também podem estar presentes
Parâmetros	**Leve**	**Moderada**	**Grave**	
Glicemia	> 250	> 250	> 250	> 600
pH	7,25 a 7,3	7,00 a < 7,24	< 7	> 7,30 – N
Bicarbonato (mEq/L)	15 a 18	10 a < 15	< 10	> 18 – N
Cetonúria/cetonemia	Positiva	Positiva	Positiva	Leve ou ausente
Osmolalidade (mOsm/L)	Variável	Variável	Variável	> 320
Ânion *gap*	> 10	> 12	> 12	Variável

N = tendendo ao normal.

Fonte: Adaptada de Cipullo JP, 2012; Khazai N, Umpierrez G, 2018 e Gosmanov AR, 2018.

A CAD e o EHH são emergências clínicas e requerem reconhecimento e tratamento imediatos. Na anamnese e o exame físico, ter especial atenção para os sinais vitais, grau de desidratação, estado mental, avaliação das funções renal e cardiovascular, possíveis focos de infecção, uso de drogas/medicações e não adesão à insulinoterapia.[5-7]

Tratamento

O tratamento da CAD e do EHH é muito semelhante, conforme descrito na Tabela 33.4.

Tabela 33.4 – Tratamento da CAD e do EHH.

Tratamento	Considerações
Correção da desidratação e restabelecimento do volume circulatório e perfusão tecidual	Reposição hídrica inicial agressiva: solução salina 0,9% a 0,45% conforme sódio sérico. Pacientes com comprometimento cardíaco ou renal, evitar sobrecarga volêmica iatrogênica. Com glicemia < 200 a 250 mg/L, deve-se adicionar glicose a 5% na administração de fluidos
Correção da hiperglicemia	• Insulina regular 0,1 U/kg/h (no adulto, 5 a 7 U/hora): intravenosa, em bomba de infusão contínua. Evitar queda rápida da glicemia – risco de lesão neuronal e edema cerebral por variação brusca da osmolalidade sérica • Quando glicose atingir 200 a 250 mg/dL na CAD e 250 a 300 mg/dL no EHH, iniciar o esquema de soro glicosado a 5% e reduzir infusão de insulina para 0,02 a 0,05 U/kg/h
Correção da cetonemia e das alterações eletrolíticas	• Hidratação, insulinoterapia e correção da acidose causam redução do K^+. K^+ < 3,3 mEq/L contraindica o uso de insulina antes da reposição desse íon. Manter os níveis séricos entre 4 e 5 mEq/L • Bicarbonato de sódio é reservado somente se pH < 6,9 pelo risco de alcalose. Administração de fosfato é indicada se concentrações séricas < 1 mg/dL
Identificação e correção de fatores precipitantes	Vide Quadro 33.2
Monitoramento contínuo	Devem ser observados os sinais vitais (PA, FC, FR e temperatura), estado mental, volume urinário, hidratação e checagem de fluidos e insulina administrados. Glicemia a cada 2 horas; eletrólitos e gasometria a cada 2 a 6 horas, a depender da resposta clínica

Fonte: Adaptada de Cipullo JP, 2012; Khazai N, Umpierrez G, 2018 e Gosmanov AR, 2018.

Complicações

As principais complicações incluem: trombose vascular, IAM, coagulação intravascular disseminada, mielinólise e rabdomiólise. A super-hidratação pode levar à insuficiência cardíaca congestiva, edema pulmonar e edema cerebral.

O comprometimento neurológico relaciona-se diretamente com a osmolalidade plasmática e o coma ocorre, geralmente, com osmolalidade superior a 350 mOsm/L. Na maioria dos casos de coma, a hiperosmolalidade relaciona-se mais à hipernatremia do que à hiperglicemia.

Distúrbios endocrinológicos e o paciente crítico

Emergências tireoidianas na unidade de terapia intensiva

As emergências tireoidianas mais comuns são o coma mixedematoso (CM) e a crise tireotóxica (CT). Ambas de baixa incidência na população em geral, porém, com altas taxas de mortalidade, a maior é no CM. Representam os extremos, respectivamente, da deficiência de produção dos hormônios tireoidianos (HTs) e da hiperfunção. Apesar da riqueza de sintomas de ambos, em razão da baixa incidência, o diagnóstico pode ser difícil e tardio, principalmente por estar associado frequentemente a outra descompensação clínica, que dificulta, assim, a evidência da emergência tireoidiana. Por serem doenças graves com instabilidade clínica, as emergências tireoidianas devem ser tratadas em UTI, pois requerem monitoração hemodinâmica, suporte ventilatório e demais cuidados intensivos.

Coma mixedematoso

O CM se manifesta após vários meses de evolução da doença, e se caracteriza por diminuição do nível de consciência, hipotermia e outros sintomas relacionados à diminuição da atividade dos diversos aparelhos.

O seu diagnóstico é, muitas vezes, difícil e, por isso, frequentemente tardio, o que tem repercussão sobre o prognóstico da doença. O diagnóstico precoce e o início imediato da terapêutica são fundamentais para o sucesso terapêutico.[9]

Epidemiologia e fatores desencadeantes

Apesar da incidência elevada de hipotireoidismo na população, entre 3,8% e 4,6%, a incidência do CM é baixa, de 0,22 casos por milhão de pessoas por ano. A maioria dos pacientes é idosa e do sexo feminino (acometido quatro vezes mais do que o masculino), com história longa de hipotireoidismo e internação por algum fator desencadeante, como: infecção pulmonar ou urinária, falência cardíaca, acidente vascular encefálico (AVE).[9,10]

A maioria dos casos de CM aparece nos meses de inverno, em razão da possível diminuição da habilidade de controle de temperatura com a idade, exacerbada pelo hipotireoidismo. Por outro lado, muitos casos podem ser desencadeados por medicamentos, como: amiodarona, anestésicos, barbitúricos, betabloqueadores, diuréticos, lítio, narcóticos, fenitoína, tranquilizantes.[9,10] A mortalidade encontra-se em 50% a 60% dos casos.[10]

Manifestações clínicas

Hipotermia e baixa progressiva do nível de consciência são os sinais mais característicos e frequentes, associados, muitas vezes, a quadros infecciosos, que podem ter o seu diagnóstico dificultado pela baixa temperatura corporal. Por este motivo, alguns autores recomendam o uso de antibióticos em pacientes com CM.[9] As principais manifestações clínicas do CM são apresentadas no Quadro 33.3.

Quadro 33.3 – Manifestações clínicas do coma mixedematoso.	
Sistema acometido	**Manifestações clínicas**
Geral e neurológico	Rebaixamento do nível de consciência progressivo, hipotermia
Cardiovascular	• Bradicardia • Diminuição da contratilidade e do índice cardíaco • Diminuição do relaxamento miocárdico com prejuízo do enchimento de ventrículo esquerdo (VE) na diástole • Resistência vascular aumentada • Risco de choque e arritmias fatais • Pode haver sinais de derrame pericárdico
Respiratório	• Diminuição da resposta à hipóxia e hipercarbia • Obstrução das vias respiratórias altas por macroglossia e edema de prega vocal • Miopatia com diminuição da ventilação alveolar • Diminuição da expansibilidade do tórax por derrame pleural e ascite

(continua)

Quadro 33.3 – Manifestações clínicas do coma mixedematoso. (continuação)	
Sistema acometido	Manifestações clínicas
Renal/ hidroeletrolítico	• Hiponatremia • Aumento de hormônio antidiurético (ADH) • Diminuição de filtração glomerular e diurese • Aumento da água corporal total • Falência renal por rabdomiólise
Hematológico	• Hemorragia em razão da diminuição dos fatores V, VII, VIII, IX e X de coagulação • Diminuição da resposta imunológica celular e granulocitopenia – risco de sepse
Gastrintestinal	• Edema de parede intestinal, hipomotilidade e atonia Íleo adinâmico • Hemorragia digestiva • Ascite em graus variados

Fonte: Freitas CAF, Marques Filho VS, 2014.

Diagnóstico

O diagnóstico clínico do CM deve ser lembrado em todo paciente com diminuição do nível de consciência e hipotermia (TAx < 35,5 °C), principalmente naqueles do sexo feminino com mais de 60 anos e na presença de um fator desencadeante.[9-11]

A crise no CM frequentemente é desencadeada durante dias frios, associada a outras situações graves como: infecções, AVE, arritmias cardíacas, insuficiência respiratória, íleo adinâmico ou insuficiência renal.[9]

Na história clínica, pode haver antecedente de abandono de tratamento do hipotireoidismo, tratamento cirúrgico de bócios nodulares ou câncer de tireoide ou, ainda, tratamento de hipertireoidismo com iodo radioativo (I^{131}).

Uma causa muito comum de hipotireoidismo é a tireoidite de Hashimoto, na qual a deficiência de HT se instala lentamente ao longo de muitos anos, e o paciente pode chegar ao extremo do hipotireoidismo sem diagnóstico prévio.[9,11]

O exame físico no CM pode revelar um paciente com variados graus de rebaixamento do nível de consciência, pele fria, bradicardia, arritmia, bradipneia, macroglossia, edema, lentificação de reflexos.

O diagnóstico laboratorial do CM é feito, principalmente, pela dosagem de TSH, que estará bastante aumentada no hipotireoidismo primário e suprimida no hipotireoidismo hipofisário (porém, este último é bastante raro), e de T4 livre e T3, que estarão diminuídos. A elevação de TSH pode ser afetada por ação de fármacos comuns em UTI, como dopamina e dobutamina.[9] Então, diante da suspeita de CM, é indicada a coleta de uma amostra de sangue antes do tratamento, para a medição de TSH, tiroxina livre (T4) e cortisol.[11]

Outros achados do CM incluem: hipoxemia, hipercapnia, hiponatremia, anemia, hipercolesterolemia, aumento de creatinofosfoquinase (CPK) e lactato desidrogenase (LDH).[9]

Tratamento

O hipotireoidismo intenso é uma situação clínica grave com alta mortalidade, e seu tratamento deve ser realizado em UTI, iniciado o mais precocemente possível, pois tal medida tem relevância sobre a mortalidade. Inclui a reposição de HT, medidas de suporte intensivo e tratamento das causas desencadeantes.[11]

É comum a presença de insuficiência adrenal associada, e o paciente deve receber 100 mg de hidrocortisona três vezes ao dia, com início antes da administração da dose de ataque de levotiroxina.[9,11]

As principais medidas terapêuticas para o CM estão organizadas na Tabela 33.5.

Tabela 33.5 – Tratamento do coma mixedematoso.

Suporte ventilatório	É frequente a necessidade de ventilação mecânica
Correção dos distúrbios hidroeletrolíticos	• Hidratação com solução fisiológica • Correção da hiponatremia
Monitoração cardiovascular	Risco de arritmia e hipotensão
Tratamento da insuficiência adrenal	Hidrocortisona, dose de 100 mg, de 8/8 horas
Reposição do HT	• 400 a 500 mcg como dose de ataque • 50 a 100 mcg/dia
Tratamento do fator desencadeante	Infecção, AVE, fármacos, entre outros
Outros	Tratamento da hipotermia

Fonte: Freitas CAF, Marques Filho VS, 2014.

Crise tireotóxica

A tireotoxicose é definida como a síndrome clínica de hipermetabolismo decorrente de excessiva quantidade de HTs séricos circulantes. A CT ou tempestade tireoidiana é caracterizada por ser uma manifestação aguda e acentuada de tireotoxicose associada à disfunção de órgãos e sistemas. Não é comum, porém, é uma situação em que, por ocorrer descompensação de múltiplos órgãos, há risco de morte, e exige, assim que reconhecida, tratamento em UTI.[9] A literatura mostra uma incidência, em pacientes hospitalizados, de 4,8 a 5,6/100 mil por ano, e uma taxa de mortalidade de 10% a 30%.[12]

Etiopatogenia

Os mecanismos que levam ao aparecimento da CT permanecem não completamente entendidos. Hipóteses incluem uma rápida taxa de aumento dos níveis séricos de HTs, o aumento da capacidade de resposta às catecolaminas ou, ainda, o aumento na resposta celular para HT.[9,12]

A CT pode ocorrer em pacientes sabidamente hipertireoideos de longa duração, sendo mais comum nos portadores de doença de Graves, embora possa ocorrer no adenoma tóxico e no bócio multinodular tóxico que não recebem tratamento ou estão em tratamento irregular. É frequentemente precipitada após um evento agudo, como a cirurgia de tireoide (ou não) sem preparo adequado, trauma, infecção, sobrecarga aguda de iodo, gravidez, parto prematuro, cetoacidose diabética, AVE e embolia pulmonar. Quadros infecciosos causam o aparecimento de CT por induzirem a um escape do controle do hipertireoidismo.[9,12] Pacientes hipertireoideos previamente preparados com fármacos antitireoidianos e iodo não correm o risco de desenvolver crise tireotóxica precipitada por cirurgia. O tratamento do hipertireoidismo com I^{131} sem preparo prévio raramente leva à crise tireotóxica.[9]

Diagnóstico

O diagnóstico é eminentemente clínico, e baseia-se no achado de sinais e sintomas de descompensação de vários sistemas e órgãos.

Laboratorialmente, os níveis de T3 total e T4 total são similares aos encontrados na tireotoxicose não complicada, enquanto os níveis de T3 e T4 livres são usualmente maiores nos pacientes em crise tireotóxica, mas, isoladamente, não permitem confirmar o diagnóstico.[9,12] O exame clínico revelará, também, sinais de hipertireoidismo, como bócio e exoftalmia (doença de Graves), tremores de extremidades, hiperreflexia, pele úmida e quente, hipertensão divergente, sinais do evento que precipitou a crise. Pacientes idosos podem apresentar quadro atípico de tireotoxicose, denominado hipertireoidismo apático, em que não haverá agitação nem febre intensa, mas a frequência cardíaca (FC) aumentada será uma das principais manifestações clínicas. Bócio e exoftalmia nem sempre estão presentes.

Manifestações clínicas

Os sintomas cardinais que representam o intenso estado de hipermetabolismo e a resposta adrenérgica exagerada da CT são febre acompanhada de diaforese (mesmo sem evidência de quadro infeccioso ou desproporcional a ele, caso exista), taquicardia (sinusal ou outras taquicardias supraventriculares, como a fibrilação atrial), disfunção gastrointestinal/hepática (náuseas, vômito, diarreia e icterícia nos casos mais graves), disfunção do SNC (que varia de confusão a apatia e coma).[13] Agitação, ansiedade, delírio, psicose, estupor ou coma são considerados, por muitos, como essenciais para o diagnóstico.[12]

Não existem critérios universalmente aceitos ou ferramentas clínicas validadas para o diagnóstico de CT.

Exames complementares

O diagnóstico da CT é clínico, já que não existe teste laboratorial específico. Se o quadro clínico é compatível, não se deve retardar o início do tratamento, pois os resultados laboratoriais podem não diferir de um hipertireoidismo não complicado. Outros achados laboratoriais não específicos podem incluir hiperglicemia leve, hipercalcemia leve, testes anormais da função hepática, leucocitose ou leucopenia.[9]

O Quadro 33.4 mostra os principais exames complementares que devem ser solicitados e as alterações esperadas nos casos de crise.

Quadro 33.4 – Exames complementares na crise tireotóxica.	
Função tireoidiana	TSH suprimido e aumento de T3 e T4 (total ou livre)
Eletrólitos	Normais, e pode ocorrer hipocalemia pela hiperatividade simpática
Cálcio e fosfatase alcalina	O cálcio pode estar elevado pela hemoconcentração ou aumento da atividade osteoclástica, assim como a fosfatase alcalina
Leucócitos	Leucocitose, mesmo sem evidência de infecção
Glicemia	Hiperglicemia leve a moderada secundária à inibição da liberação de insulina induzida por catecolaminas e aumento da glicogenólise ocorrem em 30% a 55% dos pacientes, mesmo na ausência de diabetes *mellitus*

(continua)

Quadro 33.4 – Exames complementares na crise tireotóxica. (continuação)	
Função hepática	Aspartato transaminase (AST), alanina transaminase (ALT) e bilirrubinas estão aumentados
Cortisol sérico	Elevado como em qualquer situação de estresse. Se estiver normal, a possibilidade de insuficiência adrenal, pelo menos perante o quadro de tireotoxicose, deve ser lembrada
ECG	Taquicardia e taquiarritmias (especialmente fibrilação atrial)
Ultrassonografia de tireoide com *doppler*	Se disponível, mostrará o aumento e a hiperatividade da glândula ou a presença de nódulos
Ecocardiograma	Avaliar quadro de insuficiência cardíaca
Radiografia de tórax	Avaliar quadro de insuficiência cardíaca e infecção pulmonar
Tomografia computadorizada de crânio	Avaliar outras condições neurológicas se o paciente persistir com manifestações neurológicas, mesmo após a estabilização da crise

Fonte: Freitas CAF, Marques Filho VS, 2014.

Tratamento

As opções terapêuticas para a CT são ampliadas em relação àquelas usadas para hipertireoidismo sem complicações. A correção da tireotoxicose consiste na inibição da síntese e da secreção dos HTs, no bloqueio dos efeitos periféricos e na remoção desses hormônios por intermédio do uso de múltiplas medicações, como as antitireoidianas (tionamidas), que interferem na produção hormonal. As drogas padrão são dadas em doses altas e mais frequentes, e também são usadas drogas adicionais como glicocorticoides e solução de iodo. Além disso, é essencial o apoio total do paciente em uma UTI, uma vez que a taxa de mortalidade por tempestade tireoidiana é elevada. Assegurar vias aéreas e função cardiovascular é primordial. A Tabela 33.6 resume o tratamento da crise tireotóxica.

Tabela 33.6 – Tratamento da crise tireotóxica.

Medidas gerais	<ul><li>Assegurar vias aéreas e função cardiovascular</li><li>Realizar hidratação</li><li>Tratar insuficiência cardíaca e controlar arritmias (diuréticos e digitálicos)</li><li>Administrar medicamentos vasoativos e anticoagulantes, se necessário</li><li>Realizar controle rigoroso da hipertermia: resfriamento passivo, antitérmicos (não usar salicilatos)</li><li>Administrar benzodiazepínicos ou neurolépticos em caso de agitação</li></ul>
Correção da tireotoxicose	<ul><li>Inibição da síntese hormonal: propiltiouracil (PTU) ou metimazol (MMI) por via oral (VO) ou sonda nasogástrica (SNG)</li><li>PTU (primeira opção): dose de ataque de 600 mg, após 200 mg, 4/4 horas</li><li>MMI: ataque de 80 a 100 mg, após 30 mg cada 4 a 6 horas</li><li>Inibição da liberação hormonal: iodo inorgânico (1 a 2 horas após iniciar PTU ou MMI)</li><li>Solução de Lugol (6 mg/gota): 8 a 10 gotas 8/8 horas, por VO</li><li>Solução saturada de iodeto de potássio (SSKI – 38 mg/gota): 5 gotas, 6/6 horas, VO</li><li>Ácido iopanoico: 0,5 a 1,5 g, 12/12 horas, por VO</li></ul>
Bloqueio dos efeitos hormonais periféricos	<ul><li>Betabloqueadores:<ul><li>Propranolol (mais utilizado) – via endovenosa (EV): 0,5 a 1 mg, em 10 minutos, seguido de 1 a 2 mg, 3/3 horas, conforme o necessário; VO: 40 a 80 mg, de 4/4 a 6/6 horas</li><li>Esmolol – EV: dose ataque de 250 a 500 mcg/kg, seguida de infusão de 50 a 100 mcg/kg/min</li><li>Atenolol – VO: 50 a 100 mg, de 12/12 horas</li><li>Metoprolol – VO: 50 a 100 mg, de 12/12 horas</li></ul></li></ul>

(continua)

Tabela 33.6 – Tratamento da crise tireotóxica. (continuação)

Bloqueio da conversão periférica do T4 em T3	• Glicocorticoides:
	  • Hidrocortisona – EV: ataque de 300 mg e, em seguida, 100 mg, 8/8 horas
	  • Dexametasona (alternativamente) – EV: 2 mg, 6/6 horas
	• PTU
	• Propranolol
	• Ácido iopanoico

Remoção dos HTs	• Colestiramina – VO: na dose de 4 g, de 2 a 4 vezes ao dia • Plasmaferese
Tratamento de fatores precipitantes	• Na ausência, busca por infecção

Fonte: Freitas CAF, Marques Filho VS, 2014.

A terapia da CT só é completa com o diagnóstico e tratamento do fator desencadeante. Na ausência de fator precipitante aparente, uma busca por algum foco de infecção deve ser realizada. Pode ser necessário, inicialmente, o uso de antibióticos de largo espectro em uma base empírica, enquanto se aguardam os resultados das culturas.

Insuficiência adrenal no paciente crítico

O cortisol, hormônio produzido pelas glândulas suprarrenais, tem papel de suporte vital, uma vez que está envolvido na manutenção do tônus vascular, da integridade endotelial, da permeabilidade vascular e da distribuição da água corporal dentro do compartimento vascular, além de potencializar as ações vasoconstritoras das catecolaminas. Ajuda o organismo a reduzir inflamações e contribui para o funcionamento do sistema imune. Todas essas funções são ainda mais importantes no paciente crítico. Porém, nessa população, múltiplos mecanismos interferem no desempenho das funções do cortisol.

Avaliação e monitorização

Durante a doença crítica, pacientes com histórico conhecido de insuficiência adrenal (IA) apresentam risco de desenvolver uma crise addisoniana (a agudização da insuficiência adrenal), que é desencadeada pelo estresse da doença aguda, por eventos vasculares (como hemorragia adrenal ou trombose da veia adrenal) ou até pelo uso de medicamentos comumente utilizados para tratamento de suas doenças de base (como antifúngicos, antibióticos, anticonvulsivantes, analgésicos e sedativos)[13] (Quadro 33.5).

Deve-se suspeitar de IA absoluta na presença de hipovolemia inexplicável e/ou presença de hipotensão resistente às catecolaminas, principalmente associada à hiperpigmentação cutânea, hiponatremia e hipercalemia.

Definição e classificação

Perante situações de estresse (como choque, hipoglicemia ou hipotensão), ocorre ativação do eixo hipotálamo-hipófise-adrenal (HHA), com consequente liberação de esteroides pela adrenal. A incapacidade de incremento de cortisol após variados estímulos é denominada de IA, e pode ocorrer em diferentes níveis do eixo HHA e por variadas causas.

Quadro 33.5 – Fatores relacionados com o desenvolvimento de insuficiência adrenal no paciente crítico.
• Destruição parcial do córtex adrenal
• Doenças da adrenal pré-existentes ou sem diagnóstico prévio • Adrenalite autoimune • Tuberculose • Metástases
• Destruição parcial aguda das adrenais • Hemorragia • Sangramento retroperitoneal maciço • Terapia anticoagulante • Infecções bacterianas (como meningococcemia, tuberculose), virais (citomegalovirose) ou fúngicas (histoplasmose, criptococose e blastomicose)
• Doenças hipotalâmicas ou hipofisárias previamente desconhecidas que resultem em insuficiência adrenal
• Inibição da liberação do ACTH mediado por citocinas durante o choque séptico
• Fatores relacionados a drogas • Uso crônico de corticoide • Medroxiprogesterona, megestrol • Aumento do metabolismo do cortisol: fenitoína, fenobarbital, rifampicina • Mudanças da síntese do cortisol: cetoconazol, etomidato, mitotano • Interferência com a ação do ACTH: suramina • Bloqueio no receptor periférico de glicocorticoide: mifepristona
• Comorbidades • HIV, tumores metastáticos, necrose hipofisária pós-parto, cirurgia ou irradiação de hipófise, coagulopatias ou trombofilias

Fonte: Annane D, Pastores SM, Arlt W, Balk RA, Beishuizen A, Briegel J et al., 2017.

A IA absoluta pode ser dividida em: primária, causada por doenças que envolvam a córtex adrenal; secundária, oriunda de doenças que envolvam anormalidades na adenohipófise que comprometam a secreção do hormônio adrenocorticotrófico (ACTH); e terciária, causada por doenças que prejudiquem a secreção e a função da corticotrofina (CRH) no hipotálamo.

Já o termo IA relativa refere-se a uma deficiência transitória funcional no córtex adrenal – ou seja, o córtex não está suficientemente ativado em relação ao grau de estresse. Atualmente, é um conceito controverso. Considera-se mais adequada a expressão "insuficiência de corticosteroide relacionado à doença crítica" (ICRDC), mais conhecida pela sigla em inglês CIRCI – *critical illness-related corticosteroid insufficiency*, já que múltiplos mecanismos podem ocorrer – desde a inadequação da secreção hormonal a qualquer nível do eixo HHA até a resistência ao cortisol nos tecidos periféricos alvos.[13]

A prevalência de IA em pacientes varia muito (0 a 77%), conforme a população estudada e os critérios diagnósticos estudados. Estima-se que a prevalência de ICRDC seja de 30% a 70% dos pacientes de UTI, com cerca de 20% em pacientes clínicos de UTI, e de até 60% nos pacientes com choque séptico.[13]

Fisiopatologia

Em pacientes críticos, ocorre ativação do eixo HHA, com elevação dos níveis de CRH (hormônio liberador de corticotrofina), ACTH (hormônio adrenocorticotrófico ou corticotrofina), AVP (hormônio antidiurético ou vasopressina) e cortisol.

O CRH estimula o sistema simpático e causa a liberação de catecolaminas (adrenalina e noradrenalina), de modo a provocar vasoconstrição e inotropismo positivo. CRH é também responsável por estimulação da hipófise posterior, levando à liberação de AVP e consequente retenção hídrica e vasoconstrição. Tanto o CRH quanto o AVP são importantes estímulos para liberação de ACTH pela adenohipófise, o qual atua sobre a zona fasciculada da glândula adrenal e estimula síntese de glicocorticoides, principalmente o cortisol. Em pacientes críticos, rotas não relacionadas ao ACTH tornam-se também de fundamental importância para ativação adrenal, como: mecanismos humorais pela liberação de interleucinas (ILs), fator de necrose tumoral (FNT), endotelina e peptídeo natriurético atrial.[13]

Na doença crítica ocorre perda da pulsatilidade da secreção do ACTH e do cortisol. A perda da ciclicidade circadiana fisiológica desses hormônios explica, pelo menos em parte, a ascensão sustentada dos níveis séricos de cortisol na doença crítica aguda (até 7 dias de evolução) e redução dos níveis de ACTH – fenômeno conhecido como dissociação ACTH-cortisol.[14]

Os níveis séricos de cortisol livre (fração biologicamente ativa) tornam-se maiores durante a doença crítica. Estima-se que 90% do cortisol circula ligado a proteínas, principalmente globulina ligadora do cortisol (CBG) e albumina. Ambas, em situações de estresse, têm suas concentrações reduzidas. Além disso, os níveis de expressão e afinidade do receptor de glicocorticoide podem ser alterados pela doença crítica.[13] Existem outros mecanismos propostos para tal dissociação, e o principal é a redução do *clearance* do cortisol. Isso porque a atividade e expressão de enzimas como 11B-hidroxisteroide desidrogenase e 5B-redutase (responsáveis pela inativação do cortisol) estão suprimidas no fígado e nos rins. Um mecanismo proposto para tal fenômeno é a ação dos ácidos biliares, que estão aumentados na doença crítica e são potentes inibidores de tais enzimas.[15]

Níveis elevados de cortisol, por sua vez, poderiam explicar baixas concentrações de ACTH séricas pela inibição do *feedback* negativo a nível hipotalâmico e/ou hipofisário. Além disso, citocinas pró-inflamatórias têm sido sugeridas como indutoras da resistência do cortisol no tecido alvo e na inibição da função do ACTH. Ainda, a ocorrência de alterações vasculares na hipófise induzidas pela doença crítica e a secreção hormonal e de neuromediadores também podem inibir a secreção do ACTH.

Já nos pacientes críticos crônicos, embora permaneçam elevados os níveis de cortisol, há diminuição dos níveis de CRH, AVP e ACTH, como uma resposta fisiológica para diminuição do catabolismo. Existem, ainda, outros mecanismos para explicar a IA em pacientes críticos[13] – vide Quadro 33.5.

Quadro clínico

A ICRDC pode resultar numa ampla série de sintomas multissistêmicos. Os sinais e sintomas não são específicos o suficiente para o diagnóstico de ICRDC e são, muitas vezes, confundidos com várias outras doenças do paciente crítico. Porém, quando presentes, devem ser considerados como sinais de alerta e considerados no diagnóstico diferencial (Quadro 33.6).

Quadro 33.6 – Sinais e sintomas sugestivos de insuficiência de corticosteroide relacionado à doença crítica (ICRDC).

Características não específicas de ICRDC	Características mais sugestivas de ICRDC
• Febre sem causa aparente, com culturas negativas e sem resposta à antibioticoterapia • Alteração do estado mental inexplicada: apatia ou depressão sem distúrbio psiquiátrico ou estrutural específico • Circulação hiperdinâmica • Anemia • Acidose metabólica • Náuseas, vômitos, dor abdominal no(s) flanco(s), diarreia • Fadiga • Perda ponderal	• Hipotensão persistente a despeito da ressuscitação volêmica • Hipoglicemia • Hiponatremia e hipercalemia • Deficiências de outros hormônios hipofisários (hipogonadismo, hipotireoidismo, diabetes *insipidus*) • Alteração da pigmentação cutânea (como vitiligo), perda de pelos axilares ou púbicos

Fonte: Adaptado de Annane D, Pastores SM, Arlt W, Balk RA, Beishuizen A, Briegel J et al., 2017.

Diagnóstico, exames laboratoriais e complementares

Atualmente, não há consenso de como melhor avaliar a adequação das respostas do HHA durante situações críticas, como identificar pacientes que podem se beneficiar do tratamento com glicocorticoides e que doses devem ser utilizadas para investigar o impacto desses tratamentos.[16]

O cortisol sérico total também pode ser medido, porém, ele não reflete o efeito esteroide real, que é principalmente mediado pelo cortisol livre e sua interação com os receptores de cortisol no nível do tecido. Alguns especialistas sugerem que o ponto de corte para os níveis normais de cortisol deve depender dos níveis de albumina.[17]

Existe a recomendação baseada na opinião de especialistas que sugere medir cortisol sérico, e considerar o ponto de corte de 18 mg/dL em pacientes com choque séptico e suspeita clínica de IA como uma indicação para o início da terapia com esteroides.[17]

Tratamento

As recomendações mais recentes da Campanha de Sobrevivência à Sepse[16] indicam a utilização de hidrocortisona em altas doses para choques refratários a fluidos e vasopressores em doses moderadas a elevadas, sem testes laboratoriais prévios. Não há, no momento, indicação de uso concomitante de fludrocortisona.

Deve-se pesar que níveis excessivos de glicocorticoides podem agravar a perda de massa muscular, o que aumenta o risco de miopatia e prolongamento de tempo de internação na UTI, além de potencialmente suprimir o eixo HHA. Sabe-se que a sensibilidade aos glicocorticoides pode variar entre indivíduos, tipos de células e tecidos e tipo de receptor geneticamente determinado.

Atualmente, permanece o desafio de identificar biomarcadores clínicos específicos para orientar a terapia glicocorticoide adequada para diferentes tipos de doenças, o que deve considerar as individualidades de cada paciente.

Sob outra perspectiva, está indicado o uso de esteroides em dose de estresse para pacientes usuários crônicos de corticoide em situações críticas, como choque ou cirurgias de grande porte.

Hormônio antidiurético – secreção inapropriada e diabetes insipidus

O principal determinante da excreção da água é a regulação do fluxo urinário determinado pelo nível de arginina vasopressina (AVP) circulante.

A hiponatremia é a alteração de eletrólitos mais comum em pacientes hospitalizados e a sua principal causa é a síndrome de antidiurese inapropriada (SIAD).[18] A hipernatremia é uma característica do diabetes *insipidus* (DI). Dessa forma, fica claro que DI e SIAD apresentam mecanismos opostos do manejo de água. Na SIAD existe uma retenção de água devido à secreção inapropriada do AVP. Enquanto no DI existe a ausência do AVP (completa ou parcial) ou uma resistência à ação desse hormônio nos rins, que leva à perda exagerada de água livre.[18]

A Tabela 33.7 mostra a comparação dessas duas condições clínicas.

Tabela 33.7 – Comparação entre as características do SIAD e do DI.

	Normal	SIAD	DI
Diurese (L/dia)	1 a 1,5	Normal	> 20 L/dia
Osmolalidade sérica (mOsm/kg)	280 a 300	< 275	> 300
Osmolalidade urinária (mOsm/kg)	300 a 1.400	> 100*	< 300
Sódio sérico (mEq/L)	135 a 145	< 135	> 145

*Normalmente, a osmolalidade urinária é maior que a sérica.

Fonte: Harrois A, Anstey JR, 2019.

Síndrome de antidiurese inapropriada

A SIAD é uma síndrome caracterizada por hiponatremia euvolêmica associada à concentração inapropriada da urina e uma excreção baixa de sódio, devido a uma concentração elevada de AVP. Contudo, a SIAD pode ocorrer, também, devido a uma mutação nos receptores V2, que aumenta a sensibilidade desses receptores.[19] A SIAD pode ocorrer em diversas patologias, mais comumente em neoplasias (Quadro 33.7).[18]

Quadro 33.7 – Causas de SIAD.

Neoplasias	Doenças pulmonares	Doenças do SNC	Drogas	Outras

▪ Carcinoma
  ▪ Pulmão
  ▪ Orofaringe
  ▪ TGI
  ▪ TGU
▪ Linfoma
▪ Sarcomas
	▪ Infecção
	  ▪ Pneumonias
	  ▪ Tuberculose
	  ▪ Aspergilose
	▪ Asma
	▪ Fibrose cística
	▪ IRpA tratada com pressão positiva
		▪ Infecção
		  ▪ Encefalite
		  ▪ Meningite
		  ▪ Abcesso cerebral
		▪ Sangramento
		▪ Tumor
			▪ Antidepressivos tricíclicos
			  ▪ ISRS
			▪ Nicotina
			▪ AINE
				▪ Hereditário (mutação do receptor V2)
				▪ Idiopática
				▪ Transitória
				  ▪ Exercício
				  ▪ Anestesia geral
				  ▪ Dor
				  ▪ Náusea

SNC: sistema nervoso central; TGI: trato gastrointestinal; TGU: trato geniturinário; IRpA: insuficiência respiratória; ISRS: inibidores seletivos da receptação de serotonina; AINE: anti-inflamatório não esteroide.

Fonte: Harrois A, Anstey JR, 2019.

Diagnóstico e tratamento

Existem três passos importantes para o diagnóstico de SIAD:

1. confirmação da hiponatremia euvolêmica;
2. exclusão de outras causas de euvolemia;
3. identificação da causa da SIAD.[19]

A avaliação da volemia pode ser difícil, especialmente no paciente crítico. Dessa forma, uma alternativa é iniciar a avaliação da hiponatremia com a mensuração da concentração do sódio urinário e da osmolalidade urinária. No Quadro 33.8 estão indicados os critérios diagnósticos para SIAD.[18]

Quadro 33.8 – Critérios diagnósticos para SIAD.
1.   Osmolalidade plasmática < 275 mOsm/kg
2.   Urina inapropriadamente concentrada (> 100 mOsm/kg)
3.   Euvolemia
4.   Sódio urinário > 30 mEq/L
5.   Função adrenal e tireoidiana normal
6.   Sem uso recente de diuréticos

Fonte: Harrois A, Anstey JR, 2019.

O tratamento definitivo da SIAD consiste em tratar a causa. A resolução da hiponatremia deve ocorrer com terapia antineoplásica eficaz – no caso de neoplasias malignas, ou com a interrupção da medicação responsável – no caso de SIAD secundário a drogas. A restrição hídrica é o ponto principal no tratamento da hiponatremia por SIAD enquanto a causa não é esclarecida. Em pacientes críticos, a restrição hídrica pode ser difícil, e uma alternativa seria o uso de ingesta enteral de ureia, demeclociclina ou os antagonistas dos receptores de vasopressina.[18]

Níveis de sódio inferiores a 125 mEq/L levam a sintomas graves de hiponatremia. Nessa situação, divide-se o manejo da hiponatremia conforme o tempo de seu desenvolvimento. Em caso de hiponatremia crônica (> 48 horas), sugere-se monitorização frequente do sódio a cada 2 a 3 horas, e evitar a correção rápida (8 a 10 mEq/24 horas) pelo risco de mielinólise pontina.[18]

O diagnóstico diferencial com a síndrome perdedora de sal é importante. Essa síndrome ocorre em pacientes neurocirúrgicos ou com lesão de sistema nervoso central, e cursa com hiponatremia, porém, o paciente evolui com hipovolemia. A restrição hídrica pode ser deletéria.[16]

Diabetes *insipidus*

O DI pode ser tanto adquirido quanto hereditário, e a primeira forma é a mais comum.[20] Existem quatro tipos principais de DI: central (mais comum), nefrogênico, gestacional (raro)[18] e polidipsia primária. Essas duas últimas condições são raras na UTI.[21] O Quadro 33.9 mostra as características e causas das formas de DI.

O DI acontece em 46% a 86% dos casos de morte encefálica, e ocorre como consequência da falência da função da pituitária posterior e da depleção de AVP. Outra condição que é específica da UTI é o DI transitório, secundário à interrupção da infusão de vasopressina.

A vasopressina é indicada, principalmente, em pacientes com vasoplegia, em situação de pós-operatório de cirurgia cardíaca e no choque séptico. O mecanismo pelo qual ocorre o DI ainda não está claro nessa situação, mas uma hipótese, é que a infusão continuada de doses supra fisiológicas de vasopressina promova a redução dos receptores de vasopressina.[22]

Quadro 33.9 – Características dos diferentes tipos de diabetes *insipidus.*

Mecanismo	Etiologia	Tratamento
DI central: deficiência na síntese ou secreção de AVP	• Hereditária • Adquirida: trauma, neoplasia, vascular, granulomatosa, infecciosa, medicamentosa • Idiopática	Desmopressina
DI nefrogênico: redução na sensibilidade renal aos efeitos do AVP	• Hereditária • Adquirida: drogas (principal: lítio), hipercalcemia ou hipocalemia, doenças vasculares (anemia falciforme), mecânica (obstrução uretral)	• Diuréticos (amilorida) • Prostaglandinas
Polidipsia primária: ingestão exagerada de fluidos com supressão da secreção de AVP	Adquirida: idiopática, ingestão compulsiva de água	Orientação quanto à ingestão hídrica
DI gestacional: aumento da degradação de AVP pela enzima vasopressinase	Adquirida na gravidez: 2º ou 3º trimestre. Mais comum em gestação gemelar	Desmopressina

Fonte: Aleksandrov N, Audibert F, Bedard MJ, Mahone M, Goffinet F, Kadoch IJ, 2010.

Diagnóstico e tratamento

O diagnóstico do DI ocorre quando se tem a presença de um alto débito urinário, urina hipotônica e polidipsia.[18,23] Em UTI, deve se considerar a hipótese de DI nos pacientes com aumento do débito urinário e um sódio sérico além dos limites da normalidade, especialmente quando houver uma história subjacente compatível (traumatismo cranioencefálico).[18] Os testes de privação de água e de medida da copeptina[20] não são factíveis na UTI. Dessa forma, tanto o diagnóstico quanto a diferenciação entre DI central e nefrogênico irão ocorrer baseado na história clínica do paciente (uso de lítio: DI nefrogênico, pós-operatório de craniofaringioma: DI central).[24]

O tratamento para pacientes com DI central tem dois componentes: repor o hormônio para prevenir a perda excessiva de água e corrigir a hipernatremia, de modo a oferecer reposição hídrica. A desmopressina, um análogo da vasopressina, é tratamento de escolha, pois tem menos efeito vasoconstritor que a vasopressina.[18] Doses iniciais intravenosas variam entre 0,5 e 2 mg. A resposta deve ser monitorizada por meio de controle horário da diurese, e pode-se repetir a dose de desmopressina duas horas após a dose inicial, se a poliúria persistir.[24] Deve-se realizar um controle de sódio frequente, especialmente nos pacientes que ficaram com hipernatremia por mais de 48 horas. Nesses pacientes, a correção da hipernatremia com solução hipotônica não deve ultrapassar 8 a 10 mmol/24 horas.[18]

O cuidado para pacientes com DI nefrogênico consiste em tratar a causa subjacente quando possível. Contudo, a principal causa de DI nefrogênico é o uso de lítio, que, frequentemente, não pode ser interrompido. Deve-se, nesse caso, garantir níveis séricos adequados (0,4 a 0,6 mmol). Diuréticos (amilorida) e prostaglandinas (indometacina) podem ser considerados adjuntos ao tratamento.[24]

Referências bibliográficas

1. Forti AC, Pires AC, Pittito BA, Gerchman F, Oliveira JEP, Zajdenverg L et al. (ed.). Diretrizes da Sociedade Brasileira de Diabetes, 2019-2020. São Paulo: Clannad. p. 438-43.

2. Moghissi ES, Korytkowski MT, DiNardo M, Einhorn D, Hellman R, Hirsch IB et al. American Association of Clinical Endocrinologists and American Diabetes Association consensus statement on inpatient glycemic control. Diabetes Care. 2009;32(6):1119-31.

3. Berghe G, Wouters P, Weekers F, Verwaest C, Bruyninckx F, Schetz Mn et al. Intensive insulin therapy in critically ill patients. N Engl J Med. 2001;345(19):1359-67.

4. Finfer S, Chittock DR, Su SYS, Blair D, Foster D et al.; NICE-SUGAR Study Investigators. Intensive versus conventional glucose control in critically ill patients. N Engl J Med. 2009 Mar 26;360(13):1283-97.

5. Khazai N, Umpierrez G. Estado hiperosmolar hiperglicêmico. BMJ Best Practice [Online]. 2018:43 [citado em 7 mar. 2019]. Disponível em: https://bestpractice.bmj.com.

6. Umpierrez G, Korytkowski M. Diabetic emergencies-ketoacidosis, hyperglycaemic hyperosmolar state and hypoglycaemia. Nat Rev Endocrinol. 2016 Apr 19;12(4):222-32.

7. Cipullo JP. Emergências na diabetes mellitus. In: Lopes AC, Vendrame LS, Guimarães HP, Lopes RD (ed.). Manual de medicina de urgência. São Paulo: Atheneu, 2012. p. 825-39.

8. Gosmanov AR. Cetoacidose diabética. BMJ Best Practice [Online]. 2018:1-92 [citado em 5 mar. 2019]. Disponível em: https://bestpractice.bmj.com.

9. Freitas CAF, Marques Filho VS. Emergências tireoidianas na unidade de terapia intensiva. In: Lisboa T, Macedo G (ed.). Programa de Atualização em Medicina Intensiva (PROAMI) – Sistema de Educação Continuada à Distância (SECAD). Porto Alegre: Artmed Panamericana, 2014. cic. 11, p. 77-105.

10. Bicalho AJD, Teixeira DR, Beleigoli AMR. Insuficiência adrenal, hipotireoidismo e hipertireoidismo na emergência. In: Serufo JC, Marcolino MS (ed.). Emergências clínicas: teoria e prática. 3. ed. Belo Horizonte (MG): Coopmed, 2018. p. 669-78.

11. Ross DS. Myxedema coma. UpToDate [Online]. 2019 [citado em 19 jan. 2020]. Disponível em: https://www.uptodate.com/contents/myxedema-coma?search=comamixedematoso&source=search_result&selectedTitle=1-150&usage_type=default&display_rank=1.

12. Ross DS. Thyroid storm. UpToDate [Online]. 2019 [citado em 18 jan. 2020]. Disponível em: https://www.uptodate.com/contents/thyroid-storm?search=crise tireotóxica&source=search_result&selectedTitle=1-150&usage_type=default&display_rank=1.

13. Annane D, Pastores SM, Arlt W, Balk RA, Beishuizen A, Briegel J et al. Critical illness-related corticosteroid insufficiency (CIRCI): a narrative review from a Multispecialty Task Force of the Society of Critical Care Medicine (SCCM) and the European Society of Intensive Care Medicine (ESICM). Intensive Care Med. 2017 Dec 21;43(12):1781-92.

14. Song JH, Kim JH, Lee SM, Lee J. Prognostic implication of adrenocortical response during the course of critical illness. Acute Crit Care. 2019 Feb 28;34(1):38-45.

15. Peeters B, Meersseman P, Perre SV, Wouters PJ, Vanmarcke D, Debaveye Y et al. Adrenocortical function during prolonged critical illness and beyond: a prospective observational study. Intensive Care Med [Online]. 2018 Oct 13;44(10):1720-9.

16. Rhodes A, Evans LE, Alhazzani W, Levy MM, Antonelli M, Ferrer R et al. Surviving sepsis campaign: international guidelines for management of sepsis and septic shock – 2016. Intensive Care Med [Online]. 2017 Mar 18;43(3):304-77. Disponível em: http://link.springer.com/10.1007/s00134-017-4683-6.

17. Venkatesh B, Cohen J, Cooper M. Ten false beliefs about cortisol in critically ill patients. Intensive Care Med [Online]. 2015 Oct 21;41(10):1817-9. Disponível em: http://link.springer.com/10.1007/s00134-014-3635-7.

18. Harrois A, Anstey JR. Diabetes insipidus and syndrome of inappropriate antidiuretic hormone in critically ill patients. Crit Care Clin. 2019 Apr;35(2):187-200.

19. Cuesta M, Garrahy A, Thompson CJ. SIAD: practical recommendations for diagnosis and management. J Endocrinol Invest [Online]. 2016 Sep 19;39(9):991-1001. Disponível em: http://link.springer.com/10.1007/s40618-016-0463-3.

20. Christ-Crain M, Bichet DG, Fenske WK, Goldman MB, Rittig S, Verbalis JG et al. Diabetes insipidus. Nat Rev Dis Prim [Online]. 2019 Dec 8;5(1):54. Disponível em: http://www.nature.com/articles/s41572-019-0103-2.

21. Aleksandrov N, Audibert F, Bedard MJ, Mahone M, Goffinet F, Kadoch IJ. Gestational diabetes insipidus: a review of an underdiagnosed condition. J Obstet Gynaecol Canada. 2010 Mar;32(3):225-31.

22. Meyfroidt G, Gunst J, Martin-Loeches I, Smith M, Robba C, Taccone FS et al. Management of the brain-dead donor in the ICU: general and specific therapy to improve transplantable organ quality. Intensive Care Med. 2019 Mar 11;45(3):343-53.

23. Robertson GL. Diabetes insipidus: differential diagnosis and management. Best Pract Res Clin Endocrinol Metab [Online]. 2016 Mar;30(2):205-18. Disponível em: https://linkinghub.elsevier.com/retrieve/pii/S1521690X16000129.

24. Bockenhauer D, Bichet DG. Pathophysiology, diagnosis and management of nephrogenic diabetes insipidus. Nat Rev Nephrol. 2015 Oct 16;11(10):576-88.

34

Paciente com Distúrbios Onco-Hematológicos e Imunológicos na Unidade de Terapia Intensiva

Cleocir Marta Tecchio
Denise Pereira Neto Stasiak
Everson Rafael Wagner

Pacientes com distúrbios imunológicos e onco-hematológicos submetidos à quimioterapia em altas doses e/ou Transplante de Células Tronco Hematopoiéticas (TCTH) estão sujeitos à queda do número das células do sangue (hemácias, leucócitos e plaquetas), provocada pela quimioterapia. O baixo número de leucócitos, principalmente os neutrófilos (um tipo de leucócitos), permite que o sujeito fique suscetível às infecções bacterianas, fúngicas e virais.[1]

É comum que este paciente pancitopênico apresente várias complicações, como: hemorragias, infecções, alterações pulmonares, disfunção renal, sepse, choque séptico hipovolêmico ou hipovolêmico. Nesta perspectiva, estudos têm sido desenvolvidos com o objetivo de melhorar a assistência a pacientes que, diante destas condições, necessitam de internação em Unidade de Terapia Intensiva (UTI).[2]

O avanço tecnológico e a formação qualificada dos profissionais de enfermagem que atendem os pacientes onco-hematológicos em UTI são os grandes aliados na guerra contra o mito e tabus relacionados ao tratamento desses pacientes.[3] O tratamento depende de um conhecimento extensivo das particularidades destas patologias e dos avanços científicos nesta área. Neste contexto, faz-se necessário cuidados de enfermagem – que vamos tratar a seguir para obtermos melhores resultados nos prognósticos.

Hemorragia no paciente onco-hematológico

O aparecimento de toxicidade hematológica em pacientes submetidos à quimioterapia em altas doses, radioterapia e/ou TCTH é uma complicação esperada. A trombocitopenia é caracterizada pela diminuição do número de plaquetas, que causa sangramentos intensos, que podem ser identificados por epistaxe, hematêmese, enterorragia e sangramento em SNC (Sistema Nervoso Central).[4]

Os principais cuidados de enfermagem com o paciente com risco de sangramento são descritos no Quadro 34.1.

Quadro 34.1 – Principais cuidados de enfermagem com o paciente em risco de sangramento.

- Monitorar diariamente contagem de plaquetas
- Manter nível de plaquetas acima de 20 mil/mm³
- Monitorar com frequência a TA e manter os níveis tensionais controlados, atentar para risco de AVE, com picos hipertensivos
- Evitar procedimentos invasivos, excetos os estritamente necessários, ver risco-benefício, obter combinações com equipe multiprofissional para realizar procedimentos somente após transfusões de hemoderivados
- Observar aparecimento de petéquias e lesões de pele
- Atentar para cuidados com cavidade oral, seguir protocolos institucionais, indicação de lazer, uso de chá de camomila gelada, atentar para escovação (escova extra-macia e cabeça pequena)
- Inspecionar com frequência a mucosa oral e nasal em busca de sangramentos nasal, vaginal (uso de anticon-cepcional como método para evitar menstruação), vesical e anal
- Atentar para queixas de cefaleia, alteração de estado mental, tremores e sonolência
- Atentar para parâmetros respiratórios – sinais de disfunção ventilatória

Fonte: Bonassa EMA, Gato MIR, 2012.

Pacientes com distúrbios hidroeletrolíticos

As alterações de concentrações de eletrólitos, níveis de pH e osmolaridade dos líquidos corporais podem causar quadros graves que exigem intervenção urgente, sobretudo por variações da volemia (hipervolemia ou desidratação).[5]

Nos pacientes com distúrbios onco-hematológicos e imunológicos, esta condição de desequilíbrio acentua-se devido ao grande número de medicações que estão sujeitos (qui-mioterápicos, corticoides, hiper-hidratação), além da diarreia e vômitos, o que leva esses pa-cientes a um quadro de desequilíbrio hídrico e eletrolítico, que causa choque hipovolêmico e/ou Insuficiência Renal Aguda (IRA) e, por vezes, necessita de internação em unidade de tratamento intenso para um melhor controle e restabelecimento de suas funções. Uso de terapia de substituição renal é avaliada e indicada pela equipe da nefrologia.

Para Silva,[6] a sistematização da assistência de enfermagem deve promover um cuidado efetivo e organizado, salientando que as ações de enfermagem necessitam de conhecimento científico para organização dos planos de tratamentos individualizados.

Na UTI, destacamos os seguintes cuidados,[2] conforme Quadro 34.2.

Quadro 34.2 – Cuidados de enfermagem em pacientes com distúrbios hidroeletrolíticos.

- Preservar, na medida do possível, o paciente em isolamento protetor
- Realizar balanço hídrico (BH) rigoroso, bem como controle de peso diariamente
- Acompanhar a dosagem sérica de ureia e creatinina, sódio, potássio e magnésio
- Atentar para sinais de fadiga ventilatória, se o paciente estiver em VMNI
- Assegurar a alimentação adequada aos pacientes com mucosite, náuseas e vômitos, atentar para uso de antiemético
- Assegurar a monitorização rigorosa das evacuações, em caso de doença do enxerto contra o hospedeiro (DECH) intestinal, para relacionar ao balanço hídrico
- Manter disponível drogas vasoativas e de reposição volêmica

(continua)

Quadro 34.2 – Cuidados de enfermagem em pacientes com distúrbios hidroeletrolíticos. (continuação)
▪ Realizar controle rigoroso de drogas vasoativas, evitar o aumento abrupto de PA, tendo em vista que, corriqueiramente, esses pacientes são plaquetopênicos, o que predispõe a eventos de sangramento, com hemorragias do sistema central
▪ Observar rigorosamente sinais e sintomas de infecção
▪ Monitorização intensiva dos sinais vitais, de modo a valorizar e compreender cada mínima alteração, e relacioná-la com o aparecimento de possíveis complicações
▪ Assegurar a assistência com técnicas assépticas que minimizem os riscos de infecção em todos procedimentos

Fonte: Machado LN, Camandoni VO, Leal KP, Moscatello ELM, 2009.

Emergências onco-hematológicas

Emergências onco-hematológicas são complicações advindas do tratamento, bem como da própria doença. Emergência é uma situação de urgência extrema, a situação que coloca em risco a vida do indivíduo num período de tempo de minutos a poucas horas. A equipe de enfermagem tem um papel fundamental na identificação do paciente acometido por uma das emergências onco-hematológico, o conhecimento das principais emergências possibilita agir com segurança, o que contribui com uma assistência de qualidade.[7]

Síndrome de veia cava superior (SVCS)

É caracterizada pela obstrução do fluxo sanguíneo da veia cava superior em direção ao átrio direito, a maioria dos pacientes tem um tumor maligno intratorácico, linfomas. Também pode resultar de trombose de veia cava relacionada a cateteres e marca-passo. Sintomas mais comuns são: edema, dispneia, turgência venosa cervical, sintomas neurológicos tosse-síncope, tonteira, dor torácica.[4,7]

Síndrome de compressão medular

Envolvimento metastático ou de um tumor primário envolvendo a coluna vertebral, espaço paravertebral ou espaço epidural, que compromete o tecido neural ou plexo nervoso, e causa edema vasogênico, hemorragia e isquemia. A dor óssea é o sintoma precoce de comprometimento vertebral pelo tumor. A dor local ou ao longo de áreas inervadas pela raiz nervosa afetada é o primeiro sinal em 95% dos casos, e é causada pela compressão medular e exacerbada pelo movimento e por manobras que aumentam a pressão liquórica (tosse, movimento etc.). Disfunção neurológica e déficits motor e sensorial (dormência, formigamento, sensação de frio na área afetada, perda da sensação posicional) podem ocorrer após 4 a 6 semanas do início da dor. A síndrome evolui com alterações neurológicas como paresia e/ou parestesia e, tardiamente, com disfunção autonômica (constipação e/ou retenção urinária).[4,7]

Síndrome de lise tumoral

Complicação potencialmente fatal, que pode ocorrer espontaneamente ou estar associada à destruição celular induzida por radiação ou quimioterapia de cânceres com crescimento rápido (leucemia, linfoma). A liberação do conteúdo intracelular das células tumorais leva a desequilíbrios eletrolíticos (hipercalcemia, hipocalcemia, hiperfosfatemia e hiperuricemia) porque os rins não conseguem excretar os grandes volumes metabólitos liberados, o que pode levar à lesão renal aguda. Os fatores de risco são alta carga tumoral, comprometimento extenso da medula óssea e alta sensibilidade tumoral para agentes quimioterápicos. A lise tumoral pode ocorrer até uma semana após o término da terapia, por isso, atentar para sinais e sintomas tardios. Durante o tratamento quimioterápico, há liberação de grandes quantidades de conteúdo intracelular na circulação causando hiperfosfatemia e consequente hipocalcemia, hiperpotassemia, acidose e hiperuricemia, que leva à deterioração da função renal. Os sintomas dependem da extensão das anormalidades metabólicas, e incluem fadiga, fraqueza, perda da memória, estado mental alterado, câibras musculares, parestesias, convulsões, TA elevada, anorexia, náuseas, vômitos, cólicas abdominais, diarreia, dor em flancos, insuficiência urinária e pH urinário ácido. A lesão renal aguda pode levar à sobrecarga de líquido e edema pulmonar, a hipercalcemia e hiperfosfatemia podem levar a arritmias cardíacas e morte súbita, e as alterações em cálcio e fosfato podem levar a câimbras musculares e convulsões. Os exames laboratoriais são de suma importância para diagnóstico. O tratamento deve ser profilático, e visa corrigir as alterações metabólicas e restaurar a função renal.[4,7]

Tamponamento cardíaco

Acúmulo de líquido no espaço pericárdico, que comprime o coração e impede a expansão dos ventrículos e o enchimento cardíaco. Os tumores torácicos adjacentes (pulmão, mama, esôfago) e o tratamento do câncer são as causas mais comuns. Levam à parada cardíaca se não tratado. Os principais sinais e sintomas incluem: distensão das veias do pescoço durante inspiração (Kussmaul), pulso mais forte na expiração, pressão venosa e vascular aumentadas, taquicardia compensatória (batimentos mais rápidos para compensar o débito diminuído).[4,7]

Sepse

Em pacientes com doenças hematológicas, bem como os transplantados de órgãos sólidos, e os de células tronco hematopoiéticos por utilizarem imunossupressores para controle de rejeição, é muito mais fácil instalar-se a sepse devido ao sistema encontrar-se "debilitado" pela própria doença ou pela imunossupressão.[1,8]

O conhecimento de alguns cuidados (Quadro 34.3) e conceitos básicos de sepse, que serão abordados no Capítulo 35 – Sepse e Disfunção de Múltiplos Órgãos, são de suma importância para toda a equipe que presta assistência aos pacientes onco-hematológico, para identificar e manejar a sepse em tempo hábil.[1,8]

Quadro 34.3 – Cuidados de enfermagem em paciente onco-hematológico no CTI.
▪ Monitorar os sinais vitais e saturação
▪ Avaliar sistematicamente, à procura de sinais e sintomas de infecção
▪ Atentar para medicações em uso, e lembrar que corticosteroides e os anti-inflamatórios mascaram os sinais e sintomas de infecção

(continua)

Quadro 34.3 – Cuidados de enfermagem em paciente onco-hematológico no CTI. (continuação)
■ Avaliar o sistema respiratório: verificar presença de tosse (produtiva ou não), dor de garganta, secreção e traqueobrônquica, dor pleural, estertores pulmonares, taquipneia e dispneia
■ Avaliar o sistema geniturinário, queixas do paciente e, principalmente, a presença de sangue (secundária ao tratamento ou a própria patologia)
■ Avaliar a pele à procura de lesões e eventuais mudanças e suas características
■ Avaliar o local de inserção de cateter e trajeto subcutâneo, lembrar que neutropênicos frequentemente não apresentam secreção purulenta
■ Exame físico: avaliar temperatura e coloração da pele, nível de consciência, cefaleia, distúrbios visuais, dor torácica, dor abdominal, queixas urinárias e débito urinário diminuído
■ Verificar balanço hídrico parcial (BHP) e peso diário
■ Monitorizar sangramento (atentar para plaquetopenia e AVC)
■ Monitorizar exames laboratoriais (p. ex.: plaquetas, provas de coagulação, fibrinogênio e Na, K, Mg, função renal e hepática etc.)
■ Evitar sangramento (punções, utilizar barbeador elétrico, cuidar higiene oral)
■ Cuidados com higiene na cavidade oral e solicitar consultoria para a odontologia
■ Atentar eventos adversos das medicações (p. ex.: ácido transretinóico, ciclofosfamida, ifosfasmida)

Fonte: Bonassa EMA, Gato MIR, 2012.

Alterações pulmonares

Como a insuficiência respiratória aguda (IRpA) é a principal causa de internação em CTI de pacientes com distúrbios onco-hematológicos, precisamos estar preparados para identificar precocemente esse distúrbio e atuarmos com brevidade, visto que a instituição de medidas adequadas para o correção da insuficiência respiratória está diretamente ligada a uma menor taxa de mortalidade, bem como uma melhor qualidade de vida, o que sugere uma adequada relação entre o uso de recursos humanos e financeiros.[9]

A IRpA é definida como a falha ou incapacidade do sistema respiratório de manter ventilação e/ou aporte necessário de oxigênio para órgãos e tecidos *versus* a eliminação do gás carbônico de maneira adequada, que atuam em conjunto para o bom desempenho de todo esse mecanismo os sistemas nervoso central, osteo-neuromuscular e o sistema circulatório. PaO_2 < 60 mmHg, $PaCO_2$ > 55 mmHg e $SatO_2$ < 90%.

A insuficiência ventilatória aguda é a principal causa de internação em UTI dos pacientes com distúrbios onco-hematológicos e imunológicos, com a ventilação invasiva um preditivo de maior mortalidade. O estudo de Barreto et al. (2015)[3] reforça essa constatação, contudo, ele contribui e encoraja os profissionais intensivistas a utilizarem, primeiramente, ventilação mecânica não invasiva (VMNI), devido à boa resposta deste grupo de paciente a essa terapia. Entretanto, o mesmo estudo aborda que o grupo de paciente em que houve falha na VMNI, a mortalidade foi elevada em relação ao grupo em que a ventilação invasiva foi a primeira opção. A identificação precoce da necessidade de mudança da terapia ventilatória tem um melhor desfecho na sobrevida do paciente.

Dentre os principais cuidados de enfermagem dos pacientes com insuficiência ventilatória destacamos os mencionados no Quadro 34.4.

Quadro 34.4 – Cuidados de enfermagem em pacientes onco-hematológicos com IRpA.

- Controle rigoroso de oximetria digital, pois nos fornece um parâmetro de excelência na relação oxigenação/perfusão

- Cuidados com adequado manuseio e vedação da máscara, quando em uso de ventilação não invasiva

- Cuidados com a pele da face para evitar lesões por pressão, e podem ser aplicados curativos de hidrocoloides nas áreas de maior pressão

- Cuidados com posicionamento e substituição dos dispositivos de aporte de oxigênio, cateter nasal, óculos nasal, máscaras de Venturi, máscara de Hudson, entre outros

- Cuidados com tubos orotraqueais, fixação adequada, rotinas com trocas dos dispositivos de fixação (p. ex., cadarço, mais usado no Brasil)

- Cuidados com traqueostomias, curativos na traqueostomia e fixação da cânula

- Cuidados com aferição rotineiras da pressão do balonete (tubos e traqueostomias), a fim de evitar microaspirações, bem como lesões traqueais, indica-se manter pressões de 26 mmHg

- Higiene oral rotineiras e com soluções adequadas (clorexidina aquosa é a mais recomendada, por causa do efeito residual de até 12 horas)

- Avaliações corriqueiras da cavidade oral devem ser extremamente meticulosas, uma vez que esses pacientes, frequentemente, estão plaquetopênicos ou mesmo pancitopênicos, consultorias com equipes de odontologia devem ser solicitadas sempre que necessário

Fonte: Barreto LM, Torga JP, Coelho SV, Nobre V, 2015.

O conhecimento das características dos pacientes com distúrbios onco-hematológicos, que possuem maior destaque nos pacientes clinicamente enfermos, pode ajudar os profissionais de saúde em discussões sobre o prognóstico, para evitar que esses pacientes possam deixar de se beneficiar dos cuidados intensivos, bem como venham a receber cuidados e tratamentos agressivos desnecessários. Cabe ressaltar que nenhuma característica deve ser utilizada como critério absoluto para definir qual deles deve ser superior ou inferior para definir a internação na UTI ou para reduzir custos.

Estas são algumas medidas para que o enfermeiro capacitado conheça as possíveis complicações do paciente onco-hematológico. A aplicação de medidas preventivas e um diagnóstico precoce podem evitar complicações mais graves, o que possibilita um atendimento qualificado e uma assistência de enfermagem eficaz, além de uma sobrevida com melhor qualidade de vida.

Referências bibliográficas

1. Viana DL, Leão ER, Figueiredo, NMA. Especializações em enfermagem: atuação, intervenção e cuidados de enfermagem. 2. ed. Yebdir, 2012.
2. Machado LN, Camandoni VO, Leal KP, Moscatello ELM. Transplante de medula óssea: abordagem multidisciplinar. São Paulo: Lemar, 2009.
3. Barreto LM, Torga JP, Coelho SV, Nobre V. Principais características observadas em pacientes com doenças hematológicas admitidas em unidade de terapia intensiva de um hospital universitário. Rev Bras Terapia Intensiva. 2015.
4. Staudinger T, Frédéric P. Visões atuais a respeito da sepse grave em pacientes com câncer. Revista Bras Terapia Intensiva. 2014;26(4):335-8. doi: 10.5935/0103-507X.20140051.

5. Bonassa EMA, Gato MIR. Terapêutica oncológica para enfermeiros e farmacêuticos. 4. ed. Atheneu, 2012.

6. Oliveira RG. Enfermagem. Belo Horizonte: Blackbook, 2016.

7. Silva CMS et al. Insuficiência renal aguda: principais causas e a intervenção de enfermagem em UTI. Rev Cient de Enfermagem. 2016;16:48-56.

8. Voltarelli JC, Pasquini R, Ortega ETT. Transplantes de células-tronco hematopoéticas. São Paulo: Atheneu, 2009.

9. Torres VBL, Soares M. Pacientes com neoplasias hematológicas internados nas unidades de terapia intensiva: novos desafios para o intensivista. Rev Bras Terapia Intensiva. 2015;27:193-5.

Jaqueline Sangiogo Haas
Miriane Melo Silveira Moretti
Cristini Klein
Luciana Ramos Corrêa Pinto
Thiago Costa Lisboa

Atualmente, mesmo com todo avanço tecnológico e da ciência, a sepse ainda é uma das principais causas de óbitos nas Unidades de Terapia Intensiva (UTI) não cardiológicas. A incidência da sepse é crescente nas últimas décadas, e é maior em países subdesenvolvidos ou em desenvolvimento.[1] No Brasil, a incidência de sepse chega a 290 casos para cada 100 mil pacientes adultos tratados nas UTIs a cada ano. Dos 420 mil casos de sepse tratados por ano, 230 mil evoluem para o óbito,[2] com mortalidade entre 35% e 45% para sepse, e chega a 65% em casos de choque séptico.[1-3] Estas taxas variam de acordo com as características da população estudada, porém, o número de casos de sepse no Brasil é subnotificado devido à dificuldade de identificação e falta de padronização nos registros.

A sepse pode estar relacionada a diversos focos infecciosos, contudo, os mais frequentes são pulmonar, intra-abdominal e urinário. Casos de pneumonia chegam a aproximadamente metade dos casos de sepse hospitalar, e estão relacionados ao aumento da gravidade dos casos.[4] Os custos com o tratamento ao paciente com sepse e choque séptico são elevados, todavia, os dados acerca disto ainda são escassos, principalmente em países em desenvolvimento como o Brasil.

Por estes e outros motivos, ampliar o conhecimento sobre a sepse é fortemente recomendado para todos os profissionais da equipe de saúde. Sua incidência é crescente.[5] Planejar ações voltadas à redução da mortalidade por sepse é extremamente necessário. A implementação de protocolos assistenciais gerenciados melhora consideravelmente o desfecho destes pacientes, portanto, ações voltadas à educação dos profissionais para o reconhecimento precoce e atendimento adequado são os principais pilares para atingir melhores resultados.[5]

Contextualizando a sepse

A dificuldade em conceituar o termo sepse existe há muitos anos e mostrou ser um fator limitante para o seu melhor conhecimento. A pluralidade de definições para caracterizar o paciente com disfunção orgânica causada por uma infecção dificultou por muito tempo o uso de um termo único para padronizar esta doença tão prevalente e de alta mortalidade em todo o mundo.

Sepse é uma palavra de origem grega, atribuída a Hipócrates (460-377 a.C.), que significa putrefação ou deterioração, e que causa a ruptura do tecido e resulta em desordem orgânica. Diversas definições foram propostas ao longo dos anos, como septicemia, infecção generalizada, entre outras. Atualmente, sepse passou a ser definida como a "presença de disfunção orgânica ameaçadora à vida secundária a resposta desregulada do hospedeiro à infecção", enquanto o choque séptico define-se como um subconjunto da sepse com disfunção circulatória, celular e metabólica, associada a um maior risco de morte.[5-7] A sepse pode manifestar-se como aspectos distintos de gravidade e diferentes estágios clínicos de um mesmo processo fisiopatológico. Pode ser causada por bactérias, vírus, fungos ou protozoários. Os microrganismos mais comumente encontrados são as bactérias, entre elas, os bacilos gram-negativos representam a maior parte dos casos em que o agente foi identificado, seguidos dos cocos gram-positivos e fungos. Nas últimas duas décadas, houve um crescimento de mais de três vezes nos casos de sepse causada por fungos.[1]

Importante pontuar a prevalência crescente de germes multirresistentes cada vez mais vigente na microbiota mundial e no ambiente hospitalar. O perfil de resistência do agente causador da sepse é um fator determinante para o aumento da incidência de sepse e para evolução desfavorável do quadro.[1] Atualmente, germes multirresistentes são um desafio ímpar em todos os níveis de atendimento à saúde, e contribuem de forma importante para desfechos desfavoráveis, afinal, além do desafio do uso indiscriminado de antimicrobianos de largo espectro, o crescimento da resistência bacteriana está associado a outros fatores que determinam mau prognóstico hospitalar a longo prazo.[7]

Houve, em 2016, a normatização de um critério para definir disfunção orgânica, que passou a ser associado ao aumento de dois ou mais pontos no escore do *sequential organ failure assessment* (SOFA), em consequência da infecção baseada na avaliação de que a variação do SOFA é mais acurada que os critérios de Síndrome da Resposta Inflamatória Sistêmica (SRIS).[6]

Esta modificação teve diversas críticas, uma vez que a avaliação deixava-a mais complexa e demandava exames laboratoriais para realizar a identificação, o que podia afetar a redução da sensibilidade e consequente retardo no reconhecimento da sepse.[5]

Este índice tinha como finalidade registrar as variáveis do processo de disfunção orgânica ao longo do tempo e, objetivamente, quantificar diariamente o grau de disfunção em cada um dos órgãos analisados, de modo a auxiliar a compreensão da fisiopatologia em situações clinicamente relevantes. É um importante indicador prognóstico a ser utilizado para quantificar o impacto de intervenções terapêuticas sobre a morbidade, bem como para identificar grupos de maior risco e que merecerão maior monitorização.[8]

Na mesma publicação de consenso de 2016,[6] também chamada de "*Sepsis-3*", foi apresentado o uso do "*quick* SOFA" (qSOFA) como uma ferramenta simplificada para a classificação de pacientes com sepse nas emergências e enfermarias. Este escore não necessita de avaliação laboratorial para pontuar, o que torna sua avaliação simples e rápida, relaciona a presença de duas das três variáveis que compõem o escore como preditor de maior mortalidade. Porém, nas últimas diretrizes mundiais, houve forte recomendação para **não** usar esse *screening* em comparação com SIRS, NEWS ou MEWS como uma ferramenta única de triagem para sepse ou choque séptico. O qSOFA foi um preditor de pior resultado em pacientes sépticos, mas nenhuma análise foi realizada para apoiar seu uso como uma ferramenta de triagem. É importante salientar que ainda não existem ferramentas de triagem ideais para sepse à beira-leito.[5] As variáveis avaliadas no qSOFA são disfunções orgânicas clínicas, que podem contribuir no momento de escolher qual paciente está mais grave,para ser transferido para UTI. Estas variáveis estão presentes na Tabela 35.1. Para cada variável alterada pontua-se 1 ponto na escala, com dois pontos o paciente é considerado com risco de deterioração clínica.[6]

Tabela 35.1 – Critérios qSOFA (*quick* SOFA).

Alteração do nível de consciência	2 pontos na escala de Glasgow
Alteração respiratória	Frequência respiratória ≥ 22 movimentos respiratórios por minuto
Alteração na pressão arterial	Pressão arterial sistólica ≤ 100 mmHg

Fonte: Singer M, Deutschman CS, Seymour CW, Shankar-Hari M, Annane D, Bauer M et al., 2016.

Portanto, o qSOFA pode ser utilizado somente após a triagem adequada desses pacientes com base em critérios mais sensíveis, para identificar aqueles com risco elevado de óbito. Se utilizado para a triagem, muitos pacientes com disfunção orgânica não contemplada no escore qSOFA não serão identificados como pacientes prioritários para o atendimento por sepse.

Estes são alguns dos motivos para que a maioria das instituições de saúde brasileiras utilizem os sinais de SRIS, elencados na Figura 35.1, e suspeita de foco infeccioso para pressupor sepse. As medidas auxiliares ao reconhecimento da disfunção orgânica e ao tratamento dessa patologia também são identificadas e descritas por diretrizes como a da Surviving Sepsis Campaign (SSC).[5]

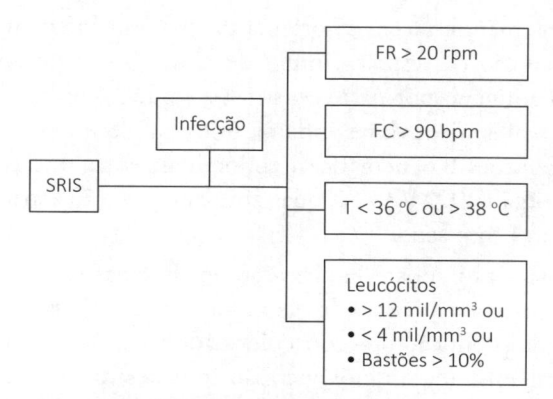

Figura 35.1 – Síndrome da resposta inflamatória sistêmica (SRIS).
FR: frequência respiratória, FC: frequência cardíaca; T: temperatura.
Fonte: Adaptada de Bone RC, 1992.

Manifestações clínicas e critérios diagnósticos da sepse

As manifestações clínicas da sepse estão associadas ao foco infeccioso e aos sinais decorrentes dos órgãos em disfunção. No choque séptico, os sinais são visivelmente mais claros e estão acompanhados de hipotensão e, possivelmente, hiperlactatemia, o que configura a hipoperfusão grave a que o paciente está submetido. Os critérios da SRIS devem ser ressaltados para que possam ser reconhecidos imediatamente, devido à sua alta sensibilidade.

Os sinais vitais alterados servem de alerta para uma anamnese mais detalhada, além de indicarem se há disfunção orgânica instalada. Os sintomas da sepse incluem, geralmente, alterações do estado de consciência (agitação, sonolência, torpor, confusão), taquipneia (hipoxemia/hipercapnia), hipertermia, leucocitose/leucopenia, acidose metabólica (láctica), oligúria, elevação da creatinina plasmática. A hipotensão sistêmica, defeitos microcirculatórios regionais, hipóxia tecidual e ativação da cascata inflamatória estão relacionadas às lesões de múltiplos órgãos, que caracterizam a evolução clínica.[1,9,10]

Ao analisarmos os sinais vitais de forma individual, a taquipneia frequentemente ocorre pelo aumento da produção de gás carbônico (CO_2) e do estímulo do centro respiratório por citocinas ou insuficiência respiratória como consequência da hipoxemia. A taquicardia é resultado da redução da resistência vascular na tentativa de manter o débito cardíaco. Embora sejam sinais de fácil identificação, são extremamente sensíveis e pouco específicos e podem estar presentes em diversas outras situações clínicas que podem estar subjacentes em pacientes idosos ou imunodeprimidos.[9]

Alguns marcadores laboratoriais (biomarcadores) auxiliam na identificação do paciente com sepse, e os mais utilizados são o aumento dos níveis de lactato – marcador de perfusão –, nível de proteína C-reativa (PCR) e procalcitonina (PCT) – marcadores inflamatórios. Na ausência de um padrão-ouro, seria mais prudente o uso integrado de todas as variáveis clínicas disponíveis ao invés de limitar a definição do diagnóstico a uma única variável.[7,10] Em contrapartida, os exames de cultura servem como adjuvante no diagnóstico de infecção e também servem de guia ao tratamento clínico, mas, geralmente, não têm seus resultados disponíveis com a brevidade que demanda o início do tratamento.

A maior parte das manifestações se origina da resposta inflamatória sistêmica ao insulto infeccioso. A ativação da resposta imune se dá por meio de diversos fatores, como o reconhecimento do antígeno por parte do sistema imune. Durante a evolução da sepse, a interação entre diferentes mediadores inflamatórios em conjunto com desordens macro e microvasculares, alterações bioenergéticas, endócrinas, entre outras, podem levar a disfunção de múltiplos órgãos (DMOS), a qual apresenta relação estrita com a gravidade e mortalidade de pacientes com sepse.[7,10]

Os efeitos biológicos causados pela liberação de citocinas refletem no sistema nervoso central como febre, anorexia e ativação do eixo hipotálamo-pituitária-adrenal, e tem como resultado o aumento da produção dos corticoides adrenais. As interações recíprocas entre sistema nervoso central e sistema imunológico são considerads como componentes centrais na resposta inflamatória na sepse, que causam alterações nos sistemas neuroendócrino, autonômico e cardiovascular.

Além disso, participam e se relacionam nesta cascata o sistema complemento, a cascata de coagulação (anti-trombina III, proteína C e S e TFPI), fibrinólise e reatividade vascular, mediada por óxido nítrico, especialmente na microcirculação, o que compromete a difusão e oxigenação dos tecidos, e contribui para o estado de disóxia característico da sepse.[7,10]

As alterações na microcirculação são fatores predominantes na fisiopatologia da sepse. Na tentativa de eliminar o agente agressor, ocorre a liberação de citocinas pró-inflamatórias e anti-inflamatórias, de modo a causar resposta agressiva à microcirculação. Este mecanismo afeta quase todos os componentes celulares envolvidos na microcirculação, inclusive células endoteliais, musculares lisas, leucócitos, eritrócitos e parênquima adjacente. Caso esta agressão seja perpetuada, esta disfunção pode levar à hipóxia tecidual e, consequentemente, à piora da disfunção microvascular que culmina em uma cascata de mecanismos patogênicos que conduzem à DMOS.[11]

A fisiopatologia da sepse é complexa e caracterizada pela alteração determinante do fluxo sanguíneo para a manutenção das funções vitais, além do comprometimento da relação de oferta e consumo de oxigênio e ativação de células endoteliais, o que causa vasodilatação e perdas de fluidos para o espaço intersticial, devido ao aumento da permeabilidade capilar Ocorre, também, deposição de microtrombos na circulação sistêmica, disfunção mitocondrial com consequente falência do metabolismo celular e exacerbação da morte celular do sistema imunológico.[5] A partir disso, é possível abordar brevemente as principais **disfunções orgânicas** presentes nos pacientes com sepse (Quadro 35.1).

Quadro 35.1 – Disfunções orgânicas em pacientes com sepse.	
Disfunção neurológica	Alterações no nível de consciência são atribuídas à resposta inflamatória decorrente da degeneração axonal difusa motora e sensitiva. Manifesta-se por variações, como confusão mental, desorientação, letargia, torpor, agitação, *delirium* e até coma. Existem relatos de manutenção do comprometimento cognitivo persistente após a resolução do evento séptico[8,11]
Disfunção ventilatória	Sinais mais comuns relacionados ao sistema respiratório são taquipneia, dispneia e hipoxemia, diretamente associados ao aumento do espaço morto e à redução da complacência pulmonar pelo colapso pulmonar secundário ao aumento da permeabilidade vascular e redução do surfactante. Estes pacientes apresentam redução da relação da PaO_2/FiO_2 (pressão arterial de oxigênio/fração inspirada de oxigênio) menor que 300, o que indica grau de lesão pulmonar; raio-X compatível com infiltrado intersticial e alcalose respiratória[8,11]
Disfunção cardiovascular	A manifestação mais clássica associada ao quadro séptico é a hipotensão. Ocorre pela redução da resistência vascular sistêmica, que causa vasodilatação e diminuição do enchimento cardíaco. O débito cardíaco (DC) pode estar aumentado, principalmente após a reposição volêmica e, mesmo assim, não estar adequado ao aumento da demanda metabólica necessária no quadro séptico. Ainda pode ocorrer redução do DC por causa dos mediadores inflamatórios liberados na sepse e marcar a redução da contratilidade e diminuição da fração de ejeção. Pode ocorrer elevação da troponina, alterações no eletrocardiograma (ECG) e arritmias. Haverá, então, um comprometimento da perfusão tecidual e redução da oferta tecidual de oxigênio. Os sinais mais comumente evidenciados devido à disfunção cardiovascular são a redução do enchimento capilar, cianose de extremidades e livedo. Os níveis de lactato se elevam pela necessidade da produção de energia por via anaeróbica, e o *clearence* do lactato é uma forma de avaliação do prognóstico pela melhora da perfusão[8,11]
Disfunção gastrointestinal	Caracterizada por refluxo, desconforto gástrico, diarreia, íleo adinâmico e gastroparesia. Estas manifestações podem ser pouco perceptíveis, porém, são bastante comuns nos pacientes com sepse. Prejudicam a manutenção do aporte nutricional e podem causar lesões na mucosa pela isquemia. O uso prolongado de antimicrobianos e outros medicamentos contribui para essas manifestações[8,11]
Disfunção hepática	A colestase transinfecciosa é a manifestação hepática mais comum e frequentemente é causada pelo comprometimento da excreção de bilirrubinas, percebida pela elevação da fosfatase alcalina e gama glutamiltransferase. A elevação das transaminases é discreta em casos de sepse, devido à capacidade do hepatócito preservar suas funções. Portanto, casos de insuficiência hepática grave são pouco comuns na sepse, exceto em pacientes já comprometidos anteriormente[8,11]

(continua)

Quadro 35.1 – Disfunções orgânicas em pacientes com sepse. (continuação)	
Disfunção renal	A disfunção renal na sepse é multifatorial e uma das mais frequentes, além de sua fácil identificação. A hipovolemia e a hipotensão, muito frequentes na sepse, causam hipoperfusão do rim. Além disso, pode ocorrer lesão renal direta, o que leva à diminuição da taxa de filtração glomerular. As manifestações mais comuns são diminuição do débito urinário para menos de 0,5 mL/kg/h e aumento dos níveis séricos de creatinina e ureia[8,11]
Disfunção hematológica	Durante toda a agressão que o organismo sofre durante a sepse, o endotélio torna-se pró-coagulante, o que facilita a deposição de trombos na microcirculação e pode levar à coagulação intravascular disseminada (CIVD). As manifestações das disfunções hematológicas são identificadas no coagulograma pelo aumento do tempo de tromboplastina parcial ativada (TTPa), pela redução do tempo de protrombina (TP), leucocitose com aumento dos bastonados (em mais de 10%), anemia e redução das plaquetas. A queda abrupta da contagem de plaquetas tem relação com o consumo exagerado de plaquetas devido à disfunção medular e diminuição da produção de trombopoetina. A anemia desenvolve-se pela diminuição da produção de eritropoietina, bloqueio medular e perdas sanguíneas. Estas perdas podem estar relacionadas a diversas coletas de amostras para exames e sangramentos em procedimentos invasivos[8,11]
Disfunções endócrina e metabólica	Estas disfunções são consideradas como disfunções generalizadas associadas à sepse. Podem se manifestar por alterações da tireoide, suprarrenal, assim como distúrbios glicêmicos e eletrolíticos.[12] Hiponatremia e hipercalemia são dificilmente identificadas, por serem mascaradas pelos líquidos infundidos no paciente no decorrer do tratamento.[9] A reposição com doses baixas de hidrocortisona pode ser necessária em pacientes com choque séptico refratário O quadro de disfunção generalizada associada à sepse contempla também o sistema endócrino. Podem ocorrer distúrbios glicêmicos, disfunção tireoidiana e alterações da função da glândula suprarrenal.[12] A hiperglicemia faz parte da resposta inflamatória, seja ela associada ou não à sepse. Contribuem sobremaneira para hiperglicemia a resistência periférica à insulina e o aumento da produção de glicose pelo fígado. A disfunção adrenal pode colaborar para o quadro de vasodilatação e hipotensão já característicos da sepse[9]

Fonte: Adaptado de Bone RC, 1992; Vincent JL, Moreno R, Takala J, Willats S, Mendonça A, Bruining H et al., 1996; Silva E, Otero JB, 2004 e Dellinger RP, Levy MM, Rhodes A, Annane D, Gerlach H, Opal SM et al., 2013.

Protocolos de atendimento

Protocolos são indicados para estabelecer um padrão assistencial baseado nas melhores evidências clínicas, otimizar os recursos assistenciais disponíveis, circunscrever a variabilidade das práticas nosocomiais, mensurar os resultados obtidos junto aos pacientes por meio das condutas do cuidado e melhoria da qualidade assistencial e segurança do serviço prestado ao paciente.

A utilização de um instrumento (protocolo) como guia sistematiza o atendimento, auxilia no reconhecimento precoce e tratamento adequado.[12] A terapia precoce para sepse guiada por metas proposta por Rivers et al. (2001)[13] é um protocolo de ressuscitação hemodinâmica, que proporcionou clara redução na mortalidade de pacientes com a adoção de uma estratégia institucional multiprofissional focada na identificação antecipada de pacientes com risco de sepse, de modo a impedir a evolução da síndrome para estágios mais graves, e resulta em diminuição do risco de morte associado a sepse e ao choque séptico. Na SSC 2021,[5] a manutenção de programas de *performance* da sepse nas instituições hospitalares foi uma forte recomendação, pois aumentam a aderência aos pacotes de sepse, juntamente com uma redução na mortalidade

Diversos esforços são realizados em todo mundo, por meio de campanhas que guiam o tratamento da sepse baseado nas melhores práticas. A SSC[5] é um esforço mundial que visa reduzir a morbimortalidade relacionada a esta doença. No Brasil, esta campanha é coordenada pelo ILAS. No *site* do ILAS (<http://www.ilas.org.br>), é possível ter acesso às diretrizes atualizadas que norteiam e possibilitam a construção do protocolo de atendimento e tratamento do paciente com sepse.

Tratamento da sepse

O tratamento aqui apresentado é embasado no "Surviving Sepsis Campaign: *international guideline for management of sepsis and septic shock* – 2021".[5] O principal objetivo do tratamento da sepse ou choque séptico é a estabilização da hipoperfusão tecidual e a retirada e tratamento do foco de infecção. O protocolo guiado para tratamento da sepse segue o *bundle* (pacote de medidas) de 1 hora e reavaliação das 6 horas (Tabela 35.2). Desta forma, todos os pacientes sépticos, cuja equipe os definiu ao seguir o protocolo, o pacote de 1 hora deve ser imediatamente iniciado.[5,14]

Sepse e choque séptico são uma emergência, assim, recomenda-se que, após a identificação, comece imediatamente o tratamento e ressuscitação volêmica. Uma avaliação inicial minuciosa e reavaliação contínua da resposta é preconizada.[5] Reavaliação das 6 horas é indicada nos pacientes com choque séptico, pacientes com sinais clínicos de disfunção da perfusão tecidual e hiperlactatemia.[14]

Recomenda-se que o foco com suspeita da infecção seja identificado e evacuado o mais rápido possível, idealmente em menos de 6 a 12 horas.[5,15,16] A intervenção para retirada do foco infeccioso deve ser com o menor potencial de agressão. Por exemplo: punção transcutânea de um abcesso e não uma drenagem cirúrgica.

A antibioticoterapia inicial deve ser ampla o suficiente para garantir a cobertura dos prováveis agentes infecciosos. A escolha do agente deve estar baseada na situação clínica do paciente, em seus fatores de risco para patógenos potencialmente resistentes, o que determinará um espectro de cobertura mais ou menos amplo, e na flora microbiológica local, em infecções nosocomiais ou associadas a cuidados de saúde. Importante salientar que o descalonamento do antimicrobiano deve ser avaliado diariamente e, assim que possível, guiado pelo antibiograma. A descontinuação do uso de antibióticos deve seguir a avaliação clínica e/ou de biomarcadores, e deve ocorrer precocemente.[5]

Alterações relacionadas à fisiopatologia da sepse, como o padrão hemodinâmico do choque séptico (hiperdinâmico), o aumento da permeabilidade vascular, com consequente aumento de volume de distribuição, alterações de vascularização renal e *clearance* renal eventualmente aumentado nas primeiras 48 horas da sepse, podem resultar em concentrações séricas insuficientes, quando administradas doses usuais de alguns antibióticos. Estes aspectos, com frequência, são pouco valorizados, mas podem ter dois impactos fundamentais:

1. As concentrações reduzidas levarão à penetração tecidual limitada e, consequentemente, a uma resposta clínica insatisfatória ou subótima.

2. A exposição de um patógeno a concentrações subletais de um antimicrobiano condiciona à expressão e emergência de resistência.

O uso de protocolos para identificação e tratamento precoce da sepse são primordiais para garantir melhores desfechos ao paciente séptico.[5,7] Algumas medidas práticas podem contribuir para a agilidade no atendimento deste paciente, como a existência de processo de trabalho alinhado e comunicação efetiva, que podem resultar na redução do tempo entre a identificação e tratamento, de modo a evidenciar melhores desfechos clínicos.

Tabela 35.2 – Pacote de tratamento na primeira hora.

Exames	Coleta de exames para pesquisa de disfunção orgânica	• Gasometria e lactato arterial, hemograma completo, creatinina, bilirrubina e coagulograma
	Coleta de culturas	• Coleta de pelo menos duas hemoculturas em até 1 hora. E coleta de culturas de todos os sítios possíveis de infecção (p. ex.: aspirado traqueal, liquor, urina, abscesso). Coletar culturas antes da administração do antibiótico
Antibiótico	Início de antimicrobiano endovenoso de amplo espectro	• A escolha do antimicrobiano deve seguir a orientação do SCIH* • Utilizar a dose máxima para o foco suspeito ou confirmado, com dose de ataque, sem ajuste para função renal ou hepática • Para pacientes com choque séptico ou alta probabilidade de sepse, a administração de antimicrobiano de largo espectro deve ser imediata e inferior a 1 hora após a coleta de culturas. Já para pacientes com sepse sem choque, o antimicrobiano deve ser administrado em até 3 horas desde o início da disfunção orgânica e após uma rápida investigação. Para pacientes com baixa probabilidade de infecção e sem choque, foi sugerido adiar os antimicrobianos, e continuar a monitorar o paciente atentamente • Imediatamente após a prescrição do antibiótico a mesma deve ser entregue ao enfermeiro, e a sua administração deve ocorrer na primeira hora • Usar mais de uma droga, na suspeita de infecção por agente multidroga resistente
Perfusão	• PAS < 90 mmHg, ou • PAM < 65 mmHg, ou • Redução PAS em mais de 40 mmHg do habitual) • Sinais de hipoperfusão (p. ex.: lactato 2 × acima do valor normal, oligúria, livedo, alteração do nível de consciência)	• Providenciar acesso venoso. Vasopressores podem ser infundidos em veia periférica até que o acesso venoso central seja providenciado. Ainda para pacientes com hemoglobina < 7 g/dL é indicado avaliar os benefícios da transfusão sanguínea (concentrado de hemácias)[5] • Ressuscitação volêmica com pelo menos 30 mL/kg de cristaloides nas 3 primeiras horas • Se persistir PAM < 65 mmHg após reposição volêmica preconizada, iniciar vasopressor, a droga de escolha é a noradrenalina. Não tolerar PAM < 65 mmHg por períodos maiores de 30 a 40 minutos. Nos casos de hipotensão refratária, é indicada a adição de outros vasopressores e/ou terapêutica como: vasopressina (para estratégia poupadora de catecolamina), adrenalina (pacientes com débito cardíaco diminuído), dobutamina (em caso de baixo débito cardíaco ou persistência de sinais de hipoperfusão) • Quando hipotensão ameaçadora à vida, o vasopressor pode ser iniciado antes do término da reposição volêmica • Pacientes com choque séptico (em uso de vasopressor) a monitorização da pressão arterial invasiva é indicada. A verificação não invasiva não é suficientemente fidedigna em paciente com choque séptico, mas deve ser utilizada em locais cuja monitorização invasiva não esteja disponível

*SCIH: serviço de controle de infecção hospitalar da instituição.

Fonte: Instituto Latino-Americano de Sepse, 2015.

Referências bibliográficas

1. Viana RAPP. Sepse, um problema de saúde pública: a atuação e colaboração da enfermagem na rápida identificação e tratamento da doença. São Paulo: Conselho Regional de Enfermagem (Coren-SP), 2017.

2. Machado FR, Cavalcanti AB, Bozza FA, Ferreira EM, Carrara FSA, Sousa JL et al. The epidemiology of sepsis in Brazilian intensive care units (the Sepsis PREvalence Assessment Database – SPREAD): an observational study. Lancet. 2017;17(11):1180-9.

3. Fleischmann C, Scherag A, Adhikari NK, Hartog CS, Tsaganos T, Schlattmann P et al. Assessment of global incidence and mortality of hospital-treated sepsis: current estimates and limitations. Am J Respir Crit Care Med. 2016;193(3):259-72.

4. Zilberberg MD, Shorr AF, Micek ST, Vazquez-Guillamet C, Kollef MH. Multi-drug resistance, inappropriate initial antibiotic therapy and mortality in gram-negative severe sepsis and septic shock: a retrospective cohort study. Crit Care. 2014;21;18(6):596.

5. Evans L, Rhodes A, Alhazzani W, Antonelli M, Coopersmith CM et al. Surviving Sepsis Campaign: international guidelines for management of sepsis and septic shock 2021. Intensive Care Med. 2021;1-67.

6. Singer M, Deutschman CS, Seymour CW, Shankar-Hari M, Annane D, Bauer M et al. The Third International Consensus Definitions for Sepsis and Septic Shock (Sepsis-3). JAMA. 2016;315(8): 801-10.

7. Rhodes A, Evans LE, Alhazzani W, Levy MM, Antonelli M, Ferrer R et al. Surviving Sepsis Campaign: international guidelines for management of sepsis and septic shock 2016. Intensive Care Med. 2017;43(3):304-77.

8. Machado FR, Santucci M, Assunção C, Cavalcanti AB, Japiassú AM, Azevedo LCP et al. Chegando a um consenso: vantagens e desvantagens do Sepsis-3 considerando países de recursos limitados. Rev Bras Ter Intensiva. 2016;28(4):361-5.

9. Vincent JL, Moreno R, Takala J, Willats S, Mendonça A, Bruining H et al. The SOFA (sepsis-related organ failure assessment) score to describe organ dysfunction/failure – On behalf of the Working Group on Sepsis: related problems of the European Society of Intensive Care Medicine. Intens Care Med. 1996;22(7):707-10.

10. Bone RC. Definitions for sepsis and organ failure. Critical Care Medicine. 1992;20(6):724-6.

11. Gotts JE, Matthay MA. Sepsis: pathophysiology and clinical management. BMJ. 2016;353:i1585.

12. Silva E, Otero JB. Disfunção de múltiplos órgãos – Parte I: Consenso brasileiro de sepse. Rev Bras Ter Intens. 2004;16(2):114-8.

13. Dellinger RP, Levy MM, Rhodes A, Annane D, Gerlach H, Opal SM et al. Surviving Sepsis Campaign: international guidelines for management of severe sepsis and septic shock 2012. Intensive Care Med. 2013;39(2):165-228.

14. Rivers E, Nguyen B, Havstad S, Ressler J, Muzzin A, Knoblich B et al. Early Goal-Directed Therapy Collaborative Group. Early goal-directed therapy in the treatment of severe sepsis and septic shock. N Engl J Med. 2001;345(19):1368-77.

15. Instituto Latino-Americano de Sepse. Implementação de protocolo assistencial gerenciado de sepse. 4. ed. São Paulo, 2018.

16. Bloos F, Thomas-Rüddel D, Rüddel H, Engel C, Schwarzkopf D, Marshall JC et al. MEDUSA Study Group. Impact of compliance with infection management guidelines on outcome in patients with severe sepsis: a prospective observational multi-center study. Crit Care. 2014;8(2):R42.

Cuidado Corporal e Pacientes com Distúrbios do Sistema Tegumentar

Carmen Maria Lazzari
Denise Espindola Castro
Solange Heckler

O cuidado com a pele, com a cavidade bucal e com os olhos deve ser uma preocupação constante. Essa temática vem ao encontro do Programa Nacional de Segurança do Paciente (PNSP), instituído pela Portaria n. 529, de 1º de abril de 2013, do Ministério da Saúde, que define segurança do paciente como "redução, a um mínimo aceitável, do risco de dano desnecessário associado ao cuidado de saúde".

Sistema tegumentar e os cuidados com a pele e mucosas

Banho de leito

O banho no leito na UTI é fundamental no controle de microrganismos (MO) potencialmente prejudiciais. Outros benefícios incluem induzir conforto e relaxamento, reduzir a temperatura, estimular a circulação, proporcionar uma oportunidade regular para a avaliação da integridade da pele e um espaço de escuta ativa.[1,2]

Por ser realizado em pacientes em estado grave, o banho no leito faz com que seja um procedimento que requer profissionais de enfermagem capacitados e em número adequado. Aspectos do banho de leito em pacientes críticos são descritos no Quadro 36.1.[2-8]

Quadro 36.1 – Aspectos do banho de leito em UTI.	
Frequência do banho de leito	▪ A maioria dos pacientes de UTI não pode se expressar, consequentemente, esta tomada de decisão é realizada conforme a conveniência de rotina da enfermagem ou carga de trabalho. O mais importante é a estabilidade hemodinâmica, a boa regulação da temperatura e a maximização do sono ▪ O banho no leito diário é uma prática aceitável em UTI, no entanto, podem ser observadas variações de instituição para instituição de saúde
Banho de leito tradicional ou banho descartável	▪ O atrito mecânico que ocorre durante o banho libera a flora da pele na água, e as bacias se tornam um reservatório potencial para a transmissão de infecção ▪ Como opção, há o banho descartável (pré-embalado) composto por compressas de algodão pré-umedecidas em solução emoliente de pH ácido e de hidratante enriquecido com vitamina E, livre de sabão e álcool. Um dos benefícios é a otimização do tempo, redução dos custos com processamento de roupa, menor incidência de lesões por pressão devido à hidratação da pele e pH equilibrado, remoção do risco de contaminação da bacia e da água, redução da transferência de microrganismos ao ambiente, contaminação cruzada

(continua)

Quadro 36.1 – Aspectos do banho de leito em UTI. (continuação)	
Banho com clorexidine (gluconato/digluconato de clorexidine/CHX)	▪ A CHX é um agente antimicrobiano tópico de amplo espectro que, quando usado para banhar a pele, pode diminuir a carga bacteriana e reduzir, assim, as infecções. O banho de CHX foi incorporado em algumas diretrizes especializadas. No entanto, não foi comprovado se o banho diário com CHX, em pacientes de UTI, diminuiria a incidência de infecções. Assim, o uso do antisséptico está reservado a situações especiais, como antes da realização de cirurgias de grande porte, em cirurgias com implantes/próteses ou em situações específicas como surtos
Banho de leito e a segurança do paciente	▪ A técnica de banho de leito muitas vezes é banalizada, com uma falsa impressão de que todos possuem a competência para executá-la. O banho no paciente crítico exige habilidades adicionais, como domínio da mecânica ventilatória, manejo adequado de acessos vasculares centrais e conhecimento sobre os efeitos de medicamentos vasoativos. Movimentos bruscos podem significar risco de queda, a extubação acidental ou a perda do cateter vascular com consequente interrupção da infusão de drogas utilizadas para manter a estabilidade hemodinâmica ▪ Alterações clínicas frequentes durante a higiene corporal: elevação da frequência cardíaca e diminuição da saturação periférica de oxigênio (SpO_2) em consequência ao aumento do consumo de oxigênio. A legislação preconiza que a temperatura da água, do ambiente (entre 21 e 24 °C) e do paciente seja monitorada. Durante o banho, ocorre uma redução na temperatura corporal, que traz riscos para o seu equilíbrio orgânico. A duração do banho deve ser < 20 minutos
Recomendações para pacientes em ventilação mecânica	▪ O documento "Recomendações Brasileiras de Ventilação Mecânica 2013 – Parte II", recomenda a avaliação dos sinais vitais e dos parâmetros ventilatórios, checagem dos alarmes e de parâmetros clínicos previamente e durante o banho. O enfermeiro avaliará o paciente para liberar e definir o melhor momento para tal cuidado, em conjunto com a equipe multiprofissional

Fonte: Adaptado de Tamburri LM, Di Brienza R, Zozula R, Redeker NS, 2004; Barbas CSV, Ísola AM, Farias AMC, Cavalcanti AB, Gama AMC, Duarte ACM et al., 2014; Fonseca EF, Penaforte MHO, Martins MMFPS, 2015; Noto MJ, Domenico HJ, Byrne DW, Talbot T, Rice TW, Bernard GR et al., 2015; Santos MM, 2017; Musuuza JS, Roberts TJ, Carayon P, Safdar N, 2017 e Berríos-Torres SI, Umscheid CA, Bratzler DW, Leas B, Stone EC, Kelz RR et al., 2017.

Cuidados com a pele

A pele é o maior órgão do corpo e tem funções bem definidas, como proteção contra agressões externas, regulação térmica, sensibilidade (por meio dos corpúsculos de Vater--Paccini para a pressão, corpúsculos de Meissner para o tato, corpúsculos de Krause para o frio e de Ruffini para o calor), síntese de vitamina D, e possui a função imunológica, pela presença das células de Langerhans e mastócitos.[9]

A terapia para pacientes criticamente doentes requer procedimentos invasivos para o tratamento ou monitorização, uso de drogas vasoativas e sedoanalgesia, que expõe os pacientes a riscos para lesão do sistema tegumentar, como, por exemplo, lesão por pressão e lesão da mucosa ocular.

A condição da pele do paciente no momento da internação pode ser frágil, seja pela senescência, por doença crônica ou uso de medicamentos e adesivos que predispõem a lesões dolorosas e risco de infecção.

Para o cuidado e prevenção de lesões na pele, deve-se, primeiramente, avaliar o risco a que está submetido o indivíduo que interna. Isso é alcançado com o uso de escalas adequadas, anamnese e exame físico diário.

Avaliação da pele

A avaliação da pele é realizada com a análise de informações coletadas nos momentos da anamnese e exame físico:[10]

- **Anamnese:** a anamnese abrange outros sistemas que vão influenciar diretamente a saúde da pele e as condições de cicatrização do paciente. A anamnese da pele inclui questionamentos sobre idade; presença de feridas atuais ou prévias; como ocorreu a ferida (quanto tempo, qual tratamento usado; uso de álcool, fumo ou drogas; alergias; uso de medicamentos e uso de produto na pele de forma regular.

- **Exame físico:** aspectos a serem avaliados na pele: cor (uniforme ou áreas com alteração), presença de pelos ou áreas de alopecia, temperatura e vascularização, umidade, hidratação, edema e sensibilidade, presença de lesão primária (mácula, pápula, nódulo, tumor, placa, urticária, vesícula ou bolha), presença de lesão secundária (escamas, crosta, fissura, erosão, úlcera, cicatriz e atrofia).

Monitorização e prevenção de lesões de pele

A monitorização da pele é realizada, no exame físico diário, pelo enfermeiro, com descrição dos achados. É importante lembrar que os pacientes em terapia intensiva usam medicamentos com potencial para dano na pele (farmacodermias) como anticonvulsivantes, antibióticos, por exemplo, além de contato com dispositivos médicos.[11,12]

Alguns cuidados específicos são necessários para manter a pele saudável, como hidratação (aplicação de produtos sem cheiro e sem cor para minimizar o risco de alergia), garantia de pele limpa, sem umidade (suor, excretas, exsudatos) e livre de pressão.[12]

A realização do banho é o melhor momento para avaliação da pele, devido à mobilização e à exposição para a higiene.

Principais afecções de impacto na terapia intensiva

As feridas podem ser classificadas quanto a sua causa (acidental ou traumática, intencional ou cirúrgica, iatrogênica e patológica), sua duração (aguda até quatro semanas ou crônica acima de quatro semanas), presença de infecção (contaminação, colonização, colonização crítica e infecção) e sua profundidade (perda de espessura parcial ou total da pele).[13,14]

As características do serviço de terapia intensiva, perfil da população que interna ou especialidade influenciam no predomínio de feridas. Desta forma, foram selecionadas algumas feridas de maior impacto na saúde do paciente crítico.

Feridas abdominais

Podem ser decorrentes de cirurgias abdominais complicadas, trauma, síndrome compartimental abdominal e sepse abdominal. Podem evoluir para abdome aberto, ou estratégia de manejo para lavagem posterior e drenagem de exsudato, por exemplo. Abdome aberto, ou peritoneostomia, ocorre quando a parede abdominal fica aberta com exposição de vísceras, e a cicatrização será por segunda ou terceira intenção.[15] O manejo e os cuidados do abdome aberto estão descritos no Quadro 36.2.

Quadro 36.2 – Manejo do abdome aberto.

Manejo	O que é	Cuidados
Bolsa de Bogotá	Material plástico recobre abertura abdominal suturada em seu bordo	• Limpeza da área de sutura com soro fisiológico 0,9% • Observar e manejar a umidade dos bordos • Avaliar e descrever aspecto das vísceras • Avaliar a pele perilesional, e verificar a necessidade de manejo de umidade ou prevenção de lesão secundária ao uso de adesivo
Curativo a vácuo – terapia por pressão negativa	*Kit* instalado e trocado pela equipe médica, geralmente no bloco cirúrgico ou conforme protocolo institucional	• Manter o funcionamento do sistema de aspiração • Vigiar sangramento • Medir e registrar drenagem com a descrição do aspecto • Vigiar vazamento de líquido ou descolamento da película que cobre a ferida • Avaliar a pele perilesional e verificar a necessidade de manejo da umidade ou de lesão secundária ao uso de adesivo

Fonte: Desenvolvido pela autoria do capítulo.

Feridas torácicas

As principais feridas torácicas são as pleurostomias e as esternotomias. A cirurgia cardíaca pode ter como complicação a infecção do osso esterno, com necessidade de sua remoção. Essa remoção expõe vasos sanguíneos e o coração. O uso do curativo a vácuo é uma opção que reduz o tempo de internação, tempo de infecção e a necessidade de cobertura com retalho mio cutâneo, entre outros fatores. A instalação e troca pode ser realizada no bloco cirúrgico ou a beira leito, a depender do protocolo institucional.[16]

Farmacodermia

A pele é um órgão que possui função imunológica. São várias as causas de surgimento de eritema, bolhas ou vesículas na pele. Entre elas, a decorrente de reação adversa a medicamento. As mais comuns, na nossa prática, são a síndrome Stevens-Jonhson (SSJ), necrose epidérmica tóxica (NET) e a reação à droga com eosinofilia e sintomas sistêmicos (DRESS), também chamada de hipersensibilidade sistêmica à droga (SHD). A SSJ e a NET são consideradas a mesma doença, com a diferenciação apenas da superfície de área corporal afetada.[17] O Quadro 36.3 apresenta um resumo destas afecções e o seu manejo.

Quadro 36.3 – Características de algumas farmacodermias.

Farmacodermia	SSJ/NET	DRESS/SHD
Causas	• Sulfonamida, aminopenicilina, alopurinol, antiepiléticos, dapsona, AINE • Início dos sintomas de 4 dias a 4 semanas após uso do medicamento	• Anticonvulsivantes, sulfonamidas, alopurinol, ranitidina e diltiazen • Início de 2 a 4 semanas após início da medicação
Principais áreas atingidas	• SSJ – até 10% da superfície corporal: acomete pele, olhos e boca • NET – mais de 30% da superfície corporal: acomete pele, olhos e boca	• Inicia com eritema na cabeça, membros superiores e expande-se para outras áreas do corpo, como tórax e abdome
Manifestações	Sinal de Nikolski positivo, febre, mal-estar, fotofobia, ardência nos olhos e boca, mialgia, eritema doloroso	• Febre, mal-estar, linfadenopatia, artralgia e erupções cutâneas com perda parcial de tecido

(continua)

Quadro 36.3 – Características de algumas farmacodermias. (continuação)		
Farmacodermia	SSJ/NET	DRESS/SHD
Aspecto da pele	• Perda parcial de tecido. Mácula eritematosa e centro violáceo, eritema difuso, vesículas, bolhas rompidas com perda de epiderme	• Exantema, área púrpura escamosa, vesículas e bolhas que não necrosam
Outras áreas	• Mucosa labial/oral: dor, erosão hemorrágica, estomatite, mucosite • Ocular: conjuntivite, úlcera de córnea • Lesão na mucosa genital • Pode ocorrer manifestações renais, erosão no trato gastrointestinal e respiratório baixo	• Acomete fígado e pode atingir também o pulmão, coração e rim

SSJ: síndrome de Stevens-Jonhson; NET: necrose epidérmica tóxica; DRESS: reação a droga com eosinofilia e sintomas sistêmicos e SHD: hipersensibilidade sistêmica à droga.

Fonte: Adaptado de Stern RS, Divito SJ, 2017.

Lesão por pressão

A lesão por pressão está inserida na Política Nacional de Segurança ao Paciente, e é considerada um evento adverso.[18] A quantificação dessa lesão fornece dados para cálculo de incidência de lesão por pressão, que é utilizada como indicador de qualidade assistencial. Entende-se por incidência de lesão por pressão: "porcentagem (%) de pacientes sem lesão por pressão na admissão e que a desenvolveram durante um período específico de tempo. Fornece uma indicação da proporção de lesão iniciada após a admissão. Requer documentação das condições da pele na admissão no serviço, para excluir lesões pré--existentes".[18]

A definição de lesão por pressão é "um dano localizado na pele e/ou tecidos moles subjacentes, geralmente sobre uma proeminência óssea ou relacionada ao uso de dispositivo médico ou a outro artefato. Pode se apresentar em pele íntegra ou como úlcera aberta, pode ser dolorosa e ocorre como resultado da pressão intensa e/ou prolongada em combinação com o cisalhamento. A tolerância do tecido mole à pressão e ao cisalhamento pode também ser afetada pelo microclima, nutrição, perfusão, comorbidades, e pela sua condição".[19]

Os estágios e suas características estão descritos no Quadro 36.4.

As recomendações da National Pressure Ulcer Advisory Panel (NPUAP) e da Nota Técnica da Agência Nacional de Vigilância Sanitária (ANVISA), para prevenção da lesão por pressão, estão resumidas no Quadro 36.5.

A determinação de risco para desenvolvimento de lesão por pressão é realizada conforme pontuação de escala de risco, com a mais utilizada a escala de Braden, por ter sido validada para a língua portuguesa. A estratificação de risco para o desenvolvimento de lesão por pressão está indicada na Tabela 36.1.

Esta escala estabelece seis itens para avaliação: percepção sensorial, umidade, atividade, mobilidade, nutrição e fricção e cisalhamento. Cada item tem subdivisões e definição, que asseguram ao avaliador o entendimento de como o item deve ser compreendido. O estabelecimento de cuidados deve estar baseado na pontuação de cada item.

Quadro 36.4 – Estágios da lesão por pressão e suas características.

Denominação	Aspecto	Camada acometida	Características
Estágio 1		Pele íntegra	Eritema que não embranquece
Estágio 2		Perda da pele em sua espessura parcial	Exposição da derme ou bolha íntegra
Estágio 3		Perda da pele em sua espessura total	Exposição de gordura. Pode haver túnel ou descolamento
Estágio 4		Perda da pele em sua espessura total e perda de tecido	Exposição de fáscia, músculo, tendão, cartilagem ou osso
Lesão por pressão não classificável		Perda da pele em sua espessura total e a perda tissular não é visualizada	Após remoção do tecido desvitalizado, classificar de 1 a 4
Lesão por pressão tissular profunda		Pode apresentar pele íntegra ou rompida	Aspecto de descoloração, vermelho escura, marrom ou púrpura, persistente e que não embranquece ou bolha com exsudato sanguinolento
Lesão por dispositivo médico	–	Classifica conforme camada afetada	Apresenta o padrão ou forma do objeto usado
A lesão por pressão em membranas mucosas		–	Encontrada quando há histórico de uso de dispositivos médicos no local do dano. Devido à anatomia do tecido, essas lesões não podem ser categorizadas

Fonte: Adaptado de European Pressure Ulcer Advisory Panel (EPUAP); National Pressure Ulcer Advisory Panel (NPUAP); Pan Pacific Pressure Injury Alliance (PPPIA), 2014 e Caliri MHL, Santos VLCG, Mandelbaum MHS, Costa IG, 2016.

Quadro 36.5 – Recomendações da NPUAP e ANVISA para prevenção de lesão por pressão.	
Avaliação de risco	• Utilizar de escala de avaliação de risco • Estabelecer medidas preventivas e considerar a pontuação do item avaliado • Avaliar o paciente em até 8 horas da internação e repetir regularmente e quando o paciente apresentar alterações no seu quadro
Cuidados com a pele	• Inspecionar a pele diariamente, e priorizar os pontos de risco em busca de lesões, pelo menos uma vez ao dia • Hidratar a pele com loção tópica, principalmente em pacientes com pele ressecada • Manter a pele limpa e sem umidade • Manejar incontinência urinária e fecal com higiene após cada episódio de incontinência e uso de produto barreira (creme/óleo) • Evitar posicionar o paciente sobre a área com eritema ou com lesão por pressão
Nutrição	• Pesar o paciente, para avaliar mudanças de peso • Estimular ingestão alimentar e hídrica • Registrar ingestão/aceitação da dieta via oral ou entérica • Solicitar avaliação da nutricionista
Redução de sobrecarga	• Mobilização e reposicionamento frequentes, e considerar a superfície de suporte e tolerância da pele, conforme a condição clínica permitir • Utilizar superfícies de suporte ou colchão de redistribuição de pressão do paciente • Manter região calcânea sem contato com o colchão com uso de dispositivos que elevem esta área • Considerar uso de coberturas de espuma na região sacral e calcânea em pacientes com alto risco para lesão nestas áreas • Virar o paciente lateralmente 30°, e deixar livre a região sacral • Mobilizar o paciente restrito em cadeira de rodas de hora em hora • Proteger a pele com espuma ou cobertura protetora sob dispositivos médicos • Posicionar o paciente preferivelmente com cabeceira a 30°
Educação	Educação do paciente, familiar, cuidador e equipe assistente sobre risco de lesão por pressão e medidas preventivas para unir esforços e proporcionar segurança ao paciente

Fonte: Adaptado de European Pressure Ulcer Advisory Panel (EPUAP); National Pressure Ulcer Advisory Panel (NPUAP); Pan Pacific Pressure Injury Alliance (PPPIA), 2014 e Agência Nacional de Vigilância Sanitária (ANVISA), 2017.

Tabela 36.1 – Escala de Braden.

Sem risco	≥ 19 pontos
Baixo risco	15 a 18 pontos
Risco moderado	13 a 14 pontos
Alto risco	10 a 12 pontos
Muito alto risco	≤ 9 pontos

Fonte: Brasil. Agência Nacional de Vigilância Sanitária (ANVISA), 2017.

Diagnóstico de feridas

A avaliação segue as etapas: descrição do tipo de ferida e do local afetado; medida da ferida no seu maior eixo cefalopodal, lateral e profundidade (presença de túnel ou descolamento);[12] realização de apalpação da área afetada para observar temperatura, consistência, resistência, aspereza, área de flutuação, crepitação[10] descrição do leito da ferida e dos bordos, de acordo com o acrônimo TIME: *tissue* – para características do tecido no leito da ferida (tecido não viável ou deficiente), *infection/inflammation* – quanto a presença de infecção ou inflamação, *moisture* – refere-se à umidade no leito da ferida (umidade em desequilíbrio) e *edge* – refere-se à borda da ferida (sem avançar ou solapar a margem), vide Quadro 36.4.

Tratamento

O tratamento de feridas tem como objetivo a reparação tecidual por meio da promoção da cicatrização da ferida. A cicatrização é um processo fisiológico complexo e dinâmico, dividida em etapa inflamatória (imediatamente após o acontecimento, com mobilização de recursos que visam diminuir dano com a ativação de coagulação, mediadores químicos e leucócitos), proliferativa (formação de tecido de granulação, fibras elásticas, colágeno) e de maturação (epitelização e retração do tecido).

A cicatrização de ferida depende das suas características, bem como das condições clínicas do paciente. A otimização do tratamento de base do paciente terá impacto direto na cicatrização.

A cicatrização pode ser por primeira intenção, quando há a aproximação e fixação dos bordos da ferida com sutura, e por segunda intenção, quando houve falha no uso da sutura ou não houve condição para sutura. Nesta situação, os bordos estão afastados, há perda de camada de vários tecidos (pele, subcutâneo, fáscia ou músculo). Nesse caso, o reparo tecidual é mais lento e o uso de coberturas, procedimento cirúrgico (desbridamento ou enxerto) podem ser necessários.

Aspectos chave no tratamento de feridas estão elencados no Quadro 36.6.[17,20,21]

Quadro 36.6 – Orientações para o tratamento de feridas.
▪ Cobertura primária é a que entra em contato direto com o leito da ferida, e a secundária a que fica sobre a primária
▪ Se aderida ao leito da ferida, a cobertura primária deve ser umedecida com soro fisiológico, previamente
▪ Devemos usar soro fisiológico morno em jato para limpeza, para remoção de detritos celulares, de tecidos e produtos aplicados além de exsudato
▪ O espaço morto da ferida profunda, túneis ou descolamentos deve ser preenchido com gaze ou cobertura tipo apósito
▪ Os bordos afastados de ferida aberta podem ser aproximados com uso de fitas ou espartilhos
▪ Devemos assegurar nutrição adequada às demandas do paciente
▪ Usar de analgesia apropriada com a utilização de protocolo de analgesia
▪ Orientar o paciente/acompanhante sobre o procedimento
▪ Registrar o procedimento conforme rotina da instituição

Fonte: Adaptado de Schultz GS, Barillo DJ, Mozingo DW, Chin GA, 2004; Stern RS, Divito SJ, 2017 e Colenci R, Abbade LPF, 2018.

Existe grande variedade de produtos para aplicação tópica no leito da ferida. O Quadro 36.7 sugere manejo, que deve ser individualizado para cada paciente, conforme a localização da ferida, necessidade da troca de curativo, condição clínica, recursos disponíveis e protocolo próprio da instituição.

As medidas de prevenção e de tratamento de lesão por pressão devem seguir as recomendações de protocolo de cada instituição, de modo a uniformizar condutas e definir material necessário. Deve haver um compromisso institucional de revisar periodicamente a meta e buscar diminuir o valor da incidência.

Quadro 36.7 – Característica do leito da ferida e sugestão de manejo.			
Tecido	**Característica**	**Manejo**	**Consideração**
Necrose de coagulação	• Cor preta, marrom amarelada, aspecto seco	• Remoção cirúrgica, enzimática (papaína 8%)* ou autolítica (hidrogel)	• Cobertura primária não aderente (gaze de viscose) • Cobertura secundária que retenha umidade • Considerar avaliação vascular específica antes da remoção de necrose em extremidades
Necrose de liquefação	• Cor amarelada, aspecto ressecado ou úmido	• Remoção cirúrgica, enzimática (papaína 8%)* ou autolítica (hidrogel)	• Cobertura primária com gaze não aderente (viscose, silicone, gaze impregnada de parafina ou petrolato)
Granulação	• Cor vermelha viva, aspecto úmido	• Manejo da umidade • Manter ferida limpa	• Cobertura secundária que mantenha umidade ou retire o excesso (gaze de algodão)
Infecção	• Odor, exsudato purulento, edema, dor e/ou sangramento fácil	• Remover causa da infecção e tecido desvitalizado. Irrigação meticulosa com jatos de soro morno • Considerar antisséptico tópico tipo PHMB**	• Cobertura primária com gaze não aderente (viscose) • Considerar cobertura com prata e carvão ativado se odor intenso • Uso de antibióticos sistêmico deve ser considerado quando o quadro do paciente está relacionado com a infecção de ferida
Umidade	• Excesso: com bordos pálidos, elevados, cobertura muito úmida, sinais de extravasamento do exsudato • Escassez: com aspecto sem brilho e pode haver presença de crosta	• Troca frequente da cobertura secundária • Proteger a margem com creme barreira (óxido de zinco) ou protetor acrílico • Hidrogel	• Considerar uso de cobertura absorvente de algodão (apósito), alginato ou esponja • Cobertura primária com gaze não aderente
Epitelização	• Cor levemente avermelhada, rósea	• Proteger o tecido	• Considerar uso de filme estéril, gaze não aderente, hidrocoloide extrafino

*Produto padronizado na instituição; **PHMB: polihexametilenobiguanida.

Fonte: Adaptado de Schultz GS, Barillo DJ, Mozingo DW, Chin GA, 2004 e European Pressure Ulcer Advisory Panel (EPUAP); National Pressure Ulcer Advisory Panel (NPUAP); Pan Pacific Pressure Injury Alliance (PPPIA), 2014.

Cuidados oculares no ambiente da terapia intensiva

Os pacientes que internam na UTI frequentemente necessitam de sedativos e relaxantes musculares, o que ocasiona a perda dos fatores de proteção ocular.

Fatores de risco para desenvolver lesões de córnea na UTI

Os principais fatores de risco para lesão ocular na UTI são descritos no Quadro 36.8.[22-26]

Quadro 36.8 – Fatores de risco para desenvolver lesões de córnea na UTI.	
Lagoftalmo	É o fechamento palpebral incompleto, maior causador de lesões oculares no ambiente hospitalar. O de grau 1 expõe somente a conjuntiva e o de grau 2 já expõe alguma porção da córnea
Edema conjuntival	Acúmulo de fluido sob a conjuntiva (quemose), que impede o fechamento palpebral, devido à protuberância que causa

(continua)

Quadro 36.8 – Fatores de risco para desenvolver lesões de córnea na UTI. (continuação)	
Nível de consciência reduzido e diminuição do escore da ECGl	Pacientes com déficits neurológicos têm seus reflexos e mecanismos de proteção prejudicados, apresentam piscar de olhos < 5 vezes/min, têm chances 45 vezes maior de desenvolver lesão ocular
Uso de sedativos, relaxantes e bloqueadores neuromusculares	Causam atonia muscular que provoca a lagoftalmia. Anti-histamínicos, atropina, fenotiazinas e antidepressivos tricíclicos causam ressecamento da superfície ocular por interferirem na produção do filme lacrimal
Assistência ventilatória	Com dispositivos invasivos ou não invasivos: ocasionam o ressecamento do canal lacrimal. A pressão positiva expiratória final (PEEP) elevada (> 5 cmH$_2$O) pode aumentar a pressão intraocular e ocasionar danos na córnea. A fixação do tubo endotraqueal (TOT) apertado pode dificultar o retorno venoso, o que promove o edema palpebral e/ou conjuntival
Aspiração de secreção traqueal	Devido à contaminação ocular que pode ocorrer durante a desconexão do circuito para realização do procedimento. A recomendação é que haja proteção ocular com câmara úmida, e seja utilizado sistema fechado de aspiração traqueal
Ar-condicionado	É um fator extrínseco para o ressecamento da superfície ocular e, juntamente, com outra condição associada, como lagoftalmo, causa ceratite evaporativa
Desequilíbrio hidroeletrolítico e balanço hídrico muito positivo	Reduzem a qualidade da lágrima, além de favorecer o desenvolvimento de quemose e lagoftalmia

Fonte: Adaptado de Kuruvilla S, Peter J, David S, Premkumar PS, Ramakrishna K, Thomas L et al., 2015; Oliveira RS, Fernandes APNL, Botarelli FR, Araújo JNM, Barreto VP, Vitor AF, 2016; Araújo DD, Ribeiro NS, Silva PMA, Macieira TGR, Silva PLN, Chianca TCM, 2017; Montgomery H, Lightman S, 2017 e Hearne BJ, Hearne EG, Montgomery H, Lightman SL, 2018.

A Figura 36.1 ilustra diferentes graus de lagoftalmo.

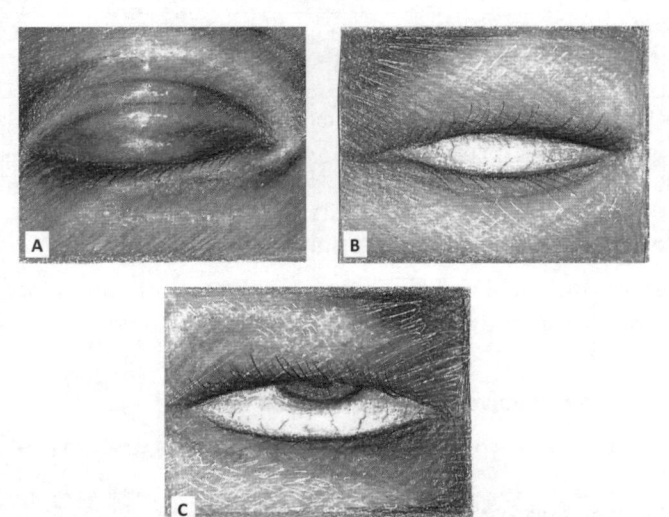

Figura 36.1 – Graus de lagoftalmo. (A) Sem lagoftalmo, pálpebras fechadas; (B) Grau 1, exposição da conjuntiva e (C) Grau 2, córnea exposta.
Fonte: Acervo da autoria do capítulo.

Tipos de lesões oculares

- **Ceratites:** é todo o processo inflamatório na córnea, independentemente da sua origem ou agravamento. As ceratites resultam em perda da transparência corneana e, por vezes, lesão do epitélio, e pode evoluir para úlcera de córnea. Os tipos de ceratites mais importantes em pacientes críticos são as ceratites punctata e a ceratite de exposição.[27]

- **Úlcera de córnea:** ocorre mediante a destruição do tecido da córnea. É uma lesão aberta que pode provocar muita dor e, se não tratada, pode causar lesões graves, inclusive a cegueira. A principal causa, em terapia intensiva, é a carência de cuidados preventivos de enfermagem.[28]

Avaliação e diagnóstico de lesão ocular à beira-leito

Na anamnese e exame físico, são avaliados fatores predisponentes para olho seco, como idade, sexo, trabalho, doenças sistêmicas, doenças autoimunes, infecções, história vascular, uso de medicações e reposição hormonal, além do nível de consciência. Alguns elementos requerem uma avaliação periódica, como é o caso dos pacientes inconscientes, mais expostos a outros fatores predisponentes de lesão ocular, como lagoftalmia. Deve-se inspecionar a superfície ocular com uma lanterna, para buscar por opacidade e descontinuidade da superfície, porque a córnea sadia deve ser lisa, brilhante e transparente.[29]

Prevenção de lesão ocular na UTI

Os cuidados de enfermagem na prevenção da lesão ocular em UTI constam no Quadro 36.9.

Quadro 36.9 – Prevenção de lesão ocular.	
Higiene ocular	Deve ser realizada com gaze úmida com solução fisiológica uma vez por turno no sentido do canal lacrimal para o canto externo do olho. Cada folha de gaze deve ser utilizada somente uma vez. Após a limpeza, secar os olhos, na sua parte externa, com gaze seca
Lubrificação com lágrima artificial	Reposição da camada aquosa do filme lacrimal, necessária a cada 1 ou 2 horas, pois evaporam facilmente. Quando o veículo utilizado for viscoso, em forma de gel, esta solução permanece por mais tempo na superfície ocular
Fechamento com fita adesiva	Oferece risco de lesão na pele da pálpebra e dificulta o exame das pupilas. Folhas de gaze sobre as pálpebras não devem ser utilizadas para oclusão, principalmente se o paciente apresentar exposição da conjuntiva ou córnea. Certificar-se de que as pálpebras estão devidamente posicionadas e que a fita adesiva não entrará em contato com a superfície ocular. A cobertura dos olhos com fita adesiva pode ser perturbadora para os familiares e a orientação acerca desse cuidado é fundamental
Câmara úmida	É utilizado um plástico de polietileno, que pode ser colocado sobre a pele numa faixa entre as têmporas, de modo a cobrir a testa, ponte nasal e as bochechas superiores. Este material irá criar uma "câmara de umidade" sobre os olhos e impedir a evaporação da lágrima. Uma pequena quantidade de vaselina ou triglicerídeos de cadeia média deve ser aplicada na pele das sobrancelhas, têmporas e bochechas para criar uma vedação e fixação

Fonte: Adaptado de Esper RC, Rivera OIF, Medrano JADP, Pérez CAP, Maldonado RN, Castañeda AP et al., 2016; Araújo DD, Souza Ribeiro N, Couto T, Chianca M, 2017 e Hearne BJ, Hearne EG, Montgomery H, Lightman SL, 2018.

As Figuras 36.2 e 36.3 ilustram fechamento palpebral com fita adesiva e câmara úmida.

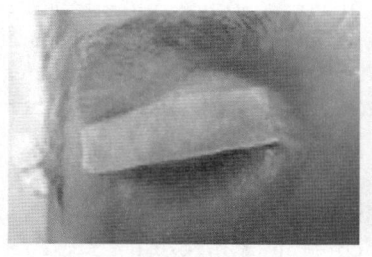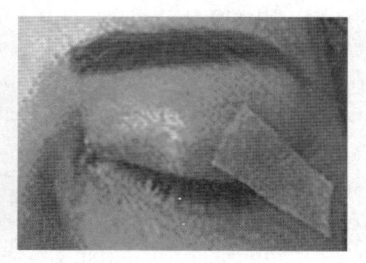

Figura 36.2 – Oclusão com fita adesiva.
Fonte: Acervo da autoria do capítulo.

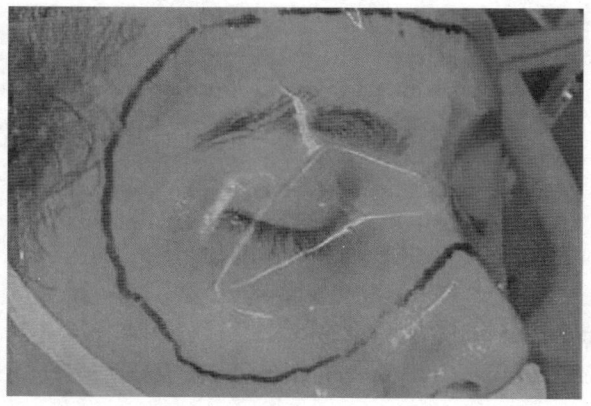

Figura 36.3 – Câmara úmida.
Fonte: Acervo da autoria do capítulo.

Higiene bucal e o paciente crítico

A orofaringe de indivíduos saudáveis apresenta em torno de 700 espécies bacterianas. Essas comunidades polimicrobianas são denominadas biofilme bucal e se aderem firmemente às superfícies dentárias, dorso lingual e mucosa da orofaringe, e podem fixar-se em estruturas não biológicas.

Ao ingressar em um hospital, em aproximadamente 48 horas, a microbiota orofaríngea de adultos críticos sofre alterações, e pode haver predominância de patógenos potencialmente virulentos, como bactérias gram-negativas.[30]

Além do possível dano causado pelos dispositivos utilizados no tratamento intensivo, as condições clínicas do paciente e/ou as terapêuticas utilizadas podem levar a uma redução de imunoglobulina A salivar (IgAs) circulante na cavidade oral e ressecamento da mucosa, que predispõe a lesões epiteliais e favorece a presença e aderência de MO.[30]

Já está bem estabelecido que a rota mais comum dos MO até os pulmões é pela aspiração do conteúdo da orofaringe.

A boca do doente crítico

A boca do doente crítico é afetada, como os demais órgãos, pela sua condição clínica. Além dos processos locais, sofre com o uso de dispositivos comuns a uma internação em

UTI, que causam xerostomia secundária, alteram a microbiota e a imunidade local, e favorece a quebra de barreiras e a entrada de MO.

Pacientes que já apresentam problemas periodontais trazem um quadro de infecção e inflamação na cavidade bucal, com uma maior quantidade de MO mais agressivos, que fazem com que a doença periodontal seja indicada como coadjuvante ou responsável em diversas complicações sistêmicas durante a internação.[31]

Quando o indivíduo encontra-se em estado de depressão do seu nível de consciência, poderá, também, apresentar alterações em seu padrão salivar. E é comum verificar esse quadro em UTI, sobretudo em pacientes submetidos à ventilação mecânica (VM).[32]

Na presença de pouco estímulo estomatognático (conjunto muscular língua-lábio--bochecha), manifesta-se uma hipossalivação moderada, com maior concentração proteica e aumento de atividade enzimática. Nessas condições, ocorre uma seleção natural de bactérias gram-negativas, que vivem e se proliferam em ambiente anaeróbico, de pH alcalino.[32]

Práticas de enfermagem relacionadas à HB do doente crítico

O cuidado com a saúde bucal vai além do conforto e devem ser adotadas técnicas e produtos para prevenção de infecção. A equipe de enfermagem deve ter claro que a boca do paciente sob VM prolongada apresenta microbiota patogênica, mesmo quando os cuidados de higiene bucal são fornecidos.[33]

São descritos na literatura três métodos para a HB de pacientes graves: intervenções farmacológicas, mecânicas e combinadas.[30]

Intervenções farmacológicas

Têm como objetivo a redução da placa bacteriana dentária e o controle da colonização, para promover a remoção de MO por meio de agentes bactericidas de administração oral tópica (Tabela 36.2).[32-34]

Tabela 36.2 – Intervenções farmacológicas na higiene bucal.

Dentifrícios	• São substâncias com a dupla função de higienizar e permitir a aplicação tópica de flúor nos dentes. Muitas pastas dentárias contêm lauril sulfato de sódio, o qual inativa a clorexidina, e é ideal utilizar produtos que não o contenham ou esperar um período de 30 minutos para a aplicação da clorexidina
Colutório	• À base de clorexidina 0,12% possui as seguintes características: efetividade sobre bactérias gram-positivas, gram-negativas e algumas leveduras, baixo custo, fácil aplicação, baixo nível de reações adversas, substantividade (adsorção pela mucosa bucal e dentes com liberação por até 12 horas) e atuação química na redução de placa dentária, sem a necessidade de escovação. A concentração mínima de 0,12% permite a retenção de mais de 30% nos tecidos moles, o que aumenta o período de atividade antimicrobiana. O uso sob forma de gel bioadesivo (0,2%) reduz o biofilme dentário, tem baixa agressividade aos tecidos bucais e permite maior tempo de contato com dentes e mucosas • O digliconato de clorexidine não é absorvido pela pele ou pelas mucosas, e a ocorrência de reações alérgicas graves é rara. Para adultos, a dose recomendada é de 10 mL do líquido, para enxágue oral por 1 minuto, 2 vezes ao dia. A cavidade oral não deve ser lavada após o enxágue e evitar ingesta nos próximos 30 minutos

Fonte: Adaptada de Franco JB, Jales SMCP, Zambon CE, Fujarra FJC, Ortegosa MV, Guardieiro PFR et al., 2014; Vieira C, Falcão D, Amorin R, 2015 e Santos PSS, Bueno MRG, Tormena Júnior CE, 2015.

Intervenções mecânicas

O uso de escova de dentes é o meio mais eficaz de remoção de placa dentária, porém, ainda é uma prática não difundida no cuidado de pacientes intubados. É possível encontrar escovas adaptadas aos sistemas de aspiração, que permitem a remoção mecânicas e a imediata aspiração da placa dentária, e impedem que as bactérias descoladas fiquem disponíveis na cavidade oral e sejam disseminadas para outros sistemas. Além disso, escovas elétricas reduzem a placa dentária e a gengivite com maior eficácia do que as escovas manuais.[35]

Dispositivos de higiene providos de espuma ou de espátulas envoltas em gaze, comum em UTI, não são eficazes na remoção de placa dentária já desenvolvida.[30]

A limpeza da cavidade bucal deverá sempre ser da região posterior em direção à região anterior, para evitar a translocação bacteriana da cavidade bucal para a orofaringe, o que propiciaria a aspiração de MO.[1]

Intervenções combinadas

Associam intervenções farmacológicas e mecânicas, e podem ter efeitos interativos que promovam a remoção da placa e da microbiota oral.

A destruição farmacológica de algumas espécies aderidas à superfície dos dentes e da mucosa possibilita a redução de MO remanescentes, uma vez que os torna mais suscetíveis à remoção por meios mecânicos.[30]

Pneumonia associada à ventilação mecânica (PAVM) e o cuidado bucal

Esta complicação acomete acima de 40% dos pacientes graves ou imunossuprimidos, contribui para o atraso na recuperação, aumenta a morbidade e mortalidade, assim como o tempo de permanência e os custos hospitalares. A PAVM pode ocorrer por meio de quatro mecanismos: aspiração da secreção de orofaringe, inalação de aerossóis contaminados, disseminação de bactérias pela via hematogênica e translocação de bactérias do trato gastrointestinal.

Entre esses mecanismos, a aspiração da secreção da cavidade bucal e da orofaringe é o mais comumente observado, por isso, recebe a denominação de pneumonia aspirativa. A condição bucal, a frequência da realização da higiene bucal e o grau de dependência do paciente em relação à realização dessa higiene são fatores significantes para a ocorrência da pneumonia aspirativa.[33]

Em ambiente hospitalar, a PAVM ocorre nas primeiras 48 horas a partir da intubação, até 72 horas após a extubação, e não pode estar incubada no período da admissão do paciente. A PAVM, quando presente, eleva os índices de mortalidade e tempo de internação.[33]

Os estudos comprovam que a higiene bucal é importante em pacientes intubados, e que a clorexidina (tanto na forma líquida ou gel) reduz de 24% para 18% o risco de desenvolvimento da PAVM, mas que não existe diferença estatisticamente significante nos índices de mortalidade, tempo de VM ou duração de permanência na UTI. Não existe comprovação clínica de que a escovação dentária com uso de antissépticos é mais efetiva que o uso de antisséptico apenas na redução da PAVM.[36]

Referências bibliográficas

1. Lazzari CM, Bitencourt JVOV, Silva OM, Souza SS, Galeazzi L, Maestri E. Avaliação das necessidades humanas básicas: cuidado corporal e sono e repouso na unidade de terapia intensiva. In: Vargas MAO, Nascimento ERP (ed.). Programa de Atualização em Enfermagem: terapia intensiva (PROENF) – ABEn. Artmed Panamericana, 2018. cic. 2, v. 1, p. 85-134.

2. Fonseca EF, Penaforte MHO, Martins MMFPS. Cuidados de higiene – banho: significados e perspectivas dos enfermeiros. Rev Enferm Ref. 2015;37-45. Disponível em: https://rr.esenfc.pt/rr/index.php?module=rr&target=publicationDetails&pesquisa=&id_artigo=2507&id_revista=24&id_edicao=78.

3. Tamburri LM, Di Brienza R, Zozula R, Redeker NS. Nocturnal care interactions with patients in critical care units. Am J Crit Care [Online]. 2004 Mar;13(2):102-12 [quiz 114-5]. Disponível em: http://www.ncbi.nlm.nih.gov/pubmed/15043238.

4. Musuuza JS, Roberts TJ, Carayon P, Safdar N. Assessing the sustainability of daily chlorhexidine bathing in the intensive care unit of a Veteran's Hospital by examining nurses' perspectives and experiences. BMC Infect Dis [Online]. 2017;17(1):1-11. Disponível em: http://www.ncbi.nlm.nih.gov/pubmed/28088171.

5. Noto MJ, Domenico HJ, Byrne DW, Talbot T, Rice TW, Bernard GR et al. Chlorhexidine bathing and health care-associated infections. JAMA [Online]. 2015 Jan 27;313(4):369. Disponível em: http://jama.jamanetwork.com/article.aspx?doi=10.1001/jama.2014.18400.

6. Berríos-Torres SI, Umscheid CA, Bratzler DW, Leas B, Stone EC, Kelz RR et al. Centers for Disease Control and Prevention guideline for the prevention of surgical site infection. JAMA Surg [Online]. 2017 Aug 1;152(8):784. Disponível em: http://archsurg.jamanetwork.com/article.aspx?doi=10.1001/jamasurg.2017.0904.

7. Santos MM. O banho no leito e suas repercussões fisiológicas. In: Viana RAPP, Torre M (ed.). Enfermagem em terapia intensiva: práticas integrativas. Barueri (SP), 2017. p. 334-47.

8. Barbas CSV, Ísola AM, Farias AMC, Cavalcanti AB, Gama AMC, Duarte ACM et al. Brazilian recommendations of mechanical ventilation, 2013. Rev Bras Ter Intensiva. 2014;26(3):215-39.

9. Montanari T (ed.). Sistema tegumentar. In: Histologia: texto, atlas e roteiro de aulas práticas. 3. ed. Porto Alegre: UFRGS, 2016. p. 169-75.10.

10. Coulson IH, Benton EC, Ogden S. Diagnosis of skin disease. In: Griffiths C, Barker J, Bleiker T et al. (ed.). Rook's textbook of dermatology. 9th ed. Wiley-Blackwell, 2016.

11. Roujeau JC, Stern RS. Reações cutâneas adversas graves a medicamentos. N Engl J Med. 1994;331:1272.

12. European Pressure Ulcer Advisory Panel (EPUAP); National Pressure Ulcer Advisory Panel (NPUAP); Pan Pacific Pressure Injury Alliance (PPPIA); Haesler E (ed.). Prevenção e tratamento de úlceras por pressão: guia de consulta rápida [Internet]. 2. ed. Osborne Park (Australia): Cambridge Media, 2014. 85p. Disponível em: http://www.epuap.org/wp-content/uploads/2016/10/portuguese-quick-reference-guide-jan2016.pdf.

13. Armstrong DG, Gurtner GC. A histologically hostile environment made more hospitable? Nat Rev Endocrinol. 2018;14:511.

14. Nunes AA, Gomes TO. Ações para o tratamento de feridas e prevenção de lesões. In: Viana RAPP, Torre M (ed.). Enfermagem em terapia intensiva: práticas integrativas. Barueri (SP): Manole, 2017. p. 420-43.

15. Wittmann DH, Aprahamian C, Bergstein JM et al. Um dispositivo semelhante a uma broca para facilitar o fechamento abdominal temporário em múltiplas laparotomias planejadas. Eur J Surg. 1993; 159:75.

16. Leão CCA et al. Reconstrução de parede torácica anterior pós-esternectomia complicada: relato de caso. Brasília Med. 2021;58(2021):1-6.

17. Stern RS, Divito SJ. Síndrome de Stevens-Johnson e necrólise epidérmica tóxica – Associações, resultados e patologia: trinta anos de progresso, mas ainda há muito a ser feito. J Invest Dermatol. 2017;137:1004.

18. Brasil. Agência Nacional de Vigilância Sanitária (ANVISA). Nota técnica GVIMS/GGTES n. 03/2017. Práticas seguras para prevenção de lesão por pressão em serviços de saúde [Internet]. 2017 [citado em 10 ago. 2021]. p. 24. Disponível em: https://www.gov.br/anvisa/pt-br/centraisdeconteu-do/publicacoes/servicosdesaude/notas-tecnicas/nota-tecnica-gvims-ggtes-no-03-2017.pdf.

19. Caliri MHL, Santos VLCG, Mandelbaum MHS, Costa IG. Classificação das lesões por pressão: consenso NPUAP, 2016 – Adaptada culturalmente para o Brasil [Internet]. Associação Brasileira de Estomaterapia (Sobest). 2016 [citado em 13 jan. 2019]. Disponível em: http://www.sobest.org.br/textod/35.

20. Schultz GS, Barillo DJ, Mozingo DW, Chin GA. Wound bed preparation and a brief history of TIME. Int Wound J [Online]. 2004 Apr;1(1):19-32. doi: 10.1111/j.1742-481x.2004.00008.x.

21. Colenci R, Abbade LPF. Aspectos fundamentais da abordagem local das úlceras cutâneas [Internet]. Anais Brasileiros de Dermatologia. 2018;93 [citado em 16 ago. 2019]. Disponível em: http://www.anaisdedermatologia.org.br/detalhe-artigo/103141.

22. Araújo DD, Ribeiro NS, Silva PMA, Macieira TGR, Silva PLN, Chianca TCM. Dry eye in critically ill patients: integrative review (Olho seco em pacientes críticos: revisão integrativa). Rev Pesqui Cuid É Fundam Online. 2017 Oct;9(4):907.

23. Kuruvilla S, Peter J, David S, Premkumar PS, Ramakrishna K, Thomas L et al. Incidence and risk factor evaluation of exposure keratopathy in critically ill patients: a cohort study. J Crit Care. 2015 Apr;30(2):400-4.

24. Hearne BJ, Hearne EG, Montgomery H, Lightman SL. Eye care in the intensive care unit. J Intensive Care Soc. 2018;0(0):175114371876452.

25. Montgomery H, Lightman S. Eye care in the intensive care unit (ICU). 2017;(Jun):1-17.

26. Oliveira RS, Fernandes APNL, Botarelli FR, Araújo JNM, Barreto VP, Vitor AF. Fatores de risco para lesão de córnea em pacientes criticos na terapia intensiva: uma revisão integrativa. Rev Pesqui Cuid É Fundam Online. 2016;8(2):4423.

27. Mokhtarzadeh M, Casey R, Glasgow BJ. Fluorescein punctate staining traced to superficial corneal epithelial cells by impression cytology and confocal microscopy. Investig Ophthalmol Vis Sci. 2011;52(5):2127-35.

28. Araújo DD, Ribeiro NS, Couto T, Chianca M. Efetividade do filme de polietileno na prevenção de olho seco em pacientes críticos: revisão sistemática. Enferm Foco. 2017;8(1):77-81.

29. Esper RC, Rivera OIF, Medrano JADP, Pérez CAP, Maldonado RN, Castañeda AP et al. Protección ocular en los enfermos internados en la unidad de terapia intensiva: una propuesta de mejora de calidad y seguridad. Rev la Asoc Mex Med Crítica y Ter Intensiva. 2016;30(1):17-24.

30. Kusahara DM. Higiene oral no paciente grave. In: Viana R, Whitaker I, Albuqueruqe A, Queijo A, Pietro A, Balsaneli A et al. (ed.). Enfermagem em terapia intensiva: práticas e vivências. Porto Alegre: Artmed, 2011. p. 342-52.

31. Morais T, Silva A. Fundamentos de odontologia em ambiente hospitalar/UTI. Rio de Janeiro: Elsevier, 2015.

32. Vieira C, Falcão D, Amorin R. Fisiopatologia do biofilme bucal. In: Morais T, Silva A (ed.). Fundamentos de odontologia em ambiente hospitalar/UTI. Rio de Janeiro: Elsevier, 2015. p. 111-21.

33. Franco JB, Jales SMCP, Zambon CE, Fujarra FJC, Ortegosa MV, Guardieiro PFR et al. Higiene bucal para pacientes entubados sob ventilação mecânica assistida na unidade de terapia intensiva: proposta de protocolo unit: proposal protocol. Arq Med Hosp Fac Med St Casa São Paulo. 2014;59(3):126-31.

34. Santos PSS, Bueno MRG, Tormena Júnior CE. Controle químico do biofilme bucal. In: Morais TM, Silva A (ed.). Fundamentos da odontologia em ambiente hospitalar/UTI. Rio de Janeiro: Elsevier, 2015. p. 349-52.

35. Yaacob M, Worthington HV, Deacon SA, Deery C, Walmsley AD, Robinson PG et al. Powered versus manual tooth brushing for oral health. Cochrane Database of Systematic Reviews. 2014.

36. Hua F, Xie H, Worthington HV, Furness S, Zhang Q, Li C. Oral hygiene care for critically ill patients to prevent ventilator-associated pneumonia. Cochrane Database Syst Rev [Online]. 2016 Oct 25;10:CD008367. doi: 10.1002/14651858.CD008367.pub3.

Fernanda Silva dos Santos

Queimaduras são feridas traumáticas causadas por agentes térmicos, elétricos, químicos ou radioativos, que determinam destruição tecidual de intensidade variável. Nos países em desenvolvimento, afetam geralmente homens em idade economicamente ativa e relacionam-se ao baixo nível de desenvolvimento socioeconômico e à precariedade de condições de moradia e trabalho. Destacam-se pela alta morbidade e mortalidade.[1]

Diagnóstico

A gravidade da queimadura será determinada pelo agente causal, profundidade e extensão da lesão. Quanto ao agente causal, as queimaduras térmicas, causas mais comuns de injúria no Brasil, compreendem aquelas causadas por chama direta, combustão de líquidos inflamáveis e escaldamentos. Lesões por corrente elétrica podem ser de maior gravidade do que aparentam num primeiro momento, uma vez que apresentam lesão de músculos, tendões e ossos, bem como arritmias cardíacas e perda de função renal. Quanto às queimaduras químicas, a profundidade do dano tecidual dependerá do tipo de substância, superfície e tempo de contato.[2] Há, ainda, as queimaduras por agentes radioativos, fogos de artifício e por frio, mais raras no contexto da terapia intensiva.

Quanto à profundidade, varia de comprometimento superficial a total das camadas da pele, e pode se estender a tecido subcutâneo, músculos, tendões e ossos. A classificação está descrita no Quadro 37.1.[2,3]

Nos centros de referência para queimados, utiliza-se a regra de Lund-Browder (Figura 37.1), que é ajustada por idade e tem menor risco de superestimação da superfície corporal queimada (SCQ).

O cuidado com a avaliação da extensão da lesão é fundamental, pois balizará a condutas como a reposição volêmica e indicação de suporte nutricional. Ainda, sabe-se que a SCQ, assim como a idade, tem relação diretamente proporcional com o risco de mortalidade.[4,5]

Os grandes queimados que demandam cuidados intensivos estão listados na Tabela 37.1.

Deve-se atentar para lesão inalatória, que pode ocorrer pela lesão térmica, por asfixia ou induzida por toxinas, compromete as regiões supraglótica, traqueobrônquica e do parênquima pulmonar, em casos extremos, e evolui para obstrução glótica por edema.[1,6]

Quadro 37.1 – Classificação das queimaduras quanto ao comprometimento tecidual.

Espessura	Comprometimento	Características
Espessura superficial	Epiderme	Eritema, edema, dor
Espessura parcial superficial	Epiderme e camada mais superficial da derme	Eritema, edema, flictenas, dor intensa
Espessura parcial profunda	Camada mais profunda da derme, anexos epidérmicos	Edema, flictenas rotas com leito de coloração esbranquiçada indolor (pode evoluir para espessura total)
Espessura total	Epiderme e derme, anexos epidérmicos vasos sanguíneos, tecido muscular e ósseo	Cor marrom acastanhada, amarela ou esbranquiçada, indolor

Fonte: Adaptado de Lewis GM, Heimbach DM, Gibran NS, 2012 e Bellio HRS, Santos FS, 2018.

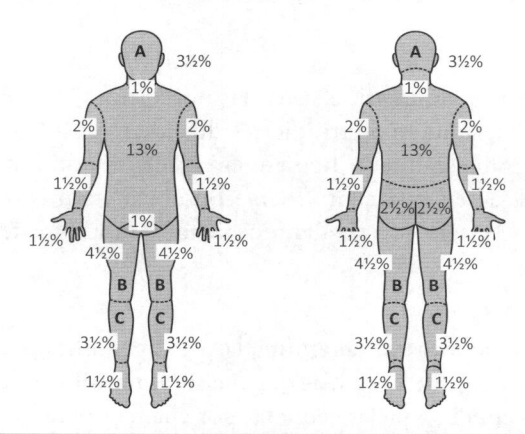

Idade	0 a 1 ano	2 a 4 anos	5 a 9 anos	10 a 14 anos	> 15 anos
½ cabeça	9½	8½	6½	5½	4½
½ coxa	9½	8½	6½	5½	5½
½ perna	9½	8½	6½	5½	5½

Figura 37.1 – Cálculo da superfície corporal queimada – escala de Lund-Browder.
Fonte: Adaptada de Bellio HRS, Santos FS, 2018.

Tabela 37.1 – Queimados que demandam cuidados intensivos.

Grau	Área corporal acometida
Espessura parcial, superficial ou profunda	▪ > 15% em menores de 12 anos ▪ > 20% em maiores de 12 anos
Espessura total	▪ 5% em menores de 12 anos ▪ > 10% em maiores de 12 anos
Espessura parcial ou total	▪ Face, pescoço, períneo em qualquer idade
Queimaduras por corrente elétrica	–

Fonte: Strassle PD, Williams FN, Napravnik S, Duin D, Weber DJ, Charles A et al., 2017.

Além do exame físico detalhado, o histórico de vacinação antitetânica também deve ser questionado, uma vez que é indicada a profilaxia com toxoide tetânico e imunoglobulina se esquema vacinal incompleto (menos de 3 doses), há mais de 5 anos ou desconhecido.

Exames laboratoriais

Na fase aguda, podem-se encontrar hematócrito e hemoglobina aumentados por hemoconcentração devido à hipovolemia severa, bem como leucocitose pela intensa reação inflamatória sistêmica. Nos casos de queimadura elétrica especialmente, marcadores de lesão muscular, como creatinofosfoquinases (CPK e CPK-MB) podem estar elevadas, o que exige monitorização da função renal.

Exames complementares

A radiografia de tórax pode evidenciar infiltrado pulmonar, pelo intenso edema decorrente da alteração da permeabilidade vascular. Nos casos de queimadura elétrica, o eletrocardiograma diferencia taquiarritmias, geralmente identificadas na monitorização contínua.

Tratamento

Estabilização hemodinâmica

A estabilização inicial do grande queimado segue os princípios do suporte avançado no trauma, conf Quadro 31.2 orme o *advanced trauma life support* (ATLS), e consiste, principalmente, no tratamento da lesão inalatória e do choque hipovolêmico, principais causas de óbito nas primeiras duas semanas, de acordo com dados do National Burn Repository.[5]

O choque hipovolêmico decorre do aumento da permeabilidade capilar, com extravasamento de líquido para o meio extravascular e diminuição do volume circulante, devido à intensa reposta inflamatória ao trauma.[6] A reposição volêmica deve iniciar imediatamente, nas primeiras 24 horas, exclusivamente com ringer lactato.[1]

Para guiar a reposição, utilizam-se fórmulas de cálculo que consideram a reposição adequada proporcional a SCQ e peso do paciente, e a mais comum é a fórmula de Parkland, a partir da qual a metade do volume estimado (**2 mL × SCQ × peso**) deve ser administrada nas primeiras oito horas após o trauma, e o restante nas 16 horas seguintes.[6,7]

O indicador mais fidedigno de adequação da reposição e manutenção da perfusão tecidual é o débito urinário, obrigatoriamente por cateter vesical de demora, com o mínimo desejável de 0,5 mL/kg/hora. Em queimaduras elétricas por alta tensão, devido ao risco de rabdomiólise e insuficiência renal aguda, a reposição é guiada em busca da diurese horária de até 1 mL/kg/hora.[6] Além do débito urinário, são metas da reposição volêmica a manutenção da PAM 70 mmHg e correção da acidose metabólica.[1]

É necessário atentar para os riscos da reposição volêmica excessiva, ou *fluid creep*, como a congestão pulmonar, síndrome compartimental de extremidades e edema de alças intestinais.[1]

Hipotermia

Ao sabermos que o risco de hipotermia em grandes queimados é diretamente proporcional à extensão de área queimada, e sua ocorrência está relacionada ao aumento do consumo de oxigênio e a resposta inflamatória e catabólica, o reaquecimento do paciente com manta térmica deve ser feito tão logo quanto possível.

Síndrome compartimental

Na avaliação das lesões, deve-se atentar para queimaduras profundas circunferenciais nas extremidades, tórax e abdome, que podem necessitar de escarotomia para controle da síndrome compartimental de extremidades e restauração da expansibilidade torácica e abdominal, de modo a melhorar a mecânica ventilatória.[6]

Dor

Desde o atendimento inicial, o controle da dor é um ponto fundamental, visto que se inadequado, tem como consequências, além do aumento da resposta inflamatória, distesias, dor crônica e desordens psiquiátricas, como depressão e transtorno do estresse pós-traumático. Na fase aguda, preconiza-se analgesia endovenosa contínua com opioide (morfina ou fentanil) associada à sedação moderada à profunda, em geral com midazolan, para curativos.[6]

Nutrição

As queimaduras representam uma das situações de maior reação inflamatória sistêmica e estresse metabólico, e pode elevar a taxa de metabolismo basal em até duas vezes.[8] Pacientes com SCQ superior a 20% devem receber nutrição enteral para suprir a necessidade proteico-calórica, tão logo estejam hemodinamicamente estáveis, de forma ideal, nas primeiras seis horas após o trauma.[9]

Prevenção e tratamento de infecções

O grande queimado, que está imunodeprimido, com a integridade da pele comprometida e com múltiplos dispositivos invasivos, torna-se suscetível a desenvolver sepse e choque séptico, um dos principais fatores de morbimortalidade nesta população.[10] A extensão da SCQ é diretamente relacionada ao risco de sepse. Da mesma forma, há evidências que relacionam a lesão inalatória ao aumento da incidência de pneumonia.[11,12]

Para o diagnóstico de sepse, foram propostos os critérios da American Burn Association (ABA) em 2007 (Tabela 37.2) e, em 2016, as definições foram atualizadas com a publicação do "Terceiro Consenso de Definições para Sepse e Choque Séptico (*Sepsis*-3)", que considera a avaliação do *sequential organ failure assessment* (SOFA).[13] Prevalece a recomendação de avaliação do quadro global do paciente em detrimento de *scores* ou critérios preditivos específicos.[10]

O tratamento consiste na implementação do pacote de medidas para ressuscitação, conforme o Surviving Sepsis Campaign, e na adoção de medidas preventivas, como a manutenção de dispositivos invasivos pelo tempo mínimo necessário, uso de coberturas com ação antimicrobiana, desbridamento e enxertia precoces e adequação da antibioticoterapia, quando necessária, ao perfil de sensibilidade local,[14] salientando-se que essa terapia se restringe à profilaxia cirúrgica.

Quanto ao perfil de infecção nestes pacientes, cujo conhecimento pode embasar protocolos institucionais, caracteriza-se por infecção da ferida que pode se apresentar ainda na primeira semana após o trauma e, posteriormente, de infecções de outros sítios, principalmente respiratório e de corrente sanguínea. No início da internação, as infecções decorrem de patógenos gram-positivos, os gram-negativos e também os multirresistentes surgem de forma mais tardia.[14]

Tabela 37.2 – Critérios da American Burn Association para o diagnóstico de sepse em pacientes vítimas de queimaduras.

Pelo menos três critérios dos seguintes:
- Temperatura < 36,5 °C ou > 39 °C
- Taquicardia progressiva (FC > 110)
- Taquipneia
- Trombocitopenia (após primeiras 72 horas do trauma)
- Hiperglicemia
- Intolerância à nutrição enteral nas últimas 24 horas (vômitos, distensão abdominal ou diarreia)
- Infecção documentada:
  - Culturas positivas
  - Foco identificado
  - Reposta clínica a antimicrobianos

Fonte: Yan J, Hill WF, Rehou S, Pinto R, Shahrokhi S, Jeschke MG, 2018.

Tratamento das queimaduras

O tratamento da lesão por queimadura consiste na manutenção da perfusão tissular e de tecidos viáveis, remoção de tecido desvitalizado e controle do crescimento bacteriano. Para queimaduras de primeiro grau e segundo superficial, que epitelizam espontaneamente, o tratamento visa estimular o processo cicatricial e favorecer a epitelização, principalmente pelo controle da umidade e redução do trauma local. Já no caso de lesões de segundo grau profundo ou terceiro grau que, para sua resolução, requerem excisão e cobertura, o tratamento visa o preparo do leito para cobertura a definitiva com autoenxerto. Assim, o cuidado de enfermagem abrange desde o banho, limpeza das lesões, até os cuidados com áreas submetidas a desbridamentos e enxertos, que passam pela seleção de coberturas mais adequadas a cada etapa do processo cicatricial.

Limpeza

Deve promover a remoção de sujidades e, posteriormente, de tecidos necróticos e resquícios de agentes tópicos previamente utilizados. Preconiza-se a ruptura de flictenas e desbridamento apenas daquelas com aspecto endurecido, conteúdo gelatinoso ou hemorrágico. Em caso de conteúdo seroso e em áreas articulares, opta-se por aspirar o conteúdo, e manter a pele como curativo biológico.

O antisséptico de uso mais difundido é a clorexidina aquosa, de baixa toxicidade, eficaz contra microrganismos gram-positivos e gram-negativos, auxilia na redução da colonização da queimadura.[15] Outra alternativa, a polihexametileno biguanida (PHMB), tem ação comprovada na redução da carga bacteriana e do biofilme, por meio da redução da tensão superficial.[16]

Em pacientes grandes queimados, o banho pode repercutir em hipotermia e instabilidade oxi-hemodinâmica. Deve ser realizado em, no máximo 20 a 25 minutos, o que na prática se mostra inviável no contexto de grandes queimados.

Tratamento cirúrgico

Tratamento ideal para lesões profundas, consiste na excisão tangencial, até obtenção de leito viável, seguida da cobertura com enxerto de pele. Reduz infecção, perda hídrica, atenua as respostas inflamatória e metabólica e diminui o tempo de cicatrização. Devido ao risco de sangramento importante, preconiza-se que se limite em 15% a 20% da superfície corporal em cada etapa.

Tão logo se obtenha tecido viável, ocorre a cobertura, por meio de autoenxerto de pele, para minimizar o sofrimento tecidual e o risco de aprofundamento da lesão.[15,17] Outra alternativa para lesões muito extensas e profundas, o aloenxerto (doador cadáver) é considerado cobertura temporária, para melhorar o leito receptor para a enxertia definitiva.

Os cuidados após excisão e enxertia incluem o controle da dor e do sangramento e manutenção de repouso relativo por 3 a 5 dias, especialmente se envolver membros inferiores e grandes articulações.[18]

Curativo e coberturas

O foco principal do tratamento está no controle da microbiota local, já que sua proliferação no leito da ferida leva a prolongamento da fase inflamatória, o que retarda o processo cicatricial, ou nos casos mais graves, culmina em infecção invasiva da queimadura.[19] A cobertura de escolha deve controlar a umidade no leito, promover troca atraumática e ter maior durabilidade, e precisa de trocas menos frequentes, o que resulta, portanto, em menor necessidade de analgesia e sedação para curativos.

As propriedades antimicrobianas da prata são reconhecidas e seu uso amplamente difundido, principalmente na forma da sulfadiazina de prata 1%,[19] que apresenta como desvantagens: toxicidade para queratinócitos, indução de leucopenia em grandes queimados na fase aguda (que cessa após a suspensão temporária do uso) e necessidade de troca duas vezes ao dia, devido à oxidação dos íons de prata.[20]

Atualmente, além da sulfadiazina de prata 1%, há ampla variedade de coberturas desenvolvidas para ofertar ação bactericida prolongada e de início rápido, com menor citotoxicidade:[19] prata nanocristalina, hidrofibra de carboximetilcelulose com prata iônica, espumas de poliuretano impregnadas com prata.

Referências bibliográficas

1. Campos E. Grande queimado. In: Azevedo LCP, Tamiguchi LU, Ladeira JP (ed.). Medicina intensiva: abordagem prática. Barueri: Manole, 2013. p. 831-54.
2. Bellio HRS, Santos FS. Avaliação das queimaduras. In: Bellio HRS, Santos FS, Correa CR (ed.). Cuidados de enfermagem ao paciente queimado. Porto Alegre: Moriá, 2018. p. 31-40.
3. Lewis GM, Heimbach DM, Gibran NS. Evaluation of the burn wound: management decisions. In: Herndon D (ed.). Total burn care. 4th ed. Edinburgh: Saunders, 2012. p. 125-30.
4. Strassle PD, Williams FN, Napravnik S, Duin D, Weber DJ, Charles A et al. Improved survival of patients with extensive burns: trends in patient characteristics and mortality among burn patients in a tertiary care burn facility, 2004-2013. J Burn Care Res. 2017;38(3):187-93.
5. Swanson JW, Otto AM, Gibran NS, Klein MB, Kramer CB, Heimbach DM et al. Trajectories to death in patients with burn injury. J Trauma Acute Care Surg. 2013 Jan;74(1):282-8.

6. Bellio HRSB, Santos FS. Atendimento inicial ao queimado grave. In: Bellio HRS, Santos FS, Correa CR (ed.). Cuidados de enfermagem ao paciente queimado. Porto Alegre: Moriá, 2018. p. 47-55.

7. Henry S. ATLS 10th edition offers new insight into managing trauma patients. Bulletin. 2018 Jun. Disponível em: http://www.facsbulletin.com/acsbulletin/june2018. Acesso em: 18 fev. 2019.

8. Moreira E, Burghi G, Manzanares W. Update on metabolism and nutrition therapy in critically ill burn patients. Med Intensiva. 2018 Jun-Jul;42(5):306-16.

9. Rousseau AF, Losser MR, Ichai C, Berger MM. ESPEN endorsed recommendations: nutritional therapy in major burns. Clin Nutr. 2013 Aug;32(4):497-502.

10. Yan J, Hill WF, Rehou S, Pinto R, Shahrokhi S, Jeschke MG. Sepsis criteria versus clinical diagnosis of sepsis in burn patients: a validation of current sepsis scores. Surgery. 2018;164:1241-5.

11. Strassle PD, Williams FN, Weber DJ, Sickbert-Bennett EE, Lachiewicz AM, Napravnik S et al. Risk factors for healthcare-associated infections in adult burn patients. Infect Control Hosp Epidemiol. 2017;38(12):1441-8.

12. Yan S, Tsurumi A, Que YA, Ryan C, Bandyopadhaya A, Morgan AA et al. Prediction of multiple infections after severe burn trauma: a prospective cohort study. Ann Surg. 2015;261(4):781-92.

13. Yoon J, Kym D, Hur J, Kim Y, Yang HT, Yim H. Comparative usefulness of Sepsis-3, burn sepsis and conventional sepsis criteria in patients with major burns. Crit Care Med. 2018 Jul;46(7):e656-62.

14. Lachiewicz A, Christopher G, Hauck CG, Weber DJ, Cairns BA, Duin D. Bacterial infections after burn injuries: impact of multidrug resistance. Clin Infect Dis. 2017 Nov 29;65(12):2130-6.

15. Rigo I, Fontana TS, Santos FS, Jorge PM, Duarte EOS. Cuidados com a pele no paciente politrauma-tizado. In: Santos MN, Silva WP (ed.). Enfermagem no trauma: atendimento pré e intra-hospitalar. Porto Alegre: Moriá, 2019. p. 655-94.

16. Tristão FS, Silva FF, Machado JB. Tecnologias Disponíveis para Prevenção e Tratamento de Lesões Cutâneas. In: Tristão FS, Padilha MAS. Prevenção e Tratamento de Lesões Cutâneas: Perspectivas para o Cuidado. Porto Alegre: Moriá; 2018. p 343-366.

17. Gemperli R, Gomez DS. Enxertia de pele autógena. In: Ferreira MC, Gomez DS (ed.). Tratado de cirurgia plástica: queimaduras. São Paulo: Atheneu, 2013. v. 2, p. 115-22.

18. Kazanavičius M, Cepas A, Kolaityte V, Simoliuniene R, Rimdeika R. The use of modern dressings in managing split-thickness skin graft donor sites: a single-centre randomized controlled trial. J Wound Care. 2017 Jun;26(6):281-91.

19. Nherera L, Trueman P, Roberts C, Berg L. Silver delivery approaches in the management of partial thickness burns: a systematic review and indirect treatment comparison. Wound Repair Regen. 2017 Aug;25(4):707-21.

20. Santos FS. Agentes tópicos e coberturas no tratamento de queimaduras. In: Bellio HRS, Santos FS, Correa CR (ed.). Cuidados de enfermagem ao paciente queimado. Porto Alegre: Moriá, 2018. p. 71-82.

Morte Encefálica – Reconhecimento, Diagnóstico e Manutenção do Potencial Doador de Órgãos

Denise Espindola Castro
Karen Fontoura Prado
Karla Cusinato Hermann
Soraia Arruda

Os avanços na medicina, especialmente nas áreas de suporte ventilatório e transplantes, tornaram desejável e necessário o reconhecimento e o diagnóstico da morte por critérios neurológicos.

Em 1968, na Universidade de Harvard, uma comissão *ad hoc* presidida pelo professor Henry Beecher referendou e assumiu que a perda irreversível de todas as funções cerebrais, inclusive o tronco cerebral, pode ser detectada antes da cessação das funções respiratória e circulatória e que, uma vez comprovada, caracteriza morte.[1]

No Brasil, a morte encefálica (ME) é legalmente reconhecida como morte e os critérios para este diagnóstico foram definidos pela Resolução do Conselho Federal de Medicina (CFM) n. 1.480, de 21 de agosto de 1997, que foi substituída pela Resolução do CFM n. 2.173/2017, de 15 de dezembro de 2017. Esta legislação é reconhecida como uma das mais conservadoras do mundo, pois prima pela segurança e precisão na definição e diagnóstico de ME.[2]

Fisiopatologia da morte encefálica

A ME caracteriza-se pela falência de todas as funções neuronais, o que resulta em significativas alterações fisiopatológicas que afetam todos os sistemas do organismo, principalmente o sistema cardiovascular. Essa falência tem início nas porções mais superiores do encéfalo e dissemina-se para as porções inferiores, (degeneração rostro-caudal). A isquemia cortical produz ativação vagal com diminuição da frequência cardíaca, diminuição do débito cardíaco e da pressão sanguínea. A evolução dessa isquemia para a ponte produz um misto de ativação vagal e simpática com bradicardia, hipertensão e respiração irregular. Quando a medula oblonga é atingida, ocorre uma intensa ativação simpática denominada tempestade autonômica. Ocorre liberação dramática de catecolaminas que produzem taquicardia acentuada e elevação da pressão sistêmica como resultado de hipertensão intracraniana e herniação do encéfalo. O eixo hipotálamo hipófise é destruído neste processo e resulta em impedimento da regulação térmica e disfunção endócrina. Com a progressão da isquemia, ocorre o comprometimento da medula espinhal caracterizada por desativação do simpático, bradicardia e vasodilatação periférica com hipotensão.[3,4] Uma vez instalada esta cascata de eventos, a morte somática é inevitável. Entretanto, um suporte agressivo pode retardar este desfecho.

Pré-requisitos para a determinação de morte encefálica

Para que o diagnóstico de ME seja considerado, é essencial que todas as seguintes condições sejam observadas:[2,5-8]

a) Presença de lesão encefálica de causa conhecida, irreversível e capaz de causar a ME. O diagnóstico do coma deve ser confirmado por avaliação clínica e por exame de neuroimagem ou outros métodos diagnósticos.

b) Exclusão de fatores tratáveis que possam confundir o quadro clínico, como graves distúrbios eletrolíticos, acidose, hipotermia, anormalidades endócrinas, como coma mixedematoso, hipoglicemia, coma hiperosmolar, intoxicação por drogas e grave insuficiência renal ou hepática. Determinar se o paciente foi exposto a fármacos com ação depressora do SNE e bloqueadores neuromusculares, o que pode confundir a avaliação do coma.

c) Tratamento e tempo de observação em hospital pelo período mínimo de seis horas após o evento que levou a ME. Quando a causa primária do quadro for encefalopatia hipóxico-isquêmica, este período de observação deverá ser de, no mínimo, vinte e quatro horas.

d) Temperatura corporal (TC) – esofagiana, vesical ou retal – (nunca axilar) no momento da avaliação deve ser superior a 35 °C, bem como saturação arterial de oxigênio (SaO_2) acima de 94% e pressão arterial sistólica (PAS) maior ou igual a 100 mmHg ou pressão arterial média (PAM) maior ou igual a 65 mmHg para adultos.

A Comissão Intra-hospitalar de Doação de Órgãos e Tecidos para Transplante (CIHDOTT), a Organização de Procura de Órgãos (OPO) ou a Comissão Estadual de Transplantes (CET) deverá ser informada do início dos procedimentos de determinação de ME, depois da conclusão do exame clínico e teste de apneia compatíveis com ME e após a conclusão do protocolo que confirme a ME. Mesmo quando há probabilidade ou suspeita de evoluir para ME, antes de ser iniciado o protocolo para determinação do quadro, os familiares do paciente devem ser informados pela equipe médica sobre a gravidade do quadro clínico e da suspeita de ME.

Exame clínico para determinação de ME

O exame clínico neurológico permanece o pilar para a determinação de ME e deve ser executado com precisão. A legislação brasileira determina que sejam realizados dois exames clínicos, cada um deles por médico diferente e especificamente capacitado a realizar estes procedimentos. Conforme estabelecido no artigo 3º da Lei n. 9.434/1997 e no Código de Ética Médica, é vetada a realização dos procedimentos para determinação de ME aos médicos que participam de equipe de retirada e transplante de órgãos.

O intervalo mínimo de tempo entre os dois exames clínicos no adulto é de uma hora. No momento de cada exame clínico as condições de temperatura corporal, saturação arterial de oxigênio e pressão arterial devem estar contempladas, conforme critérios descritos anteriormente.

A avaliação clínica para determinação de ME deve demonstrar, de forma inequívoca, a existência de coma não perceptivo e ausência de reatividade supraespinhal manifestadas pela ausência dos reflexos fotomotor, córneo-palpebral, oculocefálico, vestíbulo-calórico, tosse e deglutição:[5-8]

- **Coma não perceptivo:** ausência de resposta motora definida pela ausência de resposta a estímulo álgico padronizado. As respostas de descerebração e decorticação são incompatíveis com o diagnóstico de ME. Poderão, no entanto, ocorrer reflexos tendinosos profundos, movimentos de membros, opistótono ou flexão de tronco, adução ou elevação dos ombros, sudorese, taquicardia, rubor, todos representando função medular e compatíveis com o diagnóstico de ME.

- **Ausência de reflexos de tronco cerebral:**
  - Ausência de reflexo fotomotor: resposta pupilar a estimulação luminosa intensa.
  - Ausência de reflexo córneo-palpebral: caracterizada pela ausência de piscamento à estimulação direta do canto lateral inferior da córnea.
  - Ausência do reflexo oculocefálico: caracterizada pela ausência de desvio dos olhos durante a movimentação rápida da cabeça no sentido lateral e vertical.
  - Ausência do reflexo vestíbulo-calórico: caracterizada pela inexistência de movimentação ocular após irrigação do tímpano com água ou soro gelado. Esta manobra deve ser repetida no outro ouvido, e aguardar um intervalo de três minutos.
  - Ausência de reflexo de tosse à estimulação traqueal por meio de aspiração traqueal com cânula introduzida no tubo traqueal.

A atual legislação brasileira considera que "na presença de alterações morfológicas ou orgânicas, congênitas ou adquiridas, que impossibilitam a avaliação bilateral dos reflexos fotomotor, córneo-palpebral, oculocefálico ou vestíbulo-calórico, e é possível o exame em um dos lados e, constatada ausência de reflexo do lado sem alterações morfológicas, dar-se-á prosseguimento às demais etapas para determinação de ME".[2]

Teste de apneia[2]

Após confirmação de coma com arreflexia e ausência de reflexos de tronco cerebral, a demonstração de apneia com estímulo máximo do centro respiratório é o próximo passo para determinação de ME. A apneia é definida pela ausência de movimentos respiratórios espontâneos após a máxima estimulação do centro respiratório por hipercapnia ($PaCO_2$ superior a 55 mmHg). Este teste apresenta risco potencial de instabilidade hemodinâmica e respiratória, que pode levar à parada cardíaca (PCR). A legislação brasileira determina a seguinte padronização:

1. No momento da avaliação, o paciente adulto deve apresentar TC > 35 °C, SaO_2 > 94% e PAS ≥ 100 mmHg ou PAM ≥ 65 mmHg.

2. Ventilar o paciente por > 10 minutos com FiO_2 de 100% com o objetivo de "lavar" o nitrogênio e facilitar o transporte de oxigênio – reduz risco de hipoxemia.

3. Coletar gasometria arterial para comprovar PaO_2 ≥ 200 e que a $PaCO_2$ entre 35 e 45 mmHg.

4. Desconectar o paciente da ventilação mecânica (VM) para manter o fluxo contínuo de O_2 por meio de cateter colocado no tubo endotraqueal a nível da carina (6 L/min) ou pelo tubo T conectada ao tubo endotraqueal (12 L/min).

5. Observar, com tórax descoberto, se ocorre qualquer movimento respiratório no período de oito a dez minutos. É prevista uma elevação da $PaCO_2$ em relação a basal de 3 mmHg/min em adultos.

6. Coletar gasometria arterial no final do período de observação.

7. Reconectar o paciente à VM.

8. Interromper o teste de apneia, caso seja observado algum movimento respiratório durante o período de observação. Em caso de hipotensão, hipoxemia ou arritmia cardíaca, coleta-se uma gasometria e reconecta-se o paciente ao respirador. Se a $PaCO_2 < 56$ mmHg, o teste pode ser refeito após estabilização do paciente.

Interpretação dos resultados do teste de apneia está descrita no Quadro 38.1.

Quadro 38.1 – Interpretação dos resultados do teste de apneia.

Resultado	Movimentos respiratórios	$PaCO_2$ (mmHg)
Positivo	Ausentes	> 55
Inconclusivo	Ausentes	< 55
Negativo	Presentes	Qualquer valor

Fonte: Conselho Federal de Medicina (CFM), 2017.

Exames complementares

O diagnóstico de ME é fundamentado pelo exame clínico, que demonstra a presença de coma não perceptivo, ausência de reflexos de tronco cerebral e apneia com estimulação máxima do centro respiratório por hipercapnia. A realização de exame que demonstre a ausência de fluxo sanguíneo cerebral, atividade elétrica ou metabólica cerebral complementa e auxilia o diagnóstico.

O exame complementar é obrigatório na determinação de ME. A escolha do tipo de exame dependerá da condição clínica do paciente e da disponibilidade local. Os principais exames utilizados no Brasil estão descritos no Quadro 38.2.[6,9]

Quadro 38.2 – Exames complementares para avaliação de ME.

Exame	Principais parâmetros	Achados compatíveis com ME	Considerações
Angiografia cerebral	• O contraste deve ser injetado no arco aórtico sob pressão, e alcançar a circulação cerebral anterior e posterior • A circulação nas carótidas externas deve ser patente	• Ausência de fluxo visualizado no sistema carotídeo e vertebral	• Pode detectar fluxo residual mesmo em presença de ME, principalmente na ausência de elevação da pressão intracraniana • É o exame complementar mais invasivo para ME

(continua)

Quadro 38.2 – Exames complementares para avaliação de ME. (continuação)			
Exame	Principais parâmetros	Achados compatíveis com ME	Considerações
Eletroencefalograma	• Duração mínima de 30 minutos • Utilização de 16 ou 18 canais • Sensibilidade mínima 2 µV/mm	• Inatividade eletro cerebral • Ausência de função cortical	• Sensibilidade para avaliar ME diminuída com drogas depressoras do SNC, hipotermia, e toxicidade metabólica. Pode apresentar artefatos pela presença de outros monitores e aparelhos da UTI
Cintilografia cerebral	• Injeção de isótopo seguida de múltiplas aquisições de imagem cerebral. O isótopo deve ser injetado até 30 minutos após sua reconstituição, e as imagens imediatamente obtidas	• Ausência de captação do isótopo no parênquima cerebral: fenômeno do "crânio vazio". Mínima captação pode ser observada no couro cabeludo	• No momento da realização do teste, pode ocorrer captação no tecido cerebral porque a necrose não ocorre de forma uniforme no tempo. Se a opção for repetir a cintilografia, recomenda-se um intervalo de 24 horas para novo exame
Doppler transcraniano	• Os dois lados do cérebro devem ser avaliados, para identificar, pelo menos, uma artéria em cada lado do encéfalo em janelas anterior e posterior	• Fluxo diastólico ausente ou reverberante, que indica fluxo somente por meio da sístole ou diastólico retrógado. Pequenos picos sistólicos na fase precoce da sístole, que indicam resistência vascular muito elevada	• Depende da obtenção de sinal e adequada janela óssea. Cerca de 10% dos pacientes não apresenta janela para avaliação temporal • Em crianças com fontanelas abertas e/ou sutura patente ou após craniotomia descompressiva a avaliação pode ser inadequada

Fonte: Adaptado de Conselho Federal de Medicina (CFM), 2017; Conselho Regional de Medicina do Rio Grande do Sul (CREMERS) e Drake M, Bernard A, Hessel E, 2017.

No momento da avaliação, o paciente adulto deve apresentar TC > 35 °C, SaO_2 > 94% e PAS ≥ 100 mmHg ou PAM ≥ 65 mmHg.

Comunicação aos familiares ou responsável legal

Os familiares devem ser informados em todas as etapas do processo, desde a suspeita de ME até a conclusão do protocolo, preferencialmente pelo médico que estabeleceu um vínculo positivo com a família ou equipe que determinou a ME. Quando os familiares participam de todo o processo de diagnóstico, a aceitação e o entendimento da ME é facilitado. A família precisa de tempo para elaborar e lidar com o diagnóstico, e a equipe envolvida no cuidado do paciente deve estar preparada para oferecer o suporte necessário neste momento. Após a comunicação do óbito e com a família entendido e elaborado o fato, abre-se uma janela de oportunidade para a doação. Este é o momento que a equipe médica apresenta aos familiares o representante da CIHDOTT/OPO, que irá oferecer a possibilidade de doação de órgãos e tecidos para transplantes.

Termo de declaração de ME

O termo de Declaração de Morte Encefálica (DME) deve conter o registro de todos os passos para diagnóstico de ME e será assinado pela equipe que determinou a morte encefálica. A hora do óbito será a do último procedimento realizado e compatível com ME, seja ele o exame clínico ou complementar.

Uma vez determinada a ME, comunicados e esclarecidos os familiares e não estabelecida a condição de doador de órgãos, a equipe médica tem autoridade ética e legal para suspender todo o suporte artificial de vida e tratamento. Quando os familiares optam pela doação de órgãos e tecidos, inicia-se o processo de verificação e manutenção das condições fisiológicas do potencial doador.

Manutenção do potencial doador de órgãos

A ME é um fenômeno complexo, que afeta todo o organismo, e o manejo clínico deve ser padronizado, de forma a não comprometer o funcionamento dos órgãos. As diretrizes brasileiras para manutenção de múltiplos órgãos no potencial doador adulto falecido orientam a correção de uma série de disfunções, para obter o mínimo de homogeneidade na manutenção do potencial doador falecido. Os cuidados na manutenção dos potenciais doadores de órgãos não diferem daqueles dispensados aos demais pacientes críticos.[10,11]

As alterações características da ME, iniciais ou tardias, influenciam na viabilidade dos órgãos e tecidos. A correção das disfunções e a aceleração do processo de remoção de órgãos é o que deve objetivar toda a equipe multiprofissional. O Quadro 38.3[10-16] traz as principais disfunções da ME.

As diretrizes recomendam a manutenção adequada da ventilação com estratégia protetora, na intenção de garantir a viabilidade pulmonar, bem como prevenir hipoxemia, atelectasias e lesões induzidas pelo ventilador mecânico.[10]

O suporte nutricional com alimentação enteral deve ser iniciado ou continuado, pois garante o bom funcionamento dos órgãos abdominais. No entanto, a dieta deve ser suspensa se houver necessidade de doses elevadas de drogas vasopressoras e de sinais de hipoperfusão tecidual.[14]

As diretrizes que norteiam os cuidados com a manutenção do potencial doador recomendam cuidados oculares, porém, não os especificam claramente. Recomendações internacionais,[14,17,18] no entanto, informam esses cuidados em todos os pacientes criticamente doentes. Vide Capítulo 36 – Cuidado Corporal e Pacientes com Distúrbios do Sistema Tegumentar.

O intervalo entre o diagnóstico de ME e a remoção dos órgãos deve ser, idealmente, de 12 a 24 horas.[12,13]

Quadro 38.3 – Disfunções na morte encefálica.

Disfunção	Causa	Efeito	Agravantes	Controle
Hipotermia progressiva	• Perda da função hipotalâmica de termorregulação	• Instabilidade hemodinamica • Acidose • Coagulopatia • Arritmia • PCR	• Infusão de volumes não aquecidos	• Monitorização TC e manutenção temperatura > 35 °C reaquecimento externo e interno
Instabilidade hemodinâmica	• Hipovolemia • Isquemia tecidual	• Diminuição da perfusão dos diversos órgãos	• Diabetes *insipidus* (poliúria)	• Monitorização invasiva da pressão arterial. Manter PAM entre 60 e 80 mmHg ou PAS entre 90 e 100 mmHg. Administração de volume deve ser guiada por parâmetros precisos – variação da pressão de pulso arterial (ΔPp) – manter > 13%. Controle permanente para evitar sobrecarga hídrica com dano aos órgãos. Uso de vasopressores somente se volume não for suficiente para controle da PA
Arritmias	• Multifatorial: hipovolemia, hipotensão, hipotermia, tempestade simpática. Administração de catecolaminas, desequilíbrio ácido-base (hipo ou hipercalemia)	–	–	• Correção dos fatores reversíveis • Na ausência de instabilidade hemodinâmica, tratar com epinefrina, marca-passo transcutâneo temporário e, após, marca-passo transvenoso
Alterações endócrinas: diabetes *insipidus*	• Falência progressiva do eixo hipotálamo-hipófise-adrenal	• Hipovolemia	• Anormalidades bioquímicas e eletrolíticas	• Reposição das perdas urinárias • Acetato de desmopressina (DDAVP) ou vasopressina (AVP)
Hiperglicemia	• "Tempestade simpática" aumenta gliconeogênese pela maior resistência insulínica nos tecidos periféricos e a diminuição da liberação de insulina pelo pâncreas	–	–	• Controle glicêmico rigoroso • Nível glicêmico > 180 mg/dL – iniciar infusão de insulina guiada por protocolo
Alterações hematológicas: queda da hemoglobina (Hb)	• Distúrbios de coagulação desencadeados pela ME	–	• Ressuscitação volêmica	• Transfundir hemácias somente se Hb ≤ 7 g/dL. No caso da Hb < 10 g /dL em potenciais doadores, transfundir apenas se houver instabilidade hemodinâmica associada à falha na reanimação

Fonte: Adaptado de Westphal GA, Caldeira Filho M, Vieira KD, Zaclikevis VR, Bartz CM, Wanzuita R et al., 2011; Westphal GA, Vieira KD, Caldeira Filho M, Machado FO, Fiorelli A, Matos JD et al., 2011; Westphal GA, Lino AS, 2015; Aljiffry M, Hassanain M, Schricker T, Shaheen M, Nouh T, Lattermann R, et al., 2016 e Hermann K, Arruda S, Castro D, 2018.

Referências bibliográficas

1. United States of America. Harvard University, Harvard Medical School. A definition of irreversible coma: report of the ad hoc Committee of the Harvard Medical School to examine the definition of brain death. JAMA. 1968 Aug 5;205(6):337.

2. Brasil. Conselho Federal de Medicina (CFM). Resolução do CFM n. 2.173/17, de dezembro de 2017. Diário Oficial da União [Online]. 2017 Dez. 15;274-6. Disponível em: http://www.saude. rs.gov.br/upload/arquivos/carga20171205/19140504-resolucao-do-conselho-federal-de-medicina-2173-2017.pdf.

3. Wood KE, Layon AJ. Brain death and management of the potential organ donor. In: Layon AJ, Gabrielli A, Friedman WA (ed.). Textbook of neurointensive care. 2nd ed. London: Springer London, 2013. p. 895-917.

4. Shutter L. Pathophysiology of brain death: what does the brain do and what is lost in brain death? J Crit Care. 2014 Aug 1;29(4):683-6 [citado em 8 dez. 2018].

5. Wijdicks EFM. The diagnosis of brain death. N Engl J Med. 2001;344:1215-21.

6. Matos FW, Martins MEM (ed.). Manual do atestado de óbito. 2. ed. Porto Alegre: Conselho Regional de Medicina do Estado do Rio Grande do Sul (CREMERS), 2018. 98p.

7. Care RP. Clinical report – Guidelines for the determination of brain death in infants and children: an update of the 1987 Task Force Recommendations Abstract. 2018.

8. Wijdicks EFM, Varelas PN, Gronseth GS, Greer DM. Evidence-based guideline update – Determining brain death in adults: report of the Quality Standards Subcommittee of the American Academy of Neurology. Neurology. 2010 Jun 8;74(23):1911-8.

9. Drake M, Bernard A, Hessel E. Brain death. Surg Clin North Am. 2017 Dec 1;97(6):1255-73 [citado em 6 fev. 2019].

10. Westphal GA, Caldeira Filho M, Vieira KD, Zaclikevis VR, Bartz CM, Wanzuita R et al. Diretrizes para manutenção de múltiplos órgãos no potencial doador adulto falecido – Parte I: Aspectos gerais e suporte hemodinâmico. Rev Bras Ter Intensiva. 2011;23(3):255-68.

11. Westphal GA, Lino AS. Systematic screening is essential for early diagnosis of severe sepsis and septic shock. Rev Bras Ter Intensiva. 2015;27(2):96-101.

12. Westphal GA, Caldeira Filho M, Fiorelli A, Vieira KD, Zaclikevis V, Bartz M et al. Guidelines for maintenance of adult patients with brain death and potential for multiple organ donations: Task Force of the Brazilian Association of Intensive Medicine, Brazilian Association of Organs Transplantation and Transplantation Center of Santa Catarina. Transplant Proc. 2012 Oct 1;44(8):2260-7 [citado em 8 dez. 2018].

13. Hermann K, Arruda S, Castro D. Processo de doação de órgãos e tecidos. In: Santos MN, Soares OM, Medeiros RM (ed.). Emergência e cuidados críticos para enfermagem: conhecimentos – habilidades – atitudes. Porto Alegre: Moriá, 2018. p. 898-919.

14. Westphal GA, Vieira KD, Caldeira Filho M, Machado FO, Fiorelli A, Matos JD et al. Diretrizes para manutenção de múltiplos órgãos no potencial doador adulto falecido – Parte II: Ventilação mecânica, controle endócrino metabólico e aspectos hematológicos e infecciosos TT (Guidelines for potential multiple organ donors (adult) – Part II). Rev Bras Ter Intensiva. 2011;23(3):269-82.

15. Carvalho P, Andreolio C, Bonow F. Doação de órgãos em unidade de terapia intensiva. In: Programa de Atualização em Terapia Intensiva Pediátrica (PROTIPED). Porto Alegre: Artmed Panamericana, 2015. cic. 6, p. 9-56.

16. Aljiffry M, Hassanain M, Schricker T, Shaheen M, Nouh T, Lattermann R et al. Effect of insulin therapy using hyper-insulinemic normoglycemic clamp on inflammatory response in brain dead organ donors. Exp Clin Endocrinol Diabetes. 2016 Apr 6;124(05):318-23.

17. Hearne BJ, Hearne EG, Montgomery H, Lightman SL. Eye care in the intensive care unit. J Intensive Care Soc [Online]. 2018;0(0):175114371876452. doi: 10.1177/1751143718764529.

18. Werli-Alvarenga A, Ercole FF, Botoni FA, Oliveira JADMM, Chianca TCM. Corneal injuries: incidence and risk factors in the intensive care unit. Rev Lat Am Enfermagem. 2011 Oct;19(5):1088-95 [citado em 24 ago. 2018].

39

Cuidados Intensivos no Transplante Cardíaco

Fernanda Bandeira Domingues
Grazziela Torres
Letícia Orlandin
Lídia Einsfeld
Mauren Porto Haeffner

O transplante cardíaco (TxC) consiste na melhor opção terapêutica disponível para pacientes com insuficiência cardíaca (IC) avançada quando a sobrevida estimada pós-transplante é maior que a proporcionada por terapia clínica intervencional.

Apesar dos avanços com suporte mecânico de longa duração, uma opção razoável para pacientes mais idosos, o TxC permanece como a melhor opção terapêutica, com sobrevida melhor (10 anos ou mais) para pacientes mais jovens. O modelo organizacional de Unidade de Terapia Intensiva (UTI), especializada em cuidados específicos de pós-operatório (PO) de cirurgia cardíaca, permitiu um avanço nos cuidados deste perfil de pacientes com impacto nos desfechos, tempo de ventilação mecânica (VM), redução de transfusões, menor tempo de internação hospitalar.[1,2]

Informações do bloco cirúrgico são passadas antes da chegada do paciente, para que a equipe da UTI esteja organizada para admitir o paciente. Tempos cirúrgicos, tempo de isquemia do órgão, sangramentos, necessidade de hemoderivados, profilaxias feitas, imunossupressores, quantidade de drogas inotrópicas e vasopressoras, uso de marca-passo (MP) ou não, tipos de cateteres usados e localizações, parâmetros ventilatórios, uso de óxido nítrico (ON), bem como se paciente está em uso de suporte circulatório mecânico ou não.

O Quadro 39.1 mostra alguns eventos do transoperatório que podem estar associados com manifestações clínicas no pós-operatório.

Quadro 39.1 – Eventos intraoperatórios e manifestações pós-operatórias.

Evento intraoperatório	Dano	Manifestação pós-operatório
Canulação e clampeamento aórtico	Lesão vascular	AVC/dissecção/embolização esplâncnica
Canulação atrial direita	Lesão parede átrio	Sangramento/arritmias
Canulação femoral	Lesão vascular	Hematoma/isquemia dos membros
Uso de heparina dose alta	ATC sistêmica	Coagulopatia/sangramento/HIT
Uso de cristaloide no *prime* de circulação extracorpórea (CEC)	Hemodiluição	Sobrecarga volêmica/anemia dilucional
Circulação extracorpórea (CEC)	SIRS/ativação complemento	Vasoplegia

(continua)

Quadro 39.1 – Eventos intraoperatórios e manifestações pós-operatórias. (continuação)		
Evento intraoperatório	**Dano**	**Manifestação pós-operatório**
Cardioplegia	Cardioproteção inadequada	Injúria miocárdica e disfunção/arritmias
Hipotermia	Alteração coagulação/hiperatividade simpática/*shivering*	Sangramento/arritmias/labilidade pressórica
Tempo isquemia do órgão > 4 horas	Isquemia de reperfusão	Dificuldade de saída de CEC

Fonte: Stephens RS, Whitman GJR, 2015.

A chegada do paciente e avaliação inicial

Um exame físico completo do paciente que ainda está sob efeito anestésico deve ser feito na chegada à UTI. Tamanho de pupilas, ausculta pulmonar e cardíaca, avaliação de pulsos e perfusão periférica, ajuste de VM que sempre deve ser feita de forma protetora, usualmente 6 mL/kg ideal de volume de ar corrente (VAC) e reajustados parâmetros, conforme gasometria. O cateter de artéria pulmonar (CAP) deve ter sua instalação feita no monitor rapidamente para que se possa realizar as medidas hemodinâmicas nos primeiros momentos da chegada do paciente.[3] É a monitorização *gold standard* para medida do débito cardíaco (DC),[3] fundamental no manejo do paciente transplantado cardíaco.

As condições do paciente, recomendações de monitorização e exames da chegada à UTI estão descritos no Quadro 39.2.

Quadro 39.2 – Pós-operatório imediato – a chegada do paciente à UTI.		
Condições do paciente	**Recomendação de monitorização**	**Exames na chegada**
• Anestesia residual • Intubado em VM • MP epicárdico • Inotrópicos, vasopressores • CAP e cateter duplo lúmen (CDL) • Óxido nítrico (ON) • Suporte circulatório mecânico (SCM): membrana de oxigenação extracorpórea veno-arterial (ECMO-VA)	• Monitorização ECG contínua • Linha arterial • Pressão venosa central (PVC) • Pressão da artéria pulmonar (PAP) • Medida intermitente de DC • Controle de diurese de hora em hora, medida de drenos mediastinais e/ou pleurais de hora em hora nas primeiras 6 horas de pós-operatório (PO) • Controle glicêmico rigoroso	• Gasometria arterial • Lactato • Hematócrito (Ht), hemoglobina (Hb) • Potássio (K), sódio (Na), magnésio (Mg), cálcio (Ca) • Tempo de protrombina (TP), tempo de tromboplastina parcialmente ativada (KTTP), plaquetas, radiografia de tórax e eletrocardiograma

Fonte: Adaptado de Costanzo MR; International Society of Heart and Lung Transplantation, 2010 e Stephens RS, Whitman GJR, 2015.

Objetivos clínicos, hemodinâmicos e laboratoriais

Existem metas a serem definidas pela equipe do paciente, de acordo com características clínicas prévias, eventos intraoperatórios e cenário hemodinâmico da chegada (Tabela 39.1).

Pressões de enchimento (PVC/pressões na artéria pulmonar) guiam a ressuscitação volêmica. Reposição com coloides é preferida, com hemoderivados (sangue) a primeira escolha nas primeiras 24 horas (sangue desleucotizado).[1,2,4]

De forma usual, o paciente necessita uma droga com efeito inotrópico. O objetivo sempre é usar menor dose possível, de modo a evitar efeitos adversos.[5]

Tabela 39.1 – Metas para o paciente no pós-operatório.

- Pressão arterial média (PAM) entre 65 e 90 mmHg e PAS de 90 a 140 mmHg são razoáveis. Pode-se definir alvos mais baixos para um paciente que chega com sangramento e relato de friabilidade da aorta

- FC > 90 bpm, usualmente entre 110 e 120 bpm no PO imediato – por estímulo de MP epicárdico, ou drogas (p. ex., isoproterenol), sempre após ressuscitação volêmica adequada

- Saturação venosa central mais próxima do normal possível (65% a 70%)

- Débito urinário adequado (0,5 mL/kg/h)

- Índice cardíaco (IC) acima de 2,2 a 2,5 L/min/m² – com ajuste de inotrópicos e vasopressores

- PVC 5 a 12 mmHg

Fonte: Adaptada de Costanzo MR; International Society of Heart and Lung Transplantation, 2010 e Stephens RS, Whitman GJR, 2015.

A vasopressina, no contexto de PO e síndrome vasoplégica, parece ser útil por ter seu efeito mantido, mesmo em paciente acidóticos, além de potenciais benefícios na coagulação. Alguns trabalhos sugerem seu uso profilático em CEC em pacientes de alto risco para síndrome vasoplégica.[6]

A Tabela 39.2[7] mostra drogas e efeitos.

Tabela 39.2 – Drogas usadas no transplante cardíaco e efeitos.

	Vasoconstrição periférica	Contratilidade cardíaca	Vasodilatação periférica	Efeito cronotrópico	Risco de arritmia
Isoproterenol	0	++++	+++	++++	++++
Dobutamina	0	+++	++	+	+
Adrenalina	+++	++++	+	++	+
Noradrenalina	++++	+++	0	+	+
Milrinone	0	+++	+	++	++
Vasopressina	++++	0	0	0	0

Fonte: Haddad F, Hunt SA, Rosenthal DN, Murphy DJ, 2008.

Muitas vezes, o cenário hemodinâmico é composto por mais de uma possibilidade, por exemplo, vasoplegia e disfunção de ventrículo direito (VD) ou tamponamento cardíaco e hipovolemia, e é preciso estar atento para as tendências, pois alguma modificação pode sugerir a etiologia. Um aumento súbito de PVC pode sugerir tamponamento cardíaco, um aumento do DC pode não significar necessariamente melhora do VD, mas uma tendência de vasoplegia associada. Por isto, é necessário que se faça uma análise que some achados hemodinâmicos, achados no exame físico e nos exames laboratoriais. Ecocardiografia à beira do leito pode ajudar, mas nem sempre a janela ecocardiográfica é adequada no contexto de esternotomia. O ecocardiograma transesofágico pode ser considerado.

O uso de ON é feito de maneira usual em PO de TxC, em função de risco de desenvolvimento de disfunção de VD que, por sua vez, está associado a um aumento de morbimortalidade perioperatória. Seu efeito como vasodilatador pulmonar o torna atraente nos casos de hipertensão da artéria pulmonar (HAP) prévia. Deve-se atentar para risco de metahemoglobinemia (> 5%). A dose pode variar de 10 a 40 partes por milhão (ppm), e pode chegar a 80 ppm, sempre a atentar-se t para possibilidade de hipotensão e desmame gradual para evitar efeito rebote.[4,8]

Alguns critérios podem alertar para possibilidade de suporte circulatório mecânico (SCM) que, no contexto de transplante, a causa mais frequente é disfunção de VD (Quadro 39.3).

Quadro 39.3 – Critérios de alerta para possibilidade de suporte circulatório mecânico (SCM).
• Dificuldade de saída de circulação extracorpórea (CEC) e/ou uso de múltiplas drogas inotrópicas/vaso-pressoras
• Presença prévia de HAP
• Piora hemodinâmica com queda IC, queda SVO$_2$, aumento lactato
• Sinais de rejeição hiperaguda
• Afastada possibilidade de tamponamento

O tipo de suporte vai depender da avaliação médica e disponibilidade na instituição, e varia desde BIA, Levitronix Centrimag, Tandem Heart, ECMO-VA.

Fonte: Costanzo MR; International Society of Heart and Lung Transplantation, 2010.

Imunossupressão de indução em transplante cardíaco

A imunossupressão de indução, realizada no PO imediato ou durante o ato cirúrgico, tem como objetivo a prevenção de rejeição aguda do enxerto, e de evitar complicações no período imediato pós-TxC.

Pacientes com alto risco imunológico, e/ou previamente sensibilizados, apresentam benefícios, além de permitir a preservação da função renal por adiar o início e diminuir a intensidade do uso dos inibidores de calcineurina e corticoterapia.

A opção pela imunossupressão de indução é uma escolha de centro para centro transplantador, e deve ser orientada no sentido de individualizar a terapia do paciente, conforme painel imunológico do paciente, anticorpos DSA (do inglês *donor specific antibodies*) prévios ao transplante, infecção por citomegalovírus (CMV), doença renal prévia, presença de infecção ativa (como, por exemplo, infecção na *driveline* do dispositivo de assistência suporte circulatório), entre outros.[9,10]

Dentre os medicamentos imunossupressores utilizados em indução, destacam-se a timoglobulina (ATG, do inglês *antithymocyte globulin*) e o Basiliximabe (Tabela 39.3).

As reações adversas mais comuns quando da utilização de timoglobulina são relacionadas à supressão medular. Até 30% dos pacientes podem apresentar trombocitopenia, neutropenia, ou ambas, após infusões de ATG, além de reações de hipersensibilidade (alergia ao fármaco). Os eventos adversos demandam monitoramento diário e após término da terapia de infusão, pois os efeitos do fármaco podem ser encontrados até um ano após sua administração.

O monitoramento laboratorial pós-infusão (leucócitos, neutrófilos e plaquetas) são determinantes para o ajuste de dose (Tabela 39.4).[11]

O basiliximabe tem duração média de aproximadamente 36 dias (entre 22 e 40 dias) e deve ser reservado a pacientes com menor risco imunológico, pois sua utilização demanda início precoce do imunossupressor via oral (inibidor de calcineurina e micofenolato), quando comparado à indução com timoglobulina.[12]

Tabela 39.3 – Características dos imunossupressores de indução mais comumente utilizados.

Timoglobulina (ATG)	Basiliximabe
Citolítico (lise de células T)	Inibição da diferenciação de linfócitos T
Doses diárias: aproximadamente 1,5 mg/kg/dia por 3 a 7 dias (dose total entre 4,5 e 7,5 mg/kg)	Dose fixa: 20 mg EV* e 20 mg EV D4**
Farmacodinâmica/Farmacocinética: ▪ Início da ação (depleção de células T): em 24 horas ▪ Duração: linfopenia pode persistir até um ano após sua utilização ▪ Meia-vida de eliminação: 2 a 3 dias	Farmacodinâmica/Farmacocinética: ▪ Início da ação: 2 horas ▪ Duração: aproximadamente 30 dias ▪ Meia-vida de eliminação: 7,2 ± 3,2 dias
Menores taxas de rejeição	Melhor tolerabilidade em relação a reações adversas
Maiores taxas de infecções (inclusive CMV precoce e tardio)	Necessita início mais precoce de inibidores de calcineurina e maiores doses corticoterapia
Maiores taxas de malignidade	–
Reações durante medicação: hipotensão, bradicardia, febre e mialgia quando da sua administração	–
Medicação pré-infusão: ▪ Corticosteroide via endovenosa 30 a 60 minutos antes de cada infusão de ATG ▪ Paracetamol 750 mg via oral 30 a 60 minutos antes da infusão ▪ Difenidramina 25 a 50 mg via endonvenosa ou via oral 30 a 60 minutos antes da infusão	–

*Durante procedimento cirúrgico ou imediatamente no pós-operatório; **5º dia PO.

Fonte: Costanzo MR; International Society of Heart and Lung Transplantation, 2010.

Tabela 39.4 – Ajuste de dose de ATG, conforme parâmetros laboratoriais.

Parâmetro laboratorial	Ajuste de dose
▪ Leucócitos acima de 3 mil, ou ▪ Neutrófilos acima de 1.500, ou ▪ Plaquetas acima de 75 mil	Manter dose atual
▪ Leucócitos entre 2 e 3 mil ou ▪ Neutrófilos entre 1 mil e 1.500, ou ▪ Plaquetas entre 50 e 75 mil	50% da dose atual
▪ Leucócitos inferiores a 2 mil, ou ▪ Neutrófilos inferiores a 1 mil, ou ▪ Plaquetas inferiores a 50 mil	Suspender até próxima dose

Fonte: Jain V, Sharma A, Halawa A, 2017.

São poucos os relatos, na literatura, de reações adversas ao basiliximabe, devido a sua melhor tolerabilidade. Os cuidados em sua administração referem-se ao manejo de infusões de demais anticorpos monoclonais e, em geral, sem necessidade de realização de medicamentos pré-infusão.

Outro agente imunossupressor, o alemtuzumab (também agente citolítico linfo-depletor, como o ATG) tem sido cada vez menos utilizado, por ser relacionado à maior prevalência de rejeição humoral nos pacientes.

Cuidados de enfermagem no pós-operatório de transplante cardíaco

Os cuidados de enfermagem na UTI são planejados com os objetivos:

- Restauração do débito cardíaco e troca gasosa adequada.
- Manutenção do equilíbrio hidroeletrolítico e da temperatura corporal.
- Alívio da dor.
- Manutenção da perfusão renal e tecidual adequadas.
- Redução dos sintomas de sobrecarga sensorial, com atenção especial à terapia de imunossupressão, conforme protocolos institucionais.
- Prevenção e identificação de possíveis complicações.

Preparo da UTI para receber paciente em POI de transplante cardíaco

O preparo para o recebimento deste paciente inicia antes de sua internação, com a organização do *box* e montagem da cama de transporte (Quadro 39.4).

Quadro 39.4 – O preparo para o recebimento do paciente em POI de TxC.
▪ Realizar testes na rede de oxigênio e ar comprimido e das válvulas de aspiração para uso imediato, no momento da chegada do paciente
▪ Conectar à rede de gazes, ventilador montado e testado, apto para uso
▪ Bombas de infusão disponíveis e medicamentos necessários
▪ Cabos para realização da monitorização cardíaca, controle da pressão arterial invasiva e monitorização da pressão da artéria pulmonar
▪ Cufômetro para controle da pressão de *cuff*
▪ Aparelho para medida da glicemia capilar no momento da admissão
▪ Cama para transporte do paciente do bloco ao leito da UTI com torpedo de oxigênio, ventilador de transporte montado e testado, ambu com máscara, monitor multiparâmetros, desfibrilador com gel, maleta de hemocomponentes e maleta de transporte (com itens de urgência), pinça forte para manter os drenos clampeados durante o transporte e bombas de infusão

Fonte: Desenvolvido pela autoria do capítulo.

A enfermeira do bloco cirúrgico deve realizar a transferência do cuidado para a enfermeira, que fará a admissão desse paciente na UTI, com as informações: dados de identificação do paciente, tempos de cirurgia, sangramento transoperatório, diurese, presença de cateteres, sonda vesical de demora, presença de dreno de mediastino, uso de antibioticoterapia, intercorrências do período de transoperatório, uso de dispositivos de assistência ventricular e alergias.

Admissão do paciente e rotinas assistenciais

No momento em que o paciente é admitido na UTI, os cuidados de enfermagem passam a ser realizados conforme protocolo e rotinas estabelecidas em cada instituição. Na Tabela 39.5,[13] é apresentado o protocolo de cuidados de enfermagem em POi de TxC.

Tabela 39.5 – Rotinas de enfermagem.

Sinais vitais	▪ 15/15 minutos até 6 horas ▪ De hora em hora até 24 horas ▪ Após de 2/2 horas ▪ PA e FC: verificar de 15 em 15 minutos enquanto o uso de droga vasoativa ▪ PVC manter transdutor para monitorização da PVC contínua
Glicemia capilar	▪ Controle na admissão e de 4 em 4 horas ▪ Se protocolo de insulina de hora em hora ▪ Estabelecer alvo de glicemia capilar
Controle de diurese	▪ De hora em hora até 24 horas ▪ De 2 em 2 horas até 48 horas ▪ Após de 6 em 6 horas
Dreno de tórax	▪ Medir drenagem: imediatamente na chegada à UTI ▪ Medir de hora em hora até 24 horas ▪ De 2 em 2 horas até 48 horas ▪ Após de 6 em 6 horas ▪ Manter drenos em aspiração contínua ▪ Trocar selo d'água do frasco coletor e manter nível de água do frasco redutor, conforme rotina de cada instituição
Balanço hídrico (BH)	▪ Realizar BH parcial de 6 em 6 horas até 48 horas ▪ Realizar BH total a cada 24 horas
Curativo esternotomia	▪ Realizar curativo com SF 0,9% e gaze após 24 horas ▪ Frequência da troca: 1 vez ao dia e SN
Linha arterial	▪ Verificar permeabilidade da linha arterial ▪ Conectar transdutor de pressão ao monitor e zerar o sistema ▪ Realizar curativo 1 vez ao dia ▪ Coletas de sangue por meio da linha arterial devem ser realizadas pelo médico ou enfermeiro do paciente
Fios de MP epicárdicos	▪ Quando em uso, verificar conexões ao gerador de MP ▪ Manter fios protegidos com gaze quando não utilizado ▪ Retirar fios antes da alta do paciente para unidade de internação
Cateter de Swan-Ganz	▪ Manter cateter fixado ▪ Manter vias com pressurizador ou soro de manutenção ▪ Manter vias proximal e distal sem drogas vasoativas
Medidas de controle de infecção	▪ Equipe e familiares: lavar as mãos ou utilizar álcool gel sempre que entrar em contato com o paciente e seu ambiente
Medicações imunossupressoras	▪ Administradas conforme protocolo específico de cada instituição ▪ Ajustadas conforme nível sérico, quando for o caso
Familiares	▪ Realizar orientação logo após a admissão na UTI e diariamente ▪ Manter telefones atualizados

Fonte: Orlandin L, Aliti GB, Domingues FB, Braun S, Rabelo ER, 2011.

Complicações relacionadas ao transplante cardíaco

A equipe de enfermagem deve estar atenta aos sinais das principais complicações do TxC:

▪ **Disfunção primária do enxerto:** a disfunção do coração direito pode ser identificada por um aumento da PVC, redução do DC e aumento da pressão ventricular esquerda. Entre os cuidados de enfermagem estão: o controle rigoroso da PVC, controle da atividade cardíaca e das pressões cardíaca e pulmonar. É necessário realizar, também, o controle do volume urinário, controle da oximetria e frequência respiratória, assim como avaliação do balanço hídrico e observação da presença de edema de extremidades.

- **Desnervação do coração:** o coração do doador é desconectado das inervações simpáticas e parassimpáticas no momento da cirurgia do transplante. Essas inervações estão relacionadas com a frequência cardíaca (FC), a contratilidade do coração e também com a condução elétrica. Para evitar a ocorrência de bradiarritmias, um gerador de MP externo é conectado aos fios de MP epicárdicos, com a finalidade de manter a frequência do coração elevada e evitar essas arritmias. É necessário, nesse período, o controle rigoroso da FC, do ritmo cardíaco e a amplitude. Deve-se estar vigilante às conexões do MP, para monitorar o seu funcionamento adequado, observar o seu local de inserção e proteger as conexões.[14]

Fisioterapia e reabilitação

O início do programa de fisioterapia se dá na UTI, com o processo de desmame, necessidade de suporte de VM não invasiva (VMNI), e exercícios respiratórios e gerais.

Os objetivos nesta fase são:

- Prevenir e minimizar as complicações respiratórias no PO.
- Mobilização precoce do leito, para evitar, assim, os efeitos deletérios da imobilidade.
- Introduzir o paciente em um programa progressivo de exercícios físico e, dessa forma, avaliar a resposta clínica diante dos diferentes níveis de esforço.
- Melhorar o condicionamento físico e a capacidade funcional.
- Utilizar o exercício físico e a educação para minimizar os sentimentos de invalidez e recuperar a autoconfiança.

Fisioterapia respiratória

Os exercícios respiratórios visam minimizar os efeitos pulmonares após TxC. Fatores como anestesia geral, procedimento de isquemia e reperfusão dos pulmões, esternotomia e presença de dreno de tórax (diminuem ou afetam) a *clearance* pulmonar e a expansibilidade adequada. Assim, diversos exercícios podem ser empregados, entre eles, para higiene brônquica, expansão pulmonar e de reeducação diafragmática. A presença de dor é um fator que pode limitar a realização adequada dos exercícios e, principalmente, da realização da técnica de tosse, portanto, analgesia adequada e a educação permanente do paciente quanto à contenção do tórax são fundamentais para o sucesso da terapia. A ferida operatória deve ser contida tanto pela equipe multiprofissional, quanto pelo paciente, com o posicionamento das mãos na lateral do tórax, logo abaixo das axilas, sempre que o paciente precisar tossir e se movimentar.[15]

Exercícios gerais e funcionalidade

A reabilitação cardiovascular após transplante é influenciada por aspectos fisiológicos típicos. Destacam-se a denervação cardíaca, menor resposta da FC ao exercício, aumento da FC em repouso e do tônus simpático, uso de drogas imunodepressoras com efeitos musculares, possibilidade de caquexia cardíaca e descondicionamento físico previamente ao transplante.

A abordagem quanto a mobilização do paciente na UTI é precoce, mas é variável de acordo com o tempo de estabilização clínica, principalmente hemodinâmica, o que depende das características de cada paciente, portanto, é fundamental que a equipe multiprofissional esteja envolvida nesse processo.

Os exercícios de membros superiores – associados com a respiração – e de membros inferiores que envolvem grandes grupos musculares podem ser iniciados no leito.

Também podem ser realizados exercícios sentado à beira do leito, na cadeira e em ortostase. A deambulação dentro da unidade deve ser alcançada antes da alta para a unidade de internação (enfermaria).[16]

Referências bibliográficas

1. Stephens RS, Whitman GJR. Postoperative critical care of the adult cardiac surgical patient – Part I: Routine postoperative care. Crit Care Med. 2015;43:1477-97.
2. Stephens RS, Whitman GJR. Postoperative critical care of the adult cardiac surgical patient – Part II: Procedure-specific considerations, management of complications and quality improvement. Crit Care Med. 2015;43:1995-2014.
3. Lee M, Curley GF, Mustard M, Mazer CD. The Swan-Ganz catheter remains a critically important component of monitoring in cardiovascular critical care. Canadian Journal of Cardiology. 2016. doi: 10.1016/j.cjca.2016.10.026.
4. Costanzo MR; International Society of Heart and Lung Transplantation. Guidelines for the care of heart transplant recipients. J Heart Lung Transplant. 2010;29:914-56.
5. Thiele H, Ohman ME, Desch S, Eitel I, Waha S. Management of cardiogenic shock. European Heart Journal. 2015;36:1223-30.
6. Holt NF, Haspel KL. Vasopressin: a review of therapeutic applications. Journal of Cardiothoracic and Vascular Anesthesia. 2010 Apr;24(2):330-47. doi: 10.1053/j.jvca.2009.09.006.
7. Haddad F, Hunt SA, Rosenthal DN, Murphy DJ. Right ventricular function in cardiovascular disease – Part I: Anatomy, physiology, aging and functional assessment of the right ventricle. Circulation. 2008;117:1436-48.
8. Sardo S et al. Nitric oxide in cardiac surgery: a meta-analysis of randomized controlled trials. J Cardiothorac Vasc Anesth. 2018 Dec;32(6):2512-9. doi: 10.1053/j.jvca.2018.02.003.
9. Stehlik J, Edwards LB, Kucheryavaya AY, Benden C, Christie JD, Dipchand AI et al.; International Society of Heart and Lung Transplantation. The registry of the International Society for Heart and Lung Transplantation: 29th official adult heart transplant report – 2012. J Heart Lung Transplant. 2012;31(10):1052-64. doi: 10.1016/j.healun.2012.08.002.
10. Costanzo et al. Guidelines for heart transplant care. Journal of Heart and Lung Transplantation. 2010 Aug;29(8). doi: 10.1016/j.healun.2010.05.034.
11. Jain V, Sharma A, Halawa A. Inducing all our "low-risk" transplant candidates: shall we or shall we not? J Urol Nephrol. 2017;4(1):9.
12. Rehman S, Meier-Kriesche HU, Scornik J. Use of intravenous immune globulin and rituximab for desensitization of highly human leukocyte antigensensitized patients awaiting kidney transplantation. Transplantation. 2010;90:932.
13. Orlandin L, Aliti GB, Domingues FB, Braun S, Rabelo ER. Necessidades de cuidados de pacientes submetidos à cirurgia cardíaca. In: Teixeira E (org.). Programa de Atualização em Enfermagem (PROENF) Saúde do Adulto. Porto Alegre, 2011. v. 3, p. 9-172.
14. Mouro JCA, Soares CRS. Pós-operatório de transplante e tratamento imunossupressor. In: Viana RAPP, Torre M (ed.). Enfermagem em terapia intensiva: práticas integrativas. São Paulo: Manole, 2017.
15. Ferreira VM, Kagohara KH, Marshini EMB. Fisioterapia na reabilitação pós-transplante cardíaco. In: Umeda IIK. Manual de fisioterapia na reabilitação cardiovascular. São Paulo: Revinter, 2006.
16. Herdy AH, López-Jimenez F, Terzic CP, Milani M, Stein R, Carvalho T et al. South American Guidelines for cardiovascular disease prevention and rehabilitation. Arq Bras Cardiol. 2014;103(2 Suppl 1):1-31.

Soraia Arruda
Mário Reis Álvares da Silva

Transplante hepático

Os transplantes modificam a história natural de uma série de doenças em fase terminal. O transplante de fígado é o tratamento de escolha quando as funções de síntese hepática estão comprometidas, quando ocorrem complicações decorrentes da hipertensão portal, como ascite refratária e encefalopatia hepática, e/ou quando surge carcinoma hepatocelular (CHC). As indicações variam de acordo com a doença aguda (insuficiência hepática aguda grave, anteriormente conhecida como hepatite fulminante) ou crônica (cirrose e suas complicações).[1]

Insuficiência hepática aguda grave

A Insuficiência Hepática Aguda Grave (IHAG) caracteriza-se pelo desenvolvimento de coagulopatia e encefalopatia hepática (EH), em período de doença inferior a 26 semanas, em um paciente sem hepatopatia prévia conhecida. O prognóstico, muitas vezes, é ruim, pois ocorre necrose hepática, o que pode levar ao óbito, que torna a identificação do quadro fundamental para o manejo das complicações, que podem se instalar rapidamente. Sempre que possível, pacientes com quadro de IHAG devem ser tratados em uma Unidade de Tratamento Intensivo (UTI) e deve ser proposto o transplante hepático.[2-4]

Várias podem ser as causas de IHAG e, entre as mais frequentes em adultos, encontram-se as hepatites virais e medicamentosas. Entre as causas virais, incluem-se hepatite A, B, C, D e E, herpes-vírus, varicela zoster, Epstein-Barr, adenovírus e citomegalovírus.[4,5]

Entre as causas medicamentosas, o principal fator é ingestão de altas doses de acetaminofeno/paracetamol, utilizadas, na maioria das vezes, na tentativa de cometer suicídio. A hepatotoxicidade é dose-dependente, e raramente ocorre em doses terapêuticas. Reações idiossincráticas ao fármaco, que causam lesão hepática, independentemente da dose, podem ocorrer e se manifestar dentro de seis meses do início do medicamento. Nessa categoria, incluem-se antibióticos, anti-inflamatórios não esteroides e anticonvulsivantes, além de fitoterápicos e suplementos dietéticos. Algumas doenças que causam hipoperfusão do fígado, e resultam em hepatite isquêmica, como na síndrome de Budd-Chiari, também podem levar à IHAG, assim como a doença veno-oclusiva (ou síndrome de obstrução sinusoidal) e o uso de drogas vasoconstritoras, como cocaína e metanfetamina. Outra causa importante é a IHAG associada ao fígado gorduroso da gestação.[4]

As manifestações clínicas iniciais podem ser inespecíficas, como fadiga, mal-estar, letargia, náuseas e vômitos, acompanhadas de distensão abdominal e formação de ascite, além de icterícia; mas, à medida que a insuficiência hepática progride, tornam-se notáveis sinais de diminuição da síntese, referidos habitualmente como coagulopatia, e pode ocorrer mudança abrupta de comportamento, marcada pela confusão mental, sonolência ou sono desordenado, fala desconexa e arrastada, com pouca resposta aos estímulos, estupor (EH grau III) e coma (EH grau IV).

No contexto de IHAG, portanto, o acompanhamento à beira-leito passa a ser decisivo no prognóstico do paciente, pois pode ocorrer edema cerebral, o que leva ao aumento da pressão intracraniana. Esse risco é significativo e pode elevar a mortalidade em até 90% dos casos, nos indivíduos com EH grau III – IV; portanto, a avaliação sensorial e exame físico, inclusive diâmetro e reatividade pupilar, são essenciais para detectar e prevenir hipertensão intracraniana (HIC) e, consequentemente, lesões neurológicas secundárias, que podem contraindicar o transplante hepático, visto que podem levar à isquemia, hipoxemia e herniação cerebral para o forame magno, e é a principal causa de óbito na IHAG. Sugere-se atenção especial à bradicardia e hipertensão, achados clínicos que podem evidenciar HIC.[3,6]

Importante salientar que pacientes com IHAG têm prognóstico reservado, se não for ofertado o transplante hepático e, para isso, a legislação brasileira prevê priorização do procedimento. No Brasil, as indicações de transplante hepático nos pacientes com IHAG seguem os critérios adotados pelo grupo do King's College Hospital e/ou do Hospital Beaujon (Clichy), conforme Portaria n. 2.600, de 21 de outubro de 2009.[7]

Cirrose

A cirrose representa o estágio final da doença no fígado. É uma doença grave e progressiva, considerada, muitas vezes, irreversível, pois promove uma inflamação crônica no tecido hepático, caracterizada por fibrose, com distorção de toda a arquitetura do órgão, o que pode ter repercussões significativas sobre o seu funcionamento. A presença de cirrose por si só não é indicativa de transplante, uma vez que essa necessidade é considerada na presença de complicações da doença ou disfunção de síntese grave e persistente.[2,8,9]

A doença cursa com um longo período assintomático, o que torna difícil, inclusive, estimar a sua prevalência, pois muitas vezes ela não é diagnosticada. Isso ocorre nos indivíduos com cirrose compensada, cuja estratégia terapêutica é o controle ou a retirada do fator causal, a fim de estabilizar a progressão da doença e evitar ou atrasar a descompensação clínica e a necessidade de transplante hepático.[10]

O transplante também pode ser uma opção de tratamento para pacientes com neoplasias, como carcinoma hepatocelular (CHC) – tumor que ocorre com frequência no cenário de doença hepática crônica – desde que atendam a critérios específicos: uma única lesão ≤ 5 centímetros ou até três lesões < 3 centímetros, sem evidência de invasão vascular e sem metástases. O célebre estudo de Mazzaferro, em 1996, definiu essas diretrizes, conhecidas como "Critérios de Milão", ainda hoje muito utilizados no mundo todo.[7-12]

A cirrose é considerada uma doença com potencial pré-maligno. Cirróticos têm um risco considerável de desenvolver CHC; no entanto, pacientes com infecção crônica pelo vírus da hepatite B e doença hepática gordurosa não alcoólica podem desenvolver CHC, na ausência de cirrose.

Existem inúmeras causas de doença hepática que podem resultar em cirrose e necessitar de transplante. As causas mais prevalentes são as hepatites pelos vírus B e C, a doença alcoólica e a doença hepática gordurosa não alcoólica.[13]

Aspectos gerais do pós-operatório de transplante hepático

Vários fatores influenciam o sucesso dos transplantes, que vão desde a idade, indicação ou doença de base, comorbidades, estado nutricional, avaliação pré-operatória do receptor, cuidados anestésicos e intraoperatórios, bem como a escolha do doador, e respeito a logística, tempo de isquemia, compatibilidades, além dos cuidados dispensados ao transplantado, que se estendem por toda a sua vida.

A avaliação inicial do receptor de fígado é semelhante à avaliação dispensada a qualquer outro paciente admitido na UTI, após um procedimento cirúrgico abdominal de grande porte, mas incluirá algumas considerações. É de fundamental importância avaliar as funções neurológica, cardíaca, respiratória, renal e hepática do receptor, logo nos momentos iniciais, bem como realizar exame físico completo, de modo a inspecionar a respiração regular ou laboriosa e a presença ou ausência de cianose central e periférica. É recomendado instalar oximetria digital e monitorização cardíaca, para avaliar a morfologia do eletrocardiograma (ECG), realizar ausculta pulmonar e, na ausência de contraindicações, elevar a cabeceira do leito 30 a 45°.[14,15]

Devem ser considerados, ainda, dados da história clínica e da avaliação pré-transplante, bem como relatório cirúrgico, que nos fornece dados sobre reposição de fluidos, uso de vasopressor, uso de antibioticoterapia profilática, transfusão de hemocomponentes, balanço hídrico, uso de imunossupressores, duração do procedimento e possíveis intercorrências.

O despertar do coma anestésico sugere função hepática adequada, assim como manutenção da temperatura corporal, visto que, entre as complexas funções que o fígado desempenha, também está a produção de calor e bile, que pode ser visualizada no trajeto de uma sonda gástrica, colocada na indução anestésica, pois o receptor, não raro, não se encontra com tempo de jejum apropriado para uma cirurgia de grande porte, como o transplante hepático.

O exame físico abdominal e a medida do seu perímetro, já na admissão na UTI, podem ser utilizados para comparação posterior se houver suspeita de sangramento intra-abdominal, além de avaliar drenos abdominais, para registrar volume e aspecto das drenagens.[14]

Monitorização hemodinâmica

Durante a ressecção hepática, principalmente, são frequentes as alterações hemodinâmicas, que torna a monitorização invasiva do débito cardíaco, da pressão de oclusão da artéria pulmonar, por meio de um o cateter artéria pulmonar (CAP), que fornece informações não obtidas ao exame clínico, e pode detectar alterações mais precocemente e guiar, principalmente, a reposição volêmica e o uso de drogas vasopressoras.[14-16]

A monitorização invasiva da pressão arterial também é frequente. Sugere-se a manutenção da pressão arterial média PAM entre 65 e 70 mmHg, a fim de evitar hipoperfusão tecidual, lesão do órgão e subsequentes respostas inflamatórias. Devem ser solicitados diariamente, com ajustes de acordo com a evolução clínica, os níveis de aspartato aminotransferase (AST), alanina aminotransferase (ALT), gamaglutamiltransferase (gamaGT), fosfatase alcalina (FA), bilirrubina total e frações, sódio, potássio, ureia, creatinina, lactato, fibrinogênio, fator V, tempo de protrombina/INR, tempo de tromboplastina parcial ativada, fibrinogênio, hemograma e plaquetas.

Inicialmente, valores elevados de transaminases séricas, ALT e AST, são esperados, devido à lesão de reperfusão e devem diminuir durante a primeira semana de pós-operatório. Quando há persistência de colestase, picos de bilirrubina podem persistir por sete a dez dias, associado a um aumento da FA, mas colestase associada ao agravamento da coagulopatia e encefalopatia anuncia a falência do enxerto.[14]

Analgesia

Apesar do transplante hepático ser uma das cirurgias abdominais mais complexas e extensas, a necessidade de analgésicos é, geralmente, menor do que em outros procedimentos abdominais e, talvez, a justificativa esteja no fato de que o fígado doado não tem conexões nervosas com o receptor. Mesmo assim, sugere-se analgesia adequada para manter o receptor confortável, calmo, colaborativo e sem dor. Isso auxilia na mobilização precoce e melhora a função respiratória, o que é decisivo na transição da ventilação mecânica para a ventilação espontânea.[17]

Ventilação

Na maioria das vezes, os transplantados de fígado podem ser extubados com brevidade; assim que o despertar do coma anestésico seja adequado, entenderem que o procedimento proposto foi realizado, colaborarem com a equipe assistencial, a equipe deve seguir os mesmos critérios utilizados em pacientes submetidos a grandes cirurgias, com a capacidade de proteger as vias aéreas, somado à estabilidade hemodinâmica e sem sinais de disfunção do enxerto.[16,17]

Disfunção grave do enxerto

O não funcionamento primário do enxerto (*primary nonfunction* – PNF) é uma complicação rara, porém grave, cuja incidência está em descenso, mas, mesmo assim, ocorre entre 2% e 10% dos transplantes hepáticos, e que requer retransplante com urgência.

Caracteriza-se por encefalopatia persistente, coagulopatia grave, pois o fígado transplantado é incapaz de sintetizar fatores de coagulação, além de acidose progressiva, hipotermia, hipoglicemia, instabilidade hemodinâmica, insuficiência renal e multissistêmica progressiva, com aumento do lactato sérico e da cinética das enzimas hepáticas, de forma muito rápida, o que evidencia necrose dos hepatócitos.[18]

Ultrassonografia com efeito doppler do sistema porta

As complicações relacionadas às anastomoses vasculares ocorrem em 6% a 12% dos receptores de fígado. Em especial, a trombose da artéria hepática pode causar uma rápida deterioração clínica, acompanhada de elevação acentuada de transaminases, o que pode levar à disfunção do grave do enxerto. A identificação precoce da ausência de fluxo arterial é fundamental e pode ser feita, inicialmente, por ultrassonografia abdominal com efeito *doppler*. Concomitante, ocorre a avaliação do fluxo portal, cuja ausência também pode levar à disfunção grave do enxerto.[17,19]

Ao se avaliar a necessidade de retransplante, a equipe transplantadora deve acionar a Central de Notificação, Captação e Distribuição de Órgãos (CNCDO) do estado de origem, cuja priorização em lista é analisada e a urgência notificada em estados da federação onde a equipe julgar passível de buscar um novo fígado e realizar o retransplante de forma segura. Os critérios de urgência para transplante de fígado são definidos pela Portaria n. 1.160, de 29 de maio de 2006, a qual confere, também, quais os critérios de distribuição de fígado de doadores falecidos.

Suporte nutricional precoce e controle glicêmico

É aconselhável implementar dieta precocemente após o transplante hepático, pois há evidências de que isso diminui o tempo de permanência na UTI, reduz o risco de infecções bacterianas e complicações biliares, em comparação com apenas infusão de fluidos com eletrólitos intravenosos.

Sugere-se, portanto, que os níveis de glicose no sangue devam ser controlados como em outros pacientes cirúrgicos, cujo alvo se encontra entre 80 e 100 mg/dL, o que está associado à redução da morbimortalidade.[17,19]

Função renal

A disfunção renal aguda é uma complicação comum em cirróticos, de modo a conferir--lhes alta mortalidade, e é considerada um marcador de doença hepática avançada.[20]

O comprometimento renal pré-transplante afeta, também, a sobrevida pós-transplante. No pós-operatório é frequente e multifatorial, causada tanto pela perda de sangue, hipotensão, sepse ou, ainda, pela vasoconstrição induzida por inibidores da calcineurina, os imunossupressores mais frequentemente utilizados em transplantes de órgãos sólidos. Monitorar a diurese é um dos vários parâmetros usados para avaliar a necessidade de iniciar, continuar ou cessar a diálise. Sugere-se controle horário até 48 horas após o transplante hepático, bem como a realização de balanço hídrico a cada seis horas nas primeiras 24 horas de transplante.[21,22]

Prevenção de tromboembolismo venoso

Pós-transplante hepático, a tromboprofilaxia farmacológica não é bem definida, devido ao risco de sangramento no pós-operatório, e não é totalmente recomendada imediatamente; por isso, torna-se imprescindível o uso de meias elásticas ou sistema de compressão pneumática até que seja implementando o uso de heparina fracionada.[23-25]

Imunossupressão

O fígado é um órgão imunologicamente privilegiado, e possui características únicas quando se trata de imunotolerância.[26]

A rejeição, no entanto, ocorre e sempre permeia os questionamentos de qualquer receptor de órgão sólido, visto que o órgão implantado causa uma resposta imune mediada por células T, cujo sistema imunológico reconhece o órgão transplantado como antígeno a ser combatido pelos anticorpos, o que estimula uma resposta imune que, se não for controlada, resulta em rejeição e destruição do enxerto.[27]

A imunossupressão é iniciada ainda em sala de cirurgia e acompanhará o receptor, provavelmente, pelo resto dos seus dias. O regime específico varia de acordo com a instituição, mas um regime típico inclui corticosteroides, micofenolato mofetil e um inibidor da calcineurina, seja o tacrolimo ou a ciclosporina.[26,27]

Infecção (Quadro 40.1)

A sobrevida pós-transplante hepático vem melhorando nos últimos tempos, uma vez que é superior a 85% em vários centros transplantadores do mundo, e o grande desafio é equilibrar rejeição, infecção e efeitos colaterais.

Quadro 40.1 – Tempo habitual de ocorrência das complicações infecciosas em transplantados de fígado.

Um mês pós-transplante	Um a seis meses pós-transplante	Após seis meses
Infecções bacterianas, em geral, nosocomiais, relacionadas a acesso vascular, drenos, sondas, tubos	Doença por citomegalovírus (CMV) é a infecção viral mais importante em receptores de transplante de fígado	Infecções oportunistas, incomuns nesse período, em pacientes com boa função do enxerto, pois a imunossupressão, em geral, foi gradativamente reduzida a um regime de manutenção
Infecções atribuídas ao doador	Outros vírus: varicela-zoster, Epstein-Barr (EBV), *Influenza*, adenovírus	Infecções são as mesmas adquiridas na comunidade ou observadas na população em geral
Os dois principais locais de infecção nesse período são abdômen e pulmões (principalmente se ocorrer ventilação mecânica prolongada)	Espécies de *Aspergillus*	–
Colite por *Clostridium difficile*, principalmente em pacientes que necessitam de hospitalização prolongada	–	–
Infecções por *Candida*	–	–

Fonte: Fishman JA, 2017.

Algumas infecções são consideradas oportunistas e dependem do período pós-transplante em que o receptor se encontra. Podem ser agrupadas em três períodos principais: um mês, um mês para seis meses e após seis meses de transplante, o que pode ser explicado pelo efeito cumulativo da imunossupressão em doses relativamente altas no período inicial.[28,29]

Rastrear e tratar infecções, no entanto, bem como complicações específicas, é uma tarefa importante da equipe transplantadora, mas não é algo fácil. Muitas vezes, sinais e sintomas de infecção podem estar atenuados no contexto de imunossupressão, o que a torna mais difícil de ser diagnosticada.

Sugere-se, portanto, que no pós-operatório de transplante considere-se a retirada precoce dos dispositivos invasivos, como sonda vesical, cateteres venosos e arteriais, sonda gástrica ou entérica, cateter central, drenos abdominais.

Referências bibliográficas

1. Tsochatzis EA, Bosch J, Burroughs AK. Liver cirrhosis. Lancet. 2014;383(9930):1749-61.
2. Martin P, Di Martini A, Feng S et al. Evaluation for liver transplantation in adults: 2013 practice guideline by the American Association for the Study of Liver Diseases and the American Society of Transplantation. Hepatology. 2014;59:1144.
3. Lee WM, Stravitz RT, Larson AM. Introduction to the revised American Association for the Study of Liver Diseases position paper on acute liver failure 2011. Hepatology. 2012;55:965.
4. Wendon J et al.; European Association for the Study of the Liver Diseases (ed.). Clinical practical guidelines on the management of acute (fulminant) liver failure. J Hepatol. 2017;66:1047.
5. Lee WM. Etiologies of acute liver failure. Semin Liver Dis. 2008;28:142.
6. Bernal W, Auzinger G, Wendon J. Acute liver failure. Lancet. 2010;376:190-201.
7. Brasil. Ministério da Saúde. Portaria n. 2.600, de 21 de outubro de 2009. Aprova o regulamento técnico do sistema nacional de transplantes [Internet] Disponível em: http://bvsms.saude.gov.br/bvs/saudelegis/gm/2009/prt2600_21_10_2009.html.
8. Berg CL. Liver transplantation in 2016: an update. N C Med J. 2016 May-Jun;77(3):194-7. doi: 10.18043/ncm.77.3.194.
9. Kwong AJ, Fix OK. Update on the management of the liver transplant patient. Curr Opin Gastroenterol. 2015 May;31(3):224-32.
10. Blachier M, Leleu H, Peck-Radosavljevic M, Valla DC, Roudot-Thoraval F. The burden of liver disease in Europe: a review of available epidemiological data. J Hepatol. 2013 Mar;58(3):593-608.
11. Eghtesad B, Aucejo F. Liver transplantation for malignancies. J Gastrointest Cancer. 2014;45:353.
12. Mazzaferro V, Regalia E, Doci R, Andreola S, Pulvirenti A, Bozzetti F et al. Liver transplantation for the treatment of small hepatocellular carcinomas in patients with cirrhosis. N Engl J Med. 1996 Mar 14;334(11):693-9.
13. Heidelbaugh JJ, Bruderly M. Cirrhosis and chronic liver failure – Part I: Diagnosis and evaluation. Am Fam Physician. 2006;74:756.
14. Keegan MT, Kramer DJ. Perioperative care of the liver transplant patient. Crit Care Clin. 2016 Jul;32(3):453-73. doi: 10.1016/j.ccc.2016.02.005.
15. Pinsky MR. Functional hemodynamic monitoring. Crit Care Clin. 2015 Jan;31(1):89-111. doi: 10.1016/j.ccc.2014.08.005.
16. Bolondi G, Mocchegiani F, Montalti R et al. Predictive factors of short term outcome after liver transplantation: a review. World J Gastroenterol. 2016 Jul 14;22(26):5936-49.
17. European Association for the Study of the Liver Diseases. Clinical practice guidelines on nutrition in chronic liver disease. J Hepatol. 2019 Jan;70(1):172-93 [Epub 2018 Aug 23]. doi: 10.1016/j.jhep.2018.06.024.
18. Feltracco P, Carollo C, Barbieri S et al. Pain control after liver transplantation surgery. Transplant Proc. 2014 Sep;46(7):2300-7.
19. Sung RS. Predicting primary nonfunction of liver transplants with laboratory values: can it be done? Am J Transplant. 2017 May;17(5):1158-9 [Epub 2017 Apr 4].

20. Wallia A, Illuri V, Molitch ME. Diabetes care after transplant: definitions, risk factors and clinical management. Med Clin North Am. 2016 May;100(3):535-50 [Epub 2016 Mar 18].

21. Fede G, D'Amico G, Arvaniti V, Tsochatzis E, Germani G, Georgiadis D et al. Renal failure and cirrhosis: a systematic review of mortality and prognosis. J Hepatol. 2012 Apr;56(4):810-8 [Epub 2011 Dec 13]. doi: 10.1016/j.jhep.2011.10.016.

22. Mizota T, Minamisawa S, Imanaka Y et al. Oliguria without serum creatinine increase after living donor liver transplantation is associated with adverse post-operative outcomes. Acta Anaesthesiol Scand. 2016 Aug;60(7):874-81 [Epub 2016 Mar 29].

23. Wiesen P, Massion PB, Joris J et al. Incidence and risk factors for early renal dysfunction after liver transplantation. World J Transplant. 2016 Mar 24;6(1):220-32.

24. Blasi A, Hernandez V, Fernandez J, Colmenero J, Beltran J, Garcia-Valdecasas JC et al. Venous thrombotic events after liver transplantation. Clin Appl Thromb Hemost. 2018 Mar;24(2):317-22 [Epub 2016 Nov 28]. doi: 10.1177/1076029616680477.

25. Abeysundara L, Mallett SV, Clevenger B. Point-of-care testing in liver disease and liver surgery. Semin Thromb Hemost. 2017 Mar 30 [Epub ahead of print].

26. Thorgersen EB, Barratt-Due A, Haugaa H, Harboe M, Pischke SE, Nilsson PH e t al. The role of complement in liver injury, regeneration and transplantation. Hepatology. 2019 Jan 17 [Epub ahead of print]. doi: 10.1002/hep.30508.

27. Lucey MR, Terrault N, Ojo L et al. Long-term management of the successful adult liver transplant: 2012 practice guideline by the American Association for the Study of Liver Diseases and the American Society of Transplantation. Liver Transpl. 2013 Jan;19(1):3-26.

28. Sánchez-Fueyo A, Strom TB. Immunologic basis of graft rejection and tolerance following transplantation of liver or other solid organs. Gastroenterology. 2011 Jan;140(1):51-64 [Epub 2010 Nov 9].

29. Fishman JA. Infection in organ transplantation. Am J Transplant. 2017;17:856.

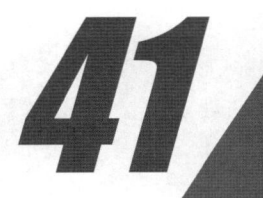

Daniele Martins Piekala
Letícia Orlandin
Paola Hoff Alves
Patricia Schwarz
Viviane Rodrigues Bernardi

O Brasil possui o maior sistema público de transplantes do mundo. Atualmente, cerca de 96% dos procedimentos de todo o país são financiados pelo Sistema Único de Saúde (SUS). Os pacientes recebem assistência integral e gratuita, desde o início das avaliações para inclusão em lista de espera até o pós-operatório, inclusive medicamentos pós-transplante, isto tudo devido à criação do Sistema Nacional de Transplantes (SNT), criado pelo Decreto n. 2.268, em 30 de junho de 1977.[1,2]

Cuidados intensivos no pós-operatório de transplante pulmonar

O transplante é indicado para pacientes que apresentam doenças pulmonares em estágio terminal, e as mais frequentes são a Doença Pulmonar Obstrutiva Crônica (DPOC), fibrose pulmonar, fibrose cística e hipertensão pulmonar primária. Nas duas últimas condições, é realizado o transplante bilateral, enquanto nas duas primeiras, pode ser indicado transplante uni ou bilateral, a depender de características clínicas do paciente.[2]

Cuidados médicos no pós-operatório

Os principais aspectos a serem avaliados no pós-operatório imediato (POI) de transplante pulmonar (TxP) são o suporte ventilatório, o suporte hemodinâmico, o manejo de fluidos e a analgesia.[3] Os pacientes são transferidos do bloco cirúrgico para a Unidade de Tratamento Intensivo (UTI) entubados, sob efeito anestésico e com monitorização de pressão arterial invasiva e de pressão de artéria pulmonar.

Suporte ventilatório

A estratégia de ventilação mecânica (VM) no POI de TxP tem como objetivos garantir a função do enxerto, assegurar a troca gasosa adequada e evitar a lesão pulmonar induzida pela ventilação. A retirada da VM invasiva deve ser o mais precoce possível, conforme a evolução clínica. Apesar de não haver forte evidência científica a respeito do modo ventilatório a ser usado especificamente após o transplante, recomenda-se o uso da ventilação protetora. O peso ideal deve ser calculado com o uso da altura do doador quando ela for conhecida.[4,5] Os ajustes iniciais da VM e os alvos clínicos estão listados na Tabela 41.1.

Tabela 41.1 – Ajustes iniciais da VM no pós-operatório.

Modo ventilatório	PCV ou VCV
Volume corrente	6 a 8 mL/kg peso ideal do doador
Pressão platô	≤ 30 cmH$_2$O
PEEP	6 a 12 cmH$_2$O
pH	≥ 7,25
PaO$_2$	≥ 60 mmHg
SpO$_2$	≥ 90%

PCV: ventilação controlada à pressão; VCV: ventilação controlada a volume; PEEP: pressão positiva ao final da expiração; PaO$_2$: pressão parcial arterial de oxigênio e SpO$_2$: saturação arterial periférica de oxigênio.

Fonte: Geube M, Anandamurthy B, Yared JP, 2019.

Pacientes que vêm do bloco cirúrgico em uso de oxigenação por membrana extra-corpórea (ECMO) devem ser ventilados com parâmetros de VM "ultra-protetores" (volume corrente 2 a 4 mL/kg do peso ideal do doador) e, em geral, podem ser extubados mais precocemente. Deve-se ter atenção especial no suporte ventilatório de pacientes com DPOC submetidos a transplante unilateral. Pela diferença da complacência dos pulmões (aumentada no pulmão nativo e normal ou reduzida no pulmão transplantado) há risco de hiperinsuflação do pulmão nativo e atelectasia compressiva do enxerto. Pode haver hipoxemia por distúrbio ventilação/perfusão e comprometimento hemodinâmico pela redução da pré-carga cardíaca. Nessa situação, deve-se realizar ajuste da VM, reduzir PEEP, frequência respiratória e tempo inspiratório, e considerar extubação tão cedo quanto possível.[4]

Disfunção primária do enxerto

A disfunção primária do enxerto é uma lesão pulmonar aguda desencadeada pela injúria de isquemia-reperfusão. Caracteriza-se por hipoxemia, redução da complacência pulmonar e infiltrado pulmonar bilateral, que se desenvolve nas primeiras 72 horas após o transplante. É a principal causa de morbimortalidade precoce no transplante e pode estar relacionada ao desenvolvimento de disfunção crônica do enxerto.[6] Para o seu diagnóstico, deve-se excluir edema pulmonar cardiogênico, pneumonia, obstrução do fluxo venoso pulmonar, SARA, pneumonia aspirativa e rejeição hiperaguda. O tratamento é de suporte, com utilização de estratégia de ventilação protetora. Em casos de hipoxemia refratária, pode-se usar vasodilatadores pulmonares inalatórios e suporte com oxigenação extracorpórea (ECMO).

Suporte hemodinâmico e manejo de fluidos

Os pacientes podem apresentar hipotensão no POI de TxP, principalmente secundária à hipovolemia, ao efeito das drogas anestésicas e à vasoplegia que se instala após a reperfusão pulmonar. A ocorrência de arritmias cardíacas é comum, especialmente a fibrilação atrial, e também pode estar relacionada à instabilidade hemodinâmica. A reposição volêmica deve ser realizada com cautela, já que os enxertos pulmonares apresentam alto risco de desenvolverem edema pulmonar. Isso se deve à perda da integridade endotelial, causada pela injúria de isquemia-reperfusão e pela perda da drenagem linfática pulmonar. Dessa forma, a monitorização hemodinâmica tem papel importante, com o uso do cateter de artéria pulmonar (cateter de Swan-Ganz), posicionado no intraoperatório. Caso esse cateter seja tracionado, não se deve reintroduzi-lo, sob risco de lesão na anastomose arterial. A medida de pressão de oclusão da artéria pulmonar (POAP) não deve ser realizada em transplantes bilaterais (não insuflar o balonete) e pode-se utilizar a pressão diastólica da artéria pulmonar como substituta a essa medida. Na ausência desta monitorização ou em complementação a ela, utiliza-se a ecocardiografia. A reposição volêmica em conjunto com drogas vasopressoras e/ou inotrópicas deve ser utilizada para restaurar e manter a adequada perfusão orgânica, e evitar hipervolemia.[7]

Analgesia

O controle adequado da dor PO é essencial para garantir a expansão do enxerto, prevenção de atelectasias, tosse adequada e eliminação de secreção pulmonar. Em geral, utiliza-se a combinação de três modalidades: opioides sistêmicos, analgésicos não opioides e analgesia regional.[8]

A analgesia peridural torácica é o método padrão para o manejo da dor no PO de TxP. Ela promove o controle adequado da dor sem o efeito sedativo excessivo relacionado ao uso de opioides parenterais. O cateter peridural deve, preferencialmente, ser colocado antes do início da cirurgia com o paciente acordado. Isso limita seu uso em casos em que há possibilidade de ECMO no transoperatório, por necessitar de anticoagulação com heparina. Uma opção é o uso de cateteres paravertebrais, que podem ser colocados pelo cirurgião durante o transoperatório, sob visualização. Este modo é associado a menor risco de hipotensão e de outros efeitos adversos sistêmicos, e é tão efetivo quanto o cateter peridural em procedimentos torácicos.[9]

Cuidados de enfermagem no pós-operatório

Os cuidados de enfermagem que devem ser prestados ao POI de TxP são: manejo da dor, sedoanalgesia adequada, sinais vitais, drenagens e perdas sanguíneas, ventilação mecânica, mobilização precoce e imunossupressão, além da manutenção de cuidados com cateteres e drenos.[7]

No preparo do leito, o enfermeiro deverá realizar um *checklist* de todos equipamentos e todas monitorizações necessárias para admissão, certificar o funcionamento do ventilador mecânico, válvulas de oxigênio, ar comprimido e vácuo, frascos redutores de drenos de tórax montados, equipamento de óxido nítrico montado, monitor multiparâmetros com capnografia, pressão arterial invasiva e débito cardíaco, cufômetro para medição do *cuff* do tubo orotraqueal, material para oxigênio e aspiração de secreções.

Cuidados no POI

Os cuidados no POI estão ligados ao diagnóstico primário, condicionamento pré-operatório e tipo de procedimento realizado, anatomia e fisiologia do pulmão transplantado.[10]

O sistema pulmonar é interrompido pela remoção do pulmão doente e pelo implante do enxerto. Nervos (vago e simpático), irrigação sanguínea pulmonar e o sistema linfático são interrompidos o que causa impacto nos cuidados de enfermagem. O pulmão enxertado não tem inervação abaixo do nível da anastomose brônquica, uma vez que gera um acúmulo de secreção em via aérea devido à ausência do reflexo de tosse, por isso requer uma atenção no cuidado PO relacionado à aspiração de via aérea, que pode ter implicação no desenvolvimento de infecção respiratória.[10]

Ventilação mecânica

No POI, a resposta do paciente à hipercapnia varia, pois a capacidade de difusão e as alterações de ventilação e perfusão dependem da doença pulmonar primária e do tipo de procedimento realizado (Quadro 41.1).

| Quadro 41.1 – Peculiaridades da ventilação no pós-operatório de TxP, conforme doença de base. ||
Doença de base do receptor	Peculiaridades
Enfisema	Após Tx unilateral, a ventilação geralmente favorece o pulmão nativo em 50% a 80%, e a perfusão vai para o enxerto
Fibrose ou doença pulmonar intersticial	A ventilação e a perfusão são aumentadas para o enxerto devido à alta resistência pulmonar no pulmão nativo
Hipertensão pulmonar	Quase totalmente dependente do enxerto para oxigenação e ventilação

Fonte: Carney KC, Bronzell-Wynder T, Gronek K, 2019.

Essas alterações afetam o manejo da ventilação e os cuidados de enfermagem para otimizar a oxigenação.[10]

Disfunção da deglutição, aspiração e refluxo gástrico

Lesões do nervo vago e nervos laríngeos no transoperatório podem contribuir para o aumento de distúrbios orofaríngeos ou gástricos.[10] Podem ocorrer deglutição alterada, aumento do risco de aspiração e mecanismos de tosse prejudicada – o que demanda atenção de enfermagem durante o cuidado.

Drenos pleurais

Os pacientes são admitidos no POI com dois drenos torácicos de cada lado (transplante bilateral) ou dois drenos em um dos lados (unilateral). Drenos torácicos posicionados anteriormente, dirigidos ao ápice, drenam todo ar acumulado; já drenos torácicos posicionados posteriormente, dirigidos para base pulmonar, drenam líquido e sangue acumulado. Inicialmente, os drenos são colocados em aspiração contínua, com os anteriores removidos em primeiro, após cessar escape de ar. Os posteriores são mantidos até que a drenagem seja mínima (150 mL em 24 horas por dreno). Drenagem pleural persistente em volume aumentado deve-se suspeitar de quilotórax, principalmente se a drenagem tiver aspecto leitoso ou turvo.[10]

Hemodinâmica

A hipertensão no POI deve ser controlada rapidamente, devido ao risco de sangramentos de anastomoses vasculares (artéria pulmonar e átrio esquerdo), e podem ser administradas infusões contínuas de nitroglicerina ou nitroprussiato. A hipotensão pode estar relacionada a hipovolemia, baixo índice cardíaco e vasodilatação. A administração de volumes deve ser feita com cautela, pois o objetivo é manter balanço hídrico equilibrado. Se hipotensão persistente, pode ser indicado o uso de vasopressores.[10]

Função renal e balanço hídrico

A função renal requer monitoramento rigoroso durante o POI, devido ao uso de imunossupressores, antibióticos (toxicidade) e desafio hídrico. O objetivo é manter balanço hídrico negativo ou equilibrado.[10]

Infecções

A infecção é uma das principais causas de mortalidade no primeiro ano pós TxP. Os agentes podem ser bacterianos, fúngicos e virais, além de outros agentes oportunistas, por isso, a equipe tem que manter uma vigilância constante, para identificar focos e agir rapidamente.[10]

Cuidados de fisioterapia no pós-operatório

O atendimento fisioterapêutico ao paciente no PO de TxP deve ser instituído precocemente,[11-14] e o seu início dependerá das condições de chegada do paciente à UTI. Condições adversas, como sangramento aumentado no transoperatório, injúria de reperfusão, rejeição hiperaguda ou aguda podem retardar uma abordagem inicial. A reabilitação na UTI deve levar em consideração a condição funcional pré-transplante, a função cardiorrespiratória, a força muscular, a amplitude de movimento, as alterações cognitivas, o controle da dor e a estabilidade clínica.

Os objetivos fisioterapêuticos no PO do TxP são: melhorar a troca gasosa, oferecer técnicas de higiene brônquica e de tosse, promover ventilação eficaz, melhorar depuração mucociliar, minimizar efeitos deletérios impostos pelo imobilismo e promover a recuperação funcional e o condicionamento físico. O treinamento muscular ativo e o condicionamento cardiopulmonar devem começar assim que possível, e serem mantidos durante todo o tempo de internação hospitalar.

Aspectos relacionados ao atendimento fisioterapêutico

As principais alterações fisiopatológicas do TxP relacionadas ao atendimento fisioterapêutico estão resumidas no Quadro 41.2.[15]

Quadro 41.2 – Principais alterações fisiopatológicas relacionadas ao transplante pulmonar.	
Denervação do pulmão transplantado	• Gera incompatibilidade da relação ventilação/perfusão até que as funções autônomas sejam restauradas, resultando em incapacidade em manter resposta hipercápnica normal
Interrupção da circulação linfática	• Alteração da fisiologia pulmonar • Comprometimento da tosse • Diminuição da depuração mucociliar
Lesão do nervo vago	• Comprometimento da tosse • Aumenta o risco de aspiração e sequelas pulmonares

Fonte: Braverman JM.

Atendimento fisioterapêutico no transplante pulmonar

Recomenda-se um atendimento que contemple manobras para a eliminação de secreções, e podem estar associadas à saída do leito e à realização de exercícios ativos, mesmo que os pacientes permaneçam por mais tempo em ventilação mecânica.[16] Os principais cuidados estão descritos no Quadro 41.3.

Quadro 41.3 – Principais cuidados no atendimento fisioterapêutico no transplante pulmonar.	
Extubação/desmame	Nas 6 a 12 horas POI (< 24 horas). Se > 24 horas, tomar medidas para reduzir ao máximo a atrofia dos músculos respiratórios e periféricos[17]
Uso da VMNI (CPAP, BIPAP, EPAP)	Considerar na facilitação do desmame da VM, ou situações de insuficiência ventilatória associadas à rejeição, infecção ou hipercapnia. Auxilia na expansão pulmonar, higiene brônquica e diminuição do trabalho ventilatório. Pode-se utilizar de forma intermitente, para reverter atelectasias.[17] Seu uso deve ser criterioso em condições que cursam com alterações na anastomose brônquica
Mobilização/ condicionamento físico	Contexto de atividade muscular reduzida, ou inatividade (repouso no leito), associada ao uso de imunossupressores que podem levar à persistente intolerância a esforços – dificuldade em realizar mobilizações ativas – o que indica terapia de eletroestimulação neuromuscular combinada com um programa de exercícios: sedestação fora do leito, ortostase; progressão para a realização de marcha estacionária e deambulação. Condutas monitoradas por oximetria e com oxigenoterapia suplementar (se necessário)[12,18]

Fonte: Adaptado de Knoop C, Haverich A, Fischer S, 2004; Schettino P, Relator GP, Reis ASM, 2007 e Langer D, 2015.

Cuidados de farmácia no pós-operatório

O acompanhamento clínico farmacêutico inicia-se no transoperatório, no qual são revisadas as doses e a escolha da imunossupressão inicial de indução e da profilaxia de infecção, de acordo com perfil do receptor e doador.

No POI, já na UTI, o farmacêutico participa do manejo da farmacoterapia: diversas infusões recebidas (p. ex.: incompatibilidades); acompanhamento de protocolos de anticoagulação, analgesia, sedação e *delirium*; terapia de manutenção da imunossupressão (fármacos inibidores de calcineurina e antimetabólitos). Devido à alta reatividade imunológica e a tendência de rejeição do enxerto nos seis primeiros meses pós-transplante, o esquema de imunossupressão inicia-se com maior intensidade e reduz ao longo do primeiro ano.[19]

Após o transplante, devem ser desenvolvidas estratégias de educação personalizadas, para a adesão ao tratamento e garantir ao paciente autonomia do seu cuidado e gestão dos seus medicamentos.

A atuação multifocal do farmacêutico no cuidado ao paciente pós TxP está exemplificada na Figura 41.1.

Pacientes submetidos a transplante de pulmão em POI requerem da equipe assistencial um cuidado integral e individualizado, para garantir a segurança e identificar possíveis complicações.

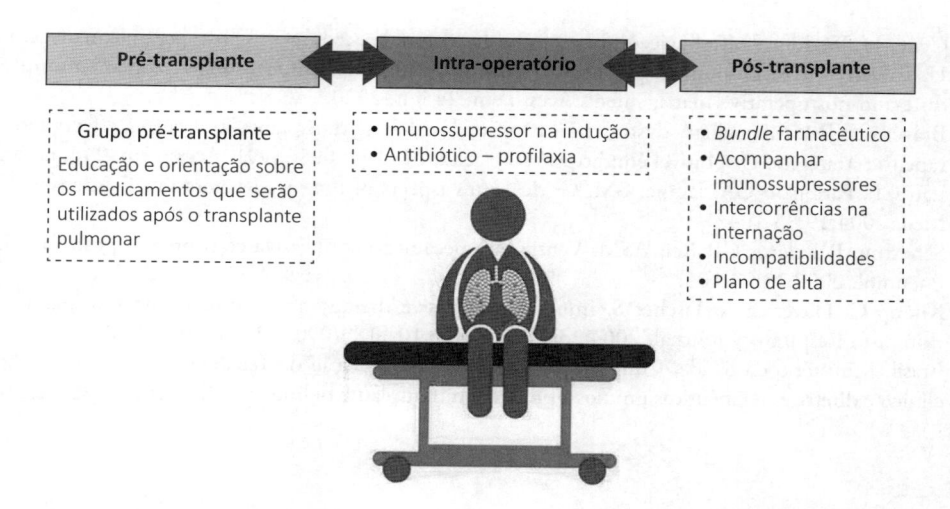

Figura 41.1 – Atuação do farmacêutico no cuidado ao paciente pós-transplante pulmonar.
Fonte: Desenvolvida pela autoria do capítulo.

Referências bibliográficas

1. Brasil. Ministério da Saúde. Doação de órgãos: transplantes, lista de espera e como ser doador. Disponível em: http://portalms.saude.gov.br/saude-de-a-z/doacao-de-orgaos. Acesso em: 18 mar. 2019.
2. Brasil. Associação Brasileira de Transplante de Órgãos. Registro brasileiro de transplantes estatística de transplantes. Disponível em: http://www.abto.org.br/abtov03/default.aspx?mn=457&c=900&s=0. Acesso em: 18 mar. 2019.
3. Leal S, Sacanelli J, Riera J, Masclan JR, Rello J. Early postoperative management of lung transplantation. Minerva Anestesiol. 2014;80(11):1234-45.
4. Geube M, Anandamurthy B, Yared JP. Perioperative management of the lung graft following lung transplantation. Crit Care Clin. 2019;35:27-43.
5. Potestio C, Jordan D, Kachulis B. Acute postoperative management after lung transplantation. Best Pract Res Clin Anaesthesiol. 2017;31:273-84.
6. Jin Z, Suen KC, Wang Z et al. Review 2 – Primary graft dysfunction after lung transplant: pathophysiology, clinical considerations and therapeutic targets. J Anesth. 2020;34:729-40.
7. Schultze BS. Fluid management in lung transplant patients. Nurs Clin North Am. 2017;52:301-8.
8. Gelzinis TA. An update on postoperative analgesia following lung transplantation. 2018. doi: 10.1053/j.jvca.2018.05.014.
9. Cason M et al. The efficacy and safety of epidural-based analgesia in a case series of patients undergoing lung transplantation. J Cardiothorac Vasc Anesth. 2015;29:126-32.
10. Carney KC, Bronzell-Wynder T, Gronek K. Lung transplant for the critical care nurse. Crit Care Nurs Clin of North Am. 2019;31(3):285-302.
11. Padilla J et al. Lung transplantation in cystic fibrosis: perioperative mortality. Arch Bronconeumol. 2005;41:489-492.
12. Langer D. Rehabilitation in patients before and after lung transplantation. Respiration. 2015;89:353-62.
13. Tarrant BJ et al. The timing and extent of acute physiotherapy involvement following lung transplantation: an observational study. Physiother Res Int. 2018:1-8. doi: 10.1002/pri.1710.

14. Cypel M, Waddell T, Keshavjee S. Lung transplantation: procedure and postoperative management. UpToDate. 2018. Disponível em: https://www.uptodate.com/contents/lung-transplantation-procedure-and-postoperative-management. Acesso em: 24 jun. 2020.

15. Braverman JM. Mucociliary dysfunction associated with lung transplantation: causes, effects and therapeutic strategies. Disponível em: https://core.ac.uk/display/100866991. Acesso em: 24 jun. 2020.

16. Lau CL, Patterson GA, Palmer SM. Critical care aspects of lung transplantation. J Intensive Care Med. 2004;19:83-104.

17. Schettino P, Relator GP, Reis ASM. Ventilação mecânica não invasiva com pressão positiva. J Bras Pneumol. 2007;33:92-105.

18. Knoop C, Haverich A, Fischer S. Immunosuppressive therapy after human lung transplantation. European Respiratory Journal. 2004;23:159-71. doi: 10.1183/09031936.03.00039203.

19. Brasil. Ministério da Saúde, Comissão Nacional de Incorporação de Tecnologias no SUS. Protocolo clínico e diretrizes terapêuticas imunossupressão em transplante pulmonar. Ministério da Saúde, 2016.

Junara Nascentes Ferreira
Mônica Ochôa da Silva Nagel

A internação de pacientes obstétricas nas Unidades de Terapia Intensiva (UTI) constitui pequeno número, entretanto, durante o período gravídico-puerperal, essa possibilidade aumenta quando comparada a uma mulher jovem fora desse período.[1] A mortalidade materna é a que ocorre durante a gestação ou após 42 dias de seu término, independentemente da duração ou localização (uterina ou tubária), devido a qualquer causa relacionada ou agravada pela gravidez.[1,2] O *near miss* materno é definido pela Organização Mundial de Saúde (OMS) como "quase óbito", devido a eventos graves durante a gestação, parto ou até 42 dias após o fim da gestação.[3,4]

Cuidados gerais às pacientes obstétricas na UTI

As modificações do organismo materno decorrentes da gestação (hormonais, crescimento fetal, aumento do volume uterino) podem mascarar sinais de deterioração clínica. Independentemente da causa da admissão na UTI, cuidados a essas pacientes devem ser instituídos para segurança do binômio mãe-feto.

Um cuidado importante é a vigilância do bem-estar fetal, no mínimo, a cada seis horas, conforme avaliação materna e viabilidade fetal. A viabilidade fetal é definida como a idade gestacional na qual o risco de óbito neonatal é inferior a 50% – a partir da 26ª semana de gestação. Para pacientes com idade gestacional < 26 semanas, consideram-se os fatores que influenciam na sobrevida: idade gestacional, peso, sexo e uso de corticoide pré-natal. Destaca-se a monitorização da frequência cardíaca fetal ou batimentos cardíacos fetais (BCFs), principalmente por sonar *doppler* e ultrassom. A variação dos BCFs é de 120 a 160 bpm. A percepção materna dos movimentos fetais (MF), a presença de contrações ou dinâmica uterina e perdas vaginais são relevantes.[5]

Indica-se monitorar sinais e sintomas de trabalho de parto, que pode ser classificado em prematuro ou pré-termo, a termo (37ª a 42ª semanas de gestação) e pós-termo.[6]

A Figura 42.1 apresenta uma síntese da vigilância do bem estar fetal.

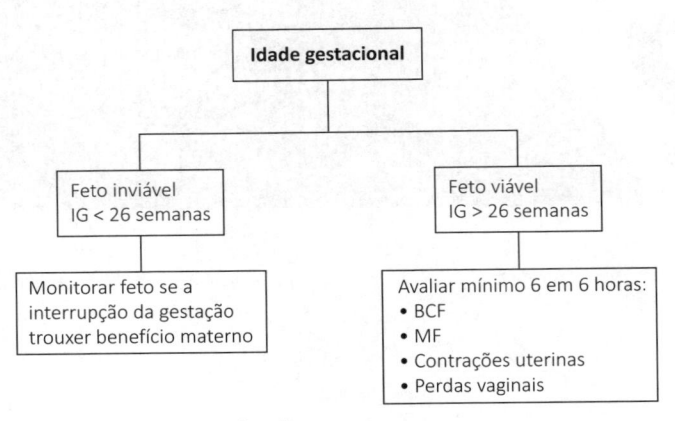

Figura 42.1 – Avaliação do bem-estar fetal.
Fonte: Adaptada de Wawrzeniak IC, Canabarro MS, Fernandes R, 2014.

Principais patologias obstétricas na UTI

Entre as causas obstétricas que levam uma paciente à UTI, destacam-se a Síndrome Hipertensiva Específica da Gestação (SHEG), as síndromes neurológicas e as hemorragias de causas obstétricas.

Síndrome hipertensiva específica da gestação (SHEG)

As doenças hipertensivas da gestação são as complicações mais frequentes e constituem a primeira causa de morte materna no Brasil.[8] Fatores de risco são: obesidade, idade materna (extremos da fase reprodutiva), diabetes *mellitus*, hipertensão prévia, nefropatias, hereditariedade, histórico pessoal, dieta, baixa escolaridade, primigestas, gestações múltiplas e neoplasia trofoblástica (mola hidatiforme).[7,8]

A SHEG caracteriza-se por hipertensão arterial (HA), proteinúria e/ou edema, e é diagnosticada por volta da 24ª semana gestacional. Considera-se proteinúria a excreção de > 0,3 gramas em urina/24 horas, na ausência de infecção urinária.[9]

Na Tabela 42.1 estão descritas as principais definições para a classificação da SHEG.

Mulheres com pré-eclâmpsia (PE) têm quatro vezes mais chances de desenvolver HA crônica e quase duas vezes maior risco de doença arterial coronariana, acidente vascular encefálico e tromboembolismo venoso, em um intervalo de tempo de até 14 anos após a gestação.[7,8]

As principais complicações maternas e neonatais associadas à PE, eclâmpsia e síndrome HELLP são: coagulopatias, coagulação intravascular disseminada (CIVD), Descolamento Prematuro de Placenta (DPP), hemorragias, insuficiência cardíaca, edema pulmonar, Acidente Vascular Encefálico (AVE), insuficiência renal aguda, tromboembolismo venoso, retardo do crescimento intrauterino (RCIU), prematuridade, hipóxia/anóxia com lesão neurológica fetal, morte materna e neonatal.[8,9] Na síndrome HELLP, todas as gestantes devem ser tratadas em UTI.

O tratamento definitivo da PE, eclâmpsia e síndrome HELLP é a interrupção da gestação. Quando confirmado o diagnóstico, é necessário considerar a idade gestacional (IG), o estado clínico materno e o bem-estar fetal para a equipe decidir o momento adequado para o parto.[9,10] Alguns dos principais cuidados de enfermagem relacionados à SHEG estão listados no Quadro 42.1.

Tabela 42.1 – Classificação da síndrome hipertensiva específica gestacional (SHEG).

Hipertensão crônica	Presente antes da gravidez, ou anterior à 20ª semana de gestação, ou diagnosticada na gravidez e que não normaliza até 12 semanas pós-parto – quando a pressão arterial sistólica (PAS) ≥ 140 mmHg e/ou a pressão arterial diastólica (PAD) ≥ 90 mmHg, medida 2 × com 4 horas de intervalo. **Atenção:** como é alta a incidência de pré-eclâmpsia sobreposta nas pacientes com hipertensão crônica, as pacientes devem ser adequadamente monitoradas para a detecção precoce desta complicação
Hipertensão gestacional	Aumento da pressão arterial (PA) após a 20ª semana gestacional e sem apresentar proteinúria. Considerada quando a PAS ≥ 140 mmHg e/ou a PAD ≥ 90 mmHg, medida 2 × com 4 horas de intervalo
Pré-eclâmpsia (PE)	Síndrome materna com HA após a 20ª semana gestacional, com proteinúria com desaparecimento até 12 semanas pós-parto e/ou edema. Pode ser classificada em PE leve ou grave, conforme achados clínicos e laboratoriais. **Atenção:** na ausência de proteinúria, há suspeita quando ocorrem distúrbios visuais (escotomas, turvação visual), cefaleia, dor abdominal (epigástrica ou hipocôndrio direito), plaquetopenia, aumento das enzimas hepáticas ou comprometimento renal
Eclâmpsia	Presença de convulsões tônico-clônicas consequentes aos efeitos cerebrais da PE. Podem iniciar a partir da 20ª semana gestacional ou até 12 semanas pós-parto. **Atenção:** descartar quadros convulsivos causados por epilepsias. Considerar diagnósticos diferenciais
PE sobreposta à hipertensão crônica	Considerada quando há proteinúria (≥ 0,3 g/24 horas) após a 20ª semana gestacional em paciente hipertensa crônica, ou um aumento adicional da proteinúria em quem já apresentava aumento prévio, ou ainda quando ocorre um aumento súbito da PA em pacientes com níveis pressóricos controlados
Síndrome HELLP	Complicação grave diagnosticada pela presença de hemólise (H = *hemolysis*), elevação das enzimas hepáticas/transaminases (EL = *elevated liver functions tests*) e plaquetopenia (LP = *low platelets count*)

Fonte: Adaptada de Tedoldi CL, Freire CMV, Bub TF, Zouvi JP, Ávila WS, Born D et al., 2009; Malachias MVB, Figueiredo CEP, Sass N, Antonello IC, Torloni MR, Bortolotto MRFL, 2016 e Santos JFP, 2017.

Quadro 42.1 – Cuidados de enfermagem relacionados à SHEG.

- Avaliação materna e vigilância do bem-estar fetal
- Mensuração da PA (mínimo 4/4 horas), em repouso, em decúbito lateral esquerdo ou sentadas em ângulo de 45°
- Aferição diária do peso corporal e proteinúria
- Administrar anti-hipertensivos e considerar uso de corticoides
- Manter controle rigoroso de diurese
- Obter acesso venoso calibroso
- Administrar anticonvulsivantes (se necessário) – droga mais utilizada: sulfato de magnésio (MgSO$_4$) – deve ser mantido 24 horas após o parto (se iniciado antes do parto), ou 24 horas após a primeira dose (se iniciado no puerpério imediato). Orientar a paciente sobre os efeitos e possíveis reações (desconforto e mal-estar). Controlar débito urinário, frequência respiratória e reflexos patelares durante a infusão de manutenção. Se sinais de intoxicação por MgSO$_4$, comunicar a equipe médica e suspender. Droga antagonista: gluconato de cálcio EV

Fonte: Adaptado de Malachias MVB, Figueiredo CEP, Sass N, Antonello IC, Torloni MR, Bortolotto MRFL, 2016 e Santos JFP, 2017.

Síndromes neurológicas na gestação e puerpério

As alterações hormonais relacionadas ao período da gravidez podem agravar situações neurológicas pré-existentes (epilepsia, esclerose múltipla, tumor cerebral) ou desenvolver novas complicações, que podem ser graves e/ou transitórias. Os sintomas neurológicos mais comuns na gestação e puerpério são cefaleia e convulsões.[11]

A síndrome da encefalopatia posterior reversível (PRES) apresenta como sintomatologia cefaleia, convulsões, encefalopatia e distúrbios oculares que se originam da presença de edema cerebral de origem vasogênico reversível. Acomete mulheres com HA, pré-eclâmpsia ou eclâmpsia, doença renal, sepse e outras condições relacionadas, principalmente, ao uso de imunossupressores e outras drogas. O diagnóstico se inicia a partir da história clínica da paciente e exames de imagem, que possibilitam a diferenciação entre edema vasogênico (reversível), de edema citotóxico (irreversível). O edema vasogênico afeta, especialmente, o lobo occipital. Cerca de 40% das pacientes apresentam alucinações, escotomas, diplopia e visão turva. Entre essas pacientes, poucas podem desenvolver cegueira cortical transitória. O quadro pode incluir confusão mental e déficit de memória.[11]

O tratamento consiste na redução dos níveis tensionais e correção da causa base que contribuiu para a disfunção vasogênica.[11]

Hemorragias de causas obstétricas

Cerca de 500 a 600 mil mortes por ano ocorrem mundialmente relacionadas à gestação, parto e puerpério, com a causa mais comum a hemorragia periparto, mais incidente em países subdesenvolvidos.[12]

Os fatores de risco para hemorragias obstétricas são: trabalho de parto anormal ou prolongado, placenta prévia, rotura uterina, laceração do trato geniturinário, atonia uterina, descolamento prematuro de placenta, anticoagulação, coagulopatia prévia, útero superdistendido (gemelaridade, macrossomia, polidrâmnio), multiparidade, corioamnionite, miomas volumosos, inversão uterina e história prévia de hemorragia periparto. Nos casos de sangramento descontrolado no período periparto, o diagnóstico de coagulação intravascular disseminada (CIVD) será utilizado.[12]

O reconhecimento precoce da hemorragia periparto é essencial para que se obtenha sucesso no manejo, e envolve medidas gerais, farmacológicas e cirúrgicas, demonstradas na Figura 42.2.[13,14]

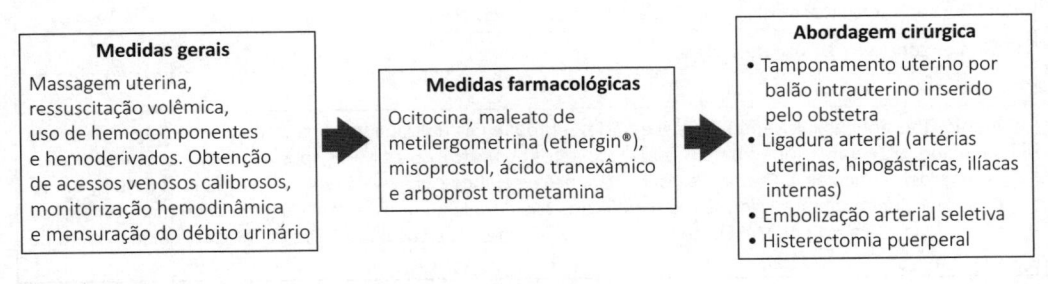

Figura 42.2 – Medidas de controle de hemorragia periparto.
Fonte: Adaptada de Sebghati M, Chandraharan E, 2017 e Bienstock JL, Ahizechukwu CE, Hueppchen NA, 2021.

Covid-19 na gestação

Existe uma série de modificações fisiológicas que afeta as gestantes contaminadas pelo SARS-CoV-2. Alterações imunológicas da gestação podem colocar esta população sob maior risco de infecção e apresentações graves da covid-19, assim como a função endotelial e propensão pró-trombótica mais acentuada, podem ser agravadas pela patologia.[15]

Outro aspecto relevante da gestante crítica é a sua fisiologia respiratória, pois as mudanças neste período podem representar um risco. A pressão parcial de dióxido de carbono (pCO_2) na gestação oscila entre 26 e 32 mmHg (aumento do volume-minuto estimulado pela progesterona), e um valor normal de pCO_2, ao ser identificado em gestante, pode significar insuficiência respiratória. Na gestação, pelo aumento do volume uterino, há redução de 10% a 20% da capacidade pulmonar residual, e o consumo total de oxigênio aumenta até 30%, o que pode acelerar a hipoxemia.[16] A obtenção de via aérea definitiva em pacientes obstétricas apresenta maior risco pelo potencial de edema da mucosa respiratória e risco de sangramento local – toda gestante deve ser considerada como uma via aérea difícil.[17]

O uso de sedo-analgesia e bloqueio neuromuscular, embora não seja o ideal, torna-se mandatório para o adequado manejo ventilatório de grávidas com SARS-CoV-2 que necessitam ventilação mecânica invasiva. Neste sentido, tanto a avaliação do bem-estar fetal e o planejamento do parto (se indicado), precisam ser discutidos entre a equipe obstétrica e de cuidados intensivos. A posição prona não está contraindicada, e é necessário protocolo específico e equipe multiprofissional habilitada para a sua utilização, principalmente no que se refere ao posicionamento dos coxins e sua relação com o volume abdominal secundário ao útero gravídico.[18]

Grávidas acometidas pela covid-19 apresentam maior risco de trabalho de parto prematuro, pré-eclâmpsia, parto cesáreo e morte perinatal, com mortalidade até duas vezes maior em relação às não infectadas.[15]

Referências bibliográficas

1. Viana RAP. Enfermagem em terapia intensiva: práticas baseadas em evidências. São Paulo: Atheneu, 2011.
2. Maron AF, Camano L, Junior LK. Obstetrícia. Barueri: Manole, 2011.
3. Organização Mundial da Saúde (OMS). Avaliação da qualidade do cuidado nas complicações graves da gestação: a abordagem do near miss da OMS para a saúde materna. Montevidéu: Organização Mundial da Saúde (OMS), 2011.
4. Santana D, Guida JP, Pacagnella R, Cecatti JG. Near miss materno: entendendo e aplicando o conceito. Rev Med São Paulo. 2018 Jun. 15;97(2):187-94.
5. Wawrzeniak IC, Canabarro MS, Fernandes R. Obstetrícia. In: Moraes RB, Boniatti MM, Lisboa T, Barros E (ed.). Medicina intensiva: consulta rápida. Porto Alegre: Artmed, 2014. p. 555-6.
6. Beck S, Wojdyla D, Say L, Betran AP, Merialdi M, Requejo JH et al. The worldwide incidence of preterm birth: a systematic review of maternal mortality and morbidity. Bull World Health Organ. 2010;88(1):31-8.
7. Tedoldi CL, Freire CMV, Bub TF, Zouvi JP, Ávila WS, Born D et al.; Sociedade Brasileira de Cardiologia. Diretriz da Sociedade Brasileira de Cardiologia para gravidez na mulher portadora de cardiopatia. Arq Bras Cardiol. 2009;93(6 Supl 1):e110-78.
8. Santos JFP. Paciente obstétrica. In: Viana RAP, Torre M (ed.). Enfermagem em terapia intensiva: práticas integrativas. São Paulo: Manole, 2017. p. 920-3.
9. Malachias MVB, Figueiredo CEP, Sass N, Antonello IC, Torloni MR, Bortolotto MRFL. 7ª Diretriz brasileira de hipertensão arterial – Capítulo 9: Hipertensão arterial na gestação. Arq Bras Cardiol [Online]. 2016 Set.;107(Supl 3):49-52. [citado em 28 ago. 2019]. Disponível em: http://www.scielo.br/pdf/abc/v107n3s3/pt_0066-782X-abc-107-03-s3-0049.pdf. doi: 10.5935/abc.20160159.

10. Brasil. Ministério da Saúde. Secretaria de Atenção à Saúde, Departamento de Ações Programáticas. Gestação de alto risco: manual técnico. 5. ed. Brasília: Ministério da Saúde, 2012.

11. Paula JCR, Aquino LO, Padua BJ, Leite HV, Cabral ACV, Brandão AHF. Síndromes neurológicas durante a gestação. Femina. 2015 Maio-Jun.;43(3):119-24.

12. Khan KS, Wojdyla D, Say L, Gülmezoglu AM, Look PF. WHO analysis of causes of maternal death – A systematic review WHO analysis of causes of maternal death: a systematic review. Lancet. 2006;367:1066-74.

13. Sebghati M, Chandraharan E. An update on the risk factors for and management of obstetric haemorrhage. Women's Health. 2017;13(2):34-40.

14. Bienstock JL, Ahizechukwu CE, Hueppchen NA. Postpartum hemorrhage. N Engl J Med. 2021;384:1635-45.

15. Wastnedge EAN, Reynolds RM, Boeckel SR, Stock SJ et al. Pregnancy and covid-19. Physiol Rev. 2021 Jan 1;101(1):303-18.

16. Martin SR, Foley MR. Intensive care in obstetrics: an evidence-based review. Am J Obstet Gynecol. 2006 Sep;195(3):673-89.

17. Oxford-Horrey C, Savage M, Prabhu M, Abramovitz S et al. Putting it all together: clinical considerations in the care of critically ill obstetric patients with covid-19. Am J Perinatol. 2020 Aug;37(10):1044-51 [Epub 2020 Jun 22]. PMID: 32575140; PMCID: PMC7416198.

18. Tolcher MC, McKinney JR, Eppes CS, Muigai D, Shamshirsaz A, Guntupalli KK et al. Prone positioning for pregnant women with hypoxemia due to coronavirus disease 2019 (covid-19). Obstet Gynecol. 2020 Aug;136(2):259-61.

Angela Enderle Candaten
Jaqueline Sangiogo Haas
Taciana de Castilhos Cavalcanti
Rita Gigliola Gomes Prieb
Cassiano Teixeira

A qualidade de vida (QV), bem como o tempo de sobrevida após uma doença crítica, é uma preocupação cada vez mais presente para os intensivistas. Tradicionalmente, as Unidades de Terapia Intensiva (UTI) têm foco na redução da mortalidade. Porém, os sobreviventes das UTIs continuam morrendo a médio e longo prazo, fato que demonstra quão danoso é o insulto da doença crítica.[1,2] A compreensão de que as experiências emocionais de pacientes internados em UTI são estressantes e traumáticas levam os profissionais a atentar para a prevenção e intervenção em quadros emocionais prejudiciais à reabilitação global e à QV do paciente após internação.

Neste capítulo, abordar-se-ão a definição, epidemiologia, as manifestações clínicas e psicológicas, o tratamento e os resultados da síndrome de cuidados pós-intensivos (*post-intensive care syndrome* – PICS) e PICS-F (*family post-intensive care syndrome*), de modo a considerar a gestão, o prognóstico e a QV dos pacientes.

Definição, fatores de risco e epidemiologia

A medicina moderna referente aos cuidados críticos existe há mais de meio século. Com a familiarização dos intensivistas com as terapias aplicadas em UTI, começou-se a procurar maneiras de melhorar os resultados para os pacientes com doenças graves.[1,2]

Nas décadas de 1990 a 2000, focou-se na redução da mortalidade, e os cuidados críticos modernos baseados em evidência tornaram-se possíveis. O objetivo foi alcançado e a mortalidade por doenças críticas começou a diminuir graças a crescente experiência adquirida em cuidar de pacientes graves. No entanto, a redução da mortalidade revelou uma nova realidade: um número crescente de pacientes sobreviventes.[1-3]

Muitos pacientes sobrevivem com alterações recém-adquiridas (ou agravadas) nas funções de saúde física, cognitiva e mental que alterarão suas vidas de maneira fundamental, inclusive a capacidade de viver de forma independente. Desse modo, o foco da era moderna preocupa-se não só em salvar vidas dos pacientes na UTI, mas também busca compreender e melhorar os resultados a longo prazo após uma doença grave.[1,4]

A PICS constitui evento agudo ou piora da função em um ou mais dos seguintes domínios após doença crítica:[3]

- domínio cognitivo;
- domínio psicológico;
- domínio físico.

PICS, em geral, exclui pacientes internados com lesão cerebral traumática e acidente vascular cerebral (AVC). A definição da PICS foi elaborada pela Society for Critical Care Medicine (SCCM), primariamente como uma ferramenta para fornecer a base para estratégias de tratamento racional dos sobreviventes à doença crítica. Estudos inferem uma incidência de PICS em torno de 73% na alta hospitalar e 46% um ano após a UTI.[5]

O termo PICS-F refere-se aos efeitos da doença crítica sobre a morbidade psicológica aguda e crônica entre os membros da família dos pacientes.[3] Inclui sintomas que são vivenciados pelos familiares durante a doença crítica e os que ocorrem após a morte ou alta do familiar internado na UTI.

Aproximadamente 25% dos pacientes que têm alta da UTI reinternam ou morrem nos primeiros meses.[6] A doença grave pode ser o começo de uma deterioração aguda que se estende à uma nova sequela ao retornar à linha de base. Recentemente, evidenciou-se que 43% dos pacientes que receberam alta da UTI, após 3 meses, apresentaram pelo menos um componente da PICS. Entre estes, 20% apresentaram depressão, 19% ansiedade, 11% transtorno do estresse pós-traumático (TEPT), 11% comprometimento de mobilidade e 20% fraqueza adquirida na UTI.[7] Outro estudo mostrou que 44% dos pacientes relataram dor nova e contínua entre 6 e 12 meses após a alta da UTI e a maioria sofria de limitações moderadas a graves na vida diária.[8]

Os principais fatores de risco associados à PICS estão descritos na Figura 43.1.

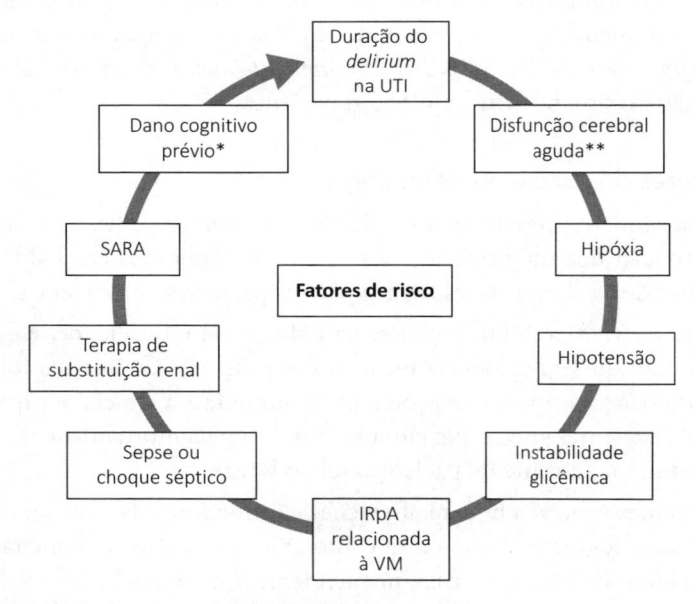

Figura 43.1 – Fatores de risco associados à PICS.

*Provocado por acidente vascular cerebral e ou alcoolismo; **Relacionada à idade avançada, déficits cognitivos preexistentes, condições de saúde pré-mórbidas. SARA: síndrome da angústia respiratória aguda; IRpA: insuficiência respiratória aguda; VM: ventilação mecânica.
Fonte: Adaptada de Iwashyna TJ, Speelmon EC, 2016.

Manifestações clínicas

A apresentação da PICS pode ser variada devido a uma combinação de sinais e sintomas cognitivos, psicológicos e físicos. Os sintomas[9] podem durar alguns meses até muitos anos após a alta (Figura 43.2).

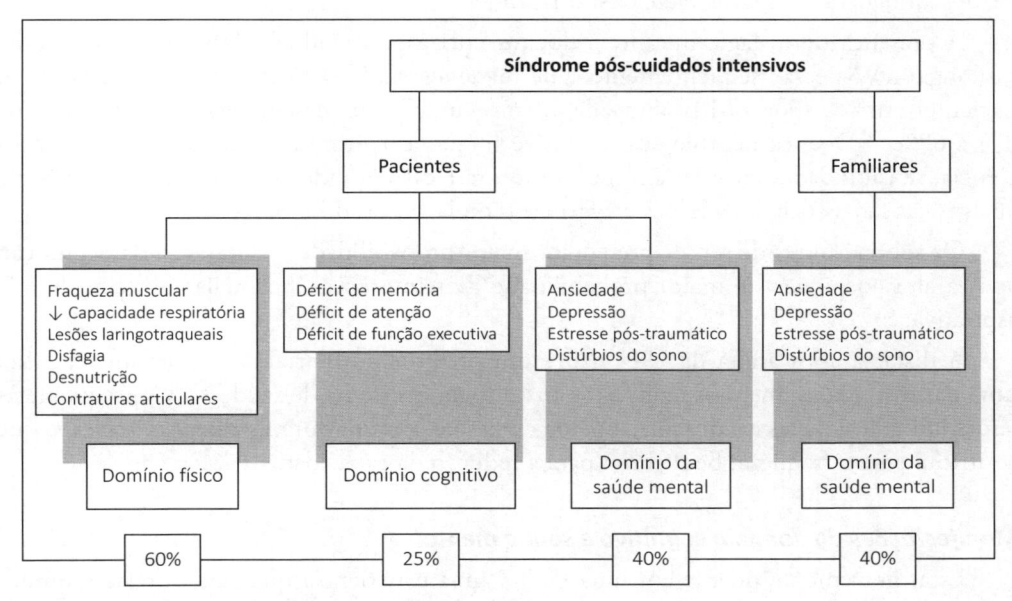

Figura 43.2 – Sintomas da síndrome pós-cuidados intensivos.
Fonte: Adaptada de Brummel NE, 2018.

Conforme a classificação por domínios, as manifestações clínicas serão apresentadas a seguir.

Manifestações do domínio físico

Fraqueza muscular

A fraqueza física após doença crítica pode ser causada por miopatia, neuropatia, deficiências cardiorrespiratórias, comprometimento cognitivo ou uma combinação dessas condições.[10] É a incapacidade física mais comum, ocorre em > 25% dos sobreviventes na UTI[11] e foi associada a maior mortalidade em cinco anos.[12] São fatores associados: ventilação mecânica (VM) prolongada (> 7 dias), sepse, falência de órgãos multissistêmicos, bem como a imobilidade prolongada no leito.[3]

A própria doença crítica favorece a redução precoce na performance física, fraqueza e perda de massa muscular, de modo a proporcionar limitações físicas, regressão na independência e autonomia das atividades diária de vida.[13]

Diminuição da capacidade respiratória

O efeito da VM na função pulmonar é melhor estudado em pacientes que sobrevivem à SDRA. A função pulmonar após SDRA é comumente comprometida por até cinco anos. O déficit mais comum é a redução da capacidade de difusão do monóxido de carbono, seguida pela redução dos volumes pulmonares e da espirometria. Na maioria dos pacientes, os volumes pulmonares e a espirometria normalizarão em seis meses, e a capacidade de difusão deverá se normalizar em cinco anos. Oxigênio suplementar é raramente necessário.[3]

Lesões laringotraqueais, disfagia, desnutrição

A presença de disfagia durante a doença crítica pode induzir desnutrição, caquexia, prolongar a VM e, consequentemente, a permanência na UTI. A incidência de disfagia em pacientes críticos após VM prolongada é, em grande parte, desconhecida, com relatos de 3% a 62%.[14] Doença neurológica, inclusive fraqueza neuromuscular, alterações de consciência, sensibilidade sensorial e resposta motora reduzida induzida por drogas sedativas e analgésicas são associadas a lesões orofaríngeas ou laríngeas diretas.[3,14]

Os sobreviventes de sepse apresentam maior probabilidade de alteração da deglutição após a alta hospitalar[15] e maior probabilidade de reinternação hospitalar por pneumonia aspirativa.[16,17]

A disfagia após a alta da UTI não é um preditor de mortalidade, porém, tem sido uma das disfunções onerosas, com altos custos para o sistema de saúde.[3,14] Consequente às lesões laringotraqueais e a disfagia, a perda de peso é comum durante doenças graves, o que contribui para a fraqueza, bem como para a redução da capacidade de exercício.[3]

Manifestações do domínio cognitivo e saúde mental

Estar gravemente doente em uma UTI é uma experiência que gera estresse e muitas incertezas acerca do quadro clínico, com efeitos emocionais e cognitivos diretos no paciente e família. Além do paciente sobreviver à UTI, devemos nos preocupar com os impactos que acometem pacientes e cuidadores.[18]

Os sintomas psicossociais, como depressão, ansiedade e sintomas de TEPT, bem como diminuição da QV relacionada à saúde, são as dificuldades mais comumente trazidas pelos familiares. Sabe-se que pacientes críticos são mais propensos a sentir ansiedade e dor, muitas vezes manejadas com sedativos potentes.[19] Embora as medicações sedativas forneçam um benefício importante para muitos pacientes gravemente enfermos, está bem estabelecido que estas drogas também podem afetar negativamente os efeitos esperados.

Déficit de memória, atenção e função executiva

Outro aspecto frequentemente prejudicado durante a doença crítica é a função cognitiva. Uma alta porcentagem de pacientes está em coma ou delirante quando admitidos na UTI, e os que se encontram lúcidos na internação ficam expostos ao risco de desenvolver deficiências na cognição.[19]

Na UTI, o percentual de *delirium* é elevado, 20% a 40%, e chega a 60% a 80% quando em uso de VM. Há uma associação positiva com a taxa de mortalidade em seis meses, a duração do *delirium*, incapacidade funcional a longo prazo e comprometimento cognitivo, que podem durar de meses a anos.[19]

A capacidade cognitiva e de comunicação ficam severamente afetadas, o que dificulta a compreensão de tudo que está acontecendo, bem como muitas vezes impede que o paciente possa ser cooperativo com seu processo de recuperação.[20] A doença psiquiátrica prévia é um potente preditor de morbidade psiquiátrica. Pacientes com histórico de ansiedade e/ou depressão também parecem requerer doses mais altas de sedativos no contexto de uma doença crítica, pois podem apresentar despertar agitado e dificuldades para manter a extubação.[19,20]

Ansiedade, depressão, síndrome de estresse pós-traumático e distúrbios do sono

A literatura atual mostra sintomas de depressão e aumento da mortalidade em dois anos após a alta da UTI.[21] Há algumas intervenções, como o apoio psicológico na UTI (p. ex.: intervenções educacionais, aconselhamento, controle do estresse, estratégias de enfrentamento) que minimizam os sintomas após a alta. Os pacientes tratados com intervenção psicológica apresentam prevalências menores de TEPT, ansiedade e depressão, bem como menor uso de medicações psiquiátricas em um ano de acompanhamento.[20-22]

Cerca de 50% a 66% dos pacientes experimentam distúrbios do sono em um mês após a alta hospitalar,[22] e por até dois anos se houver história de doença psiquiátrica, e necessitam de tratamento psicológico e farmacoterapêutico.[19-22]

Qualidade de vida e capacidade funcional após UTI

Os sobreviventes de internação na UTI relatam percepção de QV inferior à média populacional, dificuldades para retomar as atividades que realizavam anteriormente, e cerca de um terço não é capaz de retornar a uma vida independente mesmo após seis meses da alta hospitalar.[23]

A presença de comorbidades na pré-admissão hospitalar parece ser o fator de maior impacto. A QV pré-admissão na UTI é claramente inferior nos doentes com sepse, quando comparada à população geral (quando pareada para sexo e idade). A gravidade do episódio é marcador da piora da QV.[23]

A idade é um fator extremamente relacionado com a dificuldade em recuperar a capacidade funcional prévia após o insulto da doença crítica.[7]

Depois da internação por sepse, a capacidade funcional dos pacientes frequentemente reduz, e eles normalmente desenvolvem de uma a duas novas limitações para execução de suas Atividades da Vida Diária (AVDs). A função física tende a melhorar, mas frequentemente não retorna aos níveis de pré-internação.[22]

Na SDRA, a incapacidade na realização das AVDs prévia é um importante marcador de declínio funcional.[24] A possibilidade e o momento de retorno ao trabalho são indicadores importantes para a QV. Aproximadamente 55% dos pacientes com SDRA previamente ativos retornaram ao trabalho ou à escola em um ano de acompanhamento.

Considerações finais

A identificação dos fatores de risco e a prevenção (quando possível) dos agravos e/ou sequelas é tarefa de todos os profissionais envolvidos no cuidado do paciente crítico. É importante auxiliar efetivamente o paciente e sua família na adesão ao tratamento e adaptação à nova realidade, para minimizar sequelas e evitar reinternações futuras.

Referências bibliográficas

1. Brummel NE. Measuring outcomes after critical illness. Critical Care Clinics. 2018;34(4):515-26.
2. Iwashyna TJ, Speelmon EC. Advancing a third revolution in critical care. Am J Respir Crit Care Med. 2016;194(7):782-3.
3. Needham DM, Davidson J, Cohen H, Hopkins RO, Weinert C, Wunsch H et al. Improving long-term outcomes after discharge from Intensive care unit: report from a stakeholders' conference. Crit Care Med. 2012;40(2):502-9.
4. Turnbull AE, Rabiee A, Davis WE, Nasser MF, Venna VR, Lolitha R et al. Outcome measurement in ICU survivors hiper search from 1970 to 2013: a scoping review of 425 publications. Crit Care Med. 2016;44:1267-77.
5. Schaaf M, Beelen A, Dongelmans DA, Vroom MB, Nollet F. Functional status after intensivecare: a challenge for rehabilitation professionals to improve outcome. Journal of Rehabilitation Medicine. 2009;41(5):360-6.
6. Teixeira C, Rosa R. Post-intensive care outpatient clinic: is it feasible and effective? A literature review. Rev Bras Ter Intensiva. 2018;30(1):98-111.
7. Torres J, Carvalho J, Molinos E, Vales E, Ferreira C, Dias CC et al. The impact of the patient post-intensive care syndrome components upon caregiver burden. Medicina Intensiva. 2017;41(8):454-60.
8. Baumbach P, Götz T, Günther A, Weiss T, Meissner W. Prevalence and characteristics of chronic intensive care-related pain: the role of severe sepsis and septic shock. Crit Care Med. 2016;44:1129-37.
9. Gries CJ, Engelberg RA, Kross EK, Zatzick D, El Nielsen, Downey L et al. Preditores de sintomas de estresse pós-traumático e depressão em familiares após a morte do paciente na UTI. Peito. 2010;137:280-7.
10. Hodgson CL, Udy AA, Bailey M et al. The impact of disability in survivors of critical illness. Intensive Care Med. 2017;43(7):992-1001.
11. Ventoinha E, Dowdy DW, Colantuoni E, Tellez PA, Sevransky JE, Shanholtz C et al. Complicações físicas em sobreviventes de lesão pulmonar aguda: estudo prospectivo longitudinal de dois anos. Crit Care Med. 2014;42:849-59.
12. Dinglas VD, Friedman LA, Colantuoni E, Mendez-Tellez PA, Shanholtz CB, Ciesla ND et al. Muscle weakness and 5-year survival in acute respiratory distress syndrome survivors. Crit Care Med. 2017;45:446-53.
13. Bertazone TMA, Aguiar GCS, Bueno Junior CR, Stabile AM. Aptidão física e capacidade funcional em sobreviventes à sepse após a alta hospitalar. Fisioter Mov. 2018;31:e003104.
14. Schefold JC, Berger D, Zürcher P, Lensch M, Perren A, Jakob SM et al. Dysphagia in mechanically ventilated ICU patients (DYnAMICS): a prospective observational trial. Crit Care Med. 2017;45(12):2061-9.
15. Zielske J, Bohne S, Brunkhorst FM et al. Acute and long-term dysphagia in critically ill patients with severe sepsis: results of a prospective controlled observational study. Eur Arch Otorhinolaryngol. 2014;271(11):3085-93.
16. Prescott HC, Langa KM, Iwashyna TJ. Readmission diagnoses after hospitalization for severe sepsis and other acute medical conditions. JAMA. 2015;313(10):1055-7.
17. Brodsky MB, Huang M, Shanholtz C et al. Recovery from dysphagia symptoms after oral endotracheal intubation in acute respiratory distress syndrome survivors: a 5-year longitudinal study. Ann AmThorac Soc. 2017;14(3):376-83.
18. Hatch R, Young D, Barber V, Griffiths J, Harrison DA, Watkinson P. Anxiety, depression and post traumatic stress disorder after critical illness: a UK-wide prospective cohort study. Critical Care. 2018;22(1):310.
19. Pandharipande PP, Girard TD, Jackson JC, Morandi A, Thompson JL, Pun BT et al. Long-term cognitive impairment after critical illness. N Engl J Med. 2013;369:1306-16.
20. Jackson JC, Pandharipande PP, Girard TD, Brummel NE, Thompson JL, Hughes CG et al. Depression, post-traumatic stress disorder and functional disability in survivors of critical illness in the BRAIN-ICU study: a longitudinal cohort study. Lancet Respir. 2014;2:369-79.

21. Wunsch H, Christiansen CF, Johansen MB, Olsen M, Ali N, Angus DC et al. Psychiatric diagnoses and psychoactive medication use among non surgical critically ill patients receiving mechanical ventilation. JAMA. 2014;311:1133-42.
22. Rawal G, Yadav S, Kumar R. Post-intensive care syndrome: an overview. J Transl Int Med. 2017;5:90-92.
23. Yende S, Austin S, Rhodes A et al. Long-term quality of life among survivors of severe sepsis: analyses of two international trials. Crit Care Med. 2016;44(8):1461-7.
24. Biehl M, Kashyap R, Ahmed AH, Reriani MK, Ofoma UR, Wilson GA et al. Six-month quality-of-life and functional status of acute respiratory distress syndrome survivors compared to patients at risk: a population-based study. Critical Care. 2015;(19):356.

Índice Remissivo

Este livro foi impresso nas oficinas gráficas da Editora Vozes Ltda.,
Rua Frei Luís, 100 – Petrópolis, RJ.